Barden

Der große Caritas-Ratgeber

Hauskrankenpflege

Die Autorin

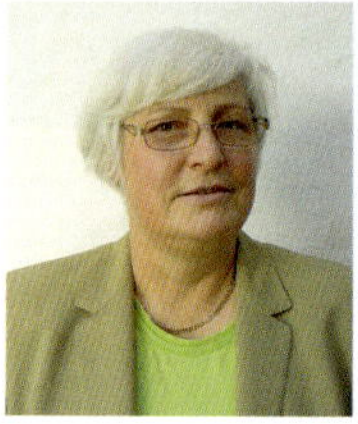

Ingeburg Barden ist Krankenschwester, Dipl.-Pflegepädagogin, Dipl.-Pädagogin und Supervisorin. Als Beraterin unterstützt sie seit neun Jahren Partnerländer von Caritas international in Osteuropa und Zentralasien beim Aufbau von Hauskrankenpflege. In Seminaren bildet sie Krankenschwestern in der Pflegeberatung aus. Sie leitet Workshops zur Konzeptentwicklung der häuslichen Pflege. Dabei stehen die Information und Befähigung von pflegenden Angehörigen zur Bewältigung der Anforderungen in der häuslichen Pflege im Zentrum.

Zuvor begleitete sie kranke Menschen und ihre Angehörigen in der praktischen Pflege, leitete eine Caritas-Sozialstation. Sie übernahm die Fachberatung und Fortbildung von Mitarbeiterinnen und Mitarbeitern der Caritas-Sozialstationen in der Diözese Trier und leitete das Referat Ambulante Gesundheitshilfe im Deutschen Caritasverband.

Ingeburg Barden
Gründungsherausgeber des Werkes:
Prof. Alfred Vogel und Prof. Georg Wodraschke

Der große Caritas-Ratgeber Hauskrankenpflege

Richtig pflegen Schritt für Schritt

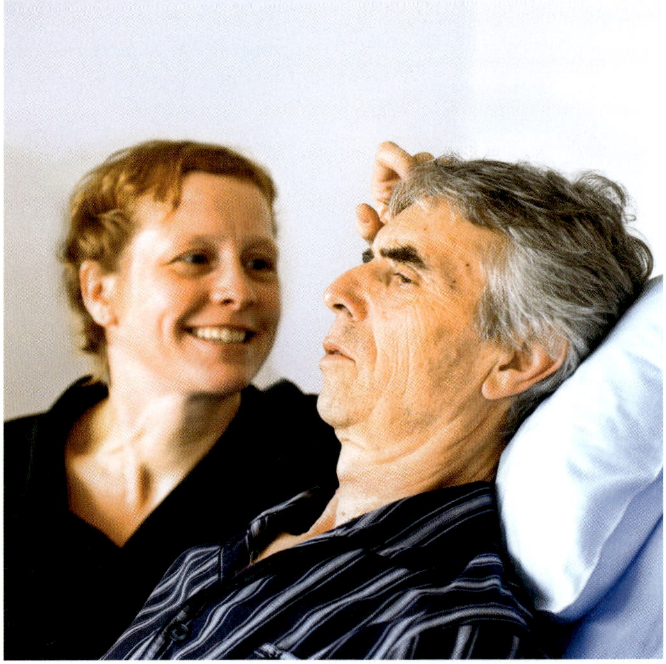

TRIAS

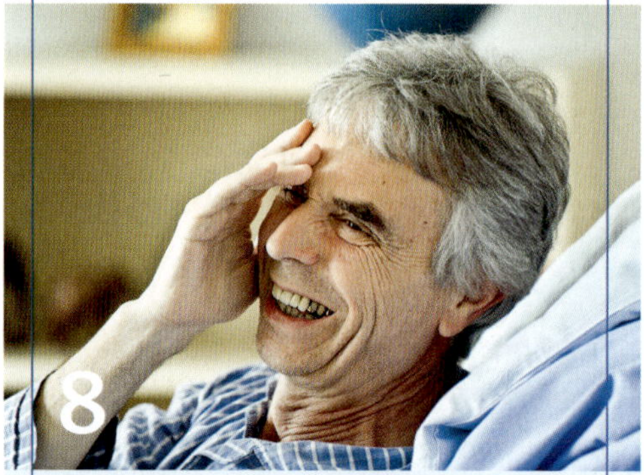

8

Das Alter meistern

Altern ist ein natürlicher Prozess – viele verbinden das Alter jedoch mit Passivität, Krankheit und eingeschränkten Möglichkeiten. Doch das muss nicht sein! Es gibt zahlreiche Möglichkeiten, auch im Alter aktiv, gesund und selbständig zu bleiben!

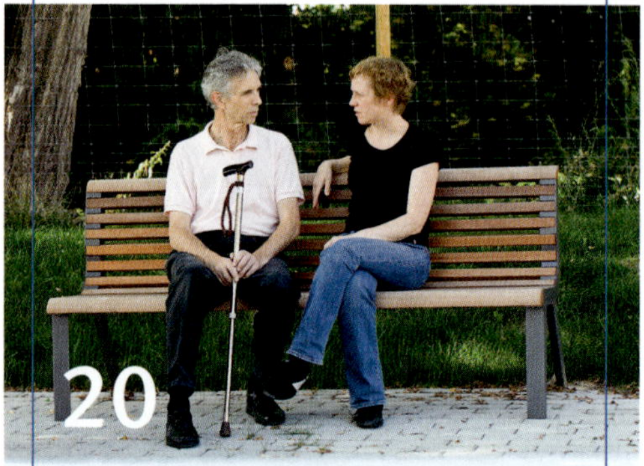

20

Pflege vorbereiten

Plötzliche Krankheit oder Unfälle machen es oftmals nötig, dem Angehörigen dauerhaft Hilfe und Unterstützung zu geben. Hier erfahren Sie, welche Möglichkeiten Sie haben: selbst Pflegen, Unterstützung von sozialen Netzwerken oder Pflegediensten erhalten – Knüpfen Sie Ihr Pflegenetzwerk!

SPECIAL

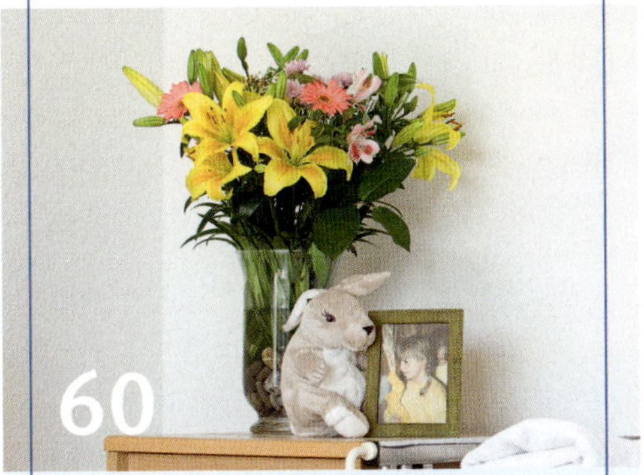

Wohnung pflegegerecht gestalten

In den eigenen vier Wänden alt werden – das ist möglich, wenn pflegende Angehörige einiges beachten: die Wohnung muss an die Bedürfnisse des Pflegebedürftigen angepasst werden, er benötigt zahlreiche Hilfsmittel. Hier erfahren Sie alles Wichtige!

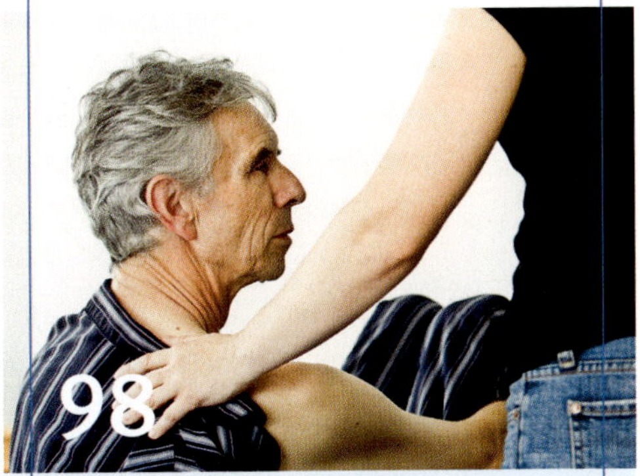

Gemeinsam pflegen

Ein pflegebedürftiges Familienmitglied: eine ungewohnte, mitunter schwierige Situation. Damit sich alle Beteiligten darin zurechtfinden und wohlfühlen, gibt es hier zahlreiche Tipps und Hinweise. Scheuen Sie sich nicht, auch selbst Hilfestellung anzunehmen!

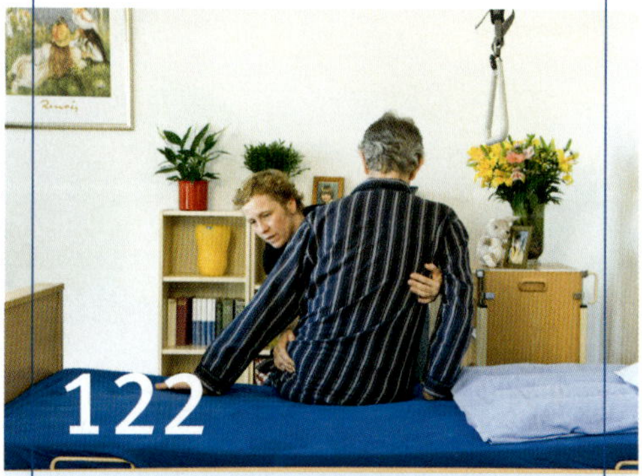

Pflegehandlungen

Wie unterstütze ich meinen Angehörigen am besten? Wie erleichtere ich ihm die Körperpflege, welche Handgriffe ermöglichen das An- und Ausziehen? Übersichtliche Beschreibungen und Bildabfolgen unterstützen Sie dabei. Viele Tricks und Kniffe finden Sie zusätzlich auf der DVD in anschaulichen Kurzfilmen.

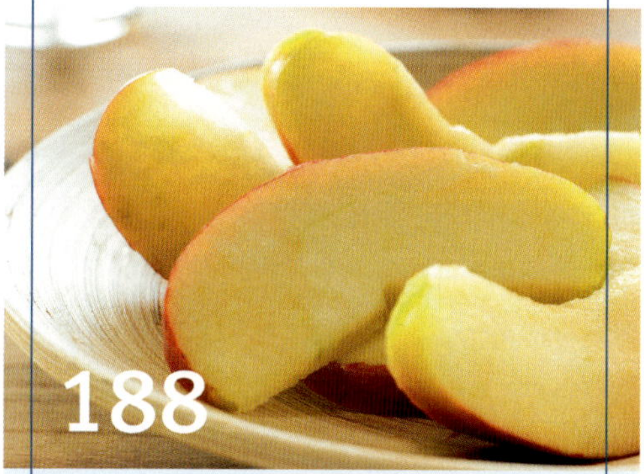

Gesund ernähren

Gesunde Ernährung im Alter kann so wertvoll sein! Mineralstoffe und Vitamine beugen Krankheiten vor, bereits bestehende Krankheiten können positiv beeinflusst werden. Was Ihr Angehöriger braucht und wie Sie ihn unterstützen können – hier erfahren Sie es.

Inhaltsangabe zur DVD

Welche der im Buch gezeigten Übungen Sie auf der DVD finden, zeigt Ihnen das DVD-Symbol ( )

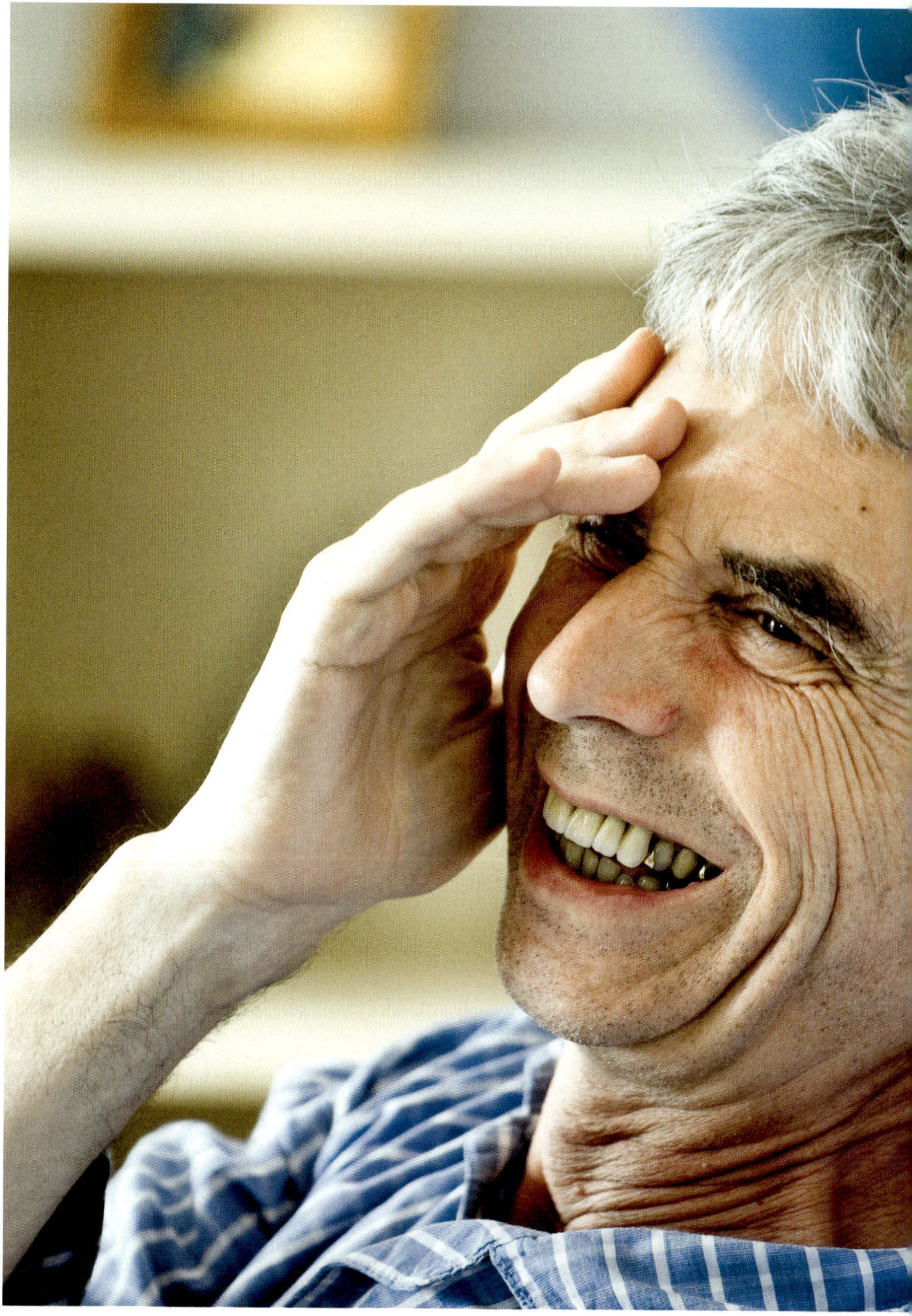

Das Altern meistern

Im Alter möglichst gesund, aktiv und selbstständig leben zu können, ist die Hoffnung der meisten Menschen. Ein Blick in das öffentliche Leben zeigt: Viele Unternehmer, Funktionäre oder Politiker sind deutlich über 50 Jahre alt. Um fit zu bleiben, gilt eine Regel: Use it or loose it – wer seine Fähigkeiten ständig nutzt und fördert, erhält sie. Wer sie nicht pflegt, verliert sie.

Altern und Gesundheit

Altern verändert den Menschen – körperlich wie auch geistig. Aber Altern ist keine Krankheit und birgt neben Handicaps vor allem auch Chancen. Ältere haben Jüngeren sogar einiges voraus: Sie besitzen ein Vielfaches an Lebenserfahrung, sind nicht mehr an zeitraubende Jobs und Verpflichtungen gebunden. Wer auf sich achtet, kann auch im Alter noch ganz neue Seiten an sich entdecken. Es ist nie zu spät dafür, Neues kennenzulernen. Nur Mut, packen Sie es an!

Altern als Chance

Etwa 90 Prozent der Senioren sind in der Lage, Leben und Alltag selbstverantwortlich zu meistern. Unabhängig davon, ob Sie selbst bereits zur gesellschaftlichen Gruppe der Senioren gehören oder sich auf diese Lebensphase vorbereiten möchten oder ob sich ein Angehöriger in dieser Lebensphase befindet – jeder hat es selbst in der Hand, das Altern positiv zu beeinflussen.

Viele ältere Menschen schätzen sich selbst »jünger« ein als ihr biologisches Alter ist. Galten sie früher als genügsam, zurückhaltend und gebrechlich, hat sich das Bild langsam geändert: Ihr Konsumverhalten orientiert sich an neuen Waren, Trends oder Dienstleistungen. Reisen, Hobbys und Freizeitgestaltung sind nicht mehr nur ein Vorrecht der Jungen und Erwerbstätigen. Und das ist sehr gut so, denn negative Altersbilder untergraben die Motivation für ein selbstständiges und selbstverantwortliches Leben im Alter. Außerdem überdecken sie die Verschiedenartigkeit, die sich aus den unterschiedlichen Biografien, Lebensbedingungen und Interessen der Menschen ergibt: Ältere Menschen unterscheiden

WISSEN

Demografie

Wie notwendig rechtzeitige Planungen für das Alter sind, zeigen einige Fakten der demografischen Entwicklung. Schon heute sind etwa 19 Prozent der in Deutschland lebenden Menschen 65 Jahre und älter. Die durchschnittliche Lebenserwartung der Frauen ist auf 81,3 Jahre und die der Männer auf 75,6 Jahre gestiegen. Insbesondere hat sich die Zahl der hochaltrigen Menschen in der Bevölkerung erhöht.

PRAXIS

Aktiv bleiben

Menschen haben heute die Chance, ein höheres Alter als je zuvor zu erreichen. Nutzen Sie die eigenen Potenziale für körperliches, soziales und seelisches Wohlbefinden und genießen Sie die gewonnenen Lebensjahre. Entdecken Sie Freiräume, Ihre Ideen zu verwirklichen. Knüpfen Sie Kontakte zu Gleichgesinnten. Beteiligen Sie sich nach eigenen Wünschen und Möglichkeiten aktiv am sozialen Leben.

sich in ihrer körperlichen und seelisch-geistigen Leistungsfähigkeit, in ihren Interessen, in der Gestaltung des Alltags sowie den vorhandenen Kompetenzen, und sie haben alle Rechte zur Teilnahme am gesellschaftlichen Leben.

Gesund altern

Altern ist also keine Krankheit und nicht nur das Ergebnis biologischer Veränderungen. Die weit verbreitete Meinung, dass geistige und körperliche Leistungsminderungen als unvermeidliche Ereignisse im Alter hinzunehmen sind, kann aufgrund neuer Forschungen nicht mehr akzeptiert werden. Es trifft nicht zu, dass im Alter Fähigkeiten generell abnehmen. Rückbildungen sind nur da zu beobachten, wo Fähigkeiten und Funktionen nicht geübt werden. Durch bewusste Übung lassen sich geistige und körperliche Beweglichkeit bis ins hohe Alter hinein erhalten.

Eindrucksvoll belegen Forschungen zum Altern, dass eine ausgewogene Ernährung (siehe Seite 190) und regelmäßige körperliche und geistige Aktivität ganz entscheidend zu Gesundheit und Lebensqualität beitragen. Auch vernünftige Schlafzeiten (siehe Seite 118), Vermeidung von Dauerstress, Verzicht auf Rauchen, und eine positive Lebenseinstellung sind gute Investitionen, um sich wohlzufühlen und gesund alt zu werden. Gesund zu altern hat oft mit Selbstveränderung zu tun und setzt die Mobilisierung jener Kräfte voraus, mit denen Selbstständigkeit erhalten wird und Neues entstehen kann.

Es ist nie zu spät und nie zu früh, etwas für die Gesundheit zu tun. Prävention und Gesundheitsförderung sind in jedem Alter möglich und sinnvoll. Viele chronische Erkrankungen werden durch einen riskanten Lebensstil verursacht. Auch der Verlauf solcher Erkrankungen ist durch die Lebensweise beeinflussbar. Gerade im Alter steigt das Risiko, chronisch krank zu werden und mit dieser Krankheit leben zu müssen. Es gibt gleichzeitig gute Chancen, diese Risiken durch das eigene Verhalten zu reduzieren.

Selbstsorge

Die selbstständige, selbstverantwortliche und persönlich sinnerfüllte Lebensgestaltung ist nach der Weltgesundheitsorganisation als bedeutsames Merkmal der Gesundheit im Alter anzusehen. Sehen Sie die folgenden Ideen als Anstöße und Ermutigungen, Ihre eigenen Ziele und die Ihrer Angehörigen zu erkennen und umzusetzen:

- Setzen Sie sich mit dem Älterwerden gedanklich auseinander und fragen Sie sich, wie Sie Ihr Leben gestalten möchten. Bereiten Sie sich rechtzeitig auf das Ende Ihrer Berufstätigkeit vor und schmieden Sie Pläne, wie Sie die zusätzlich zur Verfügung stehende Zeit nutzen möchten. Möglichkeiten gibt es viele. Was hindert Sie, sich lang gehegte Wünsche zu erfüllen?
- Warten Sie mit der Realisierung von Plänen und Hobbys nicht bis in die nachberufliche Lebensphase. Meist sind es die kleinen Schritte in die richtige Richtung, die zum Ziel führen. Körperlich, geistig und sozial

aktiv zu sein, ist in allen Lebensaltern wichtig. Sie können in jedem Alter anfangen, ein gesundheitsbewusstes Leben zu führen. Übung macht den Meister!

- Neues zu lernen, hält geistig rege und erweitert die Kompetenzen. Setzen Sie sich bewusst mit Entwicklungen im Umfeld auseinander und denken Sie darüber nach, ob sie Ihnen nützen können.
- Nutzen Sie gesundheitliche Vorsorgemaßnahmen und vernachlässigen Sie nicht regelmäßige Vorsorgeuntersuchungen oder notwendige Impfungen. Besprechen Sie mit Ihrem Arzt, was Sie selbst für die Erhaltung oder Verbesserung der Gesundheit tun können. Nehmen Sie Veränderungen des Körpers wahr und lassen Sie Anzeichen für gesundheitliche Probleme medizinisch abklären. Eine frühzeitige Diagnose erleichtert eine erfolgreiche Therapie.
- Pflegen Sie Kontakte. Bleiben Sie offen für Kontakte mit Nachbarn und Bekannten. Austausch mit anderen bereichert und bringt neue Anregungen. Durch Absprachen mit anderen gelingt es oft besser, Vorhaben zu realisieren. Bewahren Sie die Fähigkeit, sich an schönen Dingen im Alltag zu freuen.

Haben Sie Mut zur Selbstständigkeit und trauen Sie sich, um Hilfe zu bitten. Achten Sie aber darauf, dass Ihnen durch die Hilfe nicht die Selbstverantwortung genommen wird.

Tipps für aktives Älterwerden

Impulse	Aktivitäten
Planen Sie Ihren Alltag, damit andere Sie nicht verplanen.	Gestalten Sie Ihren Alltag nach eigenen Interessen und Bedürfnissen.
Bauen Sie Brücken zwischen den Generationen.	Engagieren Sie sich in der Familie oder Nachbarschaft. Übernehmen Sie Verantwortung und Aufgaben, an denen Sie Freude haben.
Urlaub auch für Sie!	Teilnahme an Gesellschaftsreisen, Erholung, Seniorenurlaub, Studienfahrt
Wenn Sie sich gefallen, sind Sie auch für andere attraktiv.	Investitionen in ein gepflegtes Aussehen: Besuch bei Frisör, Kosmetikerin und Nagelpflege
Bleiben Sie in Bewegung!	Schwimmen, Gymnastik, Nordic Walking, Wandern, Spazierengehen, Seniorentanz
Je mehr Sie Ihren »Kopf« trainieren, desto länger und besser bleiben Sie geistig fit.	Gesellschaftsspiele, Rätsel lösen, Lesen, Gespräche und Austausch mit anderen
Mit Ihrem »Steckenpferd« nehmen Sie auch im Alter viele Hürden.	Hobbys: Gartenarbeit, Handarbeit, Malen, Sport, Tanzen, Handwerken, Singen, Musizieren
Auch für Sie gibt es viele Möglichkeiten, nette Leute oder Gleichgesinnte kennenzulernen.	Mitglied werden in einem Verein, Cafébesuch, Seniorenclub, Seniorenstudium, Besuch von Ausstellungen und Museen
Gestalten Sie Ihre Abende abwechslungsreich.	Verabreden Sie sich mit Freunden oder Bekannten für Theater- oder Konzertbesuche, Vorträge, Kino, Weiterbildung.
Gehen Sie mit gutem Beispiel voran: Schreiben Sie oder rufen Sie an.	Briefwechsel, Fotoaustausch, Telefonanruf
Geben Sie sich ein neues Wohngefühl: mehr Platz, mehr Wohnung, mehr Bequemlichkeit.	Umräumen und/oder Modernisieren der Wohnung
Leute, die sich Ruhe und Zeit für sich nehmen, machen wichtige Erfahrungen.	Rück- und Ausblick ins eigene Leben, Gespräche mit vertrauten Menschen
Wann haben Sie das letzte Mal einen Friedhof besucht?	Besuch der Gräber von Eltern, Freunden und Bekannten
Auch Ihre Kirchengemeinde macht Angebote.	Gottesdienste, Einkehr- und Besinnungstage, Wallfahrten, Begegnungen, Studienreisen
Wer sich Zeit für andere nimmt, gewinnt selbst!	Eigene Erfahrungen und Kompetenzen ehrenamtlich für andere einsetzen.
Wer sich gründlich informiert, kann andere informieren.	Zeitung, Vorträge, Illustrierte, Bibliotheken

Altern als natürlicher Prozess

Alles Leben ist Veränderungen unterworfen, so auch das menschliche Leben. Altern ist ein natürlicher Veränderungsprozess, der sich immer auf individuelle Weise ereignet. Zwar treten biologische Veränderungen ein, sie bestimmen aber nicht allein die persönliche Entwicklung im fortgeschrittenen Alter. Sie stehen immer in wechselseitiger Beziehung zu sozialen und psychologischen Veränderungen. Lernen ist bis ins hohe Alter möglich!

Körperliche Veränderungen

Mit fortschreitendem Lebensalter verändern sich der Organismus und das Zentralnervensystem, weil sich Reserven der Organfunktionen verringern. Der Organismus verliert dadurch zwar an Widerstands- und Anpassungsfähigkeit. Aber: Das Wissen eines langen Lebens und die gemachten Erfahrungen differenzieren und stabilisieren die Fähigkeit, mit Lebensanforderungen umzugehen. Sie nimmt im Alter sogar noch zu.

Den Alterungsprozess, dem jeder Mensch von Jugend an unterworfen ist, kann man sich als zunehmende »Austrocknung« der Zellen vorstellen. Die Gewebe verlieren an Elastizität. Sichtbar wird dies an schlafferer, faltiger Haut und abnehmendem Muskelumfang. Spüren können ältere Menschen die Rückbildung von Knorpel an Gelenken sowie an den Bandscheiben zwischen den Wirbelkörpern – die »Knochen tun weh«. Kalzium und Cholesterin können sich an den Innenwänden der Blutgefäße ablagern. Dies führt zu einer Verdickung der Gefäßwände, die einerseits die Ernährung der Zellen mit Wasser und Nährstoffen und ihre Sauerstoffversorgung behindern, und andererseits den Abtransport von Schlacken erschweren. Gleichzeitig begünstigen Kalkablagerungen in den Gefäßen Arteriosklerose und Bluthochdruck (siehe Seite 270). In den Knochen nehmen Knochenbälkchen und Mineralgehalt ab – die Knochen werden porös und brechen leichter.

Als sehr einschneidend nehmen viele Menschen die Beeinträchtigungen der Sinnesorgane wahr. Diese Einschränkungen können meistens durch technische Hilfsmittel wie Brillen und Hörgeräte ausgeglichen werden. Lassen Sie die Hilfsmittel am besten frühzeitig und unter fachlicher Beratung anpassen.

Augen. Sie sind bei älteren Menschen oft gerötet, ohne dass eine Entzündung vorliegt. Die Linse verliert an Elastizität und die Sehschärfe lässt nach. Auch kann die Linse sich in ihrer Struktur verändern bis zur milchigen Trübung.

Ohren. Zum Hören müssen die Gehörknöchelchen mitschwingen; wenn diese an Elastizität verlieren, können höhere Töne nicht mehr gut wahrgenommen werden. Außerdem lassen sich mehrere, gleichzeitig gesprochene Stimmen schlechter unterscheiden und verstehen.

Psychologische Dimension des Alterns

Ältere Menschen haben bereits viel erlebt und gelernt – und das macht sie stark! Denn bei der Intelligenz und Leistungsfähigkeit eines Menschen spielen Wissen, Lernen und Erfahrungen eine große Rolle. Sie sind durch die Lebensjahre gewachsen und können auch mit dem Alter noch zunehmen. Der abnehmenden Beweglichkeit und Reaktionsgeschwindigkeit gegenüber steht also ein größerer Erfahrungsschatz zur Lösung neuer Aufgaben.

Zudem ist der ältere Mensch durchaus in der Lage, Neues zu lernen. Er muss nur genügend Zeit zur Verfügung haben, um seine erprobten Lerntechniken anzuwenden.

wichtig

Die geistigen Leistungen eines Menschen müssen mit dem Alter nicht geringer werden, sie werden nur anders.

Veränderungspotenziale älterer Menschen werden häufig unterschätzt. Sie scheinen auch weniger von den Lebensjahren eines Menschen abhängig zu sein als vielmehr von dessen Begabung, dem Training, der Gesundheit, dem Beruf und der gesamten Lebenssituation. Handlungen und Bewegungsabläufe sind so eingespielt, dass sie fast automatisch ablaufen (z. B. Tagesablauf, Einkaufen, Kochen, Wäsche waschen, Autofahren). Die Leistungsfähigkeit im Alter wird erhalten, wenn sich alte Menschen entsprechend ihrer Fähigkeiten betätigen können und ihre Aktivität auch von anderen akzeptiert wird. Schwierig wird es, wenn der alternde Mensch das Gefühl hat, nicht mehr das leisten zu können, was er möchte, wenn er nicht mehr leisten darf, was er kann, wenn von ihm Leistungen verlangt werden, die nicht seinen Interessen und Fähigkeiten entsprechen. Älterwerden und Altsein wird dann als Verlust und Entwertung des Lebens erfahren.

Mit dem Gedanken an das Lebensende sind oft existenzielle Fragen nach dem Sinn des bisherigen Lebens und der begrenzter werdenden Lebenszeit verbunden. Viele ältere Menschen finden darauf ihre eigenen Antworten. Es gibt jedoch auch Menschen, die ihre Lebenssituation und Zukunft im Alter als sehr belastend erleben und keine Lösung und sinnstiftende Antworten finden. Sie sind ganz besonders auf aufmerksame Gesprächspartner angewiesen.

WISSEN

Die Stärken des Alters

Stärken des Alters liegen insbesondere in den Möglichkeiten einer selbstständigen und sinnerfüllten Lebensgestaltung und der Fähigkeit zur psychischen Bewältigung von Anforderungen und Belastungen im Alltag. Die meisten älteren Menschen haben eine Daseinskompetenz entwickelt, die ihnen hilft, gesundheitliche Probleme, Verluste und Ängste zu verarbeiten. Älteren Menschen gelingt es auch in Grenzsituationen, eine tragfähige Lebens- und Zukunftsperspektive zu entwickeln.

Soziale Aspekte des Alterns

Das Alter eines Menschen hat nur geringen Einfluss darauf, ob und wie er soziale Beziehungen wahrnimmt und gestaltet. Als Barrieren zeigen sich häufig die eigene – zu geringe – Einschätzung der eigenen Fähigkeiten oder gesellschaftliche Vorurteile.

Das Älterwerden bringt Veränderungen der Aufgaben und Rollen mit sich – oder hat sie bereits mit sich gebracht. Das Ausscheiden aus dem Berufsleben ist immer noch ein deutliches Kennzeichen für den Beginn des Alterns. Reaktionen auf den Eintritt in die nachberufliche Lebensphase hängen weitgehend davon ab, welche Bedeutung die Arbeit für den Menschen hatte: Bestätigung des eigenen Wertes, Lebensrhythmus, Anerkennung, Austausch und Kommunikation, Zwang oder Mühe.

Die Abgabe der Rolle als Arbeitnehmer macht Platz für neue, persönlich bedeutsame Interessen und Aufgaben oder lässt schon vorhandene »identitätsstiftende« Rollen wie Ehepartner/in, Großvater, Großmutter, Freund/in oder Mitglied einer Interessensgruppe in den Vordergrund treten. Manchmal mangelt es zu Beginn der Wahrnehmung »neuer« Aufgaben und Rollen an Sicherheit. Mache ich das Richtige? Auch Krisen sind nicht ausgeschlossen. Lassen Sie sich nicht entmutigen! Denn wenn persönliche Ziele und Überzeugung hinter Ihrem Engagement oder dem Ihres Angehörigen stehen, werden die neuen Aufgaben zu einer Chance, neue Erfahrungen zu sammeln.

Altern fordert Menschen heraus, eine neue Balance zu finden zwischen den eigenen Bedürfnissen und den Bedürfnissen anderer oder der Gesellschaft.

Soziale Teilhabe zeigt sich in der für andere Menschen aufgebrachten Zeit oder übernommenen Verantwortung. Nach Ausscheiden aus dem Berufsleben wird die Zeit oft für die Enkelbetreuung oder für Betreuungsaufgaben von Kindern der Nachbarn, Freunden oder Bekannten genutzt. Auch pflegebedürftige Personen in der eigenen Familie und in der Nachbarschaft profitieren von dem sozialen Engagement der älteren Generation.

Der Verlust nahe stehender Menschen kann die eigenen Lebenskräfte so sehr beanspruchen, dass ein Engagement für andere nicht möglich erscheint. Aber vergessen Sie nicht: Die Fähigkeit zur sozialen Unterstützung bleibt bis ins hohe Alter. Und sie kann über derartige Lebenskrisen hinweghelfen.

Mobil bleiben

Auseinandersetzungen mit sich selbst und der Umwelt sind das beste Mittel, den Kopf geistig fit zu halten. Umgekehrt beugen regelmäßige Bewegung und Aktivitäten körperlicher Pflegebedürftigkeit vor. Und dabei ist nicht von Laufen oder Springen die Rede. Bereits kleinste Übungen für einzelne Körperteile wie Finger oder Schultern schulen den Körper – und halten nebenbei auch den Verstand auf Trab.

Übungen zur Verbesserung der Beweglichkeit

Sie können testen, ob Sie und Ihr Angehöriger noch über ausreichende Muskelkraft verfügen. Stellen Sie einen Stuhl mit der Rückenlehne an die Wand. Setzen Sie sich und kreuzen Sie Ihre Arme vor der Brust. Stehen Sie mit den verschränkten Armen auf und setzen sich wieder. Wiederholen Sie dies viermal. Wenn Sie für dieses fünfmalige Aufstehen und Hinsetzen mehr als zehn Sekunden benötigen, sollten Sie Ihre Muskelkraft trainieren. Ihre Balancefähigkeit können Sie prüfen, indem Sie im Einbeinstand jeweils zehn Sekunden rechts und links stehen. Wenn das klappt – prima!

Aber auch wenn Sie die Tests ohne Mühe bestanden haben, lohnt es sich, vorbeugend zu trainieren. Steigen Sie behutsam ins »Training« ein und steigern sich stufenweise. Nicht Höchstleistung, sondern Ausdauer ist das Ziel.

Übungen für alle Finger

Ausgangsposition: Setzen Sie sich aufrecht auf einen Stuhl. Bequem ist es, am Tisch zu sitzen und die Unterarme bis zum Ellenbogen auf den Tisch aufzulegen. Legen Sie beide Unterarme in Schulterbreite parallel zueinander. Personen, die im Bett liegen, können die Unterarme auf die Oberschenkel legen.

- Beugen Sie die Finger in eine kleine und große Faust, danach zurück in die kleine Faust und Finger wieder strecken. Spreizen Sie die Finger so weit wie möglich, danach zusammendrücken und wieder entspannen.
- Legen Sie Ihre Hände mit der Handinnenfläche auf den Tisch. Heben Sie einen Finger nach dem anderen gestreckt an. Wenn Sie alle Finger gestreckt angehoben haben, legen Sie sie einzeln nacheinander wieder auf den Tisch ab.

PRAXIS

Nicht überfordern!

Bitte führen Sie die Bewegungen nicht über die Schmerzgrenze hinaus durch. Wenn Sie beim Training feststellen, dass es Übungen gibt, die Schmerzen verursachen, dann wiederholen Sie diese nicht mehr. Sie finden genügend Alternativen. Wiederholen Sie die Übungen täglich. Man kann einige Übungen auch an der Bushaltestelle, vor dem Fernseher, auf der Gartenbank üben ... Hauptsache, Sie bleiben dran!

- Legen Sie Ihre Handinnenfläche auf den Tisch und drehen Sie Ihre Handfläche von unten nach oben. Dabei sollten Sie versuchen, nur das Handgelenk zu bewegen und möglichst wenig Ausgleichbewegungen in Ellenbogen und Schultern zuzulassen.

Übungen für die Daumen

Ausgangsposition: Halten Sie Ihre Hände bei allen Übungen so, dass die Handinnenfläche oben liegt.

- Strecken Sie Ihren Daumen und lassen ihn viermal nach außen kreisen. Danach kreisen Sie den Daumen viermal nach innen.
- Strecken Sie die Finger und spreizen die Daumen. Danach führen Sie die Daumenspitzen zu den Grundgelenken der kleinen Finger und halten diese Stellung drei bis fünf Sekunden. Dann entspannen Sie die Daumen und Finger.
- Führen Sie die Daumenspitze nacheinander zu allen Fingerkuppen. Tun Sie es so schnell wie möglich, mit und ohne Kontrolle mit den Augen.

Übungen für das Handgelenk

Ausgangsposition: Legen Sie die Handfläche flach auf den Tisch.

- Spreizen und schließen Sie die Finger im Wechsel und heben Sie dabei gleichzeitig die Hand im Handgelenk an, bis die Finger nach oben zeigen. Führen Sie die Hand wieder zurück im Wechsel mit gespreizten und geschlossenen Fingern.
- Legen Sie Ihre Handflächen und Finger gegeneinander, danach spreizen Sie aus dieser Haltung heraus Ihre Finger und schließen sie wieder.
- Stützen Sie die Ellenbogen auf den Tisch (bei Personen, die im Bett liegen auf die Oberschenkel), kreisen Sie die Hände aus dem Handgelenk heraus, im Wechsel nach außen und nach innen.
- Stützen Sie die Ellenbogen auf den Tisch und beugen die gestreckten Hände aus dem Handgelenk heraus in alle vier Bewegungsrichtungen.

Übungen für die Schultern

Ausgangsposition: Sitzen Sie aufrecht auf dem Stuhl (oder im Bett) oder führen Sie die Übungen im Stehen durch.

- Strecken Sie die Arme in Schulterhöhe nach vorne. Im Wechsel schließen Sie die Hände zur Faust und öffnen sie wieder. Gleichzeitig kreisen Sie die gestreckten Arme aus der Schulter heraus.
- Lassen Sie die Arme locker hängen. Dann strecken Sie die Schultern nach hinten und heben und senken sie im Wechsel.
- Lassen Sie die Arme locker hängen und drehen die Handflächen im Wechsel nach außen und wieder nach innen zum Körper.
- Strecken Sie die Arme in Schulterhöhe nach vorne. Heben Sie die Hände aus dem Handgelenk heraus an, bis die Handinnenflächen nach vorne zeigen. In dieser Haltung spannen Sie die Armmuskulatur an und halten diese Spannung wenige Sekunden. Danach führen Sie die Arme in gestreckter Haltung wieder zu den Körperseiten zurück.

Übungen für die Halswirbelsäule und den Schultergürtel

Ausgangsposition: Sitzen Sie bequem und aufrecht auf dem Stuhl. Beide Füße stehen auf dem Boden.

- Pendeln Sie einen Arm neben dem Körper. Wechseln Sie den Arm und wiederholen die Übung. Danach lassen Sie beide Arme zusammen pendeln.

- Strecken Sie die Arme seitlich am Körper aus. Im Wechsel strecken Sie die Finger und beugen sie zur Faust und gleichzeitig heben Sie die Arme nach vorne an, führen sie weiter nach oben und führen sie seitlich wieder zurück, sodass eine kreisende Armbewegung entsteht.
- Legen Sie die Unterarme vor dem Oberkörper übereinander (wenn einer der Arme bewegungseingeschränkt ist, liegt der Unterarm der weniger beweglichen oder gelähmten Körperseite auf dem »stärkeren« Arm). Danach heben Sie beide Unterarme bis zur Kopfhöhe an. Der weniger bewegliche Arm wird dabei von dem anderen Arm gestützt.
- Führen Sie eine Hand hinter den Kopf und die andere Hand hinter den Rücken und wechseln Sie diese Haltung mehrmals.

Übungen für Füße, Knie und Muskel-Venen-Pumpe der Beine

Ausgangsposition: Sitzen Sie aufrecht auf dem Stuhl. Die meisten Übungen sind auch im Bett möglich.

- Strecken Sie die Beine und heben und senken Sie die Füße im Wechsel.
- Strecken Sie die Beine (im Bett können Sie die Füße auf die Fersen stützen). Danach die Zehen krallen und strecken.
- Strecken Sie die Beine (im Bett können Sie die Füße auf die Fersen stützen) und lassen Sie die Füße kreisen.

Ausgangsposition: Sie liegen auf dem Boden oder im Bett.

- Stellen Sie die Beine im rechten Winkel auf. Die Füße stehen parallel nebeneinander. Ein Bein anheben, indem Sie das Knie strecken und kurz gestreckt halten. Dann das Bein wieder gebeugt aufstellen. Wiederholen Sie diese Übung drei- bis fünfmal. Danach wechseln Sie das Bein und wiederholen die Übung. Zum Abschluss können Sie diese Übung mit beiden Beinen durchführen.

Ausgangsposition: Sie stehen hinter einem Stuhl und stützen sich an der Stuhllehne.

- Sie stellen ein Bein leicht gebeugt näher an den Stuhl. Das andere Bein strecken Sie nach hinten, die Ferse bleibt am Boden. Verlagern Sie dann Ihr Gewicht auf das vordere Bein bis Sie eine Dehnung im nach hinten gestreckten Bein spüren. Halten Sie diese Dehnung etwa 30 Sekunden und wechseln Sie dann die Beine.

wichtig

Bewegung an der frischen Luft steigert die Leistungsfähigkeit des Gehirns um 20 Prozent. Schon 30 Minuten gezielte körperliche Bewegung täglich verbessert die Konstitution.

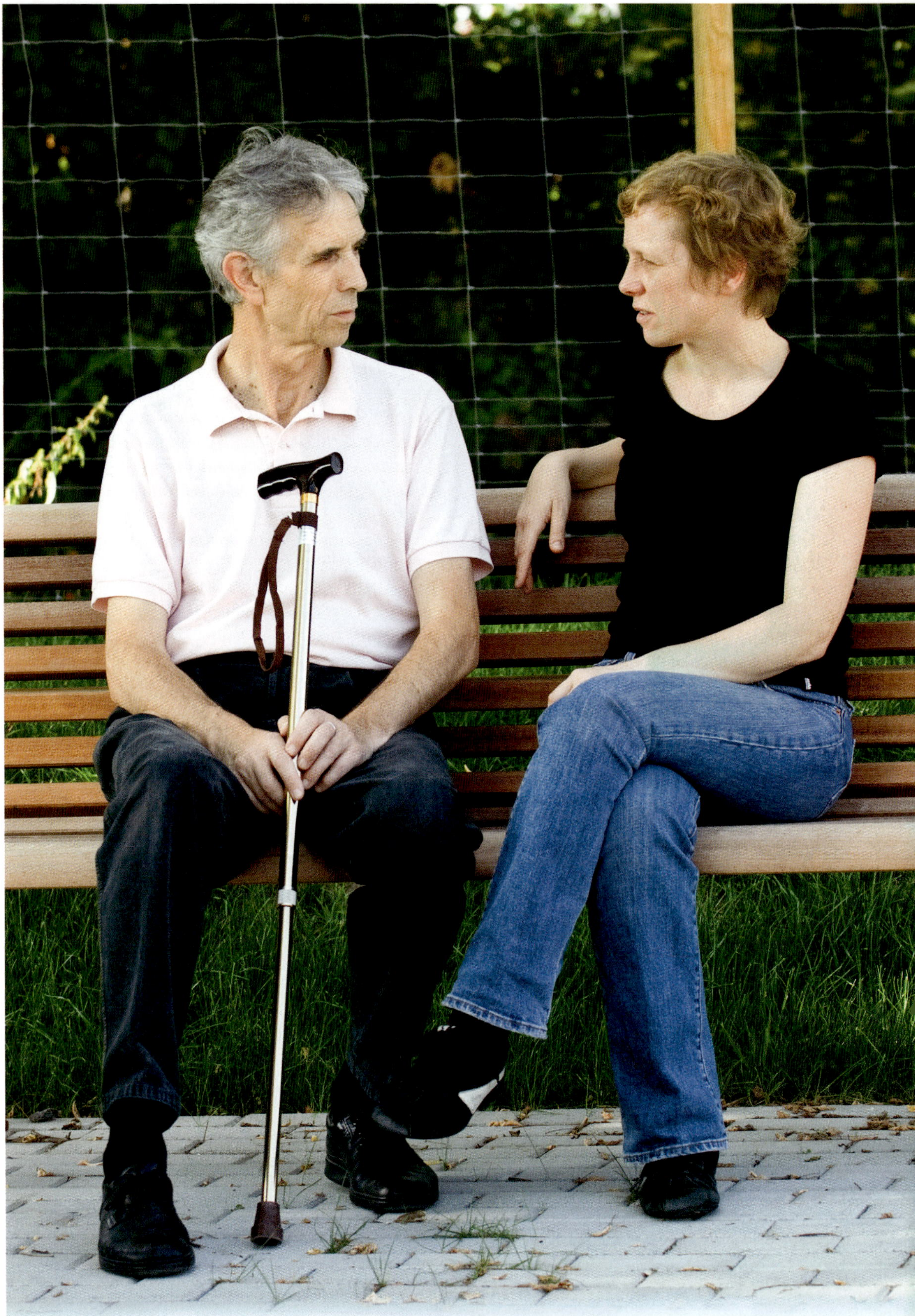

Pflege vorbereiten

Krankheit oder Unfall kann jederzeit Menschen plötzlich hilfsbedürftig machen. Pflegebedürftigkeit stellt alle Beteiligten vor eine neue Situation. Die Unterstützungsleistungen sind so vielfältig, dass es sich lohnt, alle Informationen zusammenzutragen. Sie werden dann die notwendigen Entscheidungen richtig treffen und die Pflegesituation positiv mitgestalten können.

Pflegebedürftig, was nun?

Pflegebedürftigkeit fordert die Pflegenden und die Pflegebedürftigen heraus und bringt vielfältige Belastungen: körperlich, seelisch, sozial und finanziell. Wer sich aber der Auseinandersetzung und Pflege stellt, wird auch bereichernde Erfahrungen wie Dankbarkeit, Hoffnung, Anerkennung, Wertschätzung, Gelassenheit und Zufriedenheit sammeln. Wichtig ist, sich über die eigenen Motive und Möglichkeiten klar zu werden und auch auf sich selbst zu achten.

Persönliche Situation klären

Machen Sie sich in der Familie frühzeitig Gedanken darüber, wer wen bei Hilfe- und Pflegebedürftigkeit unterstützen könnte. Reden Sie untereinander und mit den infrage kommenden Personen darüber und klären Sie, wer von wem welche Hilfe und Unterstützung erwarten kann. Versuchen Sie, alle Familienmitglieder in die Diskussion und die mögliche Arbeit miteinzubeziehen. Denn wenn an eine Person zu viele Erwartungen gestellt werden, könnte sie früher oder später überfordert sein.

Wenn Sie vor der Herausforderung stehen, Pflegeaufgaben zu übernehmen, sollten Sie Ihre Möglichkeiten einschätzen und Ihre Motive prüfen. Verschaffen Sie sich einen Überblick, welche Hilfen in welchem zeitlichen Umfang zu erbringen sind und wer sich außer Ihnen noch an der Pflege beteiligen könnte – dazu gehört auch externe Hilfe wie etwa Angebote von Pflegediensten.

Denken Sie auch daran, dass es nicht nur die Pflegehandlungen sind, die Kräfte kosten. Viel schwerer ist es als naher Angehöriger zu erleben, wie die Kräfte, Fähigkeiten und die Persönlichkeit der pflegebedürftigen Person sich verändern (siehe Seite 265). Das zehrt an den eigenen Kräften und gleichzeitig benötigen Sie diese, um in dieser Situation Ihrem Angehörigen noch emotionale Unterstützung geben zu können. Eine doppelte Belastung.

Beantworten Sie sich ehrlich und nach reiflicher Überlegung die Frage, ob Sie bewusst »ja« zur Übernahme der Pflege sagen können. Fragen Sie sich, warum Sie Pflege übernehmen möchten. Denn falls Sie die Pflegeaufgabe nicht bewusst und aus eigenem Wunsch heraus übernehmen, können Konflikte vorprogrammiert sein – solche, die Sie »zerreißen«, weil Sie Ihren eigenen Ansprüchen nicht gerecht werden können und solche, die zwischen dem Angehörigen und Ihnen entstehen.

PRAXIS

Vorüberlegungen, die Sie anstellen sollten

- Bitten Sie den behandelnden Arzt um ausführliche Informationen zum Krankheitsgeschehen, um Einschätzungen zur Prognose und zu möglichen Behandlungs- und Rehabilitationsmöglichkeiten.
- Wenn die zu pflegende Person noch im Krankenhaus behandelt wird, fragen Sie auch die Pflegenden in der Klinik nach dem Ausmaß der Pflegebedürftigkeit und den zu erbringenden Pflegeleistungen.
- Die Kranken- und Pflegekasse berät Sie über Unterstützungsleistungen, die dabei helfen, Pflege, Behandlung und Rehabilitation abzusichern.
- Wenn Sie unsicher sind, beziehen Sie Pflegeprofis in Ihre Überlegungen ein. Nehmen Sie Kontakt auf zu einer Sozialstation, Pflegestation oder Beratungsstelle für pflegende Angehörige. Sie vermitteln Ihnen notwendiges Grundwissen zur häuslichen Pflege. Darüber hinaus bereiten sie zusammen mit Ihnen die Entlassung aus der Klinik und Aufnahme in die häusliche Pflege vor.
- Seit Neuestem erhalten Sie in einigen Bundesländern auch durch Pflegestützpunkte Hinweise und Tipps zur Organisation der Pflege. Sollten in Ihrem Bundesland noch keine Pflegestützpunkte eingerichtet sein, erhalten Sie eine Pflegeberatung durch die Pflegekasse.
- Klären Sie in der Familie, wer welche Aufgaben wann unter welchen Bedingungen übernehmen kann.

Gemeinsam entscheiden – Verantwortung teilen

Von der Entscheidung, einen kranken oder pflegebedürftigen Angehörigen zu Hause zu pflegen, sind alle Familienmitglieder betroffen. Deshalb sollten alle Beteiligten im Vorfeld an Planung und Vorbereitung der häuslichen Pflege beteiligt werden (siehe Seite 100), um sich auf mögliche Veränderungen einstellen zu können. Gerade in der Planungs- und Anfangsphase einer Pflegesituation sind Informationen und Hinweise besonders wichtig.

Motive für die Pflege

Die Übernahme von Pflegeaufgaben in der Familie ist für viele Angehörige etwas Selbstverständliches. Im Hintergrund steht oft ein bunter »Strauß« Motive, derer sich Pflegende mehr oder weniger bewusst sind.

Bei Studien und Interviews haben Angehörige als Motive genannt:

- Liebe oder Zuneigung,
- Verantwortungs- oder Pflichtgefühl,
- Bedürfnis nach Nähe in der noch gemeinsamen Lebenszeit,
- Sinngebung und Lebensziel,
- etwas zurückgeben wollen,
- eigenen Kindern ein gutes Vorbild sein,
- Arbeitslosigkeit,
- früheres Versprechen,
- Gerede durch Nachbarn vermeiden,

- gute Gesundheit,
- finanzielle oder materielle Vorteile,
- keine anderweitigen Verpflichtungen,
- Flucht aus unliebsamen Verpflichtungen.

Es ist gut, sich über die eigenen Motive zur Pflegebereitschaft Klarheit zu verschaffen, denn sie sind oft Kraftquellen, die auch über schwierige Situationen hinweghelfen. Meist sind es mehrere Motive, die eine Entscheidung begründen. Es ist schwer zu beurteilen, welche der Motive für die Pflege die tragfähigsten Fundamente darstellen. Denn Situationen und Motive können sich verändern: Die Pflegebedürftigkeit des Angehörigen kann anwachsen. Ihre eigene Gesundheit kann fragiler werden oder Ihre Kräfte reichen nicht für die Belastungen. Schwierig wird es, wenn Motive im Widerstreit stehen. Zum Beispiel selbst nicht gesund zu sein, sich aber dennoch zur Pflege verpflichtet zu fühlen. Oder Zuneigung für den Angehörigen zu empfinden und Freude an Pflegeaufgaben zu haben, aber in der eigenen Familie noch stark in anderweitige Verpflichtungen eingebunden zu sein.

Chancen der häuslichen Krankenpflege

Wer sich für die Pflege eines lieben Menschen zu Hause entschieden hat, der steht zwar zunächst vor einer Fülle von Informationen und Herausforderungen, die er bewältigen muss. Gleichzeitig birgt die häusliche Versorgung ebenfalls viele Chancen – für Sie und Ihren Angehörigen.

Als wissenschaftlich erwiesen gilt, dass in einer vertrauten Umgebung meist die Selbstständigkeit länger erhalten bleiben kann als in einer veränderten Wohnumgebung. Gerade bei demenziell Erkrankten (siehe Seite 265) hilft die vertraute Umgebung dabei, sich so lange wie möglich so selbstständig wie möglich bewegen zu können.

Für den Angehörigen: Sicherheit und Lebensqualität

Fast jeder Mensch wünscht sich, so lange wie möglich zu Hause bleiben zu können. Denn das eigene Heim war das ganze Leben die Trutzburg, selbst wenn es »draußen« hoch herging. Die Wohnumgebung ist vertraut, ebenso das soziale Umfeld. Der Mensch weiß, wo welche Sachen stehen. Er kennt die Wege, genießt es vielleicht so sehr, draußen im Garten zu sitzen. Er nimmt – trotz Beeinträchtigung – weiter am familiären Leben teil. Ist bei Feiern und dem nachbarschaftlichen Kaffeetrinken dabei. Das ist doch das, was als »Lebensqualität« beschrieben wird.

Für pflegende Angehörige: Aufgabe und gutes Gefühl

Wer Herausforderungen angeht, verändert sein Leben. Regelmäßig verändern die meisten Menschen ihr Leben. Neuer Job, Heiraten, neue Wohnung. Immer wieder neue Aufgaben. Und eben das ist die häusliche Krankenpflege auch, sie verändert das eigene Leben und das des Betroffenen stark. Aber eigentlich ist es wie immer: Neue Aufgaben eignen sich, um neue Perspektiven zu entwickeln, neue Aspekte an der eigenen und der anderen Person zu entdecken. Gleichwohl darf die eigene Lebensqualität nicht leiden!

Trotz aller Schwierigkeiten sagen viele pflegende Angehörige: Häusliche Krankenpflege sei eine »lohnende Aufgabe«, sie gebe ihnen ein »gutes Gefühl«. Denn sie erfahren Wertschätzung – von dem Angehörigen, und auch von Außenstehenden.

Für beide: Lernen

Wer zu Hause pflegt, verbringt mehr Lebenszeit mit dem Angehörigen. Beide Seiten lernen an sich und dem anderen vielleicht Wesenszüge kennen, die bis dahin verborgen waren – im Guten wie im Schlechten. Die Situation kann zusätzlich den familiären Zusammenhalt stärken, wenn sich alle gemeinsam für die häusliche Pflege entschieden haben.

Alle Beteiligten lernen sehr intensiv, was Altern – und auch Sterben – unter dem Einfluss von Respekt und Würde bedeuten kann.

Selbstpflege

Zu keiner Zeit wurde von Angehörigen so viel Betreuung und Pflege geleistet wie derzeit. Das hängt zum einen mit der Zahl der pflegebedürftigen Menschen zusammen, zum anderen aber auch damit, dass sich die Pflege eines Angehörigen häufig über ein oder zwei Jahrzehnte zieht. Das macht die Pflegesituationen für die pflegenden Familienmitglieder

PRAXIS

Anzeichen für Überlastung und Überforderung

- Sie fühlen sich körperlich überfordert und ständig psychisch belastet.
- Sie leiden unter dem Eindruck, dass Sie ständig zur Verfügung stehen sollen –
- oder vielleicht sogar müssen, weil es Ihrem Angehörigen besonders schlecht geht.
- Sie bemerken, dass Sie Ihre eigenen Bedürfnisse dauernd denen Ihres Angehörigen unterordnen (müssen).
- Sie beginnen, sich aus Ihrem »alten« Leben zurückzuziehen: Sie sagen Treffen mit Freunden ab oder gehen nicht mehr regelmäßig Ihren Hobbys nach.
- Sie fühlen sich in Ihrer persönlichen Lebensgestaltung massiv eingeschränkt.
- In Ihren sozialen Beziehungen treten Probleme auf, weil sich Partner, Freunde oder Familienangehörige vernachlässigt fühlen.
- Zwischen Ihnen und Ihrem Angehörigen besteht eine dauerhafte Spannung, z. B. weil bestimmte – und vielleicht schwierige – Lebensereignisse bisher ungeklärt und unbewältigt blieben.
- Sie sind oft oder ständig gereizt oder niedergeschlagen, fühlen sich erschöpft oder entwickeln Rückenschmerzen.

Wenn Sie solche oder ähnliche Erfahrungen machen – steuern Sie gegen! Suchen Sie das Gespräch mit den betroffenen Menschen in Ihrem Umfeld. »Verbündete« finden Sie (auch) in Pflegeberatern (siehe Seite 28). Am besten ist es aber, von Anfang an auf eigene Freiräume zu achten und sich selbst zu schützen. Damit vermeiden Sie Unverständnis oder Enttäuschung, weil Sie nicht nachträglich Distanz einfordern müssen.

manchmal besonders belastend. Deshalb: Achten Sie auf sich! Wenn Sie bemerken, dass Sie dauernd gestresst sind, sich aus Ihrem eigenen sozialen Leben zurückziehen oder das Gefühl haben, Sie vereinsamen in Ihrer jetzigen Situation, dann – spätestens – kümmern Sie sich um sich selbst.

Im Sinne einer gesunden »Selbstpflege« sollten Sie als Pflegeperson die eigenen Bedürfnisse ebenso ernst nehmen wie die Wünsche und Erwartungen des pflegebedürftigen Angehörigen. Dazu gehört auch, für sich selbst Freizeit zu beanspruchen, sich Zeit zu nehmen für Hobbys, das Treffen von Freunden und vieles mehr. Jeder entspannt anders. Körperliche Bewegung ist eine ideale Möglichkeit, Stress abzubauen. Solche Erholungsphasen sind wichtig für das eigene Wohlbefinden und helfen, den Pflegealltag zu bewältigen.

Insbesondere eine räumliche Distanz von Zeit zu Zeit hilft, die häusliche Pflege dauerhaft zu meistern. Wenn Sie noch berufstätig sind, denken Sie ruhig darüber nach, die Stunden zu reduzieren oder eine Weile ganz aus dem Beruf auszusteigen (siehe Seite 40).

Akuter Pflegebedarf

Nicht immer haben Sie als Familienmitglied genügend Zeit, sich auf die Pflege vorzubereiten. Wenn möglich, warten Sie mit der Organisation der Pflege nicht bis zum Entlassungstag aus dem Krankenhaus. Wenn sich Pflegebedarf nach der stationären Behandlung abzeichnet,

- nehmen Sie bereits im Krankenhaus Kontakt auf zum Sozialen Dienst,
- zukünftig sollen »Pflegestützpunkte« (siehe Seite 28) eine umfassende Information und Beratung zur Gestaltung der Pflegesituation wahrnehmen und die Menge der organisatorischen Arbeit übernehmen und koordinieren.

Erste Schritte, Pflege zu organisieren

1. Verschaffen Sie sich einen Überblick über das Ausmaß des Pflegebedarfs (siehe Seite 23).
2. Setzen Sie sich mit Ihrer Kranken- und Pflegekasse in Verbindung. Als Freunde, Nachbarn oder Bekannte sollten Sie sich vom Versicherten dazu bevollmächtigen lassen. Die Leistungen der Pflegeversicherung sind bei der Pflegekasse zu beantragen (siehe Seite 47).
3. Wenn Sie einen Antrag auf Pflegeleistungen gestellt haben, beauftragt die Pflegekasse den Medizinischen Dienst der Krankenversicherung – auch kurz MDK genannt – mit der Begutachtung zur Feststellung der Pflegebedürftigkeit (siehe Seite 48).
   - Für die Begutachtung ist es notwendig, dass Sie eine Übersicht haben, bei welchen Verrichtungen zu helfen ist, wie häufig die Pflegehandlungen am Tag und in der Nacht notwendig sind (siehe Seite 57) und
   - wie viel Zeit dafür aufgebracht werden muss (siehe Seite 57).
4. Überlegen Sie gemeinsam mit allen Betroffenen, ob die Pflege zukünftig zu Hause oder in einem Pflegeheim erfolgen soll.
5. Wenn Sie sich für die Pflege zu Hause entschieden haben, überlegen Sie, ob Sie die Pflege mit Unterstützung von Angehörigen, Nachbarn, Bekannten selbst leisten möchten und können oder ob Sie ergänzend einen Pflegedienst einbeziehen. Durch die Teilnahme an einem Pflegekurs oder einer

WISSEN

Bevollmächtigung oder Betreuung

Wenn Ihr Angehöriger akut nicht mehr in der Lage ist, seine persönlichen Angelegenheiten zu regeln (wie z. B. den Antrag bei der Pflegekasse zu stellen), dann können das die nächsten Angehörigen für ihn übernehmen – ohne dass eine schriftliche Bevollmächtigung des Erkrankten vorliegt. Dabei unterstützen Sie auch der Sozialarbeiter in der Klinik oder ein Pflegeberater. Wenn klar wird, dass der Betroffene langfristig so schwer krank oder gehandicapt sein wird, dass er sein Leben nicht mehr selbstverantwortlich führen kann, muss ein Betreuungsverfahren eingeleitet werden (siehe Seite 318).

Das Beste ist, die Frage vor dem Eintritt des Notfalls über eine **Vorsorgevollmacht** (siehe Seite 317) oder **Betreuungsverfügung** (siehe Seite 319) zu regeln. Dort kann der Verfasser bestimmen, welche Behandlung er in welchem Krankheitsfall noch wünscht und ebenso bestimmen, wer ihn bei schwerer gesundheitlicher Beeinträchtigung vertreten soll.

Schulung können Sie sich auf die Pflegeaufgaben vorbereiten. Ab Seite 107 finden Sie Tipps und Anleitungen, die das Pflegehandeln erleichtern.

6. Sollten Behandlungspflegeleistungen (siehe Seite 50) (dazu gehören z. B. Verbände oder die Gabe von Medikamenten) notwendig sein, die der Arzt nicht selbst erbringen muss, erhalten Sie diese nach entsprechender ärztlicher Anordnung durch einen ambulanten Pflegedienst Ihrer Wahl.
7. Informieren Sie sich, wie Sie die Pflege durch Hilfsmittel erleichtern können (siehe ab Seite 62). Pflegedienste oder Beratungsstellen für pflegende Angehörige wie auch Sanitätsfachgeschäfte beraten Sie gerne.

Soziale Netzwerke in der häuslichen Pflege

Wenn Sie sich dafür entscheiden, die Pflege zu Hause zu übernehmen, dann müssen Sie die Situation nicht allein bewältigen! Mittlerweile gibt es viele verschiedene Angebote, die Sie dabei unterstützen, Pflege zu organisieren und optimal zu gestalten. Diese Netzwerke sind oft professionell ausgerichtet – z. B. Wohlfahrtverbände oder ambulante Dienste. Darüber hinaus haben sich ehrenamtliche Gruppen etabliert.

Erfolgreiche Suche

Familien sind die primären Pflegenetzwerke, durch die kranke oder pflegebedürftige Menschen oder Menschen mit Behinderungen zu Hause leben können. In Deutschland sind Familien immer noch der größte »Pflegedienst«. Für alle Beteiligten ist es wichtig, den pflegebedürftigen Angehörigen als Partner im Pflegegeschehen zu sehen. Je mehr es gelingt, die pflegebedürftige Person mit eigenen Gedanken und Wünschen an der Pflegeorganisation zu beteiligen und seine vorhandenen Fähigkeiten zu nutzen, desto weniger Zeit müssen die Pflegepersonen investieren. Zudem erhält sich der pflegebedürftige Mensch so seine größtmögliche Unabhängigkeit, das stabilisiert sein Selbstwertgefühl. Außerdem ist Selbstständigkeit in den Alltagsverrichtungen eine gute Pflegeprävention, sie beugt etwa Folgeerkrankungen vor.

Im Verlauf der häuslichen Pflege ist immer wieder neu zu entscheiden, ob die Pflegeleistungen noch von den Angehörigen zu bewältigen sind. Denn meist gibt es eine Hauptpflegeperson, die in der Familie die Hauptlast trägt. Es gibt gute Gründe, ergänzend zu den eigenen Bemühungen externe Pflegeunterstützung anzunehmen. Das gilt ganz besonders dann, wenn Pflegebedarf rund um die Uhr besteht oder komplizierte Behandlungspflegen zu erbringen sind (siehe Seite 51).

Überlegen Sie sich, welche Hilfe Sie sich wünschen – und brauchen. Dann gelingt es besser, bei der Vielfalt des Angebots die für Sie richtige Entlastung zu finden.

Beratung rund um die Pflege

Jeder pflegebedürftige Mensch hat Anspruch auf Pflegeberatung. Dieses Recht schließt auch die Beratung der Angehörigen ein. So sieht es das Pflegeversicherungsgesetz vor. Zögern Sie nicht, sich bei Beratungsstellen für Senioren oder für pflegende Angehörige, und zukünftig auch bei »Pflegestützpunkten« Rat zu holen. Dort wo es noch keine »Pflegestützpunkte« gibt, müssen die Pflegekassen eine umfassende Beratung anbieten. Denn je mehr Leistungen und Absicherungen für pflegebedürftige Menschen zur Verfügung stehen, je komplexer und unübersichtlicher empfinden dies die Betroffenen. Darum übernehmen kompetente Pflegeberater den Lotsendienst im Hilfenetz. Sie informieren umfassend rund um die Pflege und bei sozialrechtlichen Fragen. Sie weisen auf sinnvolle Anpassungen in der Wohnung sowie intelligente Technik und Hilfsmittel hin, die Pflege und Pflegebedürftigkeit erleichtern. Sie informieren über ambulante, teilstationäre und stationäre Angebote in Ihrer Umgebung und wie die Finanzierung der Pflegeangebote möglich ist.

Damit unterstützen die Beratungsstellen Sie einerseits in der Organisation der Pflege und helfen Ihnen, Antworten auch zu praktischen Fragen in der Pflege zu finden. Andererseits fördern die Pflegeberater dadurch Ihre Kompetenz zur Selbsthilfe.

Beratungseinsätze

Pflegebedürftige, die Pflegegeld beziehen (siehe Seite 44), erhalten in der Pflegestufe I und II halbjährlich einmal, in der Pflegestufe III (siehe Seite 42) vierteljährlich automatisch einmal eine Beratung in der eigenen Umgebung durch einen von den Pflegekassen zugelassenen Pflegedienst, Pflegeberaterinnen oder durch eine anerkannte Beratungsstelle. Diese Beratungsbesuche dienen der regelmäßigen praktischen und pflegefachlichen Unterstützung der Zu-Hause-Pflegenden und der Qualitätssicherung.

Die Pflegereform von 2008 hat den Anspruch auf Beratung ausgeweitet. Auch Personen mit erheblich eingeschränkter Alltagskompetenz (siehe Seite 43), die noch nicht die Voraussetzungen der Pflegestufe I erfüllen, können halbjährlich einen Beratungsbesuch in Anspruch nehmen.

Pflegekurse für Angehörige

Angehörige, die sich zur Übernahme häuslicher Pflegeaufgaben entschieden haben, können in Pflegekursen Basiskenntnisse und elementare Handgriffe zur häuslichen Pflege in Theorie und Praxis lernen. Sie bieten die Möglichkeit, Pflegehandeln zu üben und vermitteln Hilfen zur Bewältigung von Problemen wie Inkontinenz, Demenz, Sterben und Trauer. Pflegekurse informieren vor allem auch über Entlastungsmöglichkeiten und finanzielle Unterstützung.

In solchen Kursen lernen Sie Gleichbetroffene kennen. Sie können eigene Erfahrungen mitteilen und von den Erfahrungen anderer profitieren. Vielleicht ergeben sich daraus auch neue Kontakte für Sie über den Kurs hinaus. Kursangebote finden Sie bei den Sozialstationen, den Pflegekassen und der Pflegeberatung. Die Kosten für die Teilnahme trägt die Pflegekasse.

Angehörigen-Selbsthilfegruppen

Sich über die eigenen Erfahrungen und Pflegeprobleme mit anderen Menschen, die in ähnlichen Lebenssituationen sind, auszutauschen ohne viele Erklärungen geben zu müssen, kann sehr hilfreich sein. Ziel von Selbsthilfe- und Gesprächsgruppen ist der regelmäßige Austausch von persönlichen Erfahrungen Gleichbetroffener. Das gemeinsame Gespräch, Austausch von Anregungen und praktischen Tipps können die Pflege erleichtern. Häufig haben sich solche Gruppen organisiert für Angehörige von Demenzkranken.

Aus ihrer Betroffenheit heraus haben sich Menschen mit Behinderungen und Patienten, die an einer bestimmten Krankheit leiden, zu Selbsthilfegruppen zusammengeschlossen. Bestimmt gibt es sie auch in Ihrem Umfeld: Gruppen pflegender Angehöriger, Gruppen der Deutschen Alzheimer-Gesellschaft oder der Schlaganfall-Hilfe, Diabetiker-Gruppen, Rheuma-Liga, Anonyme Alkoholiker, AIDS-Hilfe u. a.

Unterstützung finden

Pflegebedürftige Menschen können zwischen unterschiedlichen Versorgungsangeboten und Wohnformen wählen, um ihren Pflegebedarf auszugleichen. Die Dienstleistungsangebote helfen dabei, die häusliche Pflegesituation zu stabilisieren, indem sie z. B. Essen liefern oder punktuell unterstützen. Aber auch neue Wohnformen für Senioren rücken zunehmend in die Aufmerksamkeit – etwa Senioren-WGs. Bei der Vielzahl der Anbieter und der unterschiedlichen Hilfsangebote lohnt sich eine umfassende Vorinformation.

Entlastung durch ambulante Dienste

Für die meisten Alltagsverrichtungen können sich Erkrankte und ihre Angehörigen Hilfe suchen. Diese Dienste kommen z. B. nach Hause und bringen Essen, sie sind aber auch als externe Angebote zu finden, wie etwa betreute Gruppen. Sie sind wahlweise als punktuelle Unterstützung oder auch als ein Angebot für die Tagesgestaltung konzipiert. Vor der Entscheidung für eine (Tages-)Einrichtung oder einen Pflegedienst sollten sich die Pflegebedürftigen oder ihre Angehörigen die für sie wichtigen Fragen von den jeweiligen Anbietern beantworten lassen.

Sozialstationen und ambulante Pflegedienste

Sie bieten ambulante Dienste in der häuslichen Pflege an. Das Leistungsangebot erstreckt sich über Hilfen bei der Körperpflege, der Mobilität, Hilfen bei der Nahrungsaufnahme und die Durchführung von Behandlungspflegemaßnahmen wie Injektionen verabreichen, Wundverbände wechseln, Medikamenteneinnahme unterstützen usw. (siehe Seite 320). Sozialstationen, ambulante Hilfezentren oder ambulante Pflegestationen unterscheiden sich vor allem von ambulanten Pflegediensten durch ein breiter gefächertes Leistungsangebot. Dazu gehören Pflegekurse, Anleitung und Beratung für pflegende Angehörige, Beratung in sozialrechtlichen Fragen, Vermittlung von Hilfen, Begleitung von Sterbenden und ihren Angehörigen durch Hospizgruppen, Hilfen im Haushalt und Begleitung und Unterstützung durch ehrenamtliche Helfer. Sozialstationen und ambulante Pflegedienste arbeiten zusammen mit den behandelnden Ärzten, Krankenhäusern, Altenheimen und Pfarrämtern. Mit den Kranken- und Pflegekassen haben sie Verträge abgeschlossen, die auch die Kostenübernahme der Pflegeleistungen oder der häuslichen Krankenpflege regeln.

Mobile soziale Dienste

Mobile soziale Dienste, Nachbarschaftshilfe, Helfergruppen der Kirchengemeinden oder der Wohlfahrtsverbände übernehmen Aufgaben der Pflegebegleitung wie die Erledigung von Einkäufen oder Besorgungen, die Begleitung bei Arzt- und Behördenbesuchen, Betreuung von Haustieren.

PRAXIS

Checkliste zur Prüfung von Angeboten sozialer Einrichtungen

- Stellt die Einrichtung schriftliche Informationen über das Hilfsangebot zur Verfügung und stellt sie die Dienstleistungen bereit, die Ihnen wichtig sind? Dann lassen Sie sich die Informationen zuschicken und studieren Sie sie genau.
- Bietet Ihnen der Pflegeanbieter ein ausführliches und kostenfreies Informationsgespräch auch bei Ihnen zu Hause an? Am besten schreiben Sie sich alle Fragen auf, die Sie bis dahin gesammelt haben, damit Sie nichts vergessen.
- Besteht ein Versorgungsvertrag mit Kranken- und Pflegekassen?
- Werden Leistungen und Kosten in einem Kostenvoranschlag so transparent dargestellt, dass Sie erkennen können, welche Kosten Sie selbst tragen müssen?
- Wie sieht das Leistungsangebot an Wochenenden und Feiertagen aus? Als Vertragspartner von Kranken- und Pflegekassen müssen ambulante Dienste ständig erreichbar sein und für notwendige Pflege- und Behandlungsleistungen auch am späten Abend oder nachts zur Verfügung stehen.
- Haben Sie Einfluss auf den Zeitpunkt der Leistungserbringung? Wer morgens gerne lange schläft ist froh, wenn der Pflegedienst erst am späteren Vormittag kommt.
- Werden die getroffenen Vereinbarungen und Absprachen im Pflegevertrag schriftlich festgehalten? Schließlich sind »Verträge zum Vertragen da«.
- Wird Ihnen Kontinuität beim Pflegepersonal zugesichert? Die meisten Menschen mögen es, wenn Ihnen die Pflegepersonen bekannt sind. Denn mit der Zeit entsteht ein Vertrauensverhältnis und der zu Pflegende muss nicht immer alles neu erklären. Bei dementen Personen erleichtert die Kontinuität der Pflegepersonen ihre Orientierung im Leben.
- Wird die Pflege dokumentiert und verbleiben die schriftlichen Unterlagen in der Wohnung des Pflegebedürftigen? Grundsätzlich: Sie haben das Recht auf umfassende Information und müssen jederzeit Zugang zu den Unterlagen haben. Die Dokumentationsmappe bleibt jedoch Eigentum der Pflegedienste.
- Werden Maßnahmen der Hilfe und Pflege mit Ihnen und dem Pflegebedürftigen abgestimmt? Gewohnheiten? Tageszeiten? Fördert der Pflegedienst die Ressourcen des Angehörigen oder möchten die Mitarbeiter »schnell fertig« sein und übernehmen vieles selbst?
- Wie wird die Zusammenarbeit mit dem behandelnden Arzt sichergestellt?
- Bietet Ihnen die Einrichtung auch Beratung in pflegerischen, sozialrechtlichen und finanziellen Fragen?
- Gibt es einen festen Ansprechpartner für Fragen, Anregungen und Beschwerden?

Krankengymnastik und ambulante Rehabilitation

Ambulante Krankengymnastik und Ergotherapie tragen häufig zur Erhaltung und Förderung der Selbstständigkeit nach Schlaganfall oder bei chronischen Erkrankungen wie Parkinson oder Multipler Sklerose bei und verbessern die Lebensqualität ganz entscheidend (siehe auch Seite 53).

Mahlzeitendienste – »Essen auf Rädern«

Wenn das Kochen schwerfällt oder aus organisatorischen Gründen nicht regelmäßig möglich ist, können Mahlzeitendienste Speisen ins Haus bringen. Sie bieten fertig zubereitete warme Speisen oder einen Vorrat Tiefkühlkost, der nur noch aufgewärmt werden muss. Ein Vergleich verschiedener Angebote lohnt sich. Dabei sollten Sie auch darauf achten, dass die Angebote ausreichend Abwechslung auf Ihrem Speisenplan sichern.

Betreuungsgruppen

Vielerorts gibt es Betreuungsangebote, in denen beispielsweise Demenzkranke einzelne Nachmittage in der Woche oder stundenweise betreut werden. Das ermöglicht den Angehörigen, Arztbesuche oder Einkäufe zu erledigen. Die Kosten für diese Nachmittagsbetreuung sind gering, da sich hier meist ehrenamtliche Helfer engagieren. Solche Betreuungsgruppen gibt es bei Sozialstationen, Einrichtungen der Altenhilfe oder in Kirchengemeinden.

Teilstationäre Einrichtungen und Kurzzeitpflege

Wer für seinen Angehörigen eine teilweise stationäre Unterbringung sucht, z. B. weil der Beruf weiter ausgeübt werden soll, kann Einrichtungen finden, die das übernehmen. Ebenso können sich pflegende Angehörige selbst entlasten, indem sie den Angehörigen in einer Kurzzeitpflege unterbringen, um in den Urlaub fahren zu können. Die Angebote sind auch hier sehr vielfältig.

Tagesbetreuung

Die Tagespflege ist darauf ausgerichtet, pflegebedürftigen Menschen, die keine vollstationäre Pflege benötigen, aktivierende Pflege und ärztlich verordnete Therapiemaßnahmen anzubieten. Ziel ist es, verbliebene Fähigkeiten zu erhalten, verlorene wiederzugewinnen und die Selbsthilfekräfte zu fördern. Darum gehören zu den Leistungen neben den gemeinsamen Mahlzeiten und der notwendigen Pflege auch Angebote wie Gymnastik, Gedächtnistraining, Wiedererlernen und Üben von Alltagsverrichtungen, Ausflüge, Singen, Handarbeiten, Basteln und vieles mehr. Die Einrichtungen der Tagespflege sind meist an stationäre oder ambulante Einrichtungen angegliedert.

Die Tages- oder Nachtkliniken sind mehr therapeutisch ausgerichtet und meist in Krankenhäuser oder Kliniken integriert. Sie dienen der teilstationären Versorgung von Patienten, die nicht oder nicht mehr der vollstationären Versorgung bedürfen, aber noch spezielle medizinische Therapien benötigen. Wie in der Tagespflege halten sich Kranke in dieser medizinisch ausgerichteten Einrichtung nur vorübergehend auf. Dialysezentren könnte man diesem Einrichtungstyp zurechnen.

Kurzzeitpflege

Kurzzeitpflegeeinrichtungen bieten die Möglichkeit, pflegebedürftige ältere Menschen für einen begrenzten Zeitraum in einer Einrichtung stationär aufzunehmen und rund um die Uhr die Versorgung sicherzustellen. Kurzzeitpflege ist eine gute Alternative, wenn

- Sie einmal Urlaub machen möchten,
- direkt im Anschluss an eine stationäre Behandlung eine Pflegebetreuung rund um die

Uhr zu Hause nicht leistbar oder so schnell nicht zu organisieren ist oder
- in Krisenzeiten häusliche Pflegeangebote nicht ausreichen, weil z. B. der Pflegende selbst erkrankt und/oder »eine Pause« benötigt.

Kurzzeitpflege zielt darauf,
- die befristete Pflege und/oder gezielte Aktivierung der Pflegebedürftigen durch entsprechende Fachkräfte kurzfristig sicherzustellen,
- Krankenhausaufenthalte zu verkürzen,
- Nachsorge nach schweren Krankheiten zu bieten.

Wohnen in Institutionen

Trotz aller Hilfsangebote werden einige Menschen auf die Unterbringung und Pflege in stationären Einrichtungen angewiesen sein. Die Gründe, in ein Heim zu ziehen, sind sehr unterschiedlich: gesundheitliche Verschlechterung, körperliche Beschwerden, soziale Verluste (z. B. durch Tod eines Angehörigen) und andere Zwänge. Krankheiten und Vereinsamung machen es oft notwendig, in einem Heim versorgt und sozial in einer Gemeinschaft integriert zu sein. Ein Heimaufenthalt gibt die Sicherheit, im Notfall oder bei vorübergehender Hilfebedürftigkeit ohne langwierige Planung Pflege zu erhalten. Mitunter führen auch durch die Pflegebedürftigkeit unzureichend gewordene Wohnverhältnisse und fehlende Wohnalternativen zu einem Heimaufenthalt.

Senioren- oder Altenwohnheim

In diesen Heimen können Alleinstehende und Ehepaare einen eigenen Haushalt führen, im Bedarfsfall auch Pflege, Verpflegung und andere Dienstleistungen erhalten. Die Senioren leben in abgeschlossenen Appartements. Gemeinschaftseinrichtungen unterschiedlicher Art stehen in der Regel zur Verfügung.

Senioren- oder Altenheim

Stellt für ältere Menschen, die keinen eigenen Haushalt führen können, individuellen Lebensraum in Einbett- oder Zweibettzimmern zur Verfügung. Für die Zimmerreinigung, das Essen und Freizeitangebote wird gesorgt.

Pflegeheim

Für pflegebedürftige Menschen hat das Pflegeheim eine unverzichtbare Bedeutung. Pflegeheime sichern eine umfassende Pflege, Versorgung und Betreuung. Sie übernehmen die notwendige Pflege, volle Versorgung und Betreuung für alte Personen und Menschen mit Behinderungen, die zur Führung eines eigenen Haushalts nicht mehr in der Lage sind.

Hospiz

Hospize sind kleine Pflegeeinheiten, in denen Menschen mit unheilbaren Krankheiten in ihrer letzten Lebensphase vollstationär oder teilstationär versorgt werden. Neben der Pflege und Begleitung, die sich an den Bedürfnissen der sterbenden Menschen und ihrer Angehörigen orientiert, leisten Hospize auch palliativ-medizinische Behandlung (siehe Seite 306).

Neue Wohnformen im Alter

Die Wohnformen für Senioren oder pflegebedürftige Menschen sind im Wandel und werden sich zukünftig noch mehr an den unterschiedlichen Wohn- und Betreuungsbedürfnissen der Menschen ausrichten. Die neuen Wohnprojekte sind Alternativen zum Singlehaushalt und haben zum Ziel: Selbstständigkeit und Selbstbestimmung, Betreuung, Integration und Gemeinschaft. Sie unterstützen eine soziale Netzwerkbildung und bieten besondere Chancen, Vereinsamung vorzubeugen. Dazu gehören auch Wohngemeinschaften von Senioren (Senioren-WG). Gleichaltrige in derselben Lebenssituation leben in einer größeren Wohnung zusammen. Hier kommt es darauf an, interessierte Mitbewohner zu finden und auf klare Regelungen im Mietvertrag zu achten.

Betreutes Wohnen

Betreutes Wohnen bezeichnet eigentlich keine spezielle Wohnform, sondern steht für ein Konzept, das barrierefreies Wohnen und Betreuungsangebote integriert. Betreutes Wohnen kann mit eingestreuten Wohnungen in Wohnanlagen organisiert sein. Im betreuten Wohnen findet man auch eigene Wohnanlagen mit selbstständigen Wohnungen und mit ergänzenden Gemeinschaftseinrichtungen wie Küche, Freizeiträume oder Wäscherei.

Mehrgenerationenwohnen

Solche Projekte sind in Wohnquartieren oder Stadtvierteln zu finden. Sie haben das Ziel, Wohnqualität durch das Zusammenleben mehrerer Generationen und entsprechender baulicher Konzeption zu erreichen. Die Idee ist, dass Menschen unterschiedlicher Altersgruppen gegenseitig unterschiedliche Hilfe- und Betreuungsleistungen sichern können. Durch die Mischung der Generationen will man Angebot und Nachfrage ausgleichen.

Pflegewohngruppen

Lange hat sich das Vorurteil gehalten, dass sich umfassende Pflege nur in größeren Einrichtungen zu vertretbaren Kosten gewährleisten lässt. In sogenannten Pflegewohngruppen bilden drei bis acht pflegebedürftige Personen eine Pflegewohngemeinschaft. Die Personalausstattung richtet sich nach dem Umfang der notwendigen Betreuung. Die pflegebedürftigen Menschen haben dadurch einen größeren Handlungsspielraum für die Gestaltung des Alltags und leben nicht isoliert in einer Wohnung. Eine solche Pflegewohngruppe lässt sich im vertrauten Wohnquartier oder in einer Gemeinde einrichten und eignet sich vor allem auch für an Demenz Erkrankte.

Dienste der Wohlfahrtsverbände

Die »Freie Wohlfahrtspflege« ist die Gesamtheit aller sozialen Hilfen, die auf freigemeinnütziger Grundlage und in organisierter Form geleistet werden, und damit nichtstaatliche und nichtgewerbliche Angebote sind. In den Einrichtungen und Diensten der Wohlfahrtsverbände sind rund 1,4 Millionen Menschen hauptberuflich beschäftigt; schätzungsweise 2,5 bis 3 Millionen Menschen leisten ehrenamtlich engagierte Hilfe. Die »Freie Wohlfahrtspflege« gliedert sich in Deutschland in sechs anerkannte Spitzenverbände, die geprägt sind durch unterschiedliche weltanschauliche oder religiöse Motive und Zielvorstellungen:

- Arbeiterwohlfahrt (AWO)
- Deutscher Caritasverband (DCV)
- Der Paritätische Gesamtverband
- Deutsches Rotes Kreuz (DRK)
- Diakonisches Werk der Evangelischen Kirche in Deutschland (DW der EKD)
- Zentralwohlfahrtsstelle der Juden in Deutschland (ZWST)

Zur Arbeit aller Wohlfahrtsverbände gehören insbesondere:

- das Wahrnehmen von Not, das Erkennen von Ursachen und die Unterstützung bei der Beseitigung von Notsituationen und der Bewältigung von Lebensproblemen,
- die Bereitstellung von Dienstleistungsangeboten in sozialen Notlagen,
- die Schärfung des gesellschaftlichen Bewusstseins für soziale Notlagen durch Öffentlichkeitsarbeit.

Hier sind Sie gut aufgehoben, wenn Sie sich informieren möchten oder ein konkretes Anliegen haben. Wohlfahrtsverbände verpflichten ihre Einrichtungen und Dienste darauf, die Würde des einzelnen Menschen, seine Freiheit und die Entfaltung der Persönlichkeit in den unterschiedlichsten Lebenssituationen und Lebensabschnitten zu stärken und den Menschen die Selbstständigkeit in der jeweiligen Lebenssituation so lange wie möglich zu erhalten. Gemeinsam ist allen Wohlfahrtsverbänden, dass sie auf die gesellschaftliche Verantwortung der Menschen, ihre Solidarität und Hilfsbereitschaft ausgerichtet sind.

Als Wohlfahrtsverband der katholischen Kirche wirkt die Caritas an der Gestaltung des kirchlichen und gesellschaftlichen Lebens mit. Ziele und Aufgaben des Deutschen Caritasverbandes sind:

- Menschen, insbesondere benachteiligte und schwache, vor Ausnutzung, Ausgrenzung und Vereinnahmung zu schützen und ihre Selbsthilfekräfte anzuregen,
- Menschen zu unterstützen, langzeitliche Hilfen zu finden und dabei die geistig-seelische Situation und die Lebenswelt der Hilfebedürftigen in die Hilfeleistung einzubeziehen,
- die Öffentlichkeit auf bestehende Nöte aufmerksam zu machen und um solidarisches Handeln auf der Grundlage christlicher Werte zu werben,
- gesellschaftlichen und politischen Entwicklungen entgegenzutreten, die zur Benachteiligung von Einzelnen und Familien und zur Ausgrenzung führen und sich für gerechte Lebensbedingungen einzusetzen.

▲ Religiöse (Caritas, Diakonie, ZWST), humanitäre (DRK, Paritätischer Wohlfahrtsverband) oder politische Motive (AWO) haben zur Gründung der Freien Wohlfahrtsverbände geführt.

Charta der Rechte hilfe- und pflegebedürftiger Menschen

Um die Rechte der Pflegebedürftigen bei der Gestaltung des Pflegeprozesses zu stärken, haben die Bundesministerien für Gesundheit und für Familie, Senioren, Frauen und Jugend die »Charta der Rechte hilfe- und pflegebedürftiger Menschen« veröffentlicht. Den vollständigen Text finden Sie im Internet oder können ihn beim Bundesministerium für Gesundheit anfordern (Adresse im Anhang ab Seite 331).

Artikel der Charta

Artikel 1: Selbstbestimmung und Hilfe zur Selbsthilfe

Jeder hilfe- und pflegebedürftige Mensch hat das Recht auf Hilfe zur Selbsthilfe sowie auf Unterstützung, um ein möglichst selbstbestimmtes und selbstständiges Leben führen zu können.

Artikel 2: Körperliche und seelische Unversehrtheit, Freiheit und Sicherheit

Jeder hilfe- und pflegebedürftige Mensch hat das Recht, vor Gefahren für Leib und Seele geschützt zu werden.

Artikel 3: Privatheit

Jeder hilfe- und pflegebedürftige Mensch hat das Recht auf Wahrung und Schutz seiner Privat- und Intimsphäre.

Artikel 4: Pflege, Betreuung und Behandlung

Jeder hilfe- und pflegebedürftige Mensch hat das Recht auf eine an seinem persönlichen Bedarf ausgerichtete, gesundheitsfördernde und qualifizierte Pflege, Betreuung und Behandlung.

Artikel 5: Information, Beratung und Aufklärung

Jeder hilfe- und pflegebedürftige Mensch hat das Recht auf umfassende Informationen über Möglichkeiten und Angebote der Beratung, der Hilfe, der Pflege sowie der Behandlung.

Artikel 6: Kommunikation, Wertschätzung und Teilhabe an der Gesellschaft

Jeder hilfe- und pflegebedürftige Mensch hat das Recht auf Wertschätzung, Austausch mit anderen Menschen und Teilhabe am gesellschaftlichen Leben.

Artikel 7: Religion, Kultur und Weltanschauung

Jeder hilfe- und pflegebedürftige Mensch hat das Recht, seiner Kultur und Weltanschauung entsprechend zu leben und seine Religion auszuüben.

Artikel 8: Palliative Begleitung, Sterben und Tod

Jeder hilfe- und pflegebedürftige Mensch hat das Recht, in Würde zu sterben.

Was die Pflegereform verändert

Neue Gesetze werfen oftmals viele Fragen auf. So auch die Reform des Pflegeversicherungsgesetzes. Etwa 2,25 Millionen Menschen sind in Deutschland in erheblichem Umfang auf Hilfe und Pflege angewiesen und erhalten Leistungen der Pflegeversicherung. Die Pflegeversicherung ist der jüngste Zweig der Sozialversicherung und erst seit 1. Januar 1995 in Kraft. Seitdem gab es viele Anstrengungen zu Veränderungen in den gesetzlichen Grundlagen. Der folgende Abschnitt soll Ihnen die Orientierung etwas leichter machen.

Die wichtigsten Verbesserungen im Überblick

Die Pflegeversicherung ist kein Rundum-sorglos-Paket. Sie wurde als Grundsicherung konzipiert, die finanzielle Eigenleistungen und solidarisches Handeln innerhalb der Familien voraussetzt. Mit ihren Leistungen möchte die Pflegeversicherung vorrangig die häusliche Pflege und die Pflegebereitschaft der Angehörigen und Nachbarn unterstützen, damit die Pflegebedürftigen möglichst lange in ihrer häuslichen Umgebung bleiben können. Um die Absicherung und Versorgung pflegebedürftiger Menschen zu verbessern, wurde im Mai 2008 die Pflegereform beschlossen. Herzstück der Reform sind zahlreiche Leistungsverbesserungen.

Pflegebedürftige und pflegende Angehörige können von der Pflegeversicherung neben der Beratung auch Pflegeleistungen, Geldleistungen und die notwendige Ausstattung mit Pflegehilfsmitteln (siehe Seite 38 und 39) erwarten. Art und Umfang der Leistungen richten sich nach dem Umfang der Pflegebedürftigkeit. Die Höhe der Leistungen wird auch dadurch mitbestimmt, ob häusliche (siehe Seite 44), teilstationäre (siehe Seite 32) oder vollstationäre Pflege (siehe Seite 33) in Anspruch genommen wird. Die Pflegeversicherung hat die Situation der pflegebedürftigen Menschen im häuslichen wie auch im stationären Bereich deutlich verbessert.

Viele Leistungen der Pflegeversicherung werden bis 2012 schrittweise erhöht:

- Der Betreuungsbetrag für Menschen mit erheblich eingeschränkter Alltagskompetenz (siehe Seite 43) steigt auf bis zu 1200,– Euro (Grundbetrag) bzw. bis zu 2400,– Euro jährlich.
- Es werden Pflegestützpunkte (siehe Seite 28) zur Beratung und Koordination der Pflege eingerichtet. Pflegebedürftige haben einen Rechtsanspruch auf individuelle und umfassende Beratung.
- Pflegende Angehörige haben Anspruch auf eine Pflegezeit, die sie bis zu sechs Monaten von beruflichen Verpflichtungen freistellt. In der Pflegezeit wird kein Gehalt gezahlt, jedoch bleiben die pflegenden Angehörigen sozialversichert.
- Niederschwellige Leistungsangebote wie Betreuungsgruppen und Helferkreise werden zusätzlich gefördert, um pflegende Angehörige zu entlasten.
- Pflegeheime und Kurzzeitpflegeeinrichtungen können Betreuungsassistenten beschäf-

tigen, die Menschen mit einem besonderen Betreuungsbedarf unterstützen.
- Ambulante und stationäre Pflegeeinrichtungen werden jährlich unangemeldet kontrolliert. Die Qualitätsberichte werden veröffentlicht.

Einen Überblick über die konkreten Leistungen bietet Ihnen folgende Tabelle:

Leistungen der Pflegeversicherung ab 1. Januar 2010

Leistungsart	Pflegestufe I	Pflegestufe II	Pflegestufe III	in Härtefällen
Pflegesachleistungen bis zu ... Euro monatlich ab 01.01.2012	440,– 450,–	1040,– 1100,–	1510,– 1550,–	1918,– 1918,–
Pflegegeld Euro monatlich ab 01.01.2012	225,– 235,–	430,– 440,–	685,– 700,–	
Leistungen bei erheblichem Betreuungsbedarf auch für pflegebedürftige Personen ohne Pflegestufe Grundbetrag bis zu ... Euro jährlich erhöhter Betrag bis zu ... Euro jährlich	1200,– 2400,–	1200,– 2400,–	1200,– 2400,–	
Pflegevertretung Pflegeaufwendungen im Kalenderjahr in Euro durch nahe Angehörige durch sonstige Personen ab 01.01.2012 durch nahe Angehörige durch sonstige Personen	225, 1510,– 235,– 1550,–	430,– 1510,– 440,– 1550,–	685,– 1510,– 700,– 1550,–	
Kurzzeitpflege Pflegeaufwendungen bis zu ... Euro im Jahr ab 01.01.2012	1510,– 1550,–	1510,– 1550,–	1510,– 1550,–	
teilstationäre Tages- und Nachtpflege Pflegeaufwendungen bis zu ... Euro monatlich ab 01.01.2012	440,– 450,–	1040,– 1100,–	1510,– 1550,–	
vollstationäre Pflege ab 01.01.2012	1023,– 1023,–	1279,– 1279,–	1510,– 1550,–	1825,– 1918,–

Leistungsart	Pflegestufe I	Pflegestufe II	Pflegestufe III	in Härtefällen
Pflege in vollstationären Einrichtungen der Hilfe für Menschen mit Behinderungen	Pflegeaufwendungen in Höhe von 10 % des Heimentgelts, höchstens 256,– Euro monatlich			
Hilfsmittel, die zum Verbrauch bestimmt sind	Aufwendungen bis zu 31,– Euro monatlich			
technische Hilfsmittel	Aufwendungen in Höhe von 90 % der Kosten, jedoch nicht mehr als 25,– Euro Eigenbeteiligung			
Maßnahmen zur Verbesserung des Wohnumfeldes	Aufwendungen in Höhe von bis zu 2557,– Euro je Maßnahme, unter Berücksichtigung einer angemessenen Eigenbeteiligung			
Beiträge zur Rentenversicherung für Pflegepersonen bis zu ... Euro monatlich (Beitrittsgebiet)	131,87 (111,44)	263,74 (222,88)	395,61 (334,32)	
Arbeitslosenversicherung für Pflegepersonen bei Pflegezeit	Beitragszahlung von 8,20 Euro monatlich (Beitrittsgebiet monatlich 6,93 Euro)			
Kranken- und Pflegeversicherung für Pflegepersonen bei Pflegezeit	Zuschüsse monatlich von durchschnittlich ca. 140,– Euro			

Leistungen der Pflegeversicherung

Wer ist nach dem Gesetz pflegebedürftig? Wo können Sie welche Leistungen beantragen? Was zahlt die Kranken-, was die Pflegeversicherung? Der Bürokratie-Dschungel ist recht dicht – aber er ist auf jeden Fall durchschaubar. Wer weiß, worauf er ein Recht hat, kann am besten argumentieren und die richtigen Fragen stellen. Übrigens: Die Leistungen der Pflegeversicherung beinhalten auch Unterstützung für die pflegenden Angehörigen und nicht nur für den Pflegebedürftigen.

Leistungen für pflegende Angehörige

Beruf und Pflege miteinander zu verbinden war bisher sehr schwierig. Wer als berufstätige Pflegeperson mehr Zeit für die Pflege einbringen wollte, musste dazu meist seinen Arbeitsplatz aufgeben. Die gute Nachricht ist: Das hat sich mit der Pflegereform geändert. Pflegende Angehörige haben seither mehr Möglichkeiten, Beruf und häusliche Pflege miteinander zu verbinden. Sie können so für die eigene Entlastung sorgen, ohne den Arbeitsplatz oder die Sozialversicherungen zu verlieren.

Pflegezeiten

Wenn Sie sich als berufstätige Pflegeperson für eine bestimmte Zeit selbst um den Angehörigen kümmern möchten, ist dies mit der sogenannten Pflegezeit möglich. Das Pflegezeitgesetz sichert Ihnen einen Anspruch auf unbezahlte, aber sozialversicherte Freistellung von der Arbeit bis zu sechs Monaten zu.

Anspruch auf die Pflegezeit haben Sie, wenn Sie einen nahen Angehörigen pflegen, bei dem mindestens Pflegestufe I vorliegt. Als nahe Angehörige gelten insbesondere Ehegatten, Lebenspartner, Eltern, Schwiegereltern, Großeltern, Geschwister, Kinder und Enkelkinder. Stiefkinder oder adoptierte Kinder gehören auch dazu.

Jedoch haben Sie nur Anspruch auf Freistellung gegenüber Arbeitgebern mit mehr als 15 Beschäftigten. Die Pflegezeit müssen Sie Ihrem Arbeitgeber schriftlich ankündigen – zehn Tage bevor sie in Anspruch genommen wird. Sie müssen mitteilen, für welchen Zeitraum und in welchem Umfang Sie die Pflegezeit in Anspruch nehmen möchten. Wenn Sie sich nur anteilig von der Arbeit freistellen lassen möchten, müssen Sie mit Ihrem Arbeitgeber die Verringerung und Verteilung der Arbeitszeit vereinbaren und schriftlich festlegen. Die Pflegezeit wird mit einer Bescheinigung der Pflegepflichtversicherung oder des MDK beantragt.

Wenn keine Familienversicherung besteht, können Sie sich freiwillig in der Krankenversicherung weiterversichern. Auf Antrag erstattet die Pflegeversicherung den Beitrag für die Kranken- und Pflegeversicherung bis zur Höhe des Mindestbeitrags. Während der Pflegezeit sind Sie rentenversichert, wenn Sie mindestens 14 Stunden in der Woche pflegen.

Kurzzeitige Arbeitsverhinderung

Bei einer akut aufgetretenen Pflegesituation eines nahen Angehörigen, haben Sie das Recht, bis zu zehn Arbeitstage der Arbeit fernzubleiben, um die Pflege zu organisieren. Eine Lohnfortzahlung erfolgt aber nicht. Die kurzzeitige Freistellung ist unabhängig von der Zahl der Beschäftigten. Auf Verlangen des Arbeitgebers müssen Sie eine ärztliche Bescheinigung über die voraussichtliche Pflegebedürftigkeit und die Notwendigkeit der Arbeitsbefreiung vorlegen. Der Schutz in den Sozialversicherungen bleibt bestehen.

Rente für häusliche Pflegetätigkeit

Die Pflegeversicherung hat die soziale Absicherung der häuslichen Pflegepersonen bewirkt. Sie sichert Personen, die nicht erwerbsmäßig einen Pflegebedürftigen in seiner häuslichen Umgebung pflegen, eine Pflichtversicherung in der Rentenversicherung zu, wenn sie wenigstens 14 Stunden in der Woche pflegen und nicht mehr als 30 Stunden in der Woche erwerbstätig sind. Derzeit sind 440 000 Pflegepersonen über die häusliche Pflegetätigkeit sozialversichert.

Unfallversicherung für Pflegepersonen

Pflegetätigkeit birgt Unfallrisiken. Darum sind Familienangehörige, Freunde, Nachbarn oder ehrenamtliche Pflegepersonen in den Schutz der gesetzlichen Unfallversicherung einbezogen. Unfälle, die sich bei der Pflegetätigkeit oder bei Tätigkeiten ereignen, die überwiegend dem Pflegebedürftigen zugute kommen, zum Beispiel auf Wegen zur Apotheke oder beim Einkauf für den Pflegebedürftigen, gelten als Arbeitsunfälle.

Wer ist pflegebedürftig?

Wer im Sinne des Pflegeversicherungsgesetzes als pflegebedürftig gilt, ist im Sozialgesetzbuch XI (SGB XI) exakt definiert. Danach sind Personen pflegebedürftig, wenn sie wegen einer körperlichen, geistigen oder seelischen Krankheit für die notwendigen Verrichtungen im Ablauf des täglichen Lebens auf Dauer (mindestens sechs Monate) einen erheblichen Hilfebedarf haben. Hier wird der übliche Tagesablauf eines jeden Menschen mit seinen hygienischen Anforderungen vom Aufstehen bis zum Zubettgehen betrachtet.

Es gibt vier Gruppen von Verrichtungen. Tätigkeiten, die in diesen Gruppen nicht benannt sind, dürfen beim Nachweis der Pflegebedürftigkeit auch nicht berücksichtigt werden.

Gewöhnliche und regelmäßig wiederkehrende Verrichtungen im Sinne des Gesetzes sind:

1. bei der Körperpflege das Waschen, Duschen, Baden, die Zahnpflege, das Kämmen, Rasieren, die Darm- oder Blasenentleerung,
2. im Bereich der Ernährung das mundgerechte Zubereiten oder die Aufnahme der Nahrung,
3. im Bereich der Mobilität das selbstständige Aufstehen und Zubettgehen, An- und Auskleiden, Gehen, Stehen, Treppensteigen oder das Verlassen und Wiederaufsuchen der Wohnung,
4. bei der hauswirtschaftlichen Versorgung das Einkaufen, Kochen, Reinigen der Wohnung, Spülen, Wechseln und Waschen der Wäsche und Kleidung oder das Beheizen.

Damit ist der Hilfebedarf bei diesen Verrichtungen der Schlüssel zu den Leistungen der Pflegeversicherung.

Pflegestufen

Für die Feststellung der Pflegebedürftigkeit und die Zuordnung zu einer Pflegestufe ist der individuelle Hilfebedarf bei den oben genannten Verrichtungen zu ermitteln. Als Hilfe wird bei der Ermittlung nicht nur die Verrichtung gezählt, die Sie als Pflegeperson stellvertretend für den Pflegebedürftigen ausführen. Der Hilfebegriff wird weiter gefasst. Hilfe in diesem Kontext bedeutet: Die pflegebedürftige Person bei den Verrichtungen unterstützen oder die Verrichtung teilweise oder vollständig für die Person übernehmen. Aber auch die Beaufsichtigung oder Anleitung bei den Verrichtungen wird zugerechnet. Bei der Einschätzung der Pflegezeit macht das einen

WISSEN

Die Einteilung der Pflegestufen

- **Pflegestufe I – erhebliche Pflegebedürftigkeit**

Erhebliche Pflegebedürftigkeit liegt vor, wenn bei der Grundpflege (= der Körperpflege, der Ernährung oder der Mobilität) für wenigstens zwei Verrichtungen mindestens einmal täglich Hilfe notwendig ist. Zusätzlich muss mehrfach in der Woche Hilfe bei der hauswirtschaftlichen Versorgung benötigt werden. Der wöchentliche Zeitaufwand, den ein Familienangehöriger oder eine andere Pflegeperson für die täglichen Verrichtungen erbringt, muss im Tagesdurchschnitt mindestens 90 Minuten betragen. Auf die Verrichtungen der Grundpflege müssen mehr als 45 Minuten entfallen.

- **Pflegestufe II – Schwerpflegebedürftigkeit**

Schwerpflegebedürftigkeit liegt vor, wenn bei der Körperpflege, der Ernährung oder der Mobilität mindestens dreimal täglich zu verschiedenen Tageszeiten Hilfe notwendig ist. Zusätzlich muss mehrfach in der Woche Hilfe bei der hauswirtschaftlichen Versorgung benötigt werden.
Der wöchentliche Zeitaufwand, der für die täglichen Verrichtungen zu erbringen ist, muss im Tagesdurchschnitt mindestens drei Stunden betragen. Auf die Verrichtungen der Grundpflege müssen mindestens zwei Stunden entfallen.

- **Pflegestufe III – Schwerstpflegebedürftigkeit**

Schwerstpflegebedürftigkeit liegt vor, wenn bei der Körperpflege, der Ernährung oder der Mobilität täglich rund um die Uhr, auch nachts, Hilfe notwendig ist. Zusätzlich muss mehrfach in der Woche Hilfe bei der hauswirtschaftlichen Versorgung benötigt werden. Der wöchentliche Zeitaufwand, der für die täglichen Verrichtungen zu erbringen ist, muss im Tagesdurchschnitt mindestens fünf Stunden betragen. Auf die Verrichtungen der Grundpflege müssen mindestens vier Stunden entfallen.

- **Härtefallregelung in der Pflegestufe III**

Wenn in der Pflegestufe III ein außergewöhnlich hoher Pflegeaufwand zu erbringen ist, besteht möglicherweise ein Anspruch auf höhere Leistungen. Voraussetzung dafür ist, dass die Hilfe mindestens sechs Stunden täglich, davon mindestens dreimal in der Nacht erforderlich ist. Zusätzlich muss mehrfach in der Woche Hilfe bei der hauswirtschaftlichen Versorgung benötigt werden.

großen Unterschied. Die Bewertung erfolgt bei der Begutachtung durch den Medizinischen Dienst der Krankenversicherung (MDK). Für jede einzelne Tätigkeit wird dabei ein eigener Orientierungswert zur Bemessung der Pflegezeit berücksichtigt, die dann insgesamt den Hilfebedarf darstellen (siehe Seite 57).

Je nach Umfang des Hilfebedarfs werden die Pflegestufen festgelegt, die über die Höhe der Leistungen entscheiden.

Hilfen bei erheblich eingeschränkter Alltagskompetenz

Diese Leistungen stehen Versicherten mit erheblichem allgemeinem Betreuungsbedarf in der häuslichen Pflege zur Verfügung, bei denen ein erheblicher Bedarf allgemeiner Beaufsichtigung und Betreuung gegeben ist. Menschen mit demenzbedingten Fähigkeitsstörungen, geistigen Behinderungen oder psychischen Erkrankungen, bei denen der MDK bei der Begutachtung Auswirkungen auf die Aktivitäten des täglichen Lebens festgestellt hat, können besondere Unterstützung erhalten. Voraussetzung ist, dass die erheblichen Einschränkungen der Alltagskompetenz dauerhaft bestehen.

Für die Bewertung, ob die Alltagskompetenz dauerhaft erheblich eingeschränkt ist, sind folgende Schädigungen und Fähigkeitsstörungen maßgebend:

1. Unkontrolliertes Verlassen des Wohnbereiches (Weglauftendenz): Gerade demente Personen neigen dazu, unvermittelt das Haus zu verlassen. Sie möchten Kinder oder die Eltern suchen, zur Schule oder zur Arbeit gehen. Dazu gehört aber auch ein planloses Umherlaufen in der Wohnung.
2. Verkennen oder Verursachen gefährdender Situationen: Größe Höhen oder Situationen im Straßenverkehr werden z. B. nicht mehr richtig eingeschätzt. Die Wohnung wird im Winter in zu leichter Kleidung verlassen (Gefahr der Unterkühlung).
3. Unsachgemäßer Umgang mit gefährlichen Gegenständen oder potenziell gefährdenden Situationen: Die Gefahr von Feuer, scharfen Gegenständen oder kochendem Wasser wird nicht mehr erkannt. Gasanschlüsse werden unkontrolliert aufgedreht. Auch das Essen von verdorbenen Nahrungsmitteln gehört dazu.
4. Tatsächlich oder verbal aggressives Verhalten in Verkennung der Situation: Wenn Personen z. B. mit Gegenständen um sich werfen, schreien und drohen oder das Eigentum anderer Leute nicht mehr als solches erkennen.
5. Im situativen Kontext inadäquates Verhalten: Diese Menschen urinieren z. B. außerhalb der Toilette, verstecken Gegenstände, ziehen sich ständig an und aus.
6. Unfähigkeit, die eigenen körperlichen und seelischen Gefühle oder Bedürfnisse wahrzunehmen: Der Mensch kann seine Bedürfnisse wie Hunger oder Durst nicht mehr zum Ausdruck bringen. Schmerzhafte Verletzungen werden nicht wahrgenommen oder es fehlt die Fähigkeit, Schmerz zu lokalisieren.
7. Unfähigkeit zu einer erforderlichen Kooperation bei therapeutischen oder schützenden Maßnahmen als Folge einer Depression oder Angststörung: Diese Menschen verweigern die Mitarbeit bei jeglicher Therapie, weil sie z. B. antriebsarm oder wahnhaft sind oder unter Halluzinationen leiden.
8. Beeinträchtigungen des Gedächtnisses, herabgesetztes Urteilsvermögen, das zu Problemen bei der Bewältigung von sozialen Alltagsleistungen geführt hat: Diese Menschen sind z. B. sehr vergesslich und zum Teil nicht mehr in der Lage, einfache

Handgriffe im Haushalt zu erledigen. Sie erkennen vertraute Personen nicht mehr.

9. Störung des Tag-Nacht-Rhythmus: Diese Menschen sind tagsüber immer schläfrig, werden aber in der Nacht aktiv.
10. Unfähigkeit, eigenständig den Tagesablauf zu planen und zu strukturieren.
11. Verkennen von Alltagssituationen und inadäquates Reagieren: Solches Verhalten kann sich äußern in Angst vor dem eigenen Spiegelbild, sich durch Personen im Fernsehen verfolgt fühlen, verweigern der Nahrung, wegen Angst vor Gift im Essen. Reden oder schimpfen mit Personen, die gar nicht anwesend sind, gehört dazu auch.
12. Ausgeprägtes, labiles oder unkontrolliertes emotionales Verhalten: Diese Menschen brechen schnell in Tränen aus oder sind von jetzt auf gleich unkontrolliert wütend.
13. Zeitlich überwiegende Niedergeschlagenheit, Verzagtheit, Hilflosigkeit oder Hoffnungslosigkeit aufgrund einer therapieresistenten Depression.

Die Pflegereform hat mit diesen Regelungen auch für Personen, die einen Hilfebedarf in der Grundpflege und hauswirtschaftlichen Versorgung haben, der nicht das Ausmaß der Pflegestufe I erreicht, einen Zugang zur Unterstützung bei der häuslichen Pflege geschaffen.

Je nach Umfang des allgemeinen Betreuungsbedarfs werden Kosten ersetzt bis höchstens 100,– Euro monatlich oder bei erhöhtem Betrag bis höchstens 200,– Euro monatlich. Die Höhe wird von der Pflegekasse festgelegt.

wichtig

Diese besondere Unterstützung können auch Pflegebedürftige der Pflegestufen I, II und III erhalten. Damit gelingt es, die Pflegeleistungen besser dem tatsächlichen Pflegeaufwand anzupassen.

Freie Leistungswahl – verschiedene Möglichkeiten

Pflegebedürftige haben das Recht, selbst zu entscheiden, von wem und wie sie gepflegt werden möchten. Sie haben die Wahl zwischen der Pflege zu Hause, teilstationären oder vollstationären Pflegeeinrichtungen. Wenn sie sich für die Pflege zu Hause entscheiden, besteht die Wahlmöglichkeit zwischen Pflegesachleistungen, Pflegegeld oder einer Kombination aus Pflege- und Geldleistung.

Pflegesachleistungen

Darunter sind häusliche Pflegehilfen der Grundpflege (Körperpflege, Ernährung, Mobilität) und hauswirtschaftlichen Versorgung zu verstehen, die durch ambulante Pflegedienste (siehe Seite 30) erbracht werden. Die Pflegesachleistung umfasst damit alle Alltagsverrichtungen, wie sie auf Seite 41 beschrieben sind.

Pflegegeld

Anstelle von häuslicher Pflegehilfe können Pflegebedürftige Pflegegeld beantragen, wenn sie die notwendige Versorgung selbst sicherstellen. Das Geld wird dann von der Pflegekasse überwiesen und steht dem Pflegenden zur freien Verfügung. Meist gibt er das Geld weiter an diejenigen, die ihn im Alltag unterstützen.

Kombinationsleistung

Pflegebedürftige haben auch die Möglichkeit, Pflegesachleistung und Pflegegeld zu kombinieren. Das bietet sich beispielsweise immer dann an, wenn Pflegeleistungen nur teilweise durch einen Pflegedienst erbracht werden müssen und der andere Teil der Pflege durch die Familie, Nachbarn oder sonstige Pflegepersonen geleistet werden kann. Hierbei wird der prozentuale Umfang der notwendigen Sachleistung ermittelt und das Pflegegeld um diesen Prozentanteil reduziert.

An die Entscheidung, in welchem Verhältnis Geld- und Sachleistung in Anspruch genommen werden, ist der Pflegebedürftige sechs Monate gebunden.

Pflegevertretung oder Ersatzpflege

Wenn Sie als Pflegeperson wegen Erholungsurlaub, Krankheit oder aus anderen Gründen an der Pflege gehindert sind, übernimmt die Pflegekasse für bis zu vier Wochen je Kalenderjahr die Kosten einer notwendigen Ersatzpflege. Voraussetzung ist, dass Sie den Pflegebedürftigen vor der erstmaligen Verhinderung bereits sechs Monate zu Hause gepflegt haben.

Allgemeine Betreuungsleistungen

Insbesondere an Demenz erkrankten Menschen geht es in der ersten Krankheitsphase körperlich vergleichsweise gut. Darum blieb ihr besonderer Hilfebedarf in der Pflegeversicherung oft unberücksichtigt. Das hat die Pflegereform geändert und stellt mehr Hilfen bei erheblich eingeschränkter Alltagskompetenz bereit (siehe Seite 43). Kosten werden ersetzt bis zu 100,– Euro monatlich (Grundbetrag) oder bis maximal 200,– Euro bei erhöhtem Betrag – für Pflegebedürftige oder Personen mit erheblichem Bedarf an allgemeiner Beaufsichtigung und Betreuung bei häuslicher Pflege.

Pflegehilfsmittel und wohnumfeldverbessernde Maßnahmen

Pflegebedürftige haben einen Anspruch auf Versorgung mit Pflegehilfsmitteln (siehe Seite 62), wenn diese geeignet sind, die Pflege zu erleichtern, die Beschwerden der Pflegebedürftigkeit zu lindern oder eine selbstständigere Lebensführung zu ermöglichen.

Zu den Pflegehilfsmitteln gehören zum Verbrauch bestimmte Pflegehilfsmittel (z. B. Inkontinenzhilfen, Betteinlagen, Desinfektionsmittel, Einmalhandschuhe) und technische Pflegehilfsmittel (z. B. Pflegebetten, Hausnotrufgeräte, Geh- und Hebehilfen, Badehilfen). In der Pflegeversicherung ist eine ärztliche Verordnung der Hilfsmittel nicht vorgesehen. Ob die Versorgung mit Pflegehilfsmitteln notwendig ist, überprüft die Pflegekasse in Zusammenarbeit mit dem Medizinischen Dienst der Krankenversicherung oder einer Pflegefachkraft. Bei der Auswahl der Pflegehilfsmittel wird geprüft, welche Mittel für den Pflegebedürftigen geeignet sind. Die Versorgung mit Pflegehilfsmitteln innerhalb der Pflegeversicherung kommt nur in Betracht, soweit es sich nicht um Hilfsmittel handelt, die wegen Krankheit oder Behinderung von der Krankenversicherung bereitzustellen sind.

Technische Pflegehilfsmittel werden vorrangig leihweise überlassen. Versicherte haben nach Vollendung des 18. Lebensjahres eine Zuzahlung von 10 %, höchstens jedoch von 25,– Euro je Pflegehilfsmittel zu leisten.

Zuschüsse zu pflegebedingtem Umbau der Wohnung (z. B. rollstuhlgerechte Verbreiterung von Türen, barrierefreies Bad und WC, bodengleiche Dusche, Haltegriffe, Treppenlift,

Rampen zur Haustür) bis zu 2557,– Euro je Maßnahme. Weitere Informationen zu Pflegehilfsmitteln und wohnumfeldverbessernden Maßnahmen können Sie auf Seite 62 nachlesen.

Tagespflege und Nachtpflege

Wenn häusliche Pflege nicht in ausreichendem Umfang sichergestellt werden kann oder wenn es zur Entlastung der Pflegeperson erforderlich ist, haben Pflegebedürftige Anspruch auf teilstationäre Pflege in Einrichtungen der Tages- oder Nachtpflege (siehe Seite 32).

Leistungen bei der vollstationären Pflege

Die Pflegekasse übernimmt Kosten für die pflegebedingten Aufwendungen, wenn häusliche oder teilstationäre Pflege nicht ausreicht oder nicht möglich ist. Eine Aufstellung über die Leistungen der Pflegeversicherung in den jeweiligen Pflegestufen finden Sie auf Seite 38.

Pflege beantragen

Wenn sich zeigt, dass die Pflege eines Angehörigen nötig sein wird und Sie sich für eine Form der Versorgung (sei es zu Hause, sei es stationär) entschieden haben, dann gehen Sie zuerst auf die Pflegekasse zu. Denn der erste Schritt ist das Stellen des Antrags auf Feststellung der Pflegebedürftigkeit. Die Prüfung und Einstufung der Pflegebedürftigkeit übernimmt der Medizinische Dienst der Krankenkassen (MDK). Er kommt – im Falle der häuslichen Pflege – bei Ihnen zu Hause vorbei und beurteilt den Pflegeaufwand.

Erster Schritt: Pflegekasse informieren

Die Leistungen der Pflegeversicherung können Sie nur erhalten, wenn Sie einen Antrag bei der Pflegekasse stellen. Sie müssen dazu die Pflegekasse nicht aufsuchen, sondern können die Pflegebedürftigkeit telefonisch oder durch ein formloses Schreiben ankündigen. Ein ärztliches Attest oder eine Beschreibung der Pflegebedürftigkeit sind dabei nicht notwendig. Die Aufgabe muss die pflegbedürftige Person nicht selbst erledigen, sie kann eine andere Person bevollmächtigen, den Antrag für sie zu stellen. Auch Betreuer sind antragsberechtigt (siehe Seite 318).

Den Hinweis auf Pflegebedürftigkeit hat die Pflegekasse bereits als Antrag anzusehen. Das Datum der Antragstellung sollten Sie festhalten, denn es ist wichtig für den rückwirkenden Leistungsbeginn. Obwohl die Pflegereform die Pflegekasse zu einer schnellen Bearbeitung des Antrags auf Feststellung der Pflegebedürftigkeit verpflichtet – spätestens fünf Wochen nach Antragstellung muss die Antwort der Pflegekasse vorliegen – kostet es Zeit, bis alle Schritte zur Festlegung der Pflegestufe erledigt sind. Wenn Sie in dieser Übergangszeit bereits die Unterstützung eines ambulanten Pflegedienstes in Anspruch nehmen, müssen Sie für die Kosten selbst aufkommen, sollte der Antrag auf Pflegeleistungen abgelehnt werden. Heben Sie darum unbedingt alle Rechnungen auf, um auch rückwirkend eine Erstattung der Pflegesachleistungen zu erhalten.

Welchen Weg nimmt Ihr Antrag?

Die Pflegekasse wird Ihnen Antragsformulare zukommen lassen, damit alle zur Bearbei-

PRAXIS

Pflege beantragen Schritt für Schritt

1. Schritt: Antrag bei der Pflegekasse stellen (kann formlos durch Anruf erfolgen), Datum der Antragstellung notieren. Auf die Papiere der Kasse warten.
2. Antrag ausfüllen und zurückschicken.
3. Alle Quittungen über Zahlungen aufbewahren, die Sie bis zur Genehmigung des Antrags tätigen. So können Sie Pflegeaufwendungen von der Pflegekasse zurückfordern.

tung notwendigen Informationen vorliegen. Nachdem Sie den Antrag bei der Pflegekasse gestellt haben, beauftragt diese den Medizinischen Dienst der Krankenversicherung (MDK) mit der Begutachtung zur Feststellung der Pflegebedürftigkeit. Durch einen Hausbesuch wird der MDK den individuellen Hilfebedarf ermitteln und der Pflegekasse eine Empfehlung geben für die Einstufung in eine der Pflegestufen (siehe Seite 42). Darum ist es sehr wichtig, dass Sie sich auf diesen MDK-Besuch gut vorbereiten (siehe Seite 54). Für die Leistungsbewilligung oder die Ablehnung ist allein die Pflegekasse zuständig.

Hausbesuch durch den MDK

Die Begutachtung zur Feststellung der Pflegebedürftigkeit durch den MDK findet grundsätzlich dort statt, wo der Pflegebedürftige sich aufhält, damit eine körperliche Untersuchung und Befragung erfolgen kann. Über den Hausbesuchstermin werden Sie rechtzeitig informiert, damit auch Familienangehörige anwesend sein können.

Der MDK ermittelt den Hilfebedarf zu den regelmäßig wiederkehrenden Verrichtungen im täglichen Leben (siehe Seite 57). Hilfreich ist es, wenn Sie mindestens eine Woche lang alle Hilfen notieren, die für den Pflegebedürftigen zu erbringen gewesen sind. Viele Pflegekassen stellen ihren Versicherten dazu ein Pflegetagebuch (siehe Seite 55–57) zur Verfügung. Damit haben Sie einen Überblick, auf welche Verrichtungen es beim Hilfebedarf besonders ankommt.

PRAXIS

Gespräch unter vier Augen mit dem Gutachter

Wenn die pflegebedürftige Person gegenüber dem MDK die eigene Leistungsfähigkeit zu optimistisch darstellt (wenn sie auf die Fragen des Gutachters immer sagt: »Ach, das kann ich noch alles selbst«), sollten Sie um ein Gespräch ohne den Pflegebedürftigen bitten. Das ermöglicht Ihnen, das Bild realistisch darzustellen und die Defizite nicht in Gegenwart des pflegebedürftigen Angehörigen in allen Details schildern zu müssen.

Jede Pflegesituation wird sich im Laufe der Zeit verändern. Der Gesundheitszustand des Pflegebedürftigen kann sich verschlechtern, aber er kann sich auch verbessern. Darum legt der MDK bei jeder Begutachtung einen Zeitrahmen für eine Folgebegutachtung fest. Sie können auch unabhängig von diesem Termin einen Antrag auf eine höhere Pflegestufe stellen, wenn sich die Pflegesituation verschlechtert und der Hilfebedarf des Pflegebedürftigen zugenommen hat.

Wenn Sie die Einstufung nicht richtig finden?

Wenn Sie mit der Entscheidung der Pflegekasse nicht einverstanden sind, müssen Sie innerhalb von vier Wochen Ihren Widerspruch gegenüber der Pflegekasse erklären. Dieser kann formlos als Brief mit dem Betreff Widerspruch erfolgen, in dem Sie erklären, dass Sie mit der Entscheidung nicht einverstanden sind. Wenn Sie mit dem formlosen Widerspruch die Bitte um Zusendung des MDK-Gutachtens verbinden, können Sie mit dieser konkreten Auflistung Ihre tatsächlich erbrachten Pflege-

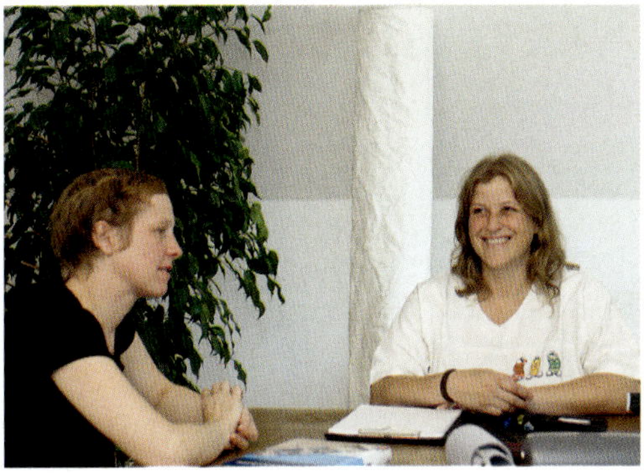

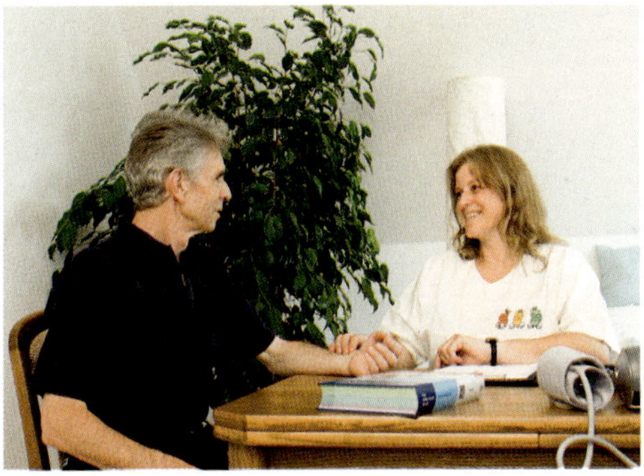

▲ Auch der Hausarzt unterstützt bei der Vorbereitung der häuslichen Pflege.

zeiten abgleichen. Vielleicht ergeben sich aus den Abweichungen Begründungen für Ihren Widerspruch. Die Pflegekasse wird aufgrund Ihres Widerspruchs den MDK mit der Prüfung beauftragen. Dabei kann eine erneute Begutachtung durch einen Zweitgutachter notwendig werden.

Weist die Pflegekasse Ihren Widerspruch zurück, haben Sie die Möglichkeit, vor dem Sozialgericht zu klagen. Auch hierbei müssen Sie eine Frist beachten. Die Klage muss spätestens einen Monat nach Erhalt des Widerspruchbescheides erfolgt sein. Sie sollten wissen, dass Klagen vor dem Sozialgericht grundsätzlich kostenfrei sind. Wenn Sie sich durch einen Rechtsanwalt vertreten lassen, müssen Sie die Anwaltskosten nur dann selbst tragen, wenn die Klage keinen Erfolg hat. Falls das Sozialgericht gegen die Pflegekasse entscheidet, ist diese verpflichtet, die Kosten zu übernehmen.

Leistungen der Krankenversicherung bei der häuslichen Pflege

Auch wenn die Pflegekasse Leistungen zur Absicherung der Pflegebedürftigkeit bereitstellt, bleibt der Auftrag der gesetzlichen Krankenversicherung in vollem Umfang bestehen. Sie hat die Aufgabe, die Gesundheit der Versicherten zu erhalten, wiederherzustellen oder ihren Gesundheitszustand zu bessern. Das gilt auch für pflegebedürftige Versicherte. Deshalb übernimmt die Krankenkasse weiterhin alle Leistungen, die die medizinisch-therapeutische Behandlung betreffen.

Häusliche Krankenpflege

Ihnen ist ganz sicher aufgefallen, dass bei der Bewertung der Pflegebedürftigkeit keine Pflegeleistungen zu finden waren, die zur Behandlungspflege gehören wie Injektionen (Spritzen) verabreichen, Kompressionsstrümpfe an- und ausziehen oder Wunden verbinden. Sie gehören zu den Leistungen der Krankenbehandlung und liegen damit in der Verantwortung der Krankenkasse.

Versicherte haben innerhalb der gesetzlichen Krankenversicherung auf die häusliche Krankenpflege einen Rechtsanspruch, wenn eine behandlungsbedürftige Krankheit vorliegt, Krankenhausbehandlung geboten, aber nicht ausführbar ist oder wenn eine Krankenhausbehandlung durch häusliche Krankenpflege vermieden oder verkürzt wird.

Darüber hinaus besteht ein Anspruch auf häusliche Krankenpflege als Behandlungspflege, zur Sicherung des Ziels der ärztlichen Behandlung.

WISSEN

Anspruch auf Leistungen der Krankenversicherung

Versicherte der gesetzlichen Krankenkassen haben gemäß § 27 des Fünften Sozialgesetzbuches (SGB V) Anspruch auf Krankenbehandlung, wenn sie notwendig ist, um eine Krankheit zu erkennen, zu heilen, eine Verschlimmerung zu verhüten oder Krankheitsbeschwerden zu lindern.
Die Krankenbehandlung umfasst:

- ärztliche Behandlung einschließlich psychotherapeutische Behandlung
- zahnärztliche Behandlung, einschließlich der Versorgung mit Zahnersatz
- Versorgung mit Arznei-, Verband-, Heil- und Hilfsmitteln
- häusliche Krankenpflege und Haushaltshilfe
- Krankenhausbehandlung
- medizinische und ergänzende Leistungen zur Rehabilitation sowie Belastungserprobung und Arbeitstherapie

Voraussetzungen

Anspruch auf häusliche Krankenpflege haben Versicherte in ihrem Haushalt oder in dem ihrer Familie, wenn sie krank sind und neben der ärztlichen Behandlung der häuslichen Krankenpflege durch eine Pflegefachkraft bedürfen. In diesem Fall können im Haushalt lebende Angehörige den Kranken in dem erforderlichen Umfang (zeitlich und fachlich) nicht pflegen und versorgen. Konkret bedeutet dies zum Beispiel, dass die pflegende Person nicht anwesend sein kann, wenn etwa die Insulinspritze zu verabreichen ist. Fachlich meint es, dass die pflegende Person nicht in der Lage ist, die Handlung auszuführen – weil die Kenntnisse fehlen und sie auch durch eine Anleitung nicht auszugleichen sind.

Die Maßnahmen der häuslichen Krankenpflege müssen einen Beitrag leisten
- zur Heilung der Krankheit oder
- zur Verhütung einer Verschlimmerung oder
- zur Linderung der Krankheitsbeschwerden.

Häusliche Krankenpflege muss vom behandelnden Arzt verordnet werden. Auch der Arzt der Klinik ist dazu ermächtigt. Er muss den Zustand des Kranken und die Notwendigkeit der häuslichen Krankenpflege aus der laufenden Behandlung kennen. Mit der ärztlichen Verordnung ist bei der zuständigen Krankenkasse die Kostenübernahme für die notwendigen Leistungen zu beantragen. Leistungen der Behandlungspflege in der häuslichen Krankenpflege erbringen ambulante Pflegedienste. Mit der ärztlichen Verordnung wenden Sie sich an eine Sozialstation oder einen ambulanten Pflegedienst. Diese übernehmen für Sie die Antragstellung bei der Krankenkasse und erbringen die verordneten Leistungen der häuslichen Krankenpflege.

Leistungen der häuslichen Krankenpflege

Es gibt zwei Arten der häuslichen Krankenpflege. Die am häufigsten notwendige häusliche Krankenpflege ist die Behandlungspflege, **zur Sicherung des Ziels der ärztlichen Behandlung**. Daneben gibt es die häusliche Krankenpflege auch **zur Vermeidung oder zur Verkürzung von Krankenhausbehandlung**. Sie umfasst neben der Behandlungspflege auch die erforderliche Grundpflege sowie die hauswirtschaftliche Versorgung. Der Anspruch auf häusliche Krankenpflege zur Vermeidung oder Verkürzung von Krankenhausbehandlungen besteht bis zu vier Wochen je Krankheitsfall. In begründeten Ausnahmefällen kann die Krankenkasse die häusliche Krankenpflege für einen längeren Zeitraum bewilligen, wenn der Medizinische Dienst der Krankenkassen dies für erforderlich hält.

Grundpflege: Dazu gehören beispielsweise Hilfen bei der Körperpflege und bei den Ausscheidungen, bei Betten und Lagern, Unterstützung bei der Nahrungsaufnahme.

Behandlungspflege: Dazu zählen medizinische Hilfeleistungen wie Injektionen verabreichen, Medikamenteneinnahme und Infusionen überwachen, Blutzucker und Blutdruck messen, Verbände wechseln, medizinische Salben einreiben oder auftragen, Katheter legen und wechseln.

Hauswirtschaftliche Versorgung: Sie ist Teil der häuslichen Krankenpflege, soweit die hauswirtschaftlichen Tätigkeiten auf die Versorgung der erkrankten Person ausgerichtet sind, und umfasst insbesondere das Einkaufen, die Zubereitung von Mahlzeiten, die Reinigung des Geschirrs, das Waschen der Wäsche und die hygienischen Reinigungsarbeiten in der Wohnung.

Kosten der häuslichen Krankenpflege

Bei den Leistungen der häuslichen Krankenpflege haben die Versicherten einen Anspruch auf Sachleistung. Der Pflegedienst wird die Kosten direkt mit der Krankenkasse abrechnen, sofern diese die Kostenübernahme genehmigt hat.

Art, Umfang und Häufigkeit der häuslichen Krankenpflege sind einerseits abhängig von der vorliegenden Krankheit und andererseits von den nicht ausreichenden Selbsthilfemöglichkeiten des kranken Menschen und einer im Haushalt lebenden Person.

Dem behandelnden Arzt dienen die »Richtlinien zur häuslichen Krankenpflege« als Verordnungsgrundlage (siehe Seite 326). Die Krankenkassen gewähren den Versicherten nur die Leistungen, die vom zugelassenen Arzt schriftlich verordnet wurden.

Eine Ablehnung der Kostenübernahme ärztlich verordneter Leistungen müssen Versicherte nicht zwangsläufig hinnehmen. Bei Ablehnung der Kostenübernahme von ärztlich verordneten Leistungen, sollte unbedingt auf eine schriftliche Begründung durch die Krankenkasse bestanden werden. Dies erleichtert den Widerspruch.

Spezialisierte ambulante Palliativversorgung

Versicherte mit einer nicht heilbaren, fortschreitenden und weit fortgeschrittenen Erkrankung bei einer zugleich begrenzten Lebenserwartung benötigen eine besonders aufwendige Versorgung. Sie haben Anspruch auf spezialisierte ambulante Palliativversorgung. Diese soll den gesetzlich krankenversicherten Menschen ermöglichen, bis zum Tod in der vertrauten häuslichen Umgebung betreut zu werden. Ambulante Pflegeteams (Palliative-Care-Teams) aus ärztlichem und pflegerischem Personal sollen ein würdevolles Sterben mit wenig Schmerzen ermöglichen (siehe Seite 306).

Die Leistung ist von einem Vertragsarzt oder Krankenhausarzt zu verordnen. Die spezialisierte ambulante Palliativversorgung umfasst ärztliche und pflegerische Leistungen einschließlich ihrer Koordination, insbesondere zur Schmerztherapie und Symptomkontrolle.

Dabei sind die besonderen Belange von Kindern zu berücksichtigen. Einzelheiten der spezialisierten ambulanten Palliativversorgung sind durch Richtlinien geregelt (siehe Seite 306).

Stationäre und ambulante Hospizleistungen

Versicherte mit einer nicht heilbaren, fortschreitenden und weit fortgeschrittenen Erkrankung bei einer zugleich begrenzten Lebenserwartung, die keiner Krankenhausbehandlung bedürfen, haben Anspruch auf einen Zuschuss zu stationärer oder teilstationärer Versorgung in Hospizen, in denen palliativmedizinische Behandlung erbracht wird, wenn eine ambulante Versorgung im Haushalt oder der Familie nicht möglich ist. Die Höhe des Zuschusses zur Hospizversorgung legt die Krankenkasse in ihrer Satzung fest.

Rehabilitation

Ziel aller medizinischen Behandlung ist, dass jeder Mensch so lange wie möglich ein selbstständiges Leben führen kann. Daher wird die Rolle der Rehabilitation in den kommenden Jahren zunehmen, denn der Anteil älterer und alter Menschen steigt. Wenn aufgrund einer Erkrankung oder körperlichen Behinderung die Autonomie eingeschränkt ist, sollen Maßnahmen der Rehabilitation die Alltagskompetenz wiederherstellen.

Besonders nach akuten Erkrankungen oder Unfällen, aber auch im Verlauf chronischer Beschwerden, werden Kuren oder andere rehabilitative Maßnahmen notwendig. Der behandelnde Arzt wird sie Ihnen oder Ihrem Angehörigen verordnen.

Was wird gefördert?

Seit der Pflegereform 2008 müssen die Pflegekassen den zuständigen Rehabilitationsträger (z. B. Kranken- oder Rentenversicherung) darüber informieren, wenn sie feststellen, dass eine Rehabilitation die Situation eines Menschen verbessern könnte und der Betroffene mit der Maßnahme einverstanden ist. Von dem Moment an, in dem der Kostenträger diese Information erhält, muss er sie als Antrag behandeln und die Rehabilitationsmaßnahme einleiten. Es kann also durchaus sein, dass der MDK bei einem seiner Besuche eine Rehabilitationsmaßnahme vorschlagen wird.

Wird die Maßnahme nicht rechtzeitig erbracht, muss die Krankenkasse der Pflegekasse einen Ausgleichsbeitrag in Höhe von 3072,– Euro zahlen. Das ist gesetzlich geregelt, Versicherte haben einen Rechtsanspruch auf rehabilitative Maßnahmen.

Man unterscheidet drei verschiedene Rehabilitationsleistungen:

- Leistungen zur medizinischen Rehabilitation mit dem Ziel, möglichen Behinderungen oder möglicher Pflegebedürftigkeit vorzubeugen, sie zu beseitigen oder Verschlimmerungen zu verhüten.
- Leistungen zur sozialen Rehabilitation, die die Teilhabe am Leben in der Gemeinschaft fördern. Sie zielen ab auf die Bewältigung der alltäglichen Anforderungen und der Wiedereingliederung in das soziale Umfeld.
- Leistungen zur beruflichen Rehabilitation, die eine (Wieder-)Eingliederung in das Arbeitsleben fördern.

Rehabilitationen können in ambulanten Zentren erfolgen, diese sind oft an Kliniken angebunden. Zudem gibt es Rehabilitationskliniken, die einen stationären Aufenthalt mit sich bringen.

Wer die Kosten trägt, richtet sich danach, was Ziel der Rehabilitationsmaßnahme ist: Geht es um die Vermeidung von Frühverrentung, ist die Gesetzliche Rentenversicherung zuständig. Soll etwa Pflegebedürftigkeit vermieden werden, zahlt die Gesetzliche Krankenversicherung. Arbeitsunfälle oder Folgen einer Berufskrankheit betreut die Gesetzliche Unfallversicherung.

Umgang mit dem Medizinischen Dienst der Krankenkassen (MDK)

Der MDK kommt – Schreck! Der Gutachter ermittelt den individuellen Hilfebedarf und empfiehlt der Pflegekasse die Einstufung in eine der Pflegestufen. Damit ist der MDK die Instanz, die über Anerkennung der Pflegebedürftigkeit und die Einstufung in eine Pflegestufe mitentscheidet. Aber keine Bange, halb so wild. Er wird sich ein Bild von der Situation bei Ihnen zu Hause machen. Er wird viele Fragen stellen, sich die Räumlichkeiten ansehen und sich von Ihnen erklären lassen, welche Hilfeleistungen Sie wann erbringen. Vielleicht wird er Sie bei Pflegeverrichtungen beobachten. Das beste Rezept für einen reibungslosen MDK-Besuch: Ruhe bewahren, ehrlich bleiben und gut vorbereitet sein.

Die Vorbereitung

Etwa vier Wochen nachdem Sie den Pflegeantrag (siehe Seite 47) gestellt haben, wird sich ein Gutachter des MDK bei Ihnen melden und mit Ihnen einen Termin vereinbaren. Dieser Gutachter (meist Ärzte oder Pflegefachkräfte) kommt im Auftrag der Pflegekasse. Sein Gutachten ist die Grundlage für die Einordnung in eine Pflegestufe (siehe Seite 42). Und es bestimmt, wie viel Geld Sie von der Pflegekasse erhalten oder wie viele Pflegesachleistungen Sie auf Kosten der Pflegekasse in Anspruch nehmen können. Innerhalb von fünf Wochen nach dem Besuch des Gutachters werden Sie den Einstufungsbescheid erhalten.

wichtig

Sollte der MDK eine Zeitspanne von 8 bis 15 Uhr für den Besuch vorschlagen, Sie sind aber knapp mit der Zeit, bitten Sie ruhig um eine genauere Terminabsprache!

Darüber hinaus sollten Sie vor dem Besuch Folgendes vorbereiten:

- Halten Sie das Pflegetagebuch (siehe Seite 55–57) bereit.
- Legen Sie alle Angaben zu aktuellen Krankheiten und Vorerkrankungen bereit. Ebenso Angaben zu Kuraufenthalten, Rehabilitationsmaßnahmen oder anderen Therapien.
- Besorgen Sie alle medizinischen Unterlagen als Kopie (Klink und Hausarzt).
- Erstellen Sie eine Liste aller an der Versorgung Beteiligten: behandelnde Ärzte, Pflegedienst, anderweitige Unterstützung (Nachbarschaftshilfe, Begegnungsstätte usw.)
- Zeigen Sie die Pflegedokumentation, sofern bereits ein Pflegedienst involviert ist.
- Halten Sie die tägliche Medikamentenliste bereit.
- Erstellen Sie eine Liste über bereits vorhandene Hilfsmittel (Rollator/Wannenlifter)
- Sollten Sie einen Pflegedienst zur Unterstützung engagiert haben, bitten Sie ihn, bei der Begutachtung dabei zu sein.
- Machen Sie eine Kopie des Pflegetagebuchs, denn das Original sollten Sie dem Gutachter nicht aushändigen. Es kann Ihnen helfen, einen Widerspruch zu begründen, wenn Sie mit der Einstufung der Pflegekasse nicht einverstanden sind.

PRAXIS

Kopie der Krankenakte

Kliniken zieren sich häufig, wenn sie die Krankenunterlagen herausgeben sollen. Sie oder Ihr Angehöriger haben aber das Recht, eine Kopie zu erhalten. Ebenso können Sie während des Klinikaufenthalts jederzeit die Unterlagen einsehen. Die Kliniken sind einzig berechtigt, sogenannte »subjektive« Eintragungen zu schwärzen. Dazu gehören Bemerkungen wie »Patient ist aggressiv«. Das ändert aber nichts an der Tatsache, dass die Klinik Ihnen eine komplette Kopie der Krankenhausakte aushändigen muss! Wenden Sie sich einfach an die Station, auf der Ihr Angehöriger gelegen hat. Und bleiben Sie hartnäckig.

Wenn Ihr Angehöriger demenziell erkrankt ist

Sprechen Sie in dem Fall mit dem Mitarbeiter des MDK vor dem Besuch – zum Beispiel telefonisch. Denn bei der Frage der Pflegeeinstufung geht es – leider – nur um die Defizite des anderen Menschen. Und zwar im Detail. Vor seinen Augen und Ohren sein Bewusstsein zu besprechen und aufzulisten, was er alles nicht mehr kann, ist – gelinde gesagt – entsetzlich. Vermeiden Sie das, es ist besser für Sie und Ihren Angehörigen. Besorgen Sie sich zudem ein ärztliches Gutachten über das Vorliegen der Demenzerkrankung.

Das Pflegetagebuch

Natürlich ist der Besuch des Gutachters vom MDK eine Momentaufnahme der Situation bei Ihnen zu Hause. Das Pflegetagebuch hilft Ihnen dabei, den tatsächlichen Pflegebedarf des Angehörigen zuverlässig zu ermitteln. Etwa zwei Wochen vor dem Besuch des Gutachters beginnen Sie oder Ihr Angehöriger damit, dieses Tagebuch zu führen – und zwar minutengenau. Die meisten Pflegekassen und auch Verbraucherzentralen haben Vordrucke für das Pflegetagebuch. Sie können telefonisch bestellt werden oder im Internet als Dateien heruntergeladen werden.

In das Tagebuch wird genau notiert, wie viel Zeit für Pflegeverrichtungen gebraucht werden. Machen Sie das exakt so. Wenn eine Tätigkeit 2,5 Minuten dauert, runden Sie nicht auf oder ab. Bleiben Sie dabei. Der Gutachter rechnet auch in kleinen Zeiteinheiten! Ver-

PRAXIS

Bleiben Sie ehrlich!

Übertreiben Sie nicht bei der Messung der Zeiten! Aber untertreiben hilft auch nicht. Das Gleiche gilt für die Wohnung und das Auftreten. Sie müssen vor dem Besuch des MDK nicht die Wohnung auf Hochglanz bringen, und weder Sie noch Ihr Angehöriger sollten einen Festtagsstaat tragen. Der Gutachter soll sehen, wie es bei Ihnen jeden Tag aussieht.

Das Pflegetagebuch wird geführt für:

Name, Vorname: ____________________

geboren am: ______ . ______ . __________

Anschrift
(Straße, Postleitzahl, Ort): ____________________

____

____

Name und Anschrift des
gesetzlichen Vertreters/
Bevollmächtigten/Betreuers: ____________________

____

____

Name der Person, die das
Pflegetagebuch führt: ____________________

____

____

____________________ ____________________

Unterschrift Pflegebedürftige(r)
gesetzlicher Vertreter/Bevollmächtigter[1) 2)]

Unterschrift Tagebuchführer(in)

[1)] Ich bin mit den Angaben der das Pflegetagebuch führenden Person einverstanden.

[2)] Die Angaben Ihrer persönlichen Daten sind aufgrund der Bestimmungen der §§ 60 Sozialgesetzbuch (SGB) I und 50 SGB XI erforderlich. Fehlende oder unvollständige Angaben können zu nachteiligen Folgen (§ 206 Abs. 2 SGB V, § 307 SGB V) und ggf. zur Versagung des Leistungsanspruches (§ 66 SGB I) führen.

Pflegetag: ____________________ Datum: ____________

Erforderliche Hilfe bei: (siehe Erläuterungen)	**Zeitaufwand in Minuten**				**ggf. nähere Beschreibung der Hilfe**
	morgens	**mittags**	**abends**	**nachts von 22–6 Uhr**	
Körperpflege					
Waschen:					
- Ganzkörperwäsche					
- Teilwäsche					
- Duschen					
- Baden					
Zahnpflege					
Kämmen					
Rasieren					
Darm- und Blasenentleerung:					
- Wasserlassen					
- Stuhlgang					
- Richten der Kleidung					
- Wechseln von Windeln					
- Wechseln/Entleeren des Urinbeutels/Stomabeutels					
Ernährung					
Mundgerechte Nahrungszubereitung					
Aufnahme der Nahrung					
Mobilität					
Aufstehen/Zubettgehen					
Umlagern					
Ankleiden					
Auskleiden					
Gehen/Bewegen im Haus					
Stehen					
Treppensteigen					
Verlassen/Wiederaufsuchen der Wohnung					
hauswirtschaftliche Versorgung					
Einkaufen					
Kochen					
Wohnung reinigen					
Spülen					
Wechseln/Waschen der Wäsche/Kleidung					
Beheizen der Wohnung					

PRAXIS

Sie pflegen aktivierend!

Denken Sie daran, dass Sie aktivierende Pflege (siehe Seite 100) betreiben sollen! Bemessen Sie die Zeiten entsprechend. Beispiel: Ihr Angehöriger soll sich die Schuhe anziehen. Wenn Sie ihn dabei »nur« anleiten, braucht er vielleicht drei Minuten. Würden Sie das selbst übernehmen, benötigten wahrscheinlich nicht mehr als eine. Aber bemessen Sie die DREI Minuten.

gessen Sie auch nicht, die Hilfeleistungen zur hauswirtschaftlichen Versorgungen aufzulisten. Sie werden zwar nicht der Pflegezeit zugerechnet, sind aber zum Nachweis der Pflegebedürftigkeit notwendig.

Oft wird der Gutachter nicht die komplette Zeit berechnen können, auch er ist an Richtlinien gebunden. Aber die Eintragungen helfen ihm dabei, dem Aufwand so nahe wie möglich zu kommen. Wenn Sie das Buch nicht führen, wird der Gutachter alles erfragen müssen. Das kostet zum einen Zeit, zum anderen werden Sie viele Verrichtungen in ihrem zeitlichen Aufwand falsch einschätzen. Dieses Vorgehen führt schnell zu Missverständnissen.

Worum geht es?

Das Hauptaugenmerk des Gutachters liegt auf den Bereichen Grundpflege, Ernährung und Mobilität. Betonen Sie die Unterstützung, die Sie in den Bereichen leisten. Der Gutachter geht nach einer »Checkliste« vor. Die Pflegehandlungen sind in einem feststehenden Katalog erfasst, den er Punkt für Punkt abarbeitet. Gerechnet wird, auch wenn das bei der Pflege von Menschen mitunter befremdlich anmutet, immer in Minuten. Aber diese Minuten entscheiden darüber, in welche Pflegestufe Ihr Angehöriger eingestuft wird.

Tipps für das Führen des Pflegetagebuchs

Zur anrechenbaren Pflegezeit gehören:

- Körperpflege
  - Waschen
  - Ganzkörperpflege
  - Teilwäsche Oberkörper
  - Teilwäsche Unterkörper
  - Teilwäsche Hände/Gesicht
  - Duschen
  - Baden
  - Zahnpflege
  - Kämmen
  - Rasieren
- An- und Auskleiden
- Ernährung
  - mundgerechtes Vorbereitung (nicht das Kochen)
  - Hilfestellung bei der Nahrungsaufnahme
  - Essensgabe
- Darm- und Blasenentleerung
  - Wasserlassen
  - Stuhlgang
  - Toilettengänge
  - Wechseln von Inkontinenzhosen und Inkontinenzeinlagen
- Unterstützung bei der Mobilität
  - Aufstehen und Zubettgehen
  - Umlagern
- Gehen innerhalb der Wohnung zur Erledigung der oben genannten Verrichtungen
  - Gang vom Schlafzimmer in die Küche oder ins Wohnzimmer
  - Weg ins Bad und die Toilette

- Stehen
  - Transfer auf Rollstuhl, Toilettenstuhl, Toilette
  - in die Badewanne/Duschwanne und wieder heraus
- das Treppensteigen zur Erledigung der oben genannten Verrichtungen
- das Verlassen und wieder Aufsuchen der Wohnung, sofern es zur Erledigung der oben genannten Verrichtungen dient
- hauswirtschaftliche Versorgung, soweit sie für den Pflegebedürftigen erbracht wird
  - Einkaufen
  - Kochen
  - Reinigen der Wohnung
  - Spülen
  - Wechseln und Waschen der Wäsche und Kleidung
  - beheizen, einschließlich beschaffen und entsorgen des Heizmaterials

Tätigkeiten, die schnell beim Führen des Tagebuchs vergessen werden:

- Bereitstellen, Ein- und Nachschenken von Getränken
- Motivation zum Essen und Trinken, Öffnen von Flaschen
- Händewaschen vor und nach dem Essen
- Herrichten von Bekleidung nach dem selbstständigen Toilettengang
- Hilfestellung beim Aufstehen, um zu essen oder zur Toilette zu gehen

Zudem:

- Einige behandlungspflegerische Tätigkeiten, die in unmittelbarem Zusammenhang mit der Grundpflege stehen (Schmerzmittelgabe vor den Aufstehen, Anziehen von Stützstrümpfen etc.) gelten als »Erschwernisse« bei der Versorgung, denn Sie verlängern die Pflegezeit. Geben Sie das an.
- Sie stehen nachts auf, um Ihren Angehörigen zu unterstützen? Bloß nicht vergessen, das aufzuschreiben! Das ist besonders wichtig für die Pflegestufe III.
- Ihr Angehöriger ist übergewichtig und deshalb nicht so mobil, die räumlichen Verhältnisse bei Ihnen zu Hause sind aber eng? Da braucht die Versorgung mehr Zeit. Erwähnen Sie das.
- Ihr Angehöriger ist schwerhörig (und weigert sich womöglich, das Hörgerät zu benutzen), Sie müssen »alles dreimal sagen«. Geben Sie das weiter.
- Oder er ist wegen eines versteiften Gelenks bewegungseingeschränkt? Sagen Sie auch das weiter.

Nicht zur Pflegezeit gehören:

- Medikamente verabreichen
- Verbände wechseln
- Blutdruck messen

Sie sind Bestandteile der Behandlungspflege und dafür ist die Krankenkasse zuständig (siehe Seite 51).

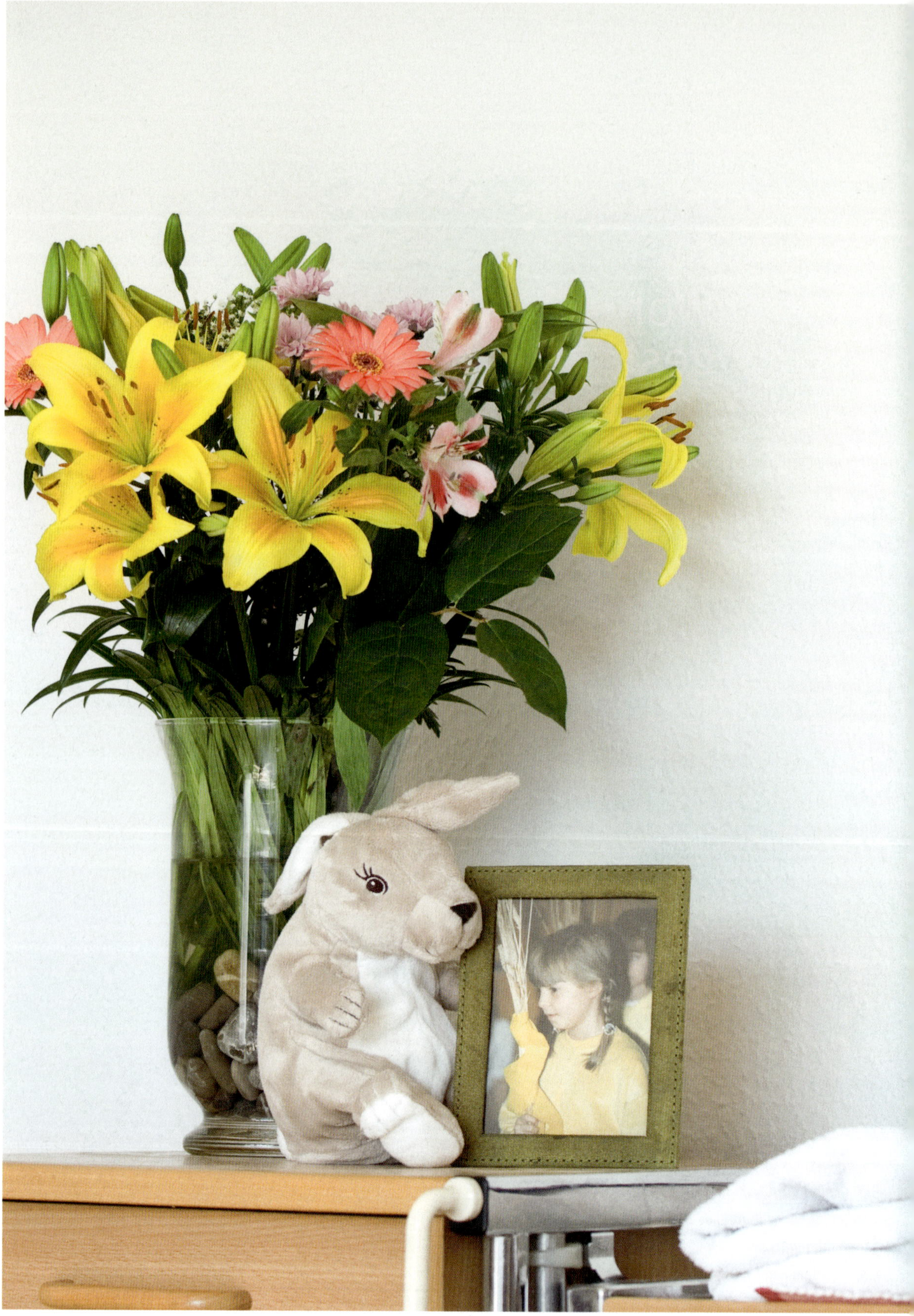

Wohnung pflegegerecht gestalten

Die eigene Wohnung wird als Ressource zur Erhaltung der Eigenständigkeit im Alter hoch eingeschätzt. Doch nur geeignete Wohnbedingungen können die Selbstständigkeit positiv beeinflussen. Häufig reichen kleine Umbauten oder der Einsatz von Hilfsmitteln, um die Pflege zu Hause zu ermöglichen und die Unterstützung für die Angehörigen zu erleichtern.

Selbstständigkeit erhalten

Gerade alte Menschen leben häufig in einer Wohnung, die ihnen zwar vertraut ist, weil sie darin alt geworden sind, die aber den Bedürfnissen in der veränderten Lebenssituation, z. B. der Pflegebedürftigkeit oder Gehbehinderung, nicht mehr gerecht wird. Dies kann ein selbstständiges Leben und die Lebensqualität einschränken. Gleichzeitig ist es in den meisten Fällen möglich, das Umfeld so zu ordnen, dass die Autonomie erhalten bleiben kann.

Wohnbedingungen

Ist der ältere Mensch in seiner Bewegungsfähigkeit eingeschränkt, tragen sogar kleine Hindernisse dazu bei, verstärkt auf Hilfe angewiesen zu sein. Dann kann auch die Vertrautheit der eigenen Wohnung die zunehmende Abhängigkeit nicht mehr ausgleichen. Mängel und Sicherheitsrisiken sind oft mit geringem Aufwand zu beheben: Ein Umstellen der Möbel, eine veränderte Aufteilung der Wohnung mit einem Tausch der Zimmer oder der Etage helfen bei der Anpassung. Überlegen Sie gemeinsam, wo Schwierigkeiten beim Tagesablauf liegen und suchen Sie nach Lösungen.

Bereits kleine Barrieren in den Wohnbedingungen können ältere Menschen in ihrer Beweglichkeit und Selbstständigkeit einschränken. Zum Beispiel, wenn zur Wohnung oder innerhalb der Wohnung hohe und steile Treppen zu bewältigen, Bad und Toilette nur mit Mühe zugänglich sind und Unordnung die Orientierung erschwert. Wer lange in einer Wohnung gelebt hat, der nimmt kleine Unwägbarkeiten oder Ecken, in denen für einen einfachen Handgriff eine umständliche Handlung nötig ist, gar nicht mehr wahr.

Je besser der Wohnraum und die Ausstattung an die Selbsthilfemöglichkeiten des pflegebedürftigen Menschen angepasst werden, desto mehr werden Selbstständigkeit und Wohlbefinden gefördert. Finanzielle Zuschüsse für die individuelle Wohnraumanpassung zahlt die Pflegekasse, wenn dadurch die Abhängigkeit des Pflegebedürftigen verringert oder die häusliche Pflege erleichtert wird. Ob die Versorgung mit Pflegehilfsmitteln notwendig ist, lässt die Pflegekasse durch den »Medizinischen Dienst« oder eine von ihr beauftragte Pflegefachkraft prüfen (siehe Seite 48).

Das Angebot der Hilfsmittel, die das Leben mit Pflegebedürftigkeit unterstützen und erleichtern, ist inzwischen sehr groß. Es ist nicht leicht, sich einen Überblick zu verschaffen.

WISSEN

Was sind geeignete Hilfsmittel?

Hilfsmittel sind in der Pflege dann geeignet, wenn sie vorhandene Fähigkeiten unterstützen, fehlende Körperfunktionen ausgleichen, Sicherheit vermitteln und nicht zur Inaktivität der Pflegebedürftigen führen.

Sanitätshäuser, Internet und Fachmessen unterstützen Sie bei der Information. Lassen Sie sich von einem Pflegedienst oder Pflegestützpunkt beraten. Es gibt auch Wohnberatungen, die sich auf barrierefreies Wohnen spezialisiert haben.

Wenn eine Person ohne Einstufung in eine Pflegestufe durch eine Krankheit oder Behinderung auf Hilfsmittel angewiesen ist, kann sie sich an die Krankenkasse wenden. Es gibt ein umfassendes Hilfsmittelverzeichnis der gesetzlichen Krankenversicherung, nach dem Ärzte notwendige Hilfsmittel verschreiben.

wichtig

Zuschüsse für den barrierefreien Umbau einer Wohnung zahlt die Pflegekasse nur, wenn sie vor Beginn der Anpassungsmaßnahmen bewilligt wurden.

Bei Umbaumaßnahmen in einer Mietwohnung ist vor dem geplanten Umbau die Zustimmung des Vermieters einzuholen. Sollten Sie auf Widerstand stoßen, machen Sie dem Vermieter klar, dass die Umbaumaßnahmen möglicherweise den Wert der Wohnung erhöhen.

PRAXIS

Angst vor spiegelnden Flächen bei Demenz

Bei fortgeschrittener Demenzerkrankung können sich Ängste vor dem eigenen Spiegelbild entwickeln. Großformatige Spiegelschränke lassen sich mit Postern oder Tüchern im Sichtfeld abkleben. Dunkle Flächen hingegen werden manchmal als Loch wahrgenommen und können Angst und Panik auslösen. Ein heller Anstrich oder helle Gardinen schaffen Abhilfe.

Checkliste – wie sind die Wohnbedingungen?

Eingeschränkte Beweglichkeit und Gehbehinderung sind häufig Ursachen, zunächst die Wohnung, später das Schlafzimmer und schließlich das Bett nicht mehr zu verlassen. Als Angehörige haben Sie die Chance zu beobachten, ob Wohnung und Wohnbedingungen so ausgestattet sind, dass der Alltag selbstständig bewältigt werden kann. Die Checkliste kann Ihnen helfen, Sicherheitsrisiken aufzudecken und die Wohnsituation einzuschätzen. Wenn sich also beim Überprüfen Ihrer Wohnung Aspekte der Checkliste zeigen, dann sollten Sie diese Mängel beseitigen. Anregungen dazu finden Sie auf den nächsten Seiten.

- Die Wohnung ist nur über eine Treppe erreichbar.
- Die in der Wohnung genutzten Räume verteilen sich auf mehrere Ebenen.
- Die Räume sind über Treppen oder Stufen verbunden.
- Treppe und Stufen besitzen kein Geländer oder keinen Handlauf.
- Die Bewegungsfläche vor Möbeln beträgt weniger als 1,2 m.
- Die Türen sind weniger als 80 cm breit und mit einem Rollstuhl nicht passierbar.
- Türen lassen sich nicht ganz öffnen und verengen die Durchfahrt.
- Türen oder ihre Öffnungsrichtung behindern die Bewegungsfläche.
- Türschwellen sind Hindernisse für Rollator und Rollstuhl.
- Elektrokabel oder Telefonleitung liegen lose im Gehbereich – Sturzgefahr!
- Fußmatten, unbefestigte Teppiche, hoch stehende Teppichkanten befinden sich im Wohnbereich – Sturzgefahr!
- Lichtschalter und Steckdosen sind schwer oder gar nicht zugänglich.
- Flur und Weg zur Toilette sind nicht gut ausgeleuchtet.
- Im Flur und auf dem Weg zur Toilette fehlen Haltepunkte.
- Badewanne wird aus Unsicherheit nicht mehr benutzt.
- Toilette ist zu niedrig und verhindert selbstständiges Aufstehen.
- Sitzen am Waschbecken ist nicht möglich.
- Wasserhähne oder zu kurze Hebel behindern beim Waschen oder in der Küche.
- Kühlschrank, Herd, Spüle und Spülmaschine haben eine Arbeitshöhe, die Selbstständigkeit nicht mehr zulässt, weil sie für sitzende Tätigkeiten zu hoch und für stehende zu niedrig sind.
- Eine Duschwanne erschwert die Nutzung der Dusche.
- Der Eingang in die Dusche ist schmaler als 80 cm.
- Toilette und Bad sind zu eng für Rollstuhl, Rollator oder die Begleitung durch eine Pflegeperson.
- Der Fußboden im Bad ist nicht rutschhemmend.
- Das Telefon ist nur mit Anstrengung erreichbar.
- Die Rollläden sind zu schwer zum Hochziehen.
- Schränke sind zu niedrig.
- Schränke sind zu hoch.
- Die Wohnung ist überfüllt mit Möbeln, Blumen und sonstigen Gegenständen.
- In der Wohnung befinden sich instabile Stühle und Sessel.

Anpassen der Wohnung

Noch gibt es nur wenige barrierefreie Mietwohnungen. Die demografische Entwicklung in Deutschland führt allerdings dazu, dass die Angebote für barrierefreie und barrierearme Wohnungen zunehmen. Aber auch in der heimischen Umgebung kann selbst für Rollstuhlfahrer durch Umgestaltung der Wohnung Sicherheit und ausreichende Bewegungsfläche geschaffen werden. Ebenerdige Duschen und breite Türen sind nur zwei Beispiele.

Toilette und Bad

Große Probleme bereitet der schlechte Zugang zu Toilette, Dusche oder Wanne und zum Waschbecken. Häufig wird unterschätzt, dass ältere Menschen mehr Bewegungsfreiraum benötigen, vor allem, wenn sie Gehhilfen oder einen Rollstuhl nutzen. Oft sind Türen zu eng oder lassen sich zur ungünstigen Seite öffnen – dann hilft ein Umbau.

Von einer zu niedrigen Toilette ist nur schwer hochzukommen. Sie lässt sich jedoch durch eine aufgesetzte Sitzerhöhung ausgleichen. Für eine Nachrüstung kann zwischen verschiedenen Toilettensitzerhöhungen ausgewählt werden.

▼ Sitzerhöhungen sind leicht zu montieren und gut wieder abnehmbar.

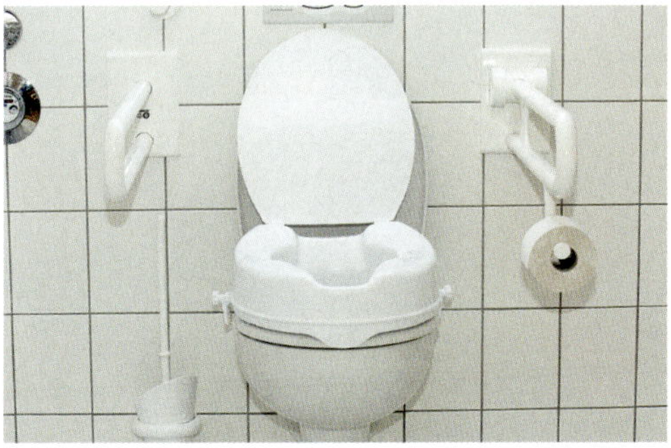

Haltegriffe und Armlehnen erleichtern das Aufstehen zusätzlich. Eine individuelle Höhenanpassung ist auch mit höhenverstellbaren WC-Becken per Knopfdruck möglich. Haltegriffe oder Handläufe können an der Wand festgeschraubt werden, außerdem gibt es Griffe, die mit großen Saugnäpfen befestigt sind.

Wenn das Bad sehr klein und eng ist, versuchen Sie zunächst Platz zu schaffen, indem Sie alles Unnötige wegräumen. Für Waschmaschine und Wäschetrockner findet sich vielleicht Platz in der Küche. Reicht der Platz dennoch nicht aus, sollten Sie über Umbaumaßnahmen nachdenken.

▼ Gute Erreichbarkeit von Utensilien und Hilfsmitteln an der Toilette sorgt für Sicherheit.

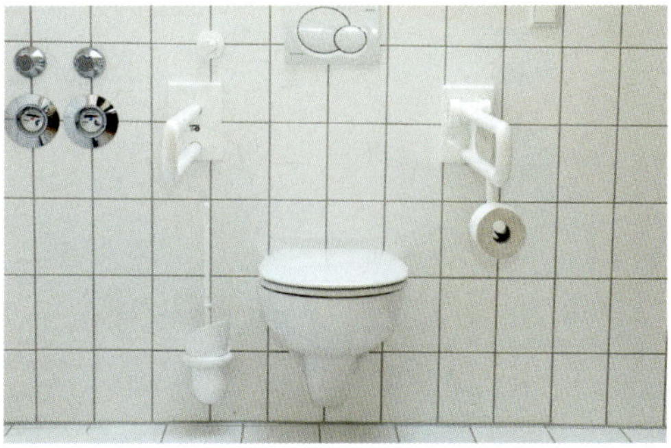

PRAXIS

Haltegriffe anbringen

Bevor Sie von einem Handwerker die Haltegriffe anbringen lassen oder es selbst tun, konsultieren Sie einen Pflegeexperten. Er kann genau zeigen, wo die Griffe am besten angebracht werden. Er weiß auch, welches der beste Winkel für die Griffe ist, damit Ihr Angehöriger mit möglichst wenig Kraftaufwand aufstehen kann. Der Handwerker würde sich selbstverständlich hinsichtlich der Bohrlöcher z. B. an den Fugen der Fliesen orientieren. Das ist aber nicht immer das Beste für denjenigen, der die Hilfsmittel benutzen soll.

Das Waschbecken sollte so angebracht sein, dass es im Sitzen genutzt werden kann. Ideal ist ein mit dem Rollstuhl unterfahrbarer Waschtisch. Auch die richtige Auswahl der Armaturen erhöht die Selbstständigkeit. Achten Sie auf große Griffe am Wasserhahn, die der Pflegebedürftige gut greifen kann. Auch sollten sie leichtläufig sein. Zudem sollten die Zeichen für warmes und kaltes Wasser so groß gewählt werden, dass sie auch bei leichter Sehbehinderung gut zu erkennen sind.

Eine bodengleiche Dusche mit einem breiten Eingang von 80 bis 90 cm, Haltegriffen in individueller Griffhöhe des Pflegebedürftigen und einem Klappsitz bringt große Sicherheit. Ein klappbarer Sitz an der Wand unterstützt zusätzlich bei der möglichst selbstständig durchgeführten Körperpflege. Bei der Installation einer ebenerdigen Dusche sollten Sie darauf achten, dass der Fußboden angepasst wird und das Wasser gut abfließen kann.

Der günstigste Platz – sofern möglich – für den Toilettenpapierhalter ist gegenüber der Toilette, so ist er am besten erreichbar.

Wer auf seine Wanne nicht verzichten möchte, sollte sie mit Einstiegshilfen und Haltegriffen absichern. Sitzhilfen in der Wanne erleichtern das Baden. Hierzu eignen sich auch höhenverstellbare und rutschfeste Duschhocker. Mit einem Wannenlift kann die Badewanne auch

▼ **Sicherer Begleiter: Duschhocker stehen auf rutschsicheren Füßen und sind höhenverstellbar.**

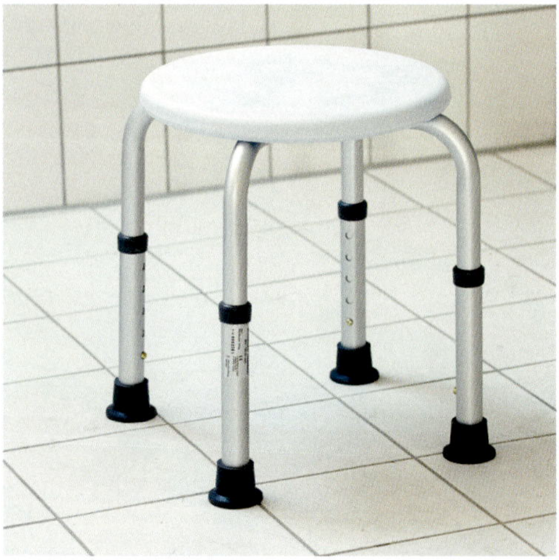

▼ **Alles am Platz: Die Pflegemittel sollten für den Pflegebedürftigen gut erreichbar sein.**

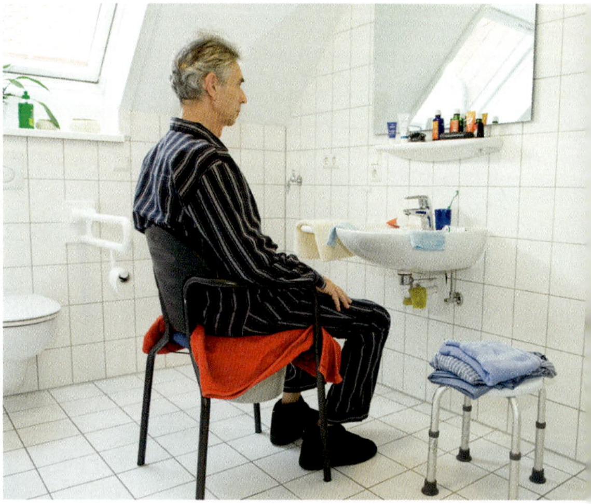

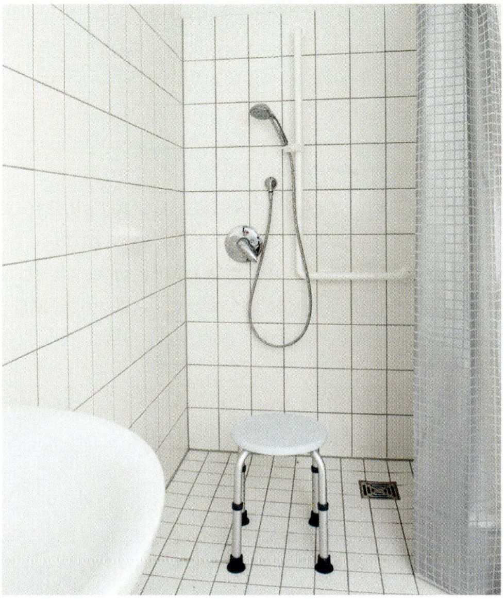

▲ Gut abgestimmt: Haltegriffe und Hocker geben Sicherheit, das Waschbecken ist nah angebracht.

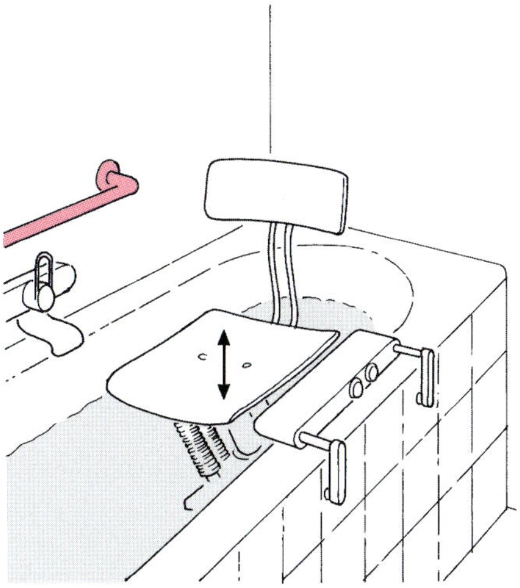

▲ Genüsslich baden: Der Lifter hebt den Pflegebedürftigen in die Wanne und wieder heraus.

bei größeren Problemen in der Beweglichkeit gefahrlos weiter genutzt werden. Berücksichtigen Sie, insbesondere bei Demenzkranken, dass der Wannenlift oft nicht alleine bedient werden kann.

Mit einem rutschhemmenden Fußboden lassen sich Stürze vorbeugen (siehe Seite 91). Textile Vorleger vor Dusche, Wanne und Toilette sind Stolperfallen. Deshalb entfernen Sie diese besser.

wichtig

Wenn Sie Haltegriffe montieren, wählen Sie am besten eine Farbe, die sich von der der Wand abhebt. Das hilft generell, und bei Sehbehinderung im Besonderen dabei, den Haltegriff zu finden.

Sicherheit in der Wohnung verbessern

Jeder Mensch ist bemüht, Gefahren zu vermeiden, und verhält sich so, dass ein für ihn ausreichendes Maß an Sicherheit besteht. Veränderungen in der Beweglichkeit, Reaktionsfähigkeit und in der Wahrnehmung können dies erschweren und auch in einer vertrauten Wohnung zu Unsicherheit und Ängsten führen. Insbesondere bei Demenzkranken lauern viele Gefahren in der Wohnung. Durch entsprechende Maßnahmen lässt sich erreichen, dass eine sichere Umgebung erhalten bleibt und trotzdem die Behaglichkeit der eigenen Wohnung nicht verloren geht.

Handlauf und Haltegriffe

Wer unsicher geht oder Standprobleme hat, wird immer Gegenstände suchen, an denen er sich festhalten kann. Das sind oft Möbel, die

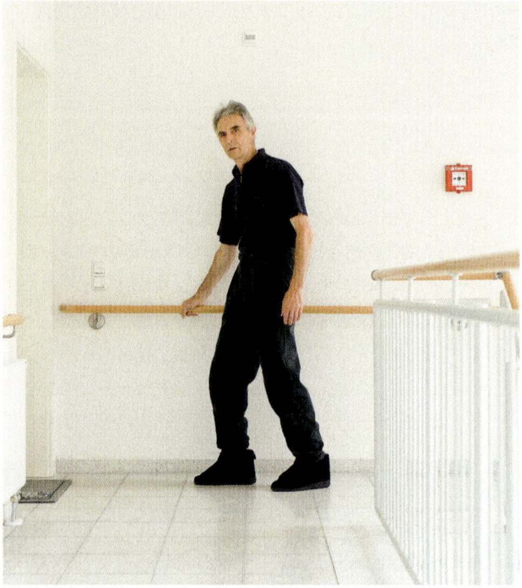

▲ Beidseitige Geländer unterstützen sicheres Gehen – vor allem bei einseitigem Kraftverlust.

in der Wohnung stehen. Eine Gefahr dabei ist, dass der Pflegebedürftige sich auf ein Möbel stützen möchte, das nicht mehr stabil ist. Instabile Möbel gefährden Menschen, die in ihrer Beweglichkeit eingeschränkt sind, denn sie können kippen oder brechen. Wenn eine Reparatur nicht möglich ist, sollten sie aus der Wohnung entfernt werden.

Als Stützen besser geeignet sind an der Wand platzierte Halte- und Stützgriffe. Sie vermitteln Sicherheit und nehmen Ängste zu stürzen. Sie sollten abhängig von der Körpergröße in individueller Höhe an den Stellen befestigt werden, wo sie zum Aufstehen und Festhalten notwendig sind. Handläufe und Haltegriffe sollten gut befestigt sein, da sie oft das volle Körpergewicht halten müssen.

Türbreite und Türgriff

Ausreichend breite Türen sind für die Nutzung von Gehhilfen (siehe Seite 73) und Rollstuhl wichtig. Bei dauerhafter Rollstuhlnutzung werden 90 cm Durchgangsbreite empfohlen. In Küche und Bad lässt sich manchmal auch Platz gewinnen, wenn die Tür nicht in den Raum, sondern nach außen geöffnet werden kann. Türgriffe lassen sich zum leichteren Öffnen durch eine Griffverlängerung, Schlaufen oder waagerecht auf der Tür angebrachte Haltegriffe ergänzen. Wo hindernde Türen nicht unbedingt benötigt werden, können Sie sie aushängen.

Türschwellenüberbrückung

Türschwellen erweisen sich als Stolperfallen oder als Hindernisse für Rollator oder Rollstuhl und behindern den Zugang zu Terrasse oder Balkon. Sie können abgesenkt oder entfernt werden. Zudem können sie ohne große Umbaumaßnahmen überbrückt werden. Dazu eignen sich z. B. Rampen oder auch kleine Brücken aus Metall.

▼ Beidseitige Rampen überbrücken Schwellen, einseitige überbrücken kleine Stufen.

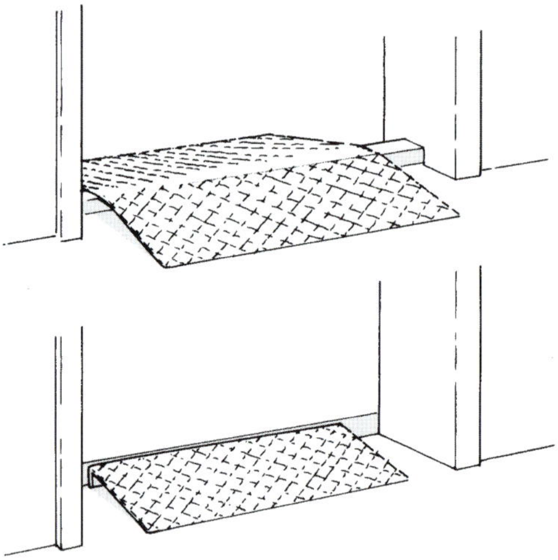

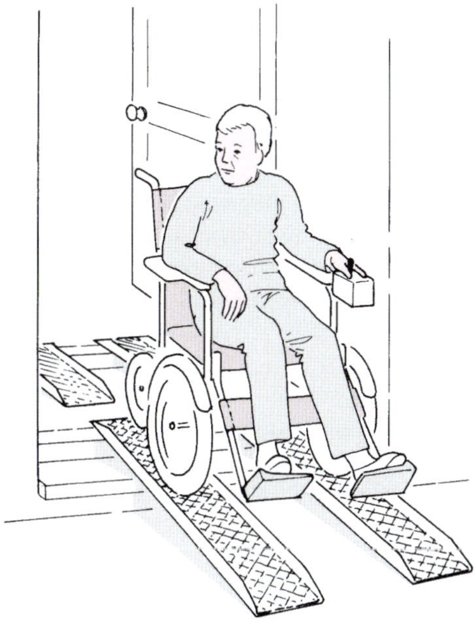

▲ Rampe oder Teleskopschiene überbrücken Stufen – ein größerer Umbau ist nicht erforderlich.

Rampen

Kaum eine Wohnung ist stufenlos zu erreichen. Auch innerhalb von Wohnungen behindern häufig Stufen die Nutzung der vorhandenen Räume. Eine Überbrückung mit einer Holzkonstruktion oder mit Teleskopschienen ermöglicht den gewünschten Bewegungsfreiraum und schafft Erleichterung.

Treppenlift

Wenn Wohn- und Sanitärräume sich auf verschiedenen Etagen befinden, kann manchmal nur ein elektrischer Treppenlift angemessene Wohnbedingungen schaffen. Bei der Vielzahl der Anbieter und Modelle werden Sie auch für eine Altbauwohnung einen entsprechenden Treppenlift finden.

Telefon

Das Telefon ist für pflegebedürftige Menschen oft eine der wenigen verbliebenen Kommunikationsbrücken. Sorgen Sie deshalb dafür, dass das Telefon gut erreichbar ist. Sofern Sie noch ein Telefon mit Kabel haben, tauschen Sie es gegen ein schnurloses und bedienungsfreundliches Telefon aus. Auch eine Freisprechfunktion wird von vielen Menschen als sehr nützlich empfunden. Es kann zudem hilfreich sein, ein Gerät anzuschaffen, das mit großen Tasten oder mit Kurzwahltasten versehen ist. Die Tasten können mit dem Namen oder einem Foto beklebt werden.

Funkgong und Wechselsprechanlage

Ein Funkgong kann wie eine normale Klingel genutzt werden. Der Alarmknopf ist z. B. in ein Armband integriert, das der Pflegebedürftige trägt. Wenn er auf den Alarmknopf drückt, ertönt beim Empfänger ein optisches oder akustisches Signal. Das System kann kabellos genutzt werden. Gleiches gilt für Funk-Wechselsprechanlagen. Darüber können Sie direkt sprechen und Informationen austauschen.

Durch die Funkübertragung entfallen elektrische Installationsarbeiten. Die Reichweite zwischen Sender und Empfänger kann bis zu 100 m betragen. Darum eignen sich Funkgong und Wechselsprechanlage als kostengünstige Rufanlage innerhalb des Hauses und auch zu Personen in der Nachbarschaft. Bei Personen, die zum Auslösen eines Signals nicht in der Lage sind, kann auch ein »Babyfon« hilfreich sein.

Hausnotruf

Hausnotrufsysteme sind Meldesysteme, die über das Telefonnetz mit einer Zentrale verbunden sind. Die Wohnung des pflegebedürftigen Menschen wird mit einer Teilnehmerstation und einem Handsender ausgestattet. Mit dem Handsender, der am Handgelenk oder Körper getragen wird, kann im Notfall ein Alarm ausgelöst werden. Dann besteht eine direkte Sprechverbindung zur Notrufzentrale. Ein Hausnotruf lässt sich auch in ein seniorengerecht gestaltetes Telefon integrieren. Für gehörlose Menschen gibt es Zusatzgeräte mit optischen Signalfeldern.

Ein Hausnotrufsystem kann durch Bewegungsmelder bzw. Ortungssysteme ergänzt werden. Davon profitieren vor allem mobile demenzkranke Menschen und die sie betreuenden Angehörigen, denn sie werden in der Aufsicht entlastet. Solche Bewegungsmelder werden durch Bewegung aktiviert oder sie melden das Ausbleiben von Bewegungen in der Wohnung. Diese Bewegungsmelder senden keine klaren Bilder. So werden Datenschutz und Persönlichkeitsrechte gewahrt, aber der Mensch ist sicher umsorgt.

Für Personen mit bestätigter Pflegebedürftigkeit unterstützt die Pflegekasse die Versorgung mit einem Hausnotrufgerät. Ein Antrag ist bei der Pflegekasse zu stellen. Dabei ist nicht entscheidend, welche Pflegestufe besteht.

PRAXIS

Weglaufschutz bei Demenzerkrankten

Wenn Sie einen an Demenz Erkrankten versorgen, der die Tendenz hat, ständig wegzulaufen, hilft auch eine Alarm-Trittmatte. Diese Matte wird unter die übliche Matte vor die Haustür gelegt und gibt ein akustisches Signal von sich, sobald jemand darauf tritt.

Rauchmelder

Rauchmelder in Wohnungen sind in einigen Bundesländern bereits gesetzliche Pflicht. Sie sollten in keiner Wohnung fehlen und können auch mit einem Notrufsystem verbunden werden. Bei demenzkranken Menschen lohnt sich diese Investition besonders. Denn bei einem Feuer können sie nicht mehr adäquat auf die Situation reagieren und benötigen so schnell wie möglich Hilfe.

▼ Für Gespräche mit Freunden und als Helfer in der Not: Telefon und Notruf (rechts).

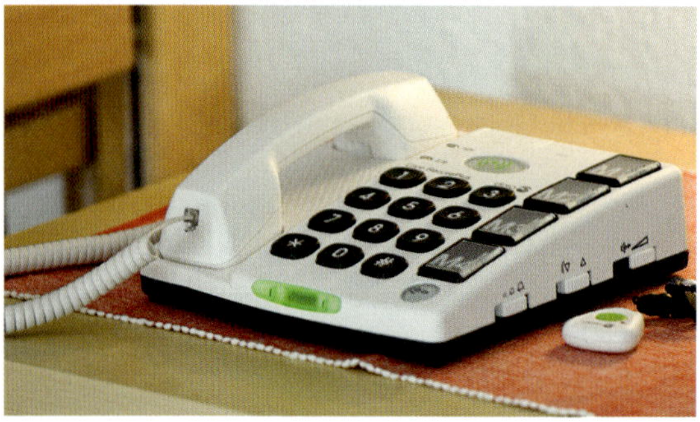

▼ Der Funkgong (hier integriert in ein Armband) ruft auf Knopfdruck Hilfe herbei.

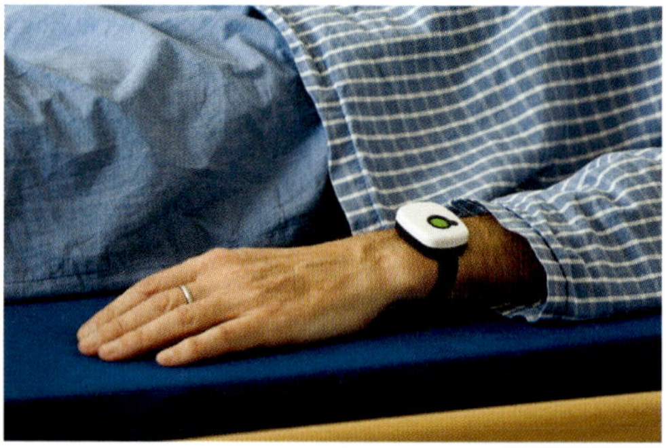

Hilfen zur Erhaltung der Mobilität

Fehlende Bewegung wirkt sich negativ auf die Beweglichkeit der Gelenke und auf das Herz-Kreislauf-System aus. Inzwischen können pflegebedürftige Menschen aus einem großen Angebot von Hilfsmitteln mit unterschiedlichen Funktionen die für sie geeignete Unterstützung auswählen. Bei der Versorgung mit Gehhilfen ist die Begleitung durch Physiotherapeuten sinnvoll. Denn die Mobilität wird nur durch geeignete Hilfsmittel gefördert. Falsche oder falsch eingesetzte Hilfsmittel hingegen können die Inaktivität von Menschen begünstigen.

Gehhilfen

Gehhilfen sorgen bei mangelndem Gleichgewicht für Sicherheit. Außerdem entlasten sie die Beine. Bei der Auswahl sind Muskelkraft in Beinen und Armen und das Gleichgewicht beim Stehen und Gehen zu berücksichtigen. Ganz gleich für welche Gehhilfe Sie oder Ihr Angehöriger sich entscheiden, Sie müssen darauf achten, dass sie zu der Körpergröße passt. Darum sind die meisten Gehhilfen auch in der Höhe verstellbar. Die individuelle Höhe erhalten Sie, wenn der Handgriff der Gehilfe bei gestrecktem Arm das Handgelenk erreicht.

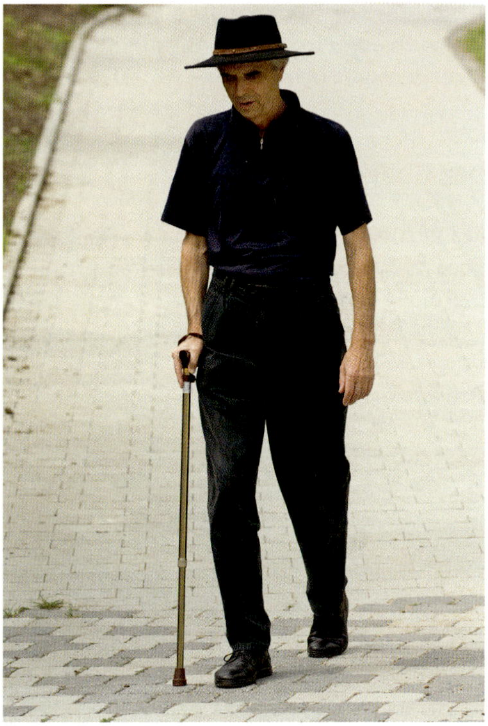

▲ Gehhilfen jeder Art sind im Alltag eine unschätzbare Unterstützung.

Der Gehstock

Ein Gehstock soll helfen, die Schwäche einer Körperseite oder des Gleichgewichts auszugleichen. Wird nur ein Gehstock oder nur eine Unterarmstütze verwendet, sollte diese immer auf der Körperseite benutzt werden, an der keine oder weniger Probleme vorliegen. So wird einer schädigenden Gewichtsverlagerung auf die stärkere Körperseite entgegengewirkt. Wie Stock und Unterarmgehstützen richtig eingesetzt werden, lesen Sie auf Seite 138 und 139.

Unterarmstützen richtig einsetzen

Die Unterarmstütze passt zu Ihnen, wenn die Armführung im oberen Drittel des Unterarms endet. Nur so ist die Beweglichkeit des Ellenbogengelenks gewährleistet. Lassen Sie sich den richtigen Einsatz zeigen und üben Sie den Gebrauch der Unterarmstütze. Der Bewegungsablauf ist identisch mit dem Gebrauch des Gehstocks.

wichtig

Die Gummikappe am Stockende oder den Stützen des Gehgestells sollten Sie regelmäßig auf Risse und eine gleichmäßige Abnutzungsfläche überprüfen. Wenn Sie Mängel feststellen, ersetzen Sie den beschädigten Gummifuß umgehend durch einen neuen. Nur dann ist die Gehhilfe kein Sicherheitsrisiko und kann ihre stützende Funktion erfüllen.

Das Gehgestell

Bei den Gehgestellen werden starre und bewegliche Modelle angeboten. Hier empfiehlt sich ein Probegehen um herauszufinden, mit welchem Modell sich der Nutzer sicherer fühlt. Sie sollten auch prüfen, ob ein Gehgestell dem Rollator vorzuziehen ist. Meist bewährt sich ein Gehgestell in der frühen Phase der Rehabilitation. Wie Sie Gehgestelle richtig einsetzen, lesen Sie auf Seite 140.

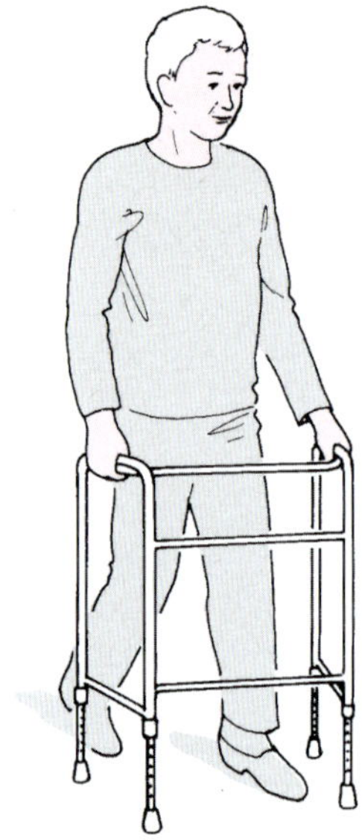

▲ Nach der Rehabilitation kann das starre Gehgestell oft durch einen Rollator ersetzt werden.

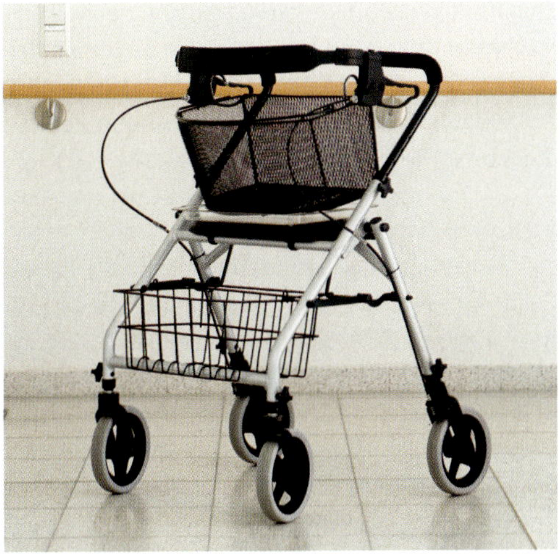

▲ Der Rollator – eine Gehhilfe, die für viele alltägliche Handgriffe äußerst praktisch ist.

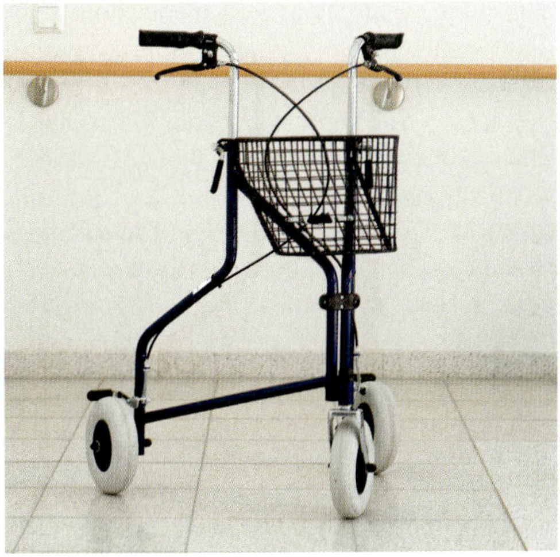

▲ Ein Delta-Rad hat nur drei Räder und ist deshalb wendiger.

Der Rollator, ein Gehgestell auf Rädern

Mit dem Rollator wird der Bewegungsrhythmus wie beim starren Gehgestell durchgeführt. Die Ablagefläche am Rollator kann mit einer Antirutschauflage für den Transport von Speisen und Getränken oder kleineren Gegenständen innerhalb der Wohnung genutzt werden. Außerhalb der Wohnung bietet der Rollator eine Sitzfläche zum Ausruhen. Achten Sie darauf, dass die Reifen immer gut aufgepumpt sind, denn so fährt der Rollator leichter. Wie ein Rollator eingesetzt wird, lesen Sie auf Seite 140.

Der Rollstuhl

Einen Rollstuhl sollte ein Pflegebedürftiger nur dann benutzen, wenn die Fähigkeit zum Gehen nicht mehr vorhanden ist oder wenn der Arzt den Gebrauch eines Rollstuhls zur Entlastung der Beine verordnet hat. Nach Lähmungen oder Amputationen ist der Rollstuhl häufig ein Hilfsmittel zum dauerhaften Ausgleich verlorener Gehfähigkeit.

Je nach Art der Behinderung und Einsatzbereich unterscheiden sich die Rollstuhlmodelle.

▼ Heutige Rollstühle sind funktionell und teils mit vielen Zusatzfunktionen ausgestattet.

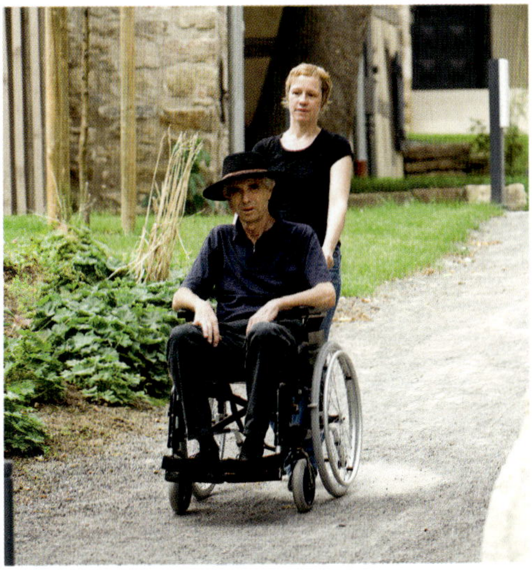

Sie sollten darum überlegen, ob der Rollstuhl überwiegend in der Wohnung genutzt wird oder auf der Straße, um auch weitere Strecken bewältigen zu können. Wenn der Rollstuhl für die Straße geeignet sein soll, denken Sie daran, dass er ggf. mit einem Elektromotor ausgestattet ist. Einen Rollstuhl bergauf zu schieben, fordert von den Begleitern viel Kraft. Zudem können elektrische Rollstühle auch von stark bewegungseingeschränkten Menschen noch selbstständig bedient werden. Wie Sie mit dem Rollstuhl umgehen können, lesen Sie auf Seite 141.

Bewegungsunfähige Personen sind auch im Rollstuhl dekubitusgefährdet. Im Sitzen sind Oberschenkel und Sitzbein besonders druckbelastet. Spezielle Sitzauflagen können das Risiko von Druckstellen vermindern.

wichtig

Wenn der Rollstuhl steht, immer die Bremsen an den Rädern fixieren! Das gilt besonders beim Aufstehen und Hinsetzen. Ein Transfer in oder aus dem Rollstuhl wird durch das Wegklappen der Fußstütze und das Herausziehen des Seitenteils mit Armstütze erleichtert.

Hilfsmittel zur Förderung der Mobilität

Verstellbarer Bett-Tisch

Ein verstellbarer Bett-Tisch gehört zu den multifunktionalen Hilfsmitteln. Er ist in der Höhe und der Neigung der Tischplatte variabel. Bei Schrägstellung der Tischplatte kann er als Buchstütze dienen. Ein solcher Bett-Tisch kann den üblichen Ess-Tisch ersetzen, wenn der Rollstuhl nicht darunter passt, als Ablage neben dem Sessel dienen oder auch als Arbeitsfläche im Sessel. Zur Entlastung der Wirbelsäule können auch die Unterarme auf dieser stabilen Ablage aufgelegt werden.

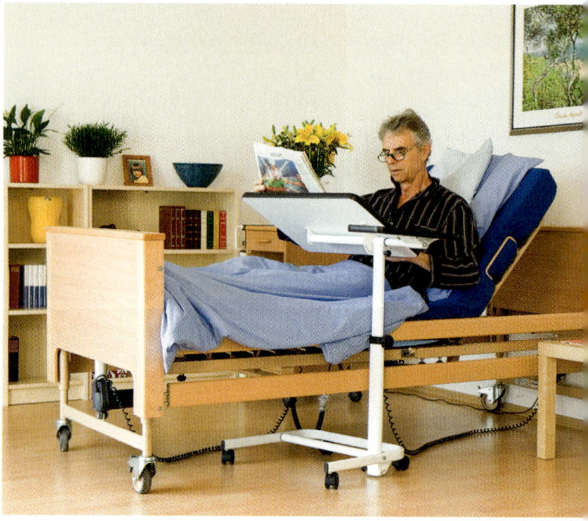

▶ Sudoku oder Kreuzworträtsel – mit dem Beistelltisch ist die Schreibunterlage da.

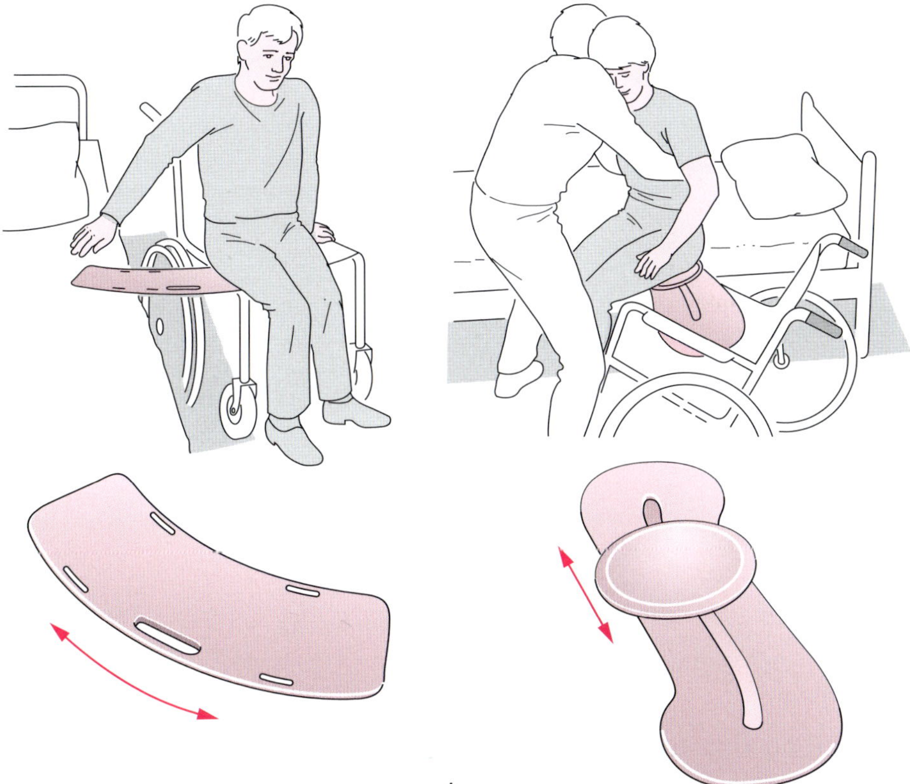

a b

▲ Gleithilfe und Rutschbrett überbrücken Lücken zwischen z. B. Rollstuhl und Bett. Beide Hilfsmittel können mit Hilfe oder allein durch den Pflegebedürftigen gehandhabt werden.

Gleithilfe und Rutschbrett

Gleithilfe oder Rutschbrett erleichtern den Wechsel vom Bett in den Rollstuhl und umgekehrt, oder auf die Toilette, in die Badewanne und zurück. Mit diesen kleinen »Helfern« gelingt es Menschen mit Behinderung, einen Transfer selbstständig zu meistern.

Gleitmatten können die selbstständigen Transfers zusätzlich unterstützen. Eine Gleitmatte sieht aus wie ein an beiden Enden offener Schlafsack. Er kann z. B. über das Rutschbrett gezogen werden. Die Innenfläche besteht aus glattem, gleitfähigem Gewebe, z. B. Nylon. Die beiden Gewebelagen verschieben sich ganz leicht gegeneinander und erleichtern so das »Rutschen« auf dem Brett. Darüber hinaus gibt es Gleitfolien-, -bahnen und -tücher, die alle mit anderen Hilfsmitteln wie Rutschbrettern, Drehscheiben, Transfer- oder Haltegürteln kombiniert werden können und etwa das Umsetzen in den Rollstuhl oder auf die Toilette vereinfachen.

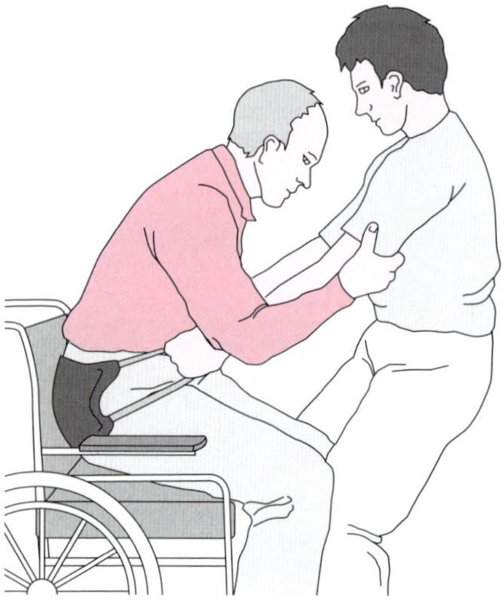

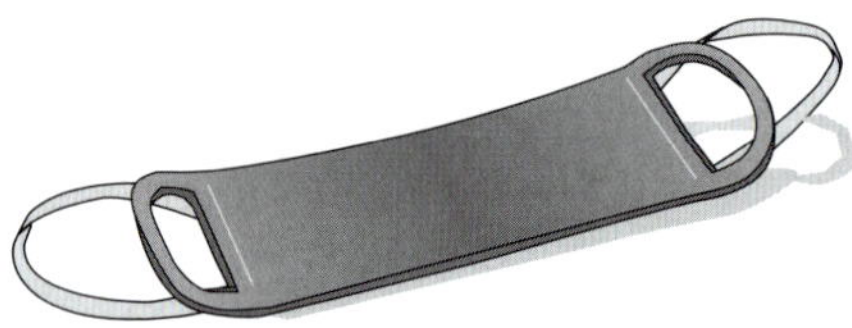

▲ Ein langes Tuch (z. B. Badetuch) kann die Aufrichthilfe ersetzen.

Aufrichthilfe

Diese »kleine Hilfe« besteht aus einem gepolsterten Gurt mit Griffen. Sie unterstützt beim Aufstehen, Hinsetzen oder Gehen. Der Gurt wird der pflegebedürftigen Person um Gesäß und Hüften gelegt. An den Haltegriffen kann

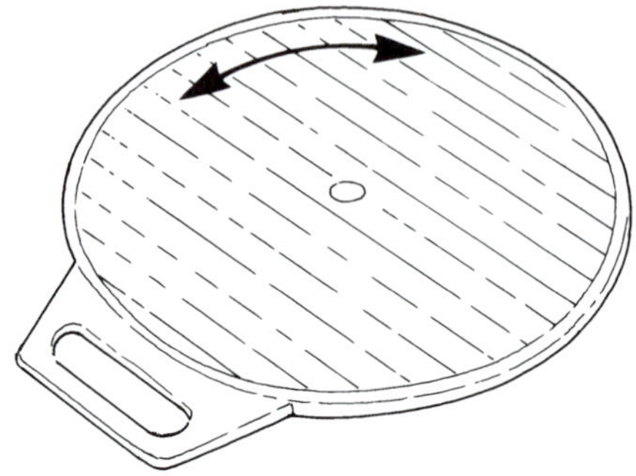

▲ Zwei übereinander gelegte Plastikschichten (Müllsack) können die Drehscheibe improvisieren.

die Pflegeperson den Körperschwerpunkt Gesäß halten und damit Sicherheit vermitteln.

Drehscheibe

Die Drehscheibe besteht aus zwei rutschfesten Gummiplatten, die über ein Kugellager verbunden sind. Sie erleichtert das Umsetzen von einem Platz zum anderen.

wichtig

Vor jedem Einsatz sollten Sie Pflegehilfsmittel auf die Funktionsfähigkeit und Sicherheit überprüfen. Für einige Pflegehilfsmittel gibt es spezielle Wartungspflichten, die Sie in der Gebrauchsanleitung und Garantieerklärung nachlesen können.

Alltagshilfen

Die Bezeichnung Alltagshilfen umfasst Hilfsmittel für den Haushalt, das Essen und Trinken, für die Körperpflege und das Anziehen und Auskleiden. Diese kleinen Helfer sollen Greif- und Haltefunktionen der Hände unterstützen oder fehlende Bewegungsmöglichkeiten der Arme ausgleichen, wenn z. B. die Hände durch Rheuma oder Arthrose oder eine Halbseitenlähmung eingeschränkt sind.

Wenn Ihr Angehöriger zwar pflegebedürftig ist, aber noch weitestgehend seinen eigenen

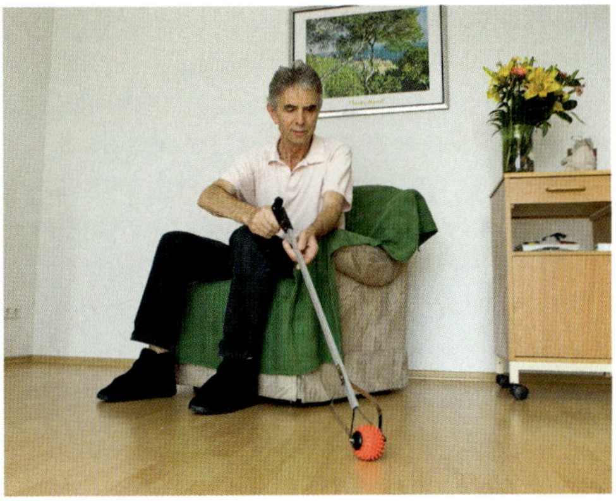

▲ Fester Zugriff ohne Bücken schont Rücken und beugt Stürzen vor.

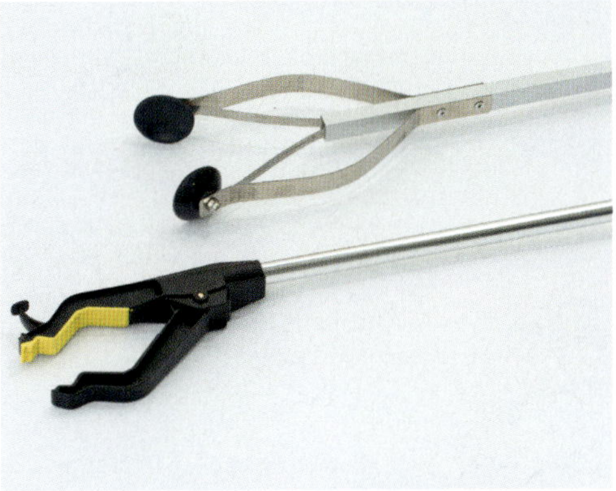

▲ Greifzangen sind in verschiedenen Ausführungen erhältlich – am besten ausprobieren.

Haushalt führt, dann können ihm Elektrogeräte die alltägliche Arbeit erleichtern, z. B. Brotschneidemaschine, Geschirrspüler, elektrischer Dosenöffner, eine elektrische Jalousiensteuerung. Gefrierschrank und Mikrowelle werden nötig, wenn Ihr Angehöriger Essen auf Rädern bezieht.

Greifzange, Haken, Griffverlängerung

Das Herbeiholen von Sachen sowie das Greifen und Halten von Gegenständen wird durch Greifzangen, Haken oder Griffverlängerungen erleichtert.

Anziehhilfen

Strumpfanzieher, mit denen man die Strümpfe ohne Bücken hochziehen kann, eine Knöpfhilfe, Anziehhaken und Schuhlöffel mit verlängertem Stiel, gehören zum Sortiment der Anziehhilfen, die eine Selbstständigkeit beim An- und Auskleiden unterstützen.

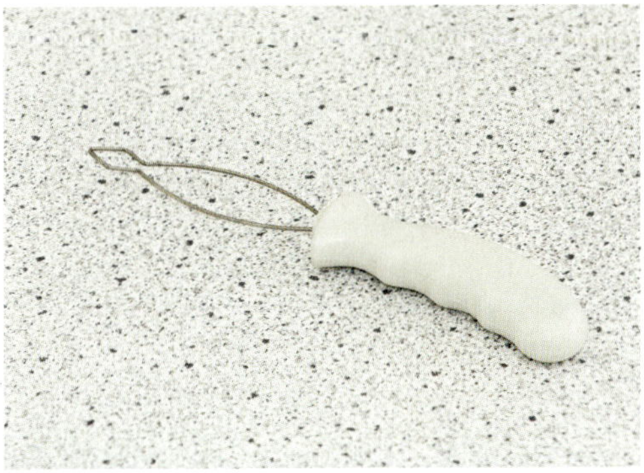

▲ Der Draht muss durch den Schlitz: die Knöpfhilfe unterstützt, wenn die Motorik nachlässt.

Ess- und Trinkhilfen

Ess- und Trinkhilfen ermöglichen Menschen mit Behinderungen eine selbstständige Nahrungs- und Flüssigkeitsaufnahme. Eine Auswahl von Spezialbestecken und Besteckhalter für Rechts- oder Linkshänder sowie besondere Teller mit erhöhtem Rand und spezielle Trinkbecher finden Sie auf Seite 203.

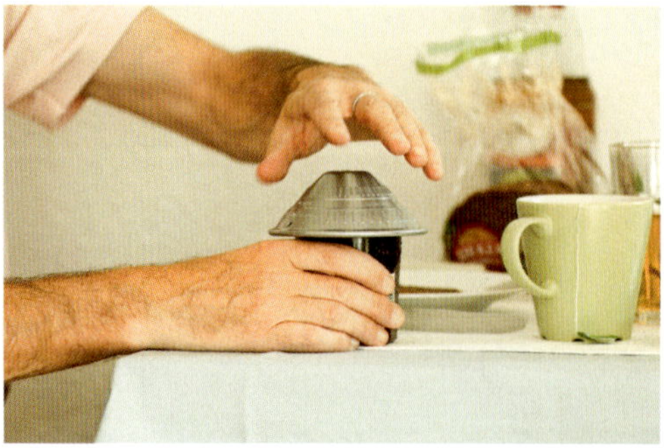

▲ Eine Gummikappe sorgt für gutes Drehmoment, auch bei nachlassender Kraft.

Flaschen- und Dosenöffner

Für unterschiedliche Bewegungseinschränkungen an Händen und Armen gibt es praktische Flaschenöffner, die helfen, Drehverschlüsse zu öffnen. Auch spezielle Dosenöffner unterstützen die Selbstständigkeit in der Küche. Eine Gummiauflage hilft dabei, Schraubdeckel zu öffnen.

Antirutschauflagen

Für viele Verrichtungen im Alltag benötigen wir beide Hände. Wenn beide Hände ohne Einschränkung zu gebrauchen sind, fällt es oft nicht auf, dass wir eine Hand zum Halten einsetzen, während die andere eine andere Aktivität durchführt. Bei Handbehinderungen helfen Antirutschauflagen, um Gegenstände zu halten.

Funksteckdosen

Lampen und elektrische Geräte lassen sich auch prima über Funksteckdosen mit einer Fernbedienung ein- und ausschalten. Damit bleiben bewegungseingeschränkte Menschen im täglichen Leben selbstständiger. Wenn sie etwa nachts aufstehen und zur Toilette gehen müssen, können sie sich besser und sicherer orientieren, wenn Sie vom »sicheren« Bett aus per Knopfdruck für gute Sichtverhältnisse sorgen können.

Hilfsmittel zur Körperpflege

Die Körperpflege gehört zu den Aktivitäten des täglichen Lebens, die jeder Mensch auf seine eigene Art und Weise gestaltet. Unabhängigkeit in den Körperpflegemaßnahmen hat darum eine besondere Bedeutung für pflegebedürftige Menschen. Hilfsmittel zur selbstständigen Körperpflege stärken darum auch das Selbstvertrauen.

Kamm und Haarbürste

Kamm und Haarbürste mit einer Griffverlängerung ermöglichen das selbstständige Kämmen auch bei Problemen in der Beweglichkeit des Schultergelenks.

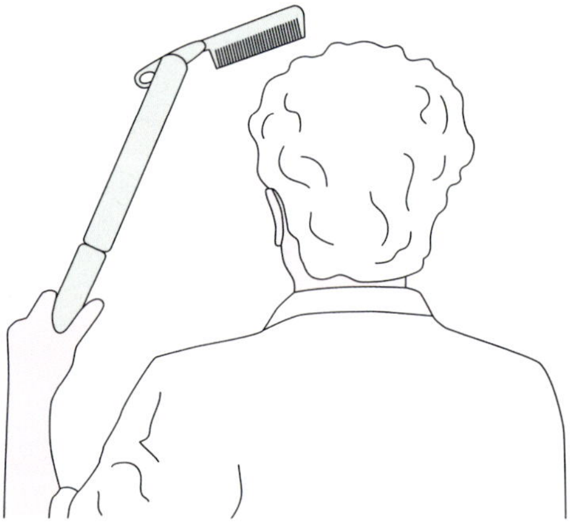

▲ Der verlängerte Arm sorgt für Ordnung auf dem Haupt – auch am Hinterkopf.

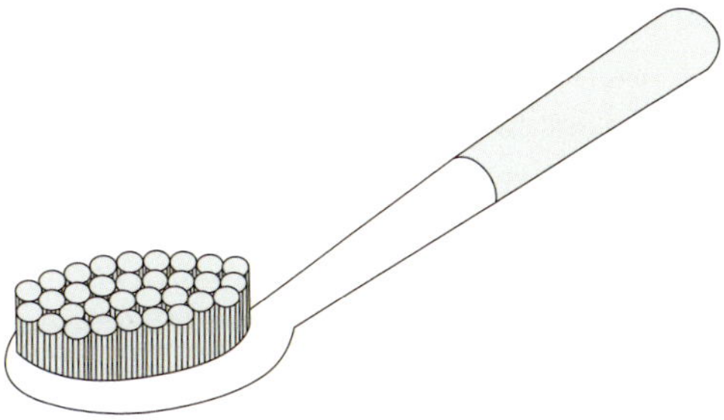

▲ Eine Rückenbürste benötigt im Grunde jeder, um die Hinterseite sauber zu halten.

Rückenbürste

Wenn Sie eine handelsübliche Rückenbürste in einen Waschhandschuh stecken, machen Sie ihn zu einer Waschhilfe, mit der auch bewegungseingeschränkte Menschen ihren Körper reinigen können. Im Sanitätshaus finden Sie zudem langstielige, gebogene Rückenschwämme, die bei geringer Schulterbeweglichkeit bei der Versorgung eine Hilfe sind.

Nagelzange und Hornhautreibe

Eine Nagelzange erleichtert das Kürzen der Fuß- und Fingernägel und vermindert Verletzungsrisiken. Bei starker Hornhaut an den Füßen kann der Einsatz einer Hornhautreibe Linderung verschaffen. Achten Sie darauf, dass Fußnägel gerade abgeschnitten werden. Eingewachsene Nägel gehören in die Hände von Fachleuten, z. B. Fußpflege.

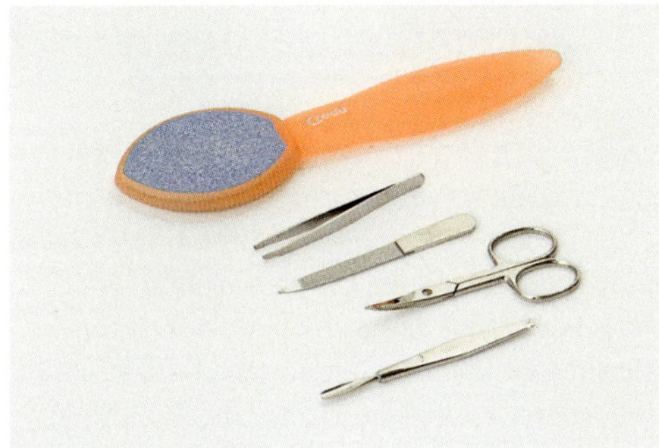

▲ Bei Diabetes oder Durchblutungsstörungen gehört die Nagelpflege in professionelle Hände.

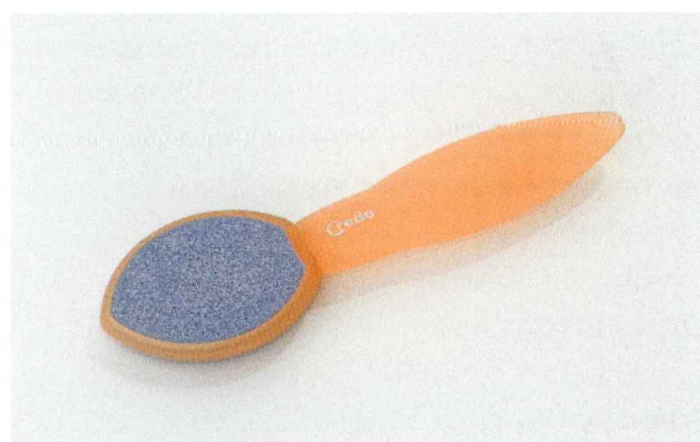

▲ Hornhaut stets abreiben – nicht raspeln, die Verletzungsgefahr ist höher.

Haarwaschwanne

Das Waschen der Haare stellt Pflegepersonen vor besondere Herausforderungen, wenn die pflegebedürftige Person an das Bett gebunden ist. Für solche Situationen wurde die Haarwaschwanne entwickelt. Wie Sie die Haarwaschwanne einsetzen, lesen Sie auf Seite 175.

Hilfsmittel bei den Ausscheidungen

Ausscheiden gehört in unserem Kulturkreis zu den intimen Verrichtungen. Kinder lernen schon in den ersten Lebensjahren ihre Selbstständigkeit bei dieser Lebensaktivität. Für pflegebedürftige Menschen, die auf Unterstützung bei den Ausscheidungen angewiesen sind, kostet es oft eine große Überwindung, die Hilfe anzunehmen. Darum erfordert der Umgang mit den Hilfsmitteln von den Pflegepersonen eine besondere Sensibilität (siehe Seite 222).

Toilettenstuhl, Steckbecken und Urinflaschen für Männer oder Frauen ersetzen Pflegebedürftigen die Toilette, wenn sie den Weg dorthin nicht mehr bewältigen können.

Toilettenstuhl

Wenn der Weg zur Toilette zu weit ist, ermöglicht ein Toilettenstuhl am Bett, Urin und Stuhl sitzend zu verrichten. Im Fachhandel werden unterschiedliche Toilettenstühle angeboten:

- mit Rädern
- ohne Räder
- mit beweglichen Arm- und Fußstützen, die den Transfer vom Bett auf den Toilettenstuhl und zurück erleichtern

PRAXIS

Reinigung der Hilfsmittel

Wenn Sie Ausscheidungen nicht für medizinische Untersuchungen aufheben müssen, sollten Sie in den Toilettenstuhleimer unter der Sitzfläche immer etwas Wasser einfüllen, das erleichtert die Leerung. Mit einigen Tropfen WC-Reiniger in diesem Wasser lässt sich der Geruch verbessern.

▼ Ein Toilettenstuhl dient dem Bewegen in der Wohnung und dem Verrichten der Ausscheidung.

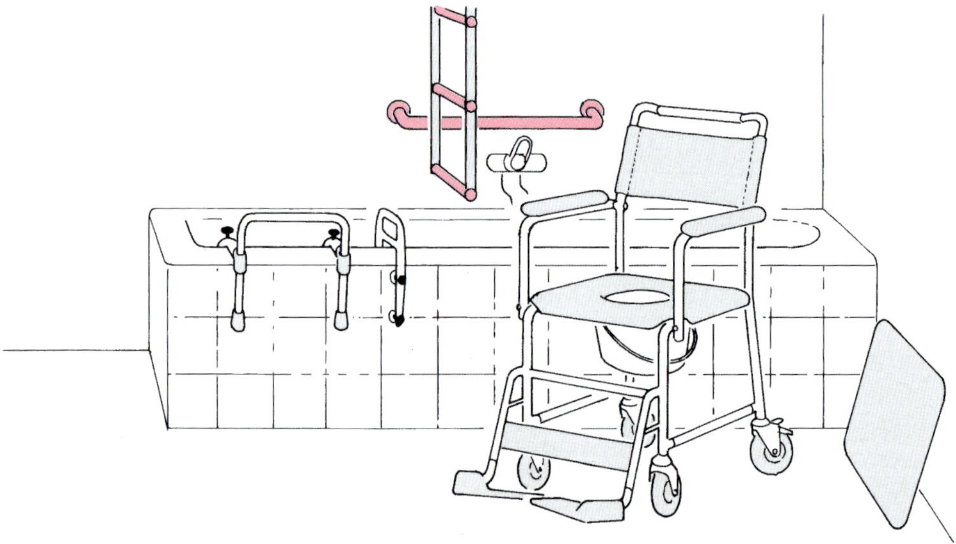

Steckbecken

Mit dem Steckbecken, auch Bettpfanne genannt, und der Urinflasche kann der Pflegebedürftige manchmal seine Ausscheidungen noch selbstständig verrichten. Frauen nutzen ein Steckbecken meist bei Stuhl- und Urinausscheidungen. Wie Sie bei der Platzierung des Steckbeckens vorgehen, lesen Sie auf Seite 180.

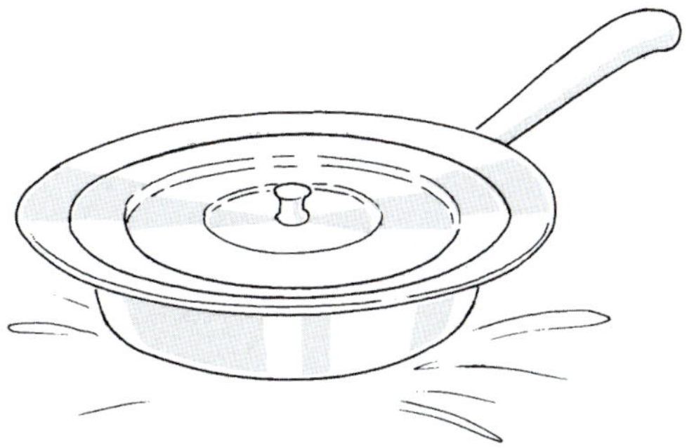

▲ Abstellen sauberer Steckbecken auf der Heizung kann im Winter das Metall vorwärmen.

Urinflasche

Männer benutzen zum Wasserlassen eine Urinflasche, die einfach zu handhaben ist. In der Regel ist eine Hilfestellung durch die Pflegeperson nicht notwendig. Es gibt auch spezielle Urinflaschen für Frauen, doch ist der Gebrauch nicht sehr verbreitet.

Die Urinflasche soll

- verschließbar sein,
- regelmäßig geleert, gereinigt (Flaschenbürste) und desinfiziert werden,
- griffbereit am Krankenbett (in einer Halterung) aufbewahrt werden.

Der Pflegebedürftige sollte sich nach Gebrauch von Steckbecken und Urinflasche die Hände waschen können. Sie können auch einen feuchten Waschlappen und ein Handtuch an das Bett legen, das der Pflegebedürftige bei Bedarf benutzen kann.

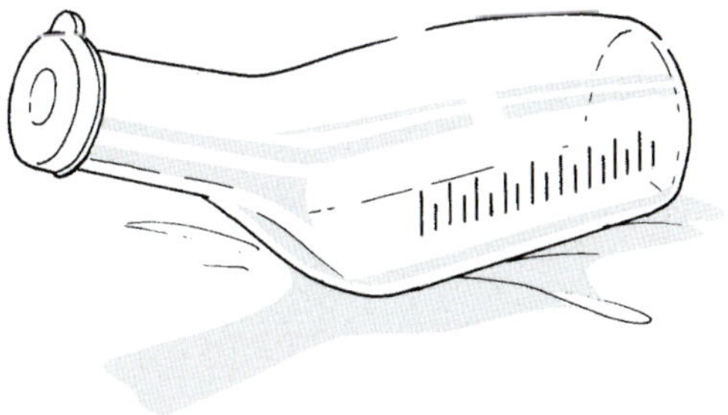

▲ Wenn der Weg zur Toilette (z. B. nachts) zu weit ist, hilft die Urinflasche.

Wohn- und Pflegezimmer

Jeder Mensch hat es gerne schön und gemütlich und seine Lieblingsutensilien um sich, z. B. Bilder, Bücher, Pflanzen. Wenn ein Angehöriger pflegebedürftig geworden ist, dann muss seine Umgebung noch eine weitere wichtige Voraussetzung erfüllen: Sie muss funktional sein. Zum einen für den Pflegebedürftigen selbst – er soll sich trotz Handicap noch so weit wie möglich selbst versorgen können. Aber auch die pflegende Person benötigt optimale Arbeitsverhältnisse. Zudem sind bei einigen Erkrankungen spezielle Anforderungen an die Einrichtung zu bedenken.

PRAXIS

Checkliste zu den Pflegehilfsmitteln

Vor der Anschaffung von Pflegehilfsmitteln sollten Sie die aufgelisteten Fragen beantworten. Ihre Antworten helfen bei der Entscheidung für die Anschaffung bzw. den Einsatz von Hilfsmitteln:

- Welche Schwierigkeiten ergeben sich für die pflegebedürftige Person oder die Pflegeperson?
- Was soll durch das Pflegehilfsmittel erreicht oder verbessert werden?
- Ist der Einsatz durch die räumlichen Gegebenheiten in der eigenen Wohnung auch möglich?
- Kann der Pflegebedürftige bzw. der Pflegende mit dem Hilfsmittel umgehen oder die richtige Handhabung erlernen?
- Bringt das Hilfsmittel für den Pflegebedürftigen und/oder den Pflegenden den gewünschten Nutzen?
- Stellen Sanitätshäuser oder ambulante Pflegedienste die Hilfsmittel leihweise zur Verfügung, um den Nutzen testen zu können?
- Übernimmt die Krankenkasse oder die Pflegekasse die Kosten und haben Sie einen entsprechenden Antrag gestellt?

Sanitätsgeschäfte, ambulante Pflegedienste und Pflegestützpunkte bieten üblicherweise eine Hilfsmittelberatung an. Information und gute Beratung sind für Pflegebedürftige und Pflegende gleichermaßen wichtig. Wenn Sie sich nicht sicher sind, ob das Hilfsmittel auch zur Entlastung führt, vereinbaren Sie, dass es vorerst nur leihweise überlassen wird. Sie sollten sich ausführlich anleiten lassen, wie das Hilfsmittel fach- und sachgerecht eingesetzt wird. Bestehen Sie darauf, dass eine verständliche Gebrauchsanleitung mitgeliefert wird.

Die Umgebung

Oft reduziert sich der Lebensraum eines pflegebedürftigen Menschen auf ein Zimmer innerhalb der Wohnung. Gemeinsam mit dem Pflegebedürftigen sollten Sie dann entscheiden, ob sich dazu das bisherige Schlafzimmer eignet und welche Ausstattung für das Wohlfühlen und die Pflege unverzichtbar sind.

Eine ideale Lösung, die alle Anforderungen erfüllt, wird es nicht immer geben. Bei der Wahl eines Wohn- und Pflegezimmers sind einseitige Entscheidungen zu vermeiden. Vielmehr sollte es zu einem Ausgleich der Interessen und Wünsche aller Beteiligten kommen, bei denen Geborgenheit und Sicherheit für den Pflegebedürftigen, die Belange der Pflege und die Ansprüche der Familienmitglieder berücksichtigt werden. Das gilt auch für die Ausstat-

▼ Nur das Pflegebett zeigt an, dass hier ein Mensch wohnt, der Unterstützung benötigt.

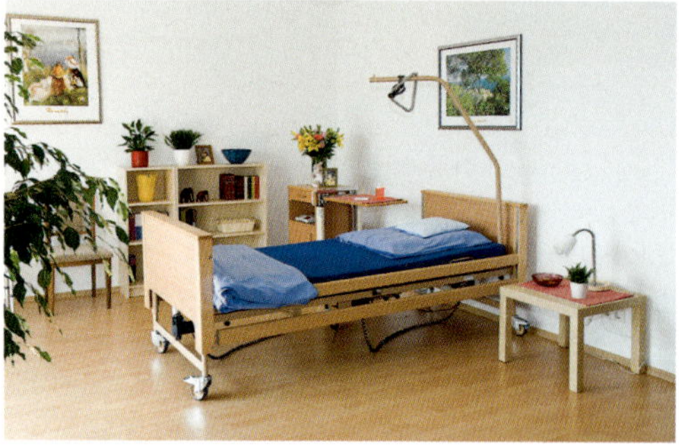

PRAXIS

Beziehen Sie bei der Planung der Umgebung folgende Aspekte ein:

- Gesundheitssituation und Pflegebedürftigkeit: Der Pflegebedürftige sollte die Möglichkeit haben, sich bei Bedarf zurückziehen zu können.
- Für die Nähe des Zimmers zu Bad/WC gilt: Je näher, desto besser.
- Größe des Zimmers: Das Zimmer sollte ausreichend groß sein, damit mit dem Bett und auch dem Rollstuhl manövriert werden kann.
- Entfernung zu Wirtschafts- und Wohnräumen: Die Wege zur Küche und auch zum sozialen Zentrum, dem Wohnzimmer, sollten nach Möglichkeit nicht zu lang sein.
- Integration in das Familienleben: Auch wenn der Pflegebedürftige Ruhe braucht, so wird er es dennoch genießen, dass er vom Leben der Familie möglichst viel mitbekommt.
- Fenster, die Tageslicht hineinlassen und eine Aussicht bieten: Die Fenster sollten möglichst so tief sein, dass ein Ausblick in sitzender Position möglich ist.
- Ist genug Licht da?: Der Raum sollte möglichst hell sein (Tageslicht wird z. B. für Herstellung von Vitaminen gebraucht). Zudem schafft eine helle Lichtquelle auch im dunklen Winter eine Tagesatmosphäre (sie ersetzt jedoch kein Tageslicht. Das ist nur mit speziellen Lampen (siehe Seite 119) zu erreichen. Leselampen gehören an das Bett und neben den Lieblingssessel.
- Heizung: Ideal ist eine Heizung, die bei Bedarf hochgedreht (z. B. zur Grundpflege) und danach schnell wieder auf Zimmertemperatur reguliert werden kann.

tung des Zimmers. Behaglichkeit und Funktionalität der Einrichtung schließen sich nicht gegenseitig aus. Wenn Sie den pflegebedürftigen Angehörigen in Ihre Wohnung aufnehmen möchten, ist es wichtig, einzelne vertraute Möbel, Bilder, Fotos oder seine Erinnerungsstücke und Lieblingspflanzen mitzunehmen. Auch für das Wohn- und Pflegezimmer gilt, dass eine ausreichende Bewegungsfläche unverzichtbar ist.

Raumtemperatur Ältere und pflegebedürftige Menschen mögen es gerne behaglich warm mit einer Temperatur zwischen 22 °C und 25 °C. Fragen Sie Ihren Angehörigen nach seinen Wünschen.

Standort des Bettes

Die Stellung des Bettes soll die Selbsthilfefähigkeiten des Pflegebedürftigen unterstützen. Es bestehen unterschiedliche Möglichkeiten, das Bett aufzustellen. Entscheiden Sie, wo ein Einzelbett am günstigsten im Raum steht.

Denken Sie daran, dass
- Zugluft vermieden werden muss,
- das Pflegebett nicht so steht, dass direkt die Sonne darauf scheint und den Pflegebedürftigen blendet,

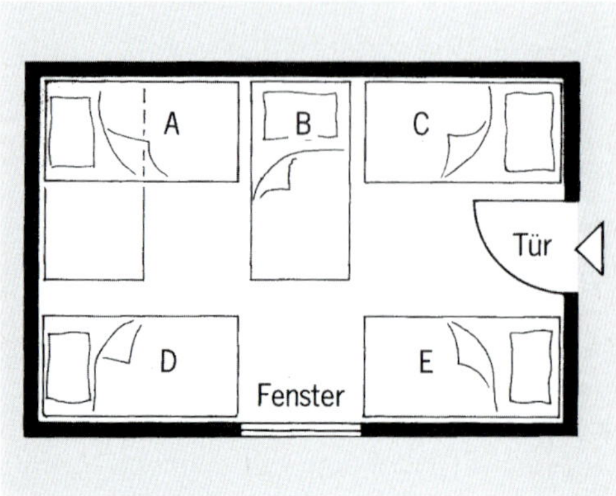

▲Um die beste Stellmöglichkeit für das Bett zu finden, helfen Absprachen und Ausprobieren ...

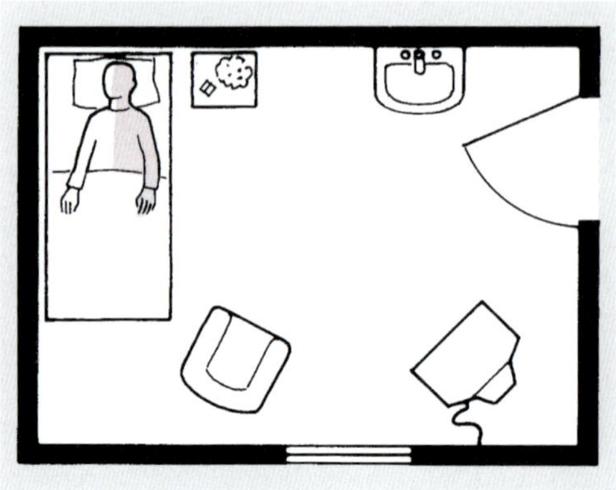

▲ Eine Variante zeigt diese Zeichnung, in der alles einen guten Platz hat.

- der Pflegebedürftige, sollte er noch selbstständig aufstehen können, dies auf seiner gewohnten Seite tun kann,
- der Pflegebedürftige eintretende Personen sehen kann,
- ein Ausblick aus dem Fenster möglich ist,
- das Gefühl der Geborgenheit (Eckstellung des Bettes) erreicht wird oder
- bei Schwerpflegebedürftigkeit das Bett von beiden Seiten zugänglich ist.

Herausforderungen bei Halbseitenlähmung

Eine besondere Situation ergibt sich bei Pflegebedürftigen mit halbseitiger Lähmung. Sie neigen dazu, die mehr betroffene Körperseite aus dem »Blick« zu verlieren. Es fällt ihnen nicht leicht, mit Gegenständen und Personen, die sich auf der mehr betroffenen Körperseite befinden, Augenkontakt aufzunehmen. Wenn Sie das Bett und die übrigen Einrichtungsgegenstände richtig anordnen, unterstützen Sie damit die Rehabilitation.

Richten Sie dazu das Bett und die Möbel nach dem Pflegeprinzip des Bobath-Konzepts (siehe Seite 103) ein: Der Bett-Tisch steht auf der mehr betroffenen Körperseite, damit der Pflegebedürftige mit der beweglicheren Hand über seine Körpermitte greifen muss, um beispielsweise ein Glas Wasser, ein Taschentuch, das Telefon oder ein Buch zu nehmen. Auch den Platz für Bilder und Fotos an der Wand, für Gegenstände, die für den Pflegebedürftigen von besonderem Interesse sind, für das Fernsehgerät und den Besucherstuhl sollten Sie an der mehr betroffenen Körperseite ausrichten. Dadurch werden Impulse zur Aktivierung der Fähigkeiten angeregt.

Das Pflegebett

Moderne Pflegebetten haben nur noch wenig mit den sterilen Krankenhausbetten gemein. Es gibt sie in unterschiedlichen Farben und aus unterschiedlichen Materialien. Darüber hinaus bieten sie Hilfsmittel wie Bettseiten (Gitter), die zum einen sichern und zum anderen die Beweglichkeit erhöhen. Denn der Pflegebedürftige kann sich daran festhalten und die Position ändern. Auch sind Pflegebetten eine große Erleichterung für die pflegende Person, allein schon deshalb, weil sie in der Höhe verstellt werden können.

Vorteile eines Pflegebettes

Auf der Abbildung sehen Sie, dass ein gutes Pflegebett nicht nur höher ist als normale Betten, sondern die Liegefläche sich in der Höhe verstellen lässt. So kann sie den Bedürfnissen der Pflegebedürftigen beim Aufstehen und Hinlegen und bei Pflegemaßnahmen der Körpergröße der Pflegeperson angepasst werden. Wie wichtig diese Funktion auch für die Pflegeperson und die rückenschonende Arbeitshaltung ist, können Sie auf Seite 110 nachlesen.

Ein weiterer Vorzug ist die geteilte Liegefläche, die ein bequemes Liegen und Sitzen im Bett unterstützt. Ein gutes Pflegebett hat eine fast gleich große Aufteilung der Liegefläche für Kopf- und Fußteil. Dadurch wird der Oberkörper beim Aufrichten in der Hüfte gebeugt und der Rücken stabilisiert. Das Sitzen fällt leichter, die Atmung ist besser und unnötige Rückenschmerzen durch eine Stauchung im Brustbereich werden vermieden. Das verstellbare Beinteil kann die Beine entstauen.

Meist erfolgt die variable Einstellung des Bettes über einen Elektromotor, den Pflegebe-

▼ Ein modernes Pflegebett passt sich gut in ein wohnliches Zimmer ein.

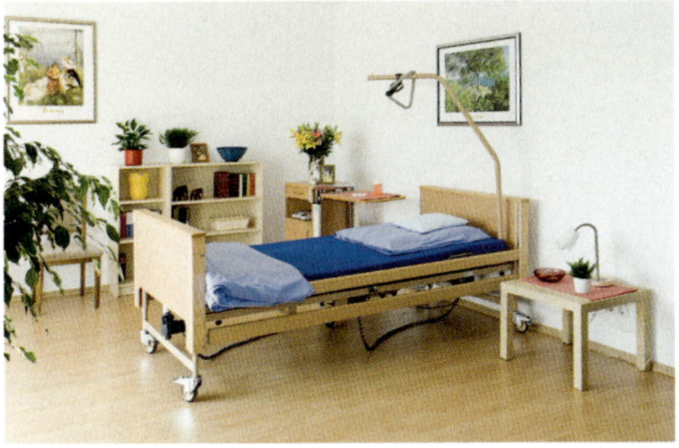

> **WISSEN**
>
> **Elektronik schützen!**
>
> Antriebsmotor, Steckerverbindungen und die Handschaltung des Pflegebettes sollten vor Nässe geschützt werden. Wenn Sie an einem der Kabel Beschädigungen wahrnehmen, trennen Sie das Pflegebett vom Stromnetz und verständigen sofort den Verleiher. Zur Sicherheit der Pflegebedürftigen sind elektrische Pflegebetten regelmäßig zu warten. Die Funktionsprüfung bezieht den Netzanschluss, die Kabel, den Antriebsmotor, das Bettgestell und die Seitengitter ein.

dürftige mit einer Fernbedienung auch selbst betätigen können. Es ist vorteilhaft, wenn das Pflegebett mit Rädern ausgestattet ist. Der Standort kann aus der Eckstellung ohne Mühe für einen pflegegerechten Zugang von beiden Bettseiten verändert werden. Außerdem lassen sich an einem Pflegebett bei Bedarf leichter Seitengitter und andere Hilfsmittel anbringen. Und so ist auch eine Fahrt auf die Terrasse möglich.

Zubehör zum Pflegebett

Pflegebetten können mit unterschiedlichem Zubehör ergänzt werden. Für Pflegebedürftige, die sich überwiegend im Pflegebett aufhalten, wird entsprechend ihrer Fähigkeiten nützliches Bettzubehör empfohlen.

Nachttisch

Zum Pflegebett gehört selbstverständlich auch ein passender Nachttisch. Er ist in der Höhe dem Pflegebett angepasst, steht auf Rollen und verfügt über eine herausklappbare Bett-Tischplatte. Sie sollte in der Höhe verstellbar sein, dann ist zusätzlich auch eine Schrägstellung der Tischplatte als Buchstütze möglich. Einige Hersteller bieten als Zubehör zum Pflegebett auch ein Serviertablett zum Auflegen auf die Seitengitter an.

Seitenteil

Moderne Pflegebetten verfügen über absenkbare Bettseiten, die Pflegebedürftige vor einem Herausfallen aus dem Bett sichern können. Sie sollten beachten, dass der Gebrauch der »Seitengitter« nur auf Wunsch oder mit dem Einverständnis von Pflegebedürftigen erlaubt ist. Das Hochziehen der Bettseiten ohne Zustimmung des Pflegebedürftigen wird juristisch als widerrechtlicher Entzug der Bewegungsfreiheit verstanden, die einer gerichtlichen Genehmigung bedarf. Sprechen Sie über die Vorteile der Bettseiten mit Ihrem Angehörigen, sofern er sie ablehnt. Argumentieren Sie, dass die Bettseiten die Sicherheit erhöhen und auch die Beweglichkeit im Bett fördern, denn der Pflegebedürftige kann sie als Stützen einsetzen.

Aufrichter

Ein Aufrichter (auch Bettbügel genannt) mit Haltegriff soll die Selbstständigkeit und Mobilität im Bett unterstützen. Bei Pflegebedürftigen mit einer Halbseitenlähmung darf kein Bettbügel eingesetzt werden, da durch den Einsatz der Muskeltonus erhöht und damit die Mobilität eingeschränkt wird.

Eine spezielle Strickleiter, die am Fußende des Bettes befestigt wird, eignet sich zum Aufrichten im Bett häufig besser.

▼ **Der Aufrichter sieht aus wie eine Strickleiter, er hilft dem Liegenden beim Aufsetzen.**

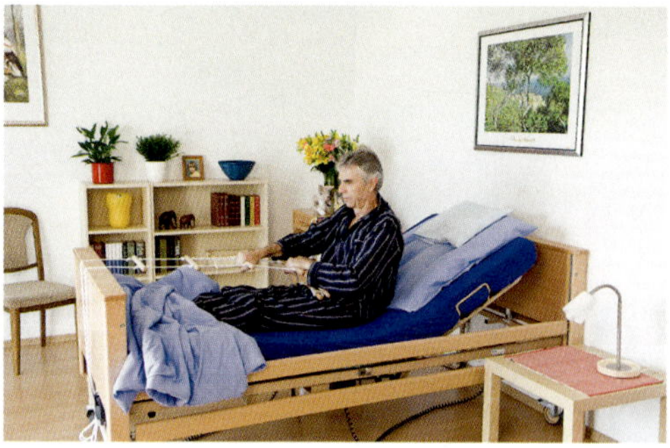

Fußstütze oder Bettverkürzer

Eine Fußstütze soll verhindern, dass kleinere Menschen im Bett nach unten rutschen. Ohne eine Fußstütze käme es beim Aufrichten des Kopfteils zu einer unangenehmen Beugung der Wirbelsäule. Eine Fußstütze erleichtert auch das Sitzen im Bett. Bewegliche Fußstützen haben den Vorteil, dass die Fuß-, Bein- und Rückenmuskulatur trainiert werden. Außerdem wirkt sie einem Spitzfuß (siehe Seite 255) entgegen. Einen ähnlichen Erfolg können Sie mit einem festen Kissen oder Sofapolster am Fußende erreichen.

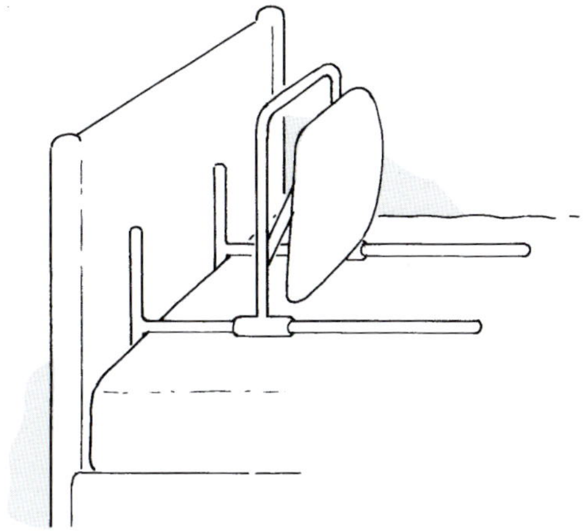

▲ Stufenlos verstellbar sind Fußstützen, sie verbessern auch die Mobilität im Bett.

Das Pflegebett mit seinem Zubehör gehört zu den Hilfsmitteln, die über die Pflegekasse leihweise zur Verfügung gestellt werden. Das setzt eine Anerkennung der Pflegebedürftigkeit (siehe Seite 41) oder eine Bestätigung durch den Medizinischen Dienst der Krankenversicherung (siehe Seite 54) voraus.

Das improvisierte Pflegebett

Emotionale Gründe führen manchmal zur Ablehnung eines Pflegebettes (»Ich möchte in meinem eigenen Bett schlafen, ich bin doch kein Kind, das Gitter braucht.«). Hier sind dann Kompromisse gefragt, die individuelle Wünsche und Pflegebedürfnisse in eine Balance bringen. In dem Fall können Sie das eigene Bett als improvisiertes Pflegebett ausbauen und bei der Pflege Ihrem Angehörigen beweisen, dass ein »richtiges« Pflegebett vorzuziehen ist. Vor allem auch, weil es Ihnen die Arbeit erleichtert.

Manchmal muss auch nur die Zeit bis zur Bereitstellung eines Pflegebettes überbrückt werden. Betten lassen sich durch entsprechende Hilfsmittel pflegegerecht gestalten. Mit einem speziellen Betteinsatz kann auch ein normales Bett in ein höhenverstellbares Bett umgerüstet werden. Mit stabilen Holzklötzen unter den Bettfüßen ist ebenfalls eine bessere Arbeitshöhe am Bett zu erreichen. Eine Bettleiter und eine Rückenstütze helfen beim Aufrichten und Sitzen.

Als Hilfsmittel für Lagerung eignen sich durchaus auch hauseigene Kissen. Um den Rücken in Seitenlage zu stabilisieren, können Sie auch eine Wolldecke beziehen und sie als Stütze zusammenrollen.

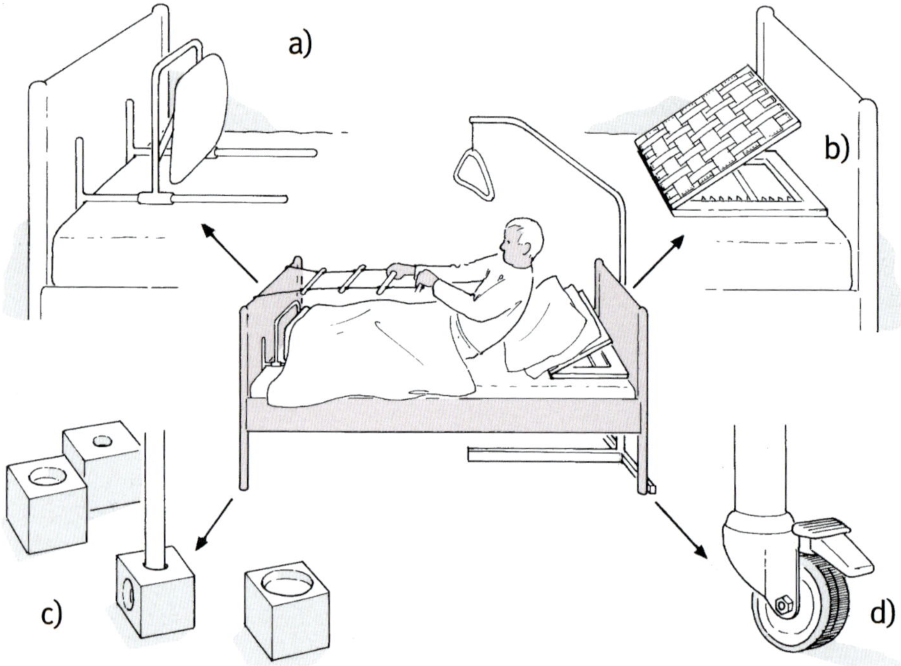

▲ Zu sehen sind: a) Fußstütze, b) höhenverstellbares Kopfteil, c) Holzblöcke zur Betterhöhung d) Rollen mit Bremsen.

Das Pflegebett richtig ausstatten

Eine gute Matratze reduziert die Gefahr von Problemen durch das Liegen. Für leichte Personen eignen sich weichere Matratzen. Für Menschen mit Bandscheibenproblemen oder mit einem erhöhten Körpergewicht empfehlen sich festere Matratzen. Sie dürfen jedoch nicht so fest sein, dass die Funktion des elektrischen Antriebs gestört wird. Bei immobilen Pflegebedürftigen ist eine Spezialmatratze gegen Dekubitus angezeigt (siehe Seite 242). Bei Inkontinenz (siehe Seite 280) wird das Pflegebett durch einen wasserabweisenden Matratzenschutzbezug und mit Bettschutzeinlagen geschützt. Diese Hinweise zeigen, dass der Pflegebedürftige und seine individuelle Situation Einfluss auf die Ausstattung des Pflegebettes haben. Wenn Sie unsicher sind, beziehen Sie einen Pflegedienst oder die Pflegeberatung in die Entscheidungen ein.

▼ Die meisten Pflegebetten sind über eine Handbedienung stufenlos verstellbar.

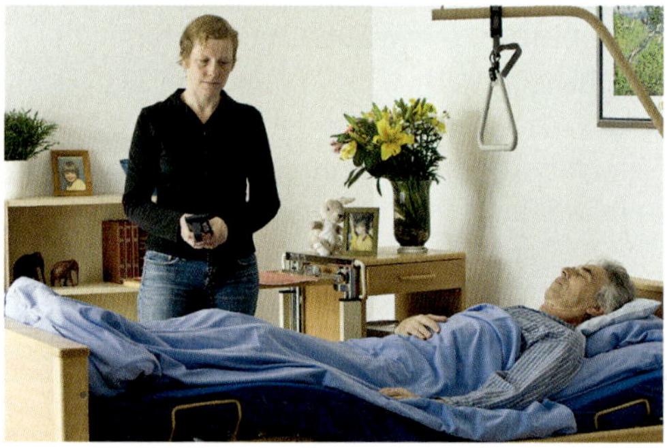

Ausstattung des Pflegebettes

Zu einer normalen Ausstattung eines Pflegebetts gehören:

- zwei Kopfkissen zum Abstützen von Schultern und Lendenbereich,
- ein Stützkissen zur Unterstützung des Kopfes,
- ein Stecklaken zum Fixieren des Bett-Tuchs und zur Entlastung beim Waschen,
- waschmaschinengeeignete Bettwäsche, bei Inkontinenz aus kochfester Baumwolle,
- eine leichte Decke, die nicht auf die Füße drückt und sie überstreckt (Spitzfußprophylaxe, siehe Seite 255).

Spannbett-Tücher eignen sich als Matratzenüberzug besser als ein Bettlaken, weil sie nicht so leicht verrutschen und dadurch weniger Falten bilden. Sie sollten darauf achten, dass Matratzenschutzbezug, Bett-Tuch und Bettschutzeinlage trocken und faltenfrei sind, um Wundliegen vorzubeugen

Bei Verwendung eines Gummituchs als Matratzenschutz sollten Sie darauf achten, dass es durch ein Stecklaken/eine Unterlage völlig bedeckt wird. Sonst entsteht durch den direkten Kontakt mit dem Gummi ein feuchtes Milieu, das die Haut aufquellen lässt. Das begünstigt einen Dekubitus (siehe Seite 236).

▼ Diese Lagerung hält den Oberkörper mobil, die Arme sind frei beweglich.

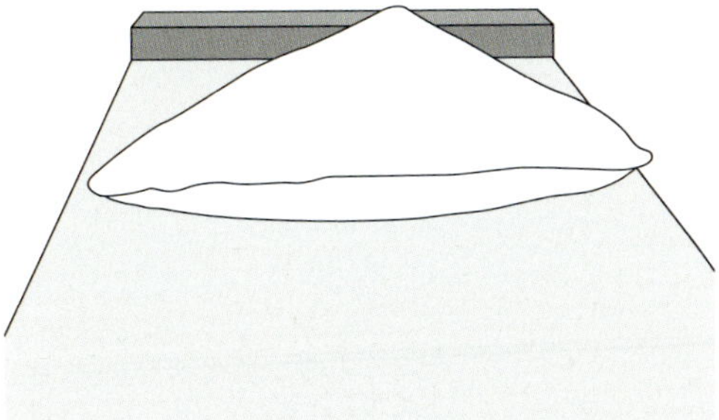

Liegevarianten mit Kissen

Durch Abwechslung in der Lage und Gestaltung der Kissen können Sie für den Pflegebedürftigen das Liegen im Bett bequemer gestalten. Probieren Sie selbst aus, welche Vor- und Nachteile die jeweilige Kissenlage mit sich bringt und lassen Sie den Pflegebedürftigen entscheiden, welche Variante er für die Zeit bis zum nächsten Aufschütteln wünscht.

Für die erste Variante benötigen Sie nur ein gut gefülltes Federkissen und ein kleines Stützkissen für Kopf und Nacken. Nach dem Aufschütteln stecken Sie einen Zipfel in die diagonal gegenüberliegende Ecke. So erhalten Sie ein Dreieck. Die Spitze liegt unter dem Kopf, die Längsseite bis an den Lendenbereich. Den Kopf stützen Sie zusätzlich mit dem kleinen Stützkissen.

Bei der zweiten Variante benötigen Sie zwei Kissen in Größe 80 x 40 cm. Sie können diese auch aus herkömmlichen Kopfkissen gestalten, indem Sie die zwei Zipfel einer Seite in die gegenüberliegenden Ecken stecken. Diese Kissen legen Sie wie ein Dach in das Bett ein. Die Spitze dieses »Kissendaches« stützt den Kopf und die Längsseiten unterstützen Schultern und Rücken.

▼ Diese Lagerung fördert auch die Belüftung der Lungen.

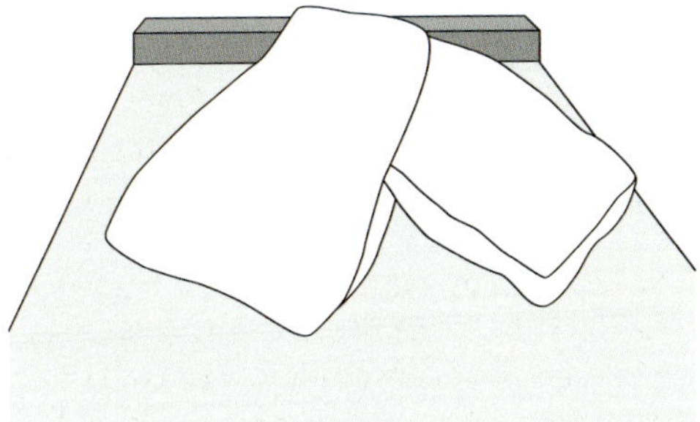

PRAXIS

Aufschütteln und Einlegen der Kissen

Zum besseren Auflockern der Federn fassen Sie das Kissen an zwei gegenüberliegenden Ecken und schütteln Sie die Federn aus den Ecken; dabei kommt es darauf an, viel Luft zwischen die Federn zu bringen. Die Federn der einzelnen Kissen werden nach unten geschüttelt.

Möchte der Pflegebedürftige auf dem Rücken liegen, dann wird das untere Kissen so eingelegt, dass die Federn den Lendenbereich, die Federn des oberen Kissens Schultern und Kopf stützen können.

Beim Einlegen der Kissen achten Sie darauf, dass die Knopfleisten der Kissen oder der Reißverschluss seitlich gelegt werden. Damit vermeiden Sie Druckstellen.

Das kleine Kissen soll den Kopf des Kranken stützen.

Auch bei der Ausstattung des Pflegebettes sind die Gewohnheiten des Pflegebedürftigen von Bedeutung. Wenn er gewohnt ist, mit einer Nackenrolle oder einem Spezialkissen zu schlafen, dann lassen Sie ihm seine guten Erfahrungen.

Stürzen vorbeugen

Jeder kann stürzen. Im Alter besteht jedoch ein deutlich erhöhtes Sturz- und Verletzungsrisiko. Denn: Um das Gleichgewicht halten zu können, müssen Bein- und Rumpfmuskulatur mit den Gleichgewichts- und Sinnesorganen ständig Korrekturen bei der Ausrichtung im Raum vornehmen. Wenn aber Seh- und Gleichgewichtsfähigkeit sowie Muskelkraft im Alter nachlassen, besteht eine erhöhte Gefahr, zu stürzen. Zu Hause sowie in fremder Umgebung. Beugen Sie dem vor.

Wo die Sturzgefahren lauern und was Sie dagegen tun können

Stürze von älteren Menschen führen oft zu Verletzungen und Knochenfrakturen, die im Krankenhaus behandelt werden müssen. Ihre Knochen sind poröser. Wer im Alter gestürzt ist, fürchtet sich, dass sich Stürze wiederholen. Viele ältere Menschen entwickeln eine Fallangst, die sie inaktiv und sehr vorsichtig werden lässt. Darunter leidet die Selbstständigkeit und Agilität im täglichen Leben. Ein Teufelskreis! Aber: Balance und Muskelkraft lassen sich auch im Alter verbessern und trainieren (siehe Seite 17).

Häufige Ursachen für Stürze sind
- Probleme mit der Balance,
- eingeschränkte Bewegungsfähigkeit,
- Erkrankungen, die die Beweglichkeit einschränken (z. B. Morbus Parkinson, Schlaganfall, Multiple Sklerose, Demenz),
- Sehbehinderungen,
- Erkrankungen, die zu kurzen Ohnmachts- und Schwächeanfällen führen können wie
  - Unterzuckerung,
  - schwacher Kreislauf nach dem Aufstehen,
  - Herzrhythmusstörungen,
  - Epilepsie,
- Veränderungen bei der Ausscheidung wie plötzlicher Harn- oder Stuhldrang, die den Betroffenen zu schnell zur Toilette treiben,
- die Angst vor Stürzen – z. B. weil ein anderes Ereignis nicht lange zurückliegt – die die Bewegung verändert, vorsichtiger macht und so erneute Stürze provozieren kann.
- Medikamente, z. B. Beruhigungsmittel, Psychopharmaka, die die Reaktionsgeschwindigkeit beeinflussen.

Beugen Sie Stürzen vor durch Fitness

Balance, Kraft und Koordination können mühelos trainiert werden. Wichtig ist auch, ausreichend zu trinken, damit der Kreislauf stark ist. Vermeiden Sie und Ihre Angehörigen möglichst gefährliche Situationen. Helfen Sie sich besser gegenseitig, als dass Sie versuchen, alles allein hinzubekommen.

Zu den häufigsten Gefahrenquellen gehören ...

Oft sind es also nicht nur die äußeren Bedingungen wie Teppiche, glatter Boden, Türschwellen oder schlechtes Schuhwerk (siehe Seite 67), die zu Stürzen führen. Die Ursachen liegen häufiger im Menschen selbst und seiner verringerten Fähigkeit zur sicheren Fortbewegung. Äußere Umstände verstärken dann die Gefahr, zu stürzen. Deshalb ist es wichtig, eine Sturzgefährdung zu erkennen und dann die möglichen Quellen zu beseitigen.

- **Möbel:** Zu viele Möbel auf kleinem Raum machen sicheres Durchkommen schwierig. Vor jedem Möbel sollte 1,2 m Platz sein. Sind die Stühle kippfest und sind die Möbel stabil genug, dass sich ein Mensch darauf abstützen könnte? Trennen Sie sich von dem einen oder anderen »wackeligen« Möbel, auch wenn es schwerfällt.
- **Treppen:** Sind die Stufen rutschsicher und besitzen die Treppen Handläufe? Mit geringem Aufwand lassen sich Treppenstufen mit rutschfesten Belägen oder Gummistreifen sicherer machen. Blumen und Dekorationsstücke sind nichts für Treppenabsätze. Sind die Treppenstufen gut ausgeleuchtet? In der Ruhe liegt die Sicherheit: Vermeiden Sie, Treppen in Eile hinunter- und hinaufzugehen und sorgen Sie dafür, dass die Sicht auf die Stufen nicht behindert ist.
- **Beleuchtung:** Sind die Lichter in Ihrer Wohnung hell genug und sind die Lichtschalter gut zu erreichen, sodass Gehen in dunklen Räumen nicht nötig ist? Wenn im Haushalt jemand nachts schnell zur Toilette muss, dienen Nachtlichter in den Steckdosen der besseren Orientierung. Leuchten mit Bewegungsmeldern, die sich automatisch einschalten, sind hilfreich.
- **Teppiche:** Teppiche gehören zu den Stolperfallen, wenn sie nicht rutschfest befestigt sind oder die Kanten sich nach oben wölben. Doppelseitiges Klebeband und Antirutschmatten bringen Sicherheit.
- **Telefonkabel und Verlängerungskabel:** Kabel mit Klebeband befestigen. Sicherer ist es, wenn Sie zusätzliche Steckdosen oder Schalter installieren lassen. Fernschaltungen sind hierbei sinnvolle Ergänzungen.
- **Stuhl als Steighilfe:** Nicht auf Stühle und Hocker steigen! Bewahren Sie sichere Steighilfen und Stufenleitern so auf, dass sie bei Bedarf ohne Mühe hervorgeholt werden können.
- **Badezimmer:** Nasse Füße machen Wanne und Fliesen zur »Rutschbahn«. Wasserlachen und Spritzer von Duschgel, Badezusätzen oder Körperlotion sollten Sie sofort aufwischen. Legen Sie sich Handtücher und Dusch- oder Badeutensilien griffbereit hin. Haltegriffe, Duschhocker oder Antirutschmatten leisten wichtige Dienste (siehe Seite 65).
- **Kleidung:** Vermeiden Sie zu lange Hosen oder Röcke, über die der Pflegebedürftige stolpern kann. Achten Sie darauf, dass die Schuhe richtig und fest sitzen.
- **Aufbewahrung:** Gegenstände, die der Pflegebedürftige regelmäßig benötigt, sollten sich in Möbeln etwa auf Brusthöhe befinden. So muss er sich nicht so oft bücken oder auf Leitern steigen.

Weitere Tipps zur Gestaltung eines sicheren Umfelds finden Sie auf Seite 62.

Trainieren Sie Muskelkraft und Reaktionsfähigkeit

- Wer rastet, der rostet. Arbeiten Sie an sich selbst und mit Ihrem Angehörigen zusammen daran, den vermeidbaren Auswirkungen des Alterns entgegenzuwirken. Auf Seite 17 finden Sie entsprechende Anregungen.
- Nutzen Sie die Anforderungen des Alltags. Gehen Sie zusammen mit dem Pflegebedürftigen in der Wohnung von Zeit zu Zeit im Storchengang (Knie bei jedem Schritt so hoch wie möglich ziehen). Wer Rechtshänder ist, sollte sich bemühen, manche Tätigkeiten, mit »links« zu machen: Zähneputzen, Haare kämmen, Trinken oder Essen und Greifen von Gegenständen. Das fördert die Koordinationsfähigkeit.

Vermeiden Sie Flüssigkeitsmangel

Bei nachlassendem Durstgefühl besteht die Gefahr von Flüssigkeitsverlust (siehe Seite 193). Zu wenig Flüssigkeit im Körper beeinträchtigt auch die mentale Leistungsfähigkeit. Die Konzentration sinkt und das Unfallrisiko steigt. Die empfohlene tägliche Trinkmenge von 1,5 Litern sollten Sie unbedingt einhalten (siehe Seite 194).

Schulen Sie die Wahrnehmung

Sicheres Gehen und Stehen setzt gutes Sehen voraus, weil gutes Sehvermögen ein wichtiger Informationskanal für die Wahrnehmung der eigenen Körperstellung und für die Kontrolle der Körperhaltung ist. Lassen Sie bei sich und Ihrem Angehörigen Seh- und Hörfähigkeit von Zeit zu Zeit überprüfen. Gutes Sehen und Hören erhöht die Sicherheit. Auch Hindernisse und Gefahren können besser wahrgenommen werden.

Halten Sie das Gleichgewicht

Gleichgewichtsstörungen können z.B. durch Herz-Kreislauf-Erkrankungen verursacht werden. Ein regelmäßiger Gesundheitscheck im Alter ist deshalb wichtig. Auch Medikamente und ihre Wechselwirkungen haben Folgen, besonders Beruhigungs- und Schlafmittel können zu Schwindel führen (siehe Seite 118). Sprechen Sie darüber mit Ihrem Arzt.

Vermeiden Sie Eitelkeit und Überforderung

Denken Sie an rutschfeste Schuhe. Schuhe sollten dem Fuß einen sicheren Halt bieten, vor allem an der Ferse. Wenn Ihr Angehöriger in der Wohnung ohne Schuhe läuft, dann bitte barfuß oder mit rutschfesten Strümpfen; Vorsicht bei Diabetes (siehe Seite 278).

Niemand sollte den Gebrauch von Gehhilfen aus Eitelkeit ablehnen. Gehhilfen wie Stock oder Rollator können die Gehsicherheit verbessern (siehe Seite 71). Sie vergrößern die Stand- und Gehfläche und erleichtern, das Gleichgewicht zu halten. Auch Greifzangen können helfen (siehe Seite 77).

Geben oder holen Sie sich Unterstützung bei gefahrvollen Aufgaben wie Gardinen ab- und aufhängen, Glühlampen wechseln und Reinigungsaufgaben an hohen Regalen und Schränken.

Wenn Ihr Angehöriger schon leichte Stürze ohne Folgen hinter sich hat oder besonders sturzgefährdet ist, sollten Sie über das Tragen von Hüftprotektoren nachdenken. Das sind Schutzhosen mit Schalen oder Polstern, um die Kraft des Aufpralls auf die Hüftgelenke zu mindern.

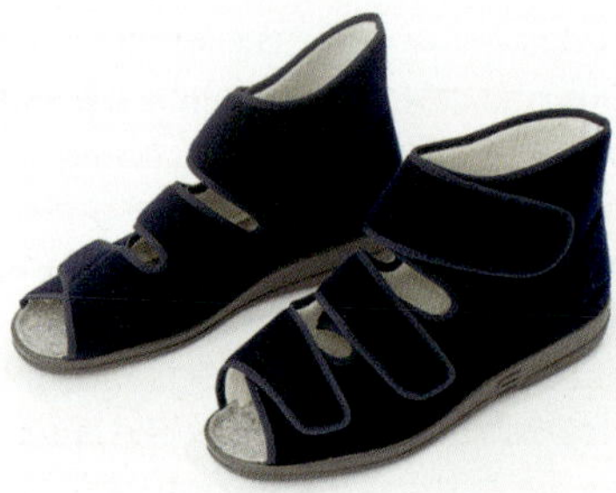

▲ Klettverschlüsse sorgen für exakten Sitz.

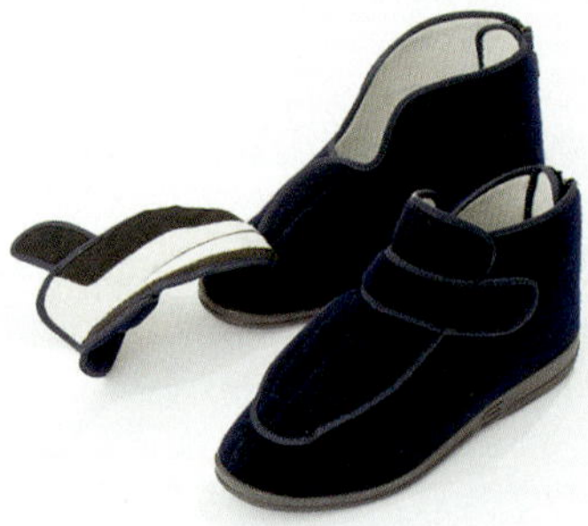

▲ Geschlossene Schuhe geben sicheren Halt.

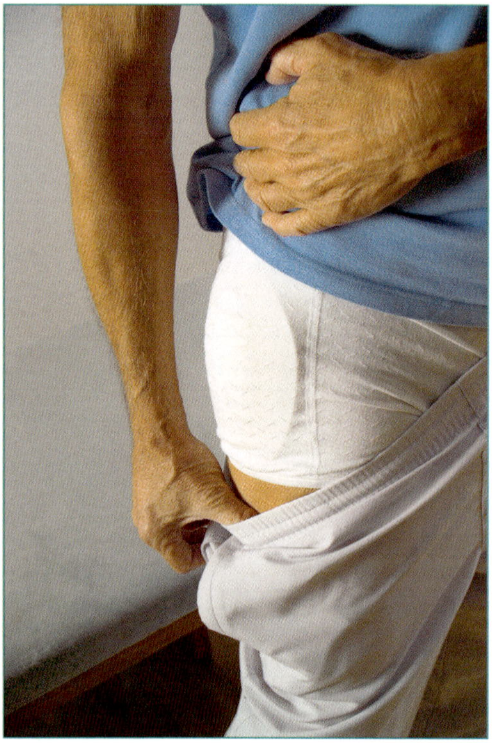

▲ Hüftprotektoren sind recht unauffällig und passen unter (fast) jede Hose.

Erste Hilfe nach Sturz

Stürze sind trotz aller Vorsorge nie ganz auszuschließen. Eine Vorbereitung auf einen solchen Notfall ist für den Ernstfall hilfreich. Mit einer richtigen Ersthilfe gelingt es häufig, lebensbedrohliche Sturzfolgen zu vermeiden:

- Verschaffen Sie sich einen Überblick über die vitalen Lebensfunktionen, dazu gehören Atmung (siehe Seite 231) und Puls (siehe Seite 228).
- Prüfen Sie das Bewusstsein der gestürzten Person: Sprechen Sie ihn an und fragen Sie, was passiert ist. Wenn der Gestürzte darauf nicht antwortet, und auch nicht auf Schütteln an der Schulter oder am Handgelenk reagiert, ist er ohne Bewusstsein.
- Rufen Sie sofort den Notarzt – Telefonnummer 112!
- Ist der Gestürzte bewusstlos, lagern Sie ihn auf die Seite und strecken Sie den Kopf. So wird das Atmen erleichtert und möglicherweise erbrochene Speisereste können aus dem Mund fließen.
- Wenn es blutende Wunden gibt, decken Sie diese ab und sorgen bei starken Blutungen mit einem Druckverband oder Druck durch die Hand für Blutstillung. Blutungen an Arm oder Bein können Sie durch Hochhalten

der Extremität positiv beeinflussen. Platzwunden sollten von einem Arzt behandelt werden.

- Wenn der Gestürzte bei Bewusstsein ist, beruhigen Sie ihn und fragen Sie nach Schmerzen. Wenn er über Schmerzen klagt, lassen Sie ihn am Boden liegen und decken Sie ihn zu. Lagern Sie den Kopf auf einem kleinen Kissen. Verständigen Sie den Arzt oder den Rettungsdienst.
- Bei Verletzungen am Rücken bitte möglichst nicht umlagern. Wenn zu den Schmerzen auch Empfindungsstörungen (Kribbeln, Taubheit) an den Händen und Füßen kommen, besteht der Verdacht auf eine Verletzung der Wirbelsäule.
- Schmerzen, Schwellungen, unnatürliche Lage von Arm oder Bein und eine eingeschränkte Beweglichkeit können auf einen Knochenbruch hindeuten. Aber auch bei Stauchungen oder Zerrungen zeigen sich ähnliche Symptome. Lagern Sie die betroffene Extremität so, dass der Gestürzte wenig oder keine Schmerzen hat. Mit einer Handtuchrolle oder einer Decke können Sie Arm oder Bein umpolstern und so stabilisieren.
- Bis zum Eintreffen des medizinischen Notdienstes kontrollieren Sie Atmung, Hautfarbe im Gesicht und an den Lippen, und das Bewusstsein.
- Beim Sturz auf den Kopf kann es zu Bewusstseinstrübung oder Zeichen einer Gehirnerschütterung wie Kopfschmerzen, Erbrechen und Müdigkeit kommen. Eine Eiskompresse lindert den Schmerz. Verständigen Sie den Arzt.
- Begleiten Sie den Gestürzten ins Krankenhaus oder zum Arzt.

wichtig

Am besten nicht erst, wenn Sie einen Pflegebedürftigen zu Hause versorgen, aber spätestens dann, sollten Sie einen Erste-Hilfe-Kurs belegen, um im Notfall helfen zu können.

Nach dem Sturz wieder auf die Beine kommen

Bei Pflegebedürftigen besteht eine besondere Gefahr, dass sie stürzen. Um selbstständig wieder aufstehen zu können, sind folgende Handlungsschritte hilfreich.

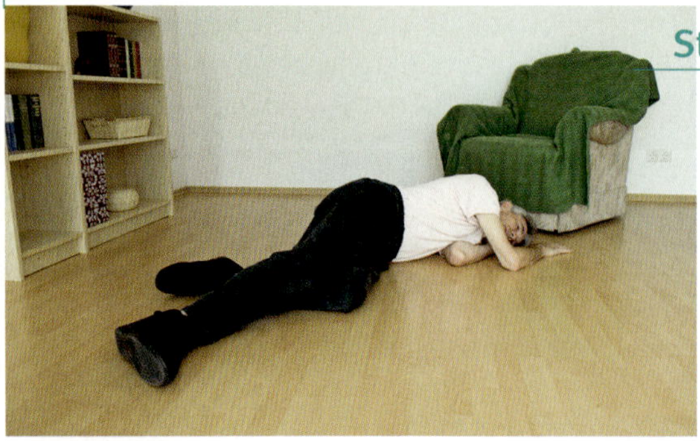

Step 1

Wenn der Pflegebedürftige auf dem Rücken liegt, muss er sich auf die Seite drehen. Er streckt einen Arm nach oben, winkelt das gegenüberliegende Bein an und greift mit dem Arm über seinen Körper. Er rollt sich so weit zur Seite, dass das angewinkelte Knie den Boden berührt. Er zieht beide Arme wieder unter den Kopf und Oberkörper.

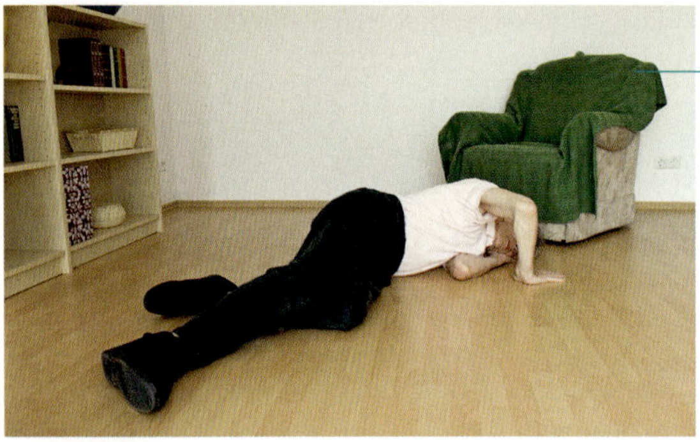

Step 2

Mit der Hand des oben liegenden Arms stützt er sich auf.

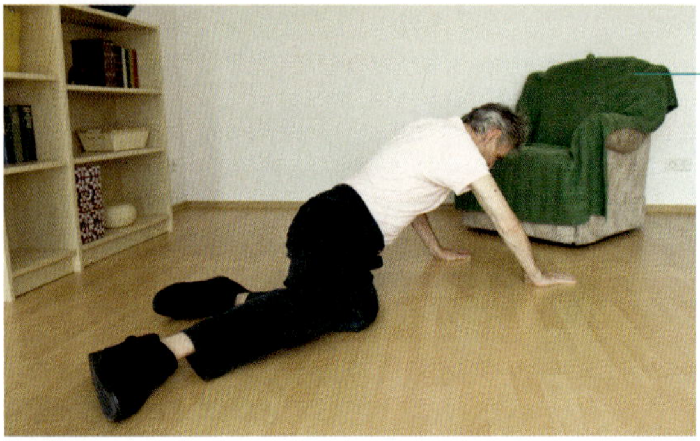

Step 3

Der Gestürzte drückt sich mit der Handfläche vom Boden ab und richtet sich mit dem Oberkörper leicht auf. Er zieht gleichzeitig den ausgestreckten Arm zum Körper hin, bis Unter- und Oberarm einen rechten Winkel zum Oberkörper bilden, und verlagert darauf sein Körpergewicht.

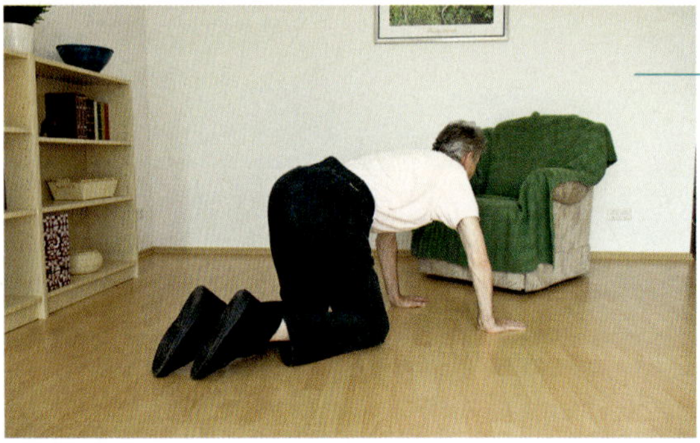

Step 4

Er dreht die Handfläche zum Boden, drückt sich mit beiden Händen in einer leichten Drehbewegung in der Hüfte vom Boden ab und kommt auf beide Knie: Der Körper lastet auf Knien und Händen. Er bewegt sich auf allen Vieren in Richtung eines Sessels oder Stuhls. Dort stützt er sich zunächst auf die Sitzfläche und bringt sein Gewicht auf die Knie.

Step 5

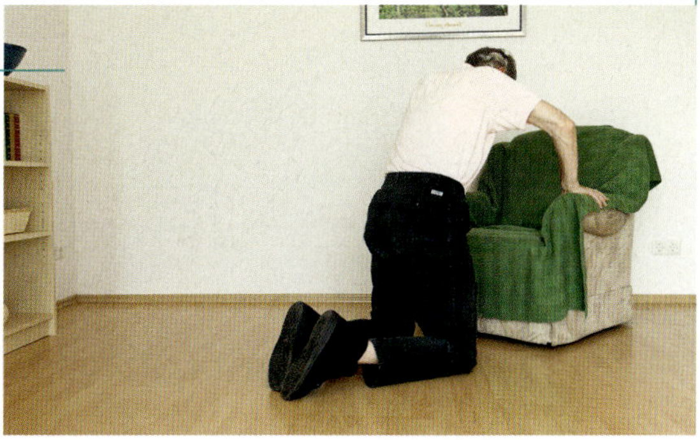

Der Gestürzte greift nun auf die Armlehnen um und bringt den Oberkörper weiter in die aufrechte Position.

Step 6

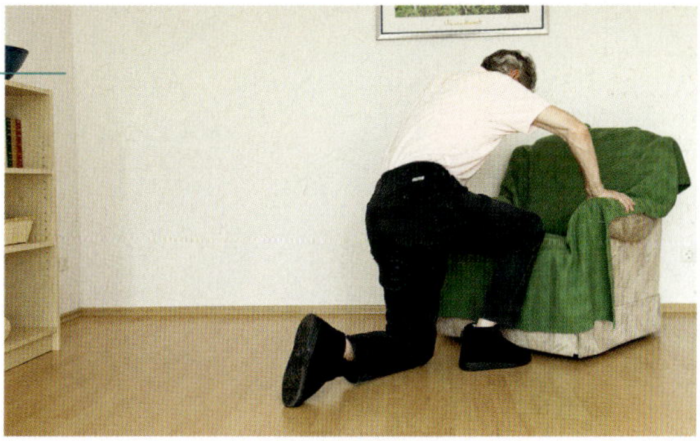

Er richtet den Oberkörper auf, zieht ein Bein unter den Körper und stellt einen Fuß auf den Boden.

Step 7

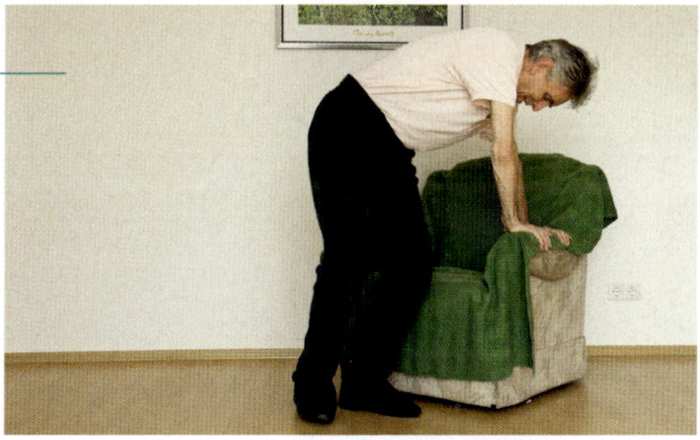

Der Gestürzte stößt sich mit dem auf dem Boden stehenden Fuß ab und bringt auch das andere Bein unter den Körper. Er steht nun leicht gebeugt vor dem Sessel oder Stuhl. Er wählt eine Armlehne aus, auf die er auch die zweite Hand stützen möchte. Dabei beginnen Oberkörper und Gesäß bereits, sich leicht in den Sessel zu drehen.

Step 8

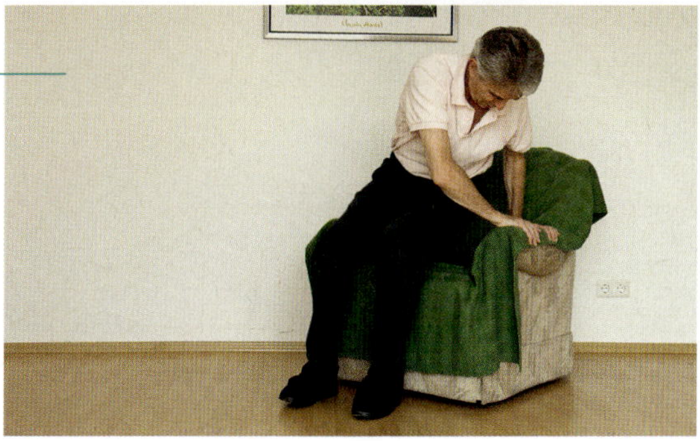

Der Gestürzte dreht sich weiter in den Sessel hinein, dabei kann er sich mit einer Hand auf der Sitzfläche des Möbels abstützen.
Wenn der Pflegebedürftige sich auf allen Vieren zum Bett hinbewegt, hat er noch eine weitere Variante. Er stützt beide Hände auf das Bett und schiebt dann den ganzen Körper auf das Bett. Nun kann er sich auf die Seite oder den Rücken legen.

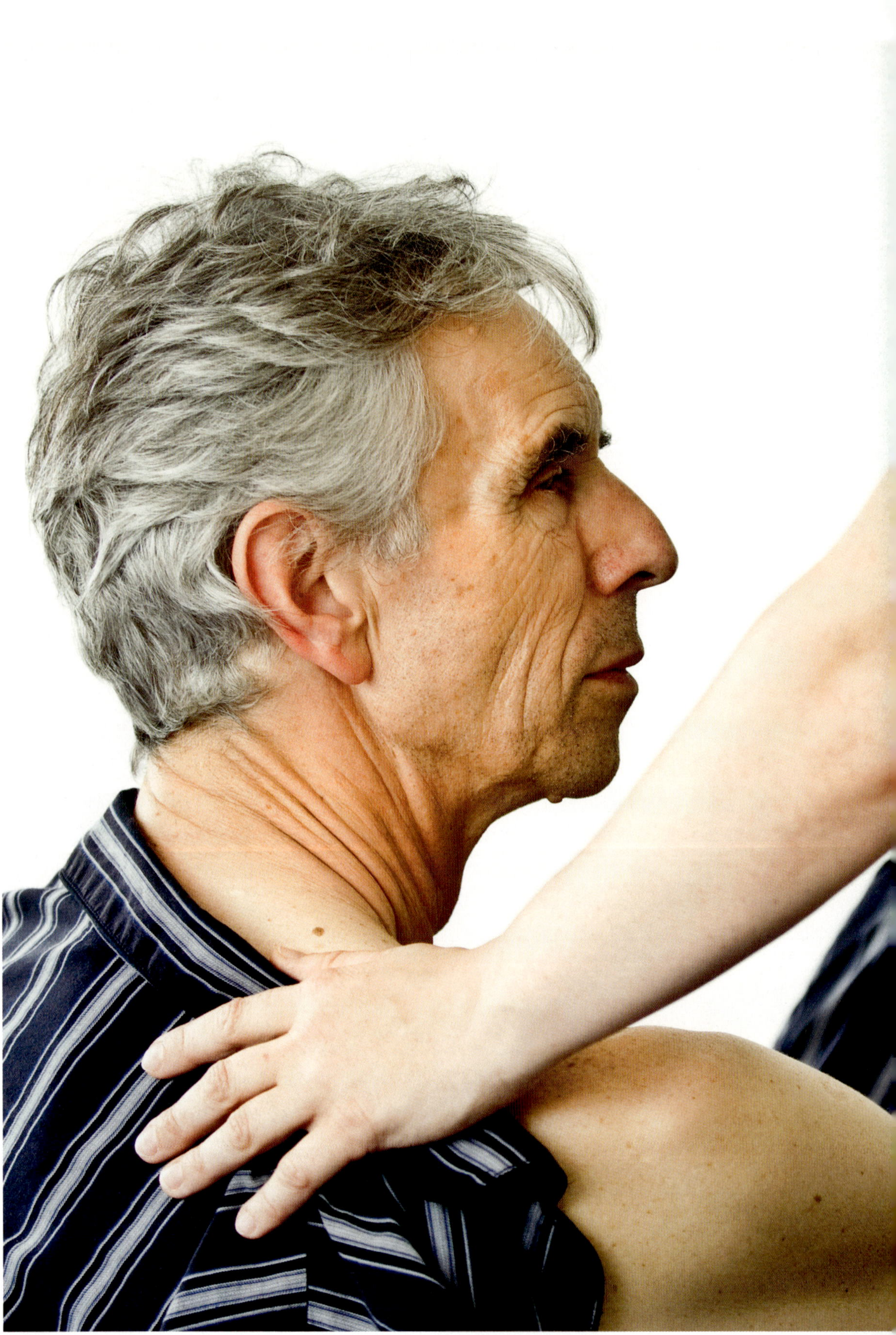

Gemeinsam pflegen

Wenn sich die Lebenssituation so ändert, dass ein Familienmitglied pflegebedürftig wird, so müssen sich alle Beteiligten auf eine neue Situation einstellen. Auch die Beziehungsgefüge ändern sich – sie sollten aber nie zu mehr körperlicher und geistiger Abhängigkeit führen als nötig. Verschiedene Pflegekonzepte, gute Planung und persönliche Vereinbarungen helfen dabei, den Pflegealltag für beide Seiten optimal zu gestalten.

Konzepte gemeinsamen Pflegens

Fördern und Fordern sind die beiden Aspekte, die bei einer aktivierenden und für beide Seiten bestmöglichen Pflege eine zentrale Rolle spielen. Krankheit kann Fähigkeiten nehmen – aber sie lassen sich womöglich Schritt für Schritt wiederherstellen. Das Umfeld zu Hause hilft dabei, verschwundene körperliche und geistige Kräfte wiederzuentdecken. Wenn Pflegebedürftiger und Pflegende dabei an einem Strang ziehen, ist das die beste Ausgangssituation.

Interaktive und aktivierende Pflege

Wenn plötzlich Pflegebedürftigkeit auftritt, verändert dies häufig komplett das bis dahin bestehende Beziehungsgefüge in einer Familie oder Partnerschaft. Der Erkrankte kommt möglicherweise direkt aus der Klinik und ist zwar gesundheitlich weitestgehend wiederhergestellt, hat aber viel Selbstständigkeit verloren. Viele Patienten berichten nach einem Klinikaufenthalt, sie hätten den Eindruck gehabt, nicht mehr sie selbst, sondern ein winziges Rädchen in einem riesigen laufenden Uhrwerk gewesen zu sein. Sie haben das Gefühl, dass sie Individualität und Selbstbestimmung – zumindest vorübergehend – vollständig ab- und aufgegeben haben. Häufig sind ehemalige Patienten traurig verstimmt bis depressiv und zeigen wenig Eigeninitiative.

Nun kehren sie zurück in ihr Zuhause, sind aber immer noch nicht so autonom, wie sie es von sich eigentlich kennen. Die sonst für sie alltäglichen Handgriffe übernimmt nun ein anderer. Was vorher schnell erledigt war, ist nun womöglich eine anstrengende und aufwendige Tätigkeit. Fast scheint es, als sei alles »wie in der Klinik«.

Die große Chance der häuslichen Krankenpflege liegt darin, dass sie »alte« Fähigkeiten wieder hervorholen kann (siehe Seite 24). Das erfordert oft viel Motivation – und auch Beharrlichkeit – aufseiten der betreuenden Angehörigen. Gleichzeitig braucht es die Kraft und den Willen des Erkrankten, sich selbst sein Leben zurückzuerobern. Finden Sie es gemeinsam wieder!

PRAXIS

Den gemeinsamen Tagesablauf finden

Wer mit der häuslichen Krankenpflege beginnt, kann – und muss – alles neu organisieren. Begreifen Sie das als Chance. Sprechen Sie mit der Familie und dem Angehörigen darüber, wie alles am besten zu regeln ist. Versuchen Sie, Ihre individuellen Lösungen zu finden, mit denen alle gleich gut zurechtkommen – der Langschläfer wie auch der Frühaufsteher, der begeisterte Koch wie auch der leidenschaftliche Karten- und Gesellschaftsspieler. Wer besetzt wann das Bad am Morgen? Alle haben das gleiche Mitspracherecht. Das klappt vielleicht nicht direkt am ersten Tag, aber nach einer Weile sicher.

Wenn der Erkrankte nach Hause zurückkehrt, geben Sie ihm Zeit, sich in der neuen Umgebung zurechtzufinden:

- Wenn er zunächst nur sein Pflegezimmer bezieht, rücken Sie Bett, Möbel, Blumen und Fernseher so lange hin und her, bis (dem Erkrankten) alles passt (siehe Seite 82).
- Lassen Sie – wenn gewünscht – die Tür auf. Jeder sinnliche Reiz (Geräusche, Düfte) belebt das Gehirn und treibt zu Aktivität an. Stellen Sie die Lieblingssendung im Fernsehen oder Radio ein, reichen Sie die Tageszeitung durch – ob der Pflegebedürftige sie liest oder nicht. Schaffen Sie einfach das Angebot. Achten Sie nur darauf, dass Fernseher und Radio nicht den ganzen Tag laufen. Denn sonst verlieren sie ihren »reizvollen« Wert.
- Leben Sie Ihr Leben weiter: Lachen Sie, streiten Sie, lassen Sie die Kinder toben. Dämpfen Sie nicht alles Leben im Haus ab, weil der Pflegebedürftige eingezogen ist.
- Haben Sie die Umgebung in der Wohnung verändert (siehe Seite 65), zeigen Sie ihm alles Schritt für Schritt: Handläufe, Lichtschalter. Sagen Sie nicht: »Das Gerät hilft Dir dabei …« Sondern sagen Sie: »Guck mal wie praktisch! Hätten wir das doch schon gehabt, als ich den Fuß gebrochen hatte.« Versuchen Sie also nicht nur die Hilfebedürftigkeit, sondern die Möglichkeiten in den Vordergrund zu stellen.

Beobachten, Fordern und Fördern

Wenn sich Ihr Angehöriger in der neuen Umgebung zurechtfindet, dann beginnen Sie mit dem Fordern und Fördern. Das Ziel ist, so viel Autonomie herzustellen wie möglich. Vielleicht wird Ihr Angehöriger bereits wieder Lebensfunken spüren und sich selbst jeden Tag antreiben. Wenn Sie also bemerken, dass er beispielsweise selbstständig getrunken hat, fordern Sie ihn auf, es auch mit dem selbstständigen Essen zu probieren – und wenn es für den Anfang nur das Dessert ist. Beobachten Sie Ihren Angehörigen und wenn Sie Fortschritte bemerken, überlegen Sie, was als Nächstes getan werden kann.

Falls er weiterhin antriebs- und lustlos bei der Pflege »einfach nur mitmacht«, beginnen Sie die Regeln festzulegen. Jede Beziehung hat feste Regeln, das ändert sich auch mit Eintreten der Pflegebedürftigkeit nicht! Ein Regelwerk schützt Sie auch davor, bei der Pflege überfordert zu werden (siehe Seite 25). Oft verhalten sich pflegende Angehörige überfürsorglich: Sie neigen dazu, dem Pflegebedürftigen alles aus der Hand zu nehmen. Aber das hilft ihm nicht bei der Entwicklung und Wiederentdeckung seiner Fähigkeiten.

Setzen Sie sich zusammen für ein Gespräch und überlegen gemeinsam:

1. Was hat der Erkrankte verlernt (selbstständig essen, selbstständig im Bett bewegen, aufstehen, gehen, lesen)?
2. Ihr Angehöriger überlegt, was er zuerst wieder trainieren möchte, welche Fähigkeiten oder Unabhängigkeiten er am meisten vermisst. Sie machen das ebenso (Sie

PRAXIS

Aktivierend pflegen

Manchmal sind es viele kleine Schritte, die die Selbstständigkeit wiederherstellen. Deshalb kann ein Ablaufplan sehr detailliert sein. Zum Beispiel:

1. Das Gesicht mit einem Waschlappen selbst waschen,
2. das Gesicht und die vordere Seite des Oberkörpers selbst waschen,
3. Gesicht, Oberkörper selbst waschen und Zähne putzen.

Manchmal geht es natürlich auch viel schneller.

überlegen, was Ihnen den Alltag erleichtern würde). Gleichen Sie die Listen ab und erstellen einen Plan.

3. Sie erstellen einen Ablaufplan, z. B.: In der ersten Woche üben wir dies, in der Woche darauf etwas anderes usw. Sofern Physiotherapeuten ins Haus kommen, unterrichten Sie sie darüber. Dann werden sie ihre Übungen darauf abstimmen.

Wenn Sie nach einer Weile merken, dass Ihr Angehöriger immer wieder einen Aufschub verhandelt (»Ich kann das noch nicht so gut, lass uns noch eine Woche mit der nächsten Übung warten«), Sie aber den Eindruck haben, dass Ihr Angehöriger gut zurechtkommt, dann versuchen Sie einmal, einen Vertrag aufzusetzen. Den Vertrag unterschreiben beide Seiten, das macht die Vereinbarung häufig verbindlicher. Denn dieses Vorgehen sind die meisten Menschen aus dem bisherigen Leben einfach so gewohnt.

PRAXIS

Hartnäckig bleiben!

Wenn Ihr Angehöriger eine Tätigkeit beherrscht hat, sie nun aber plötzlich nicht mehr ausführen möchte (»Nein, heute kann ich mich nicht alleine im Bett hochziehen«), geben Sie nicht direkt nach. Sagen Sie: »Das hast Du doch gestern noch gut gekonnt! Versuch es bitte erst einmal selbst weiter.« Unterstützen Sie ihn nur so viel wie unbedingt nötig.

Therapeutische Pflegekonzepte

Verschiedene Erkrankungen fordern bestimmte Pflegekonzepte. Bei einem Schlaganfall soll das Bobath-Konzept Spastiken reduzieren und die Beweglichkeit fördern. Mit der Basalen Stimulation wird das Gehirn stimuliert und trainiert – jedes Geräusch, jeder Duft ist eine Information für das Gehirn! Die Kinästhetik ist eine Technik, die natürliche Bewegungen nachahmt. Das hat zwei Vorteile: Der Erkrankte kann darüber verlorene Mobilität zurückgewinnen und die Pflegenden lernen, mit wenig Kraft viel zu bewegen.

Das Bobath-Konzept

Das Bobath-Konzept ist ein Therapiekonzept, das zur pflegerischen Behandlung von Menschen mit Erkrankungen des zentralen Nervensystems eingesetzt wird (z. B. nach Schlaganfall, bei Multipler Sklerose). Die Erkrankten leiden häufig darunter, dass sie Lähmungen mit Spastiken ausbilden. Bei einer Spastik sind Muskeln dauerhaft angespannt, was zu einer Fehlstellung etwa der Beine, Arme, Hände oder des Kopfes führt. Das kann schmerzhaft sein, beeinträchtigt die Beweglichkeit stark und kann Gelenkversteifung (siehe Seite 255) zur Folge haben. Das Ziel der Bobath-Pflege ist:

- Spastiken zu reduzieren oder vermeiden,
- das Wiedererlernen von »normalen« Bewegungsmustern (Schlaganfallerkrankte neigen dazu, die stärker betroffene Seite durch die mobilere Seite zu ersetzen und alle Aktivitäten darüber zu erledigen, was wiederum die Entstehung von Spastiken fördert, siehe Seite 272, 182),
- die Wahrnehmung der Umwelt und des eigenen Körpers zu normalisieren,
- die Gesichts-, Schluckmotorik zu schulen, um die Schluckfähigkeit zu erhalten oder wiederzugewinnen.

Auch das Bobath-Konzept soll – wie alle therapeutischen Konzepte in der Pflege – die Selbstständigkeit möglichst wiederherstellen. Denn die Nervenzellen des Menschen sind immer in der Lage, Neues zu lernen, respektive Verlorengegangenes wiederherzustellen – und auch nach einem Schlaganfall wieder so weit zu kommen, dass beide Körperhälften möglichst gut zusammenspielen.

Das Bobath-Konzept ist sehr umfänglich und es betrifft alle Bereiche: Das Bewegen im Bett, die Lagerungen, das Essen. Lassen Sie sich am besten in der Klinik in das Bobath-Konzept einweisen und besuchen Sie Pflegekurse, die mittlerweile von Volkshochschulen und Sozialverbänden angeboten werden.

wichtig

Praktizieren Sie Bobath im Alltag: Beziehen Sie in alle Aktivitäten die stärker betroffene Seite mit ein!

Dennoch gibt es einige Aspekte, die Sie bei der Pflege generell beachten können, damit die mehr betroffene Seite (hemiplegische Seite) so oft wie möglich stimuliert wird.

Zimmergestaltung

- Stellen Sie das Bett so in den Raum, dass die gelähmte Seite des Patienten zur Tür zeigt. So muss der Erkrankte seinen Kopf oft zur stark betroffenen Seite drehen und kann sie nicht ignorieren.
- Stellen Sie den Nachtschrank an die Bettseite, auf der die bewegungseingeschränkte Seite des Körpers ist. Denn dann muss der Betroffene – wenn er nach einem Becher oder seinem Buch greifen möchte – sich immer auf die stärker betroffene Seite neigen. Stellen Sie auch Uhr und Fotos immer auf diese Seite.
- Auch den Standort des Fernsehers sollten Sie an der stärker betroffenen Körperseite ausrichten.

Verhalten

- Wenn Sie an das Bett herantreten oder Ihren Angehörigen ansprechen, machen Sie das immer von der stärker betroffenen Seite. Nehmen Sie dabei immer Augenkontakt auf.
- Wenn Sie sich an das Bett setzen, um die Hand zu halten oder etwas vorzulesen, dann machen Sie das auf der hemiplegischen Seite.
- Auch bei der Grundpflege oder dem Speisenanreichen stehen Sie auf der stärker betroffenen Seite. Ermuntern Sie Ihren Angehörigen immer, die stärker betroffene Seite in die Aktivitäten mit einzubeziehen und einseitige Belastungen zu vermeiden.
- Führen Sie den Erkrankten beim Gehen ebenfalls immer an der hemiplegischen Seite (siehe Seite 182, 184).

Basale Stimulation

Ein Mensch lebt und bewegt sich, indem er sich an seiner Umwelt misst und sich mit ihr auseinandersetzt: Auge, Ohr und Gehirn regeln das Gleichgewicht, indem sie sich mit der Außenwelt abgleichen. Die Nase riecht Rauch, das Gehirn weiß, das kann Gefahr bedeuten – und löst einen Fluchtimpuls aus. Damit das Zusammenspiel der Sinne mit dem Körper klappt, müssen die Sinne intakt sein. Die Basale Stimulation kommt aus der Frühförderung von Kindern, die mit Behinderungen geboren wurden. Sie ist für Menschen entwickelt worden, deren Sinne aufgrund von Unfall, Erkrankung oder Behinderung schwer beeinträchtigt sind. Dazu gehören:

- desorientierte und demente Menschen
- bewusstlose Menschen (z. B. nach schwerer Hirnschädigung)
- stark bewegungseingeschränkte Menschen (z. B. nach Schlaganfall)
- Menschen mit Behinderungen

Ziel der Basalen Stimulation ist, den geschädigten Sinnen immer wieder Reize anzubieten, die dem Menschen seine Umwelt bewusst machen, und Eigenaktivität und Wahrnehmung zu fördern. So gelingt es manchmal, ihn aus seiner Isolation ein Stück herauszuführen. Das Schwierige an der Basalen Stimulation ist, dass sie kein festes Regelwerk hat, sondern sich als Kommunikation und Auseinandersetzung mit dem betroffenen Menschen begreift. Sehen Sie das für sich als Chance, denn Sie kennen Ihren Angehörigen bereits sehr gut. Setzen Sie Reize und beobachten Sie die Reaktion – auch wenn das manchmal Zeit braucht. Wer sich näher mit der Basalen Stimulation beschäftigen möchte, kann das in Pflegekursen machen. Dort werden auch bestimmte Lagerungstechniken gezeigt.

Berühren Sie bewusst

Jeder Mensch mag Berührungen, sie drücken Zuneigung aus. Für Menschen, die sich über Worte nicht mehr verständigen können, gewinnt die Kommunikation über Nähe besondere Bedeutung. Sie zeigen zudem einem bewusstseinseingeschränkten Menschen z. B. auf, wo die Grenze seines Körpers – die Haut – ist. Deshalb:

- Vermeiden Sie oberflächliche, schnelle, abgehackte Berührungen. Wählen Sie stattdessen ruhige, langsame Berührungen, die Sie mit der flachen Hand ausführen.
- Wenn Sie an das Bett treten, strahlen Sie Ruhe aus, arbeiten Sie nicht hastig. Denn Schnelligkeit ist für einen Menschen mit eingeschränktem Bewusstsein nicht gut zu verarbeiten und löst am ehesten Angst aus.
- Um dem Betroffenen zu signalisieren: »Hallo, ich bin da«, führen Sie am besten ein Ritual, eine Initialberührung ein. Beispiel: Treten Sie an das Bett, sprechen Sie den Betroffenen an und streichen ihm dann immer über die gleiche Körperstelle. Wählen Sie eine Stelle, die am Körperstamm liegt, also etwa Schulter oder Oberarm.

Pflegen Sie stimulierend

- Versuchen Sie, morgens eine stimulierende und abends oder bei Unruhe am Tag eine beruhigende Körperpflege (siehe Seite 172) vorzunehmen. Das stärkt das Körpergefühl und fördert Sicherheit und Wohlbefinden.
- Bieten Sie visuelle oder optische Reize. Hängen Sie Mobiles oder auch Bilder so auf, dass der Betroffene sie im Blickfeld hat. Stellen Sie ab und zu die Musik an, die er sein Leben lang geliebt hat. Auch professionelle Musiktherapie bietet sich für diese Menschen an.
- Wecken Sie den Geschmacks- und Geruchssinn, indem Sie die Kochgerüche in das Zimmer lassen oder Dufter aufstellen. Viele stark bewusstseinseingeschränkte Menschen sind Träger einer PEG (siehe Seite 206) und nehmen über den Mund nichts mehr auf. Sie können die Mundpflege (siehe Seite 179) durchaus manchmal mit den Lieblingsgetränken vornehmen. Oder kleinste Portionen Essen in den Mund geben. Achten Sie dabei nur darauf, dass der Betroffene aufrecht sitzt (siehe Seite 147) und dass Sie ihn, sofern er nicht schlucken kann, die Speisereste wieder aus dem Mund entfernen (siehe Seite 203), damit er sie nicht verschluckt.

Der Hybrid: Kinästhetik ist gut für beide

Im quirligen Alltag nehmen wir die Abläufe unserer Bewegung gar nicht wahr. Es ist selbstverständlich, dass wir gehen und uns umdrehen oder von einem Stuhl aufstehen. Alle diese Handlungen laufen unbewusst ab. Ein Mensch, der bewegungseingeschränkt ist oder für eine längere Zeit war, verlernt diese natürlichen Bewegungsmuster. Ein Ziel der Kinästhetik ist es, ihm diese Abläufe wieder bewusst zu machen. Das hat zwei Vorteile: Der Betroffene gewinnt nach und nach seine (Bewegungs-)Autonomie wieder. Zudem lernt die pflegende Person, sich seiner verbliebenen Fähigkeiten zu bedienen. Sie muss also nicht mehr so viel eigene Kraft aufbringen, um Ihren Angehörigen im Bett zu bewegen oder ihn vom Bett in den Stuhl zu bringen. Das schont den Rücken und die Kraft der pflegenden Person und motiviert den Pflegebedürftigen zu Aktivität.

PRAXIS

Aufstehen aus einem Stuhl

Beobachten Sie sich selbst, wenn Sie von einem Stuhl aufstehen. Sie gehen nicht einfach in die Vertikale, sondern beugen vorher im Hüftgelenk und bringen Ihr Gewicht mit dem Oberkörper so auf die Beine. Auch ein bewegungseingeschränkter Mensch kann bei dieser Bewegung helfen. Sie »heben« ihn nicht einfach aus dem Stuhl, sondern ahmen den natürlichen Bewegungsablauf mit ihm nach. Selbst wenn die Kraft in den Beinen nicht gut ausgebildet ist, geben die Knochen Halt, um beispielsweise den Transfer vom Stuhl in das Bett zu schaffen.

Mithilfe der Kinästhetik können sämtliche für den pflegerischen Alltag wichtigen Handgriffe für beide Seiten gesünder und effektiver gemacht werden: Bewegen im Bett, Aufstehen aus dem Bett, Transfers vom Bett in den Stuhl. Da Kinästhetik sehr viel damit zu tun hat, die Körperschwerpunkte zu verlagern und zu synchronisieren, ist ein Pflegekurs dringend anzuraten. Angebote finden Sie bei Pflegekassen, Sozialstationen, Volkshochschulen oder Wohlfahrtsverbänden. Denn nur wer »spürt«, was die zentrale Idee hinter einer bestimmten Bewegungsausübung ist, wird plötzlich merken, dass die vormals schwere pflegerische Tätigkeit mit den richtigen Handgriffen wie von selbst abläuft.

Pflege planen

Pflege bedeutet, auf Veränderungen zu reagieren. Aber wichtig ist auch, dies strukturiert und planmäßig zu tun. Das gilt im Besonderen, wenn verschiedene Personen und Institutionen in die Pflege mit einbezogen sind. In der professionellen Pflege hat sich bewährt, die Pflegehandlungen in aufeinander abgestimmten Schritten zu gestalten. Dies lässt sich gut auf die häusliche Pflege übertragen und das Vorgehen sichert eine erfolgreiche Pflege, in der die verschiedenen Maßnahmen Teil eines großen Plans sind.

Planvolles Handeln in der Pflege

Die Pflege eines Menschen und dabei auch jede eigene Pflegehandlung kann man als Prozess begreifen. Er läuft Schritt für Schritt ab. Erkennen können Sie das sicherlich in den Unterlagen des ambulanten Pflegedienstes, auch dessen Mitarbeiter werden nach folgendem Prinzip vorgehen:

- Diagnostik: Was ist das Problem? Ist die Haut trocken? Trinkt der Erkrankte eventuell zu wenig?
- Ziel: Was soll erreicht oder verbessert werden?
- Planung: Was können wir tun? Haut pflegen (siehe Seite 240) und für ausreichende Trinkmenge sorgen (siehe Seite 194). Sie vereinbaren zusammen mit den Pflegebedürftigen die Maßnahmen.
- Durchführung: Geeignete Hautpflege besorgen und anwenden. Dem Pflegebedürftigen mehrmals am Tag Trinken reichen und ihn zum selbstständigen Trinken ermuntern. Eventuell eine Flüssigkeitsbilanz (siehe Seite 214) erstellen.
- Auswertung: Haben die Maßnahmen den gewünschten Erfolg gebracht? Wenn nicht, werden Sie über andere Möglichkeiten der Unterstützung nachdenken.

So wird immer wieder ein neuer Prozess in Gang gesetzt, der der Gesundheit des Pflegebedürftigen zuträglich ist. Was an dieser Stelle womöglich akademisch klingt, werden Sie vermutlich alltäglich erleben, weil Sie es intuitiv machen. Beispiel: Wenn Sie eine Hautrötung (siehe Seite 238) sehen, die durch das Liegen entstanden ist, werden Sie die Lagerungsintervalle verkürzen. Allein schon deshalb, weil es logisch ist. Um sich zu vergegenwärtigen, was z. B. bei der Grundpflege zu beachten ist, und um die Handlungsabläufe konkret zu planen, helfen die »W«-Fragen:

- Was ist zu machen: Erfolgt die Körperpflege heute im Bett oder wie kann der Pflegebedürftige bis zum Waschbecken gelangen?
- Wie ist es zu tun: Wie geht es dem Pflegebedürftigen heute? Ist er fit und bereit, bei der Haarwäsche mitzumachen oder hat er vielleicht schlecht geschlafen und möchte er eigentlich seine Ruhe.
- Wann ist es zu tun? Passen Sie die Handlungen dem Tagesablauf von Ihnen und Ihrem Angehörigen an. Die Körperpflege kann z. B. vor oder nach dem Frühstück erfolgen.
- Was wird gebraucht: Stellen Sie die aktuellen Pflege- und auch Hilfsmittel bereit.

Wie Sie die Handlungsschritte dokumentieren können, lesen Sie auf Seite 213.

Pflegehandlungen erlernen

Mit der Zeit werden Sie die Pflegehandlungen sicher und kompetent ausführen. Das gibt auch Ihrem Angehörigen ein Gefühl der Zuverlässigkeit. Der kranke Mensch wird dann eher bereit sein, sich anzuvertrauen und seine Ängste abzubauen oder zu überwinden. Je aufmerksamer die Handlungen ausgeführt werden, desto stärker wird sich der Kranke als Person angenommen fühlen. Schnell sind Sie und Ihr Angehöriger ein eingespieltes Team.

Wenn Sie mit der Pflege beginnen und dabei sind, die nötige Sicherheit zu gewinnen, helfen Ihnen für den Anfang Vorüberlegungen, die die Pflege für Sie einfacher machen. Denn wie bei anderen alltäglichen Arbeiten gliedern sich auch die Pflegehandlungen in Vorbereitung, Durchführung und Abschluss.

Vorbereitung

Bereiten Sie sich selbst vor, indem Sie
- Schmuck und Uhr ablegen,
- Hände waschen,
- ggf. eine Schürze anlegen,
- Schuhe tragen, die standfest sind.

Stellen Sie sich auf den Angehörigen ein, indem Sie
- sich die eigene psychische Verfassung bewusst machen – auch Sie haben gute und schlechte Tage. Reden Sie darüber …
- den Kranken und seine Situation wahrnehmen – wie ist Ihr Eindruck heute? Ist Ihr Angehöriger schon wach oder noch schläfrig? Verschieben Sie die Grundpflege vielleicht noch einen Augenblick?,
- sich nach seinem Befinden erkundigen – Wie geht es Dir heute, fühlst Du Dich wohl? Hast Du gut geschlafen?

PRAXIS

Fähigkeiten fördern

Prüfen Sie alle Handlungen darauf, ob sie vom Kranken selbstständig, mit seiner Unterstützung oder mit Einbeziehung von Hilfsmitteln ausgeführt werden können.

Bereiten Sie die Situation vor, indem Sie
- den Pflegebedürftigen darüber informieren, was Sie vorhaben,
- ihn für die abgesprochenen Pflegemaßnahmen motivieren,
- ihn um mögliche Unterstützung bitten,
- alle Pflege- und Hilfsmittel in Reichweite stellen, z. B.
  - Pflegemittel,
  - Kamm oder Bürste.
  - Zahnbürste und -paste,
  - Leib- und Bettwäsche,
  - Waschschüssel,
  - Salben, Verbandstoffe.

Durchführung

Die einzelnen Pflegemaßnahmen werden ruhig durchgeführt. Sie sind
- an dem Pflegeplan orientiert und sachlich richtig,
- in einer sinnvollen Abfolge geplant,
- auf die Bedürfnisse des Pflegebedürftigen abgestimmt und unterstützen seine noch vorhandenen Fähigkeiten.

Abschluss

Nach der Pflegehandlung
- fragen Sie den Pflegebedürftigen, ob alles erledigt ist oder ob er noch etwas wünscht,
- besprechen Sie mit ihm den weiteren Tagesablauf,
- lüften Sie bei Bedarf das Zimmer,
- räumen Sie Wäsche, Pflege- und Hilfsmittel wieder weg,
- waschen Sie sich selbst die Hände,

- notieren Sie eventuelle Auffälligkeiten, die Sie bei der Körperpflege entdeckt haben in das Pflegetagebuch (siehe Seite 213), um ggf. Arzt und den Pflegedienst zu informieren.

Schaffen Sie einen intimen Raum

Die Versorgung bei der Körperpflege und auch bei den Ausscheidungen berührt die Intimsphäre eines Menschen (mehr dazu Seite 280). Vor allem dann, wenn er vor der Krankheit selbstständig gelebt hat. Wenn Sie ihn versorgen, achten Sie darauf, dass

- Türen und Fenster geschlossen sind und niemand »hereingucken« kann.
- Eine spanische Wand schützt, wenn in einem heißen Sommer das Fenster geöffnet sein muss, der Pflegebedürftige aber vor Blicken von außen geschützt sein möchte.
- Bei der Grundpflege möglichst nur der Bereich des Körpers aufgedeckt ist, der gewaschen werden soll (siehe Seite 172). Alternativ können Sie in Rückenlage ein Handtuch über Oberkörper und Intimbereich legen. In Seitenlage decken Sie damit das Gesäß ab.
- Sie besprechen, ob vor jedem Eintreten angeklopft werden soll.
- Wenn Ihr Angehöriger den Intimbereich noch selbst waschen kann, lassen Sie das zu und verlassen Sie ggf. den Raum.

Rückenschonendes Arbeiten

Wenn die häusliche Krankenpflege übernommen wird, kann die Wirbelsäule durch die ungewohnte Belastung und häufige Beanspruchung Schaden nehmen: Bücken, Heben und Tragen belasten die Knochen. Achten Sie auf Ihre eigenen Reserven, stärken Sie die eigene Kraft und arbeiten Sie so, dass Rücken und auch der Rest des Skeletts geschützt werden. Technik und Hilfsmittel unterstützen Sie dabei, Knochen, Gelenke und Muskeln nicht zu überfordern.

Vorbeugen stärkt den Rücken

Um akute Beschwerden (Ischialgien, »Hexenschuss« oder Bandscheibenvorfälle) und auch chronische Spätfolgen von zu viel körperlicher, respektive falscher körperlicher Belastung zu vermeiden, können Sie vor allem diese drei Maßnahmen ergreifen:

1. Arbeiten Sie rückenschonend.
2. Stärken Sie Ihren Rücken und buchen Sie z. B. einen Kurs in der Rückenschule.
3. Lernen Sie in Kursen Kinästhetik (siehe Seite 105) oder das Bobath-Konzept (siehe Seite 103). Dort erfahren Sie, wie Sie die Pflegehandlungen mit wenig Kraftaufwand bewältigen.

wichtig

Warten Sie mit den Maßnahmen des Eigenschutzes nicht, bis Sie erste Beschwerden wie Rücken- oder Gelenkschmerzen haben. Beugen Sie vor und stärken Sie Ihren Rücken von dem Augenblick an, in dem Sie die Pflege beginnen – am besten sogar noch viel früher.

Folgende Prinzipien gelten generell für rückenschonendes Arbeiten:

- Vermeiden Sie einseitige Belastung.
- Halten Sie den Rücken bei allen Verrichtungen gerade.
- Atmen Sie vor einer kurzen, heftigen Belastung ein und währenddessen aus.
- Bei einer länger andauernden Belastung atmen Sie regelmäßig weiter.
- Achten Sie auf die richtige Ausgangsstellung der Füße.
- Arbeiten Sie »aus den Beinen/aus der Hocke heraus« und niemals ruckartig.
- Spannen Sie während der Belastung Bauch- und Rückenmuskulatur an.
- Bringen Sie das Pflegebett bei Pflegehandlungen immer auf die Höhe, dass die obere Kante der Matratze kurz unterhalb der Leiste steht. So können Sie sich problemlos vorbeugen.
- Setzen Sie nach Möglichkeit Hilfsmittel ein.
- Tragen Sie schwere Lasten möglichst nah am Körper.
- Wenn Sie eine Last eine längere Strecke tragen müssen, öffnen Sie vorher alle Türen, damit vermeiden Sie häufiges Auf- und Absetzen des Gewichts.
- Verteilen Sie das Heben möglichst auf verschiedene Personen.

So arbeiten Sie rückenschonend

Die folgenden Abbildungen zeigen, wie Sie bei Belastungen, die am Pflegebett entstehen, die Wirbelsäule schützen.

Die Pflegeperson, die sich tief über das Bett herabbeugt und somit ihren Schwerpunkt über das Bett verlagert, überstreckt die Wirbelsäule. Dadurch verlagert sie das Gewicht ihres Oberkörpers nur noch auf wenige Druckpunkte. Bereits diese Gewichtsverlagerung wirkt sich belastend auf die Bandscheiben aus.

Wird mit gebeugter Wirbelsäule eine Last angehoben, verstärkt sich der Druck auf die Bandscheiben.

Besonders in der Hauskrankenpflege sind Pflegende immer wieder in Situationen, in denen

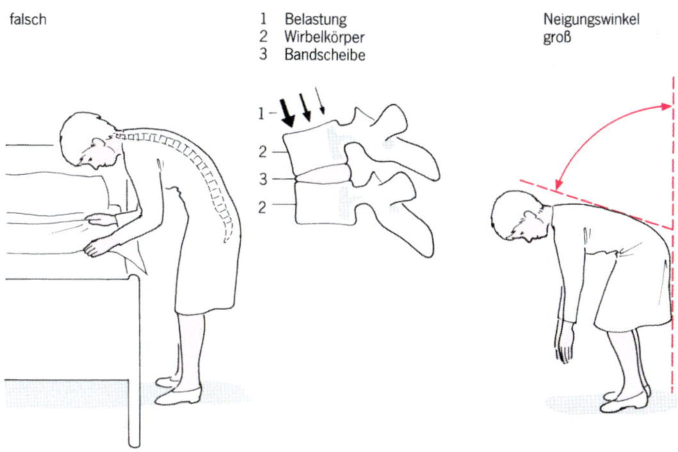

▶ **Vor jeder Handlung kurz die Haltung bedenken!**

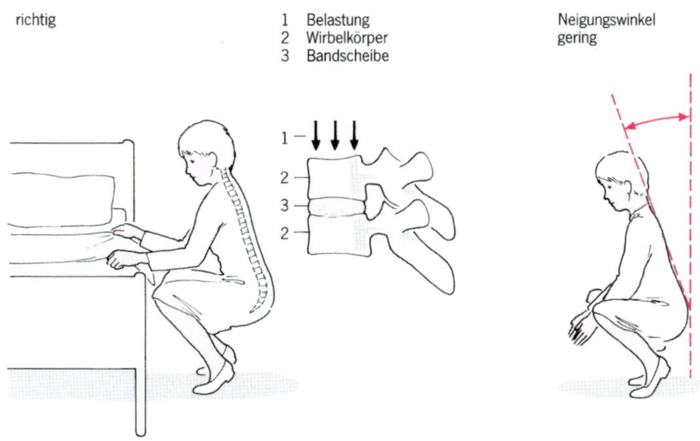

▶ **Bei Knieproblemen evtl. einen Stuhl bereitstellen.**

sie ihre Wirbelsäule überdehnen (z. B. Bett richten, Essen reichen, Heben und Höherlegen sowie Bewegen im Bett). Achten Sie dabei darauf, dass der Rücken gerade bleibt. Wie es optimal aussieht, zeigt die Abb. auf Seite 111: Die Pflegeperson geht beim Richten des Bettes in die Hocke. Der Rücken bleibt dadurch fast in der Senkrechten, die Wirbelsäule wird stärker entlastet und die Bandscheibe geschont. Auf diese Weise kann die Pflegeperson auch den Kranken leichter und rückenschonender bewegen.

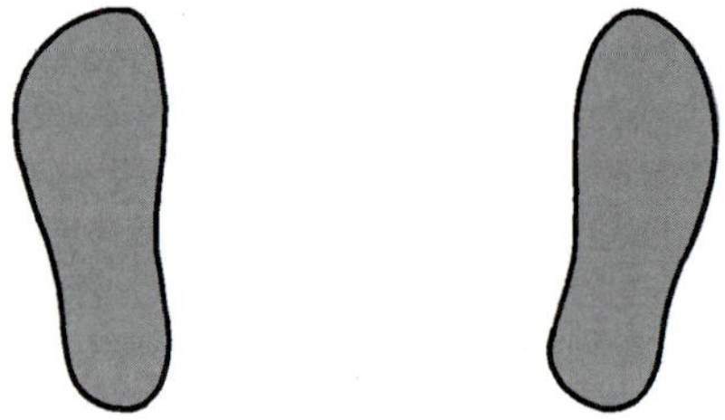

▲ Grätschstellung sichert den festen Stand, z. B. bei Aufrichten und Höherlegen.

Die Fußstellung

Rückenschonendes Arbeiten wird unterstützt durch die jeweils richtige Ausgangsposition. Nehmen Sie bei allen Pflegehandlungen, die dem Aufrichten, Anheben und Höherlegen des Kranken dienen, eine Grätschstellung (Füße etwa hüftbreit aufstellen) ein und stützen Sie sich mit den Knien am Bettrand ab.

Bei der Verlagerung des Körpergewichts kann eine zusätzliche Belastung der Wirbelsäule durch Vergrößerung der Standfläche in Orientierung zur Arbeitsrichtung ausgeglichen werden. Das heißt:

- Verbreitern Sie die Standfläche, indem Sie die Füße weiter grätschen, z. B. beim Heben und Höherlegen.

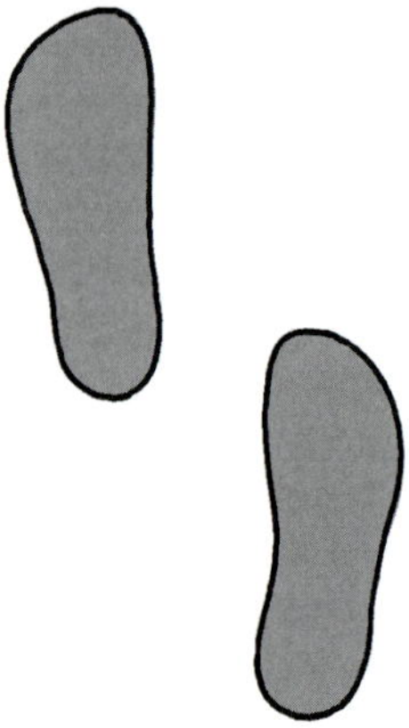

▲ Schrittstellung erlaubt Dynamik in der Bewegung, z. B. Transfers vom Bett in den Stuhl.

- Verlängern Sie die Standfläche durch eine Schrittstellung (nach vorne und hinten versetzt), z. B. beim An- und Auskleiden sowie beim Lagern des Kranken zur Seite.

Mit Übungen können Sie sich entspannen

Auch wenn Sie nach allen Regeln der »rückenschonenden Kunst« arbeiten, manchmal werden sich nach einem langen oder besonders schwierigen Tag die Muskeln und Knochen durch Schmerzen bemerkbar machen. Vielleicht tun Sie bereits etwas für die eigene Entspannung – Yoga, Meditation oder etwas anderes. Schwimmen eignet sich auch sehr gut, um Muskeln zu lockern – denn das eigene Gewicht trägt das Wasser. Atmen Sie aber auch zwischendurch einmal durch und tun Sie etwas für sich. Die folgenden Übungen zeigen Ihnen, wie Sie im Alltag die Muskeln dehnen können.

Entspannung von Nacken, Schultern und Brust

Ausgangsposition: Sitzen Sie aufrecht.

- Drehen Sie den Kopf vorsichtig nach links und wieder zurück in die Ausgangsstellung. Dann drehen Sie den Kopf nach rechts und wieder zurück in die Ausgangsstellung. Spüren Sie, welche Kopfdrehung angenehmer ist.
- Drehen Sie den Kopf zu der Seite, die als angenehmer empfunden haben. Unterstützen Sie mit den Fingern der gleichen Seite den Kopf am Unterkiefer.
- Atmen Sie ein und halten Sie den Atem. Atmen Sie aus und halten Sie eine Atempause von drei bis fünf Sekunden. Wiederholen Sie diesen Atemrhythmus drei- bis fünfmal. Drehen Sie danach den Kopf zurück in die Ausgangsstellung und atmen normal weiter.
- Drehen Sie den Kopf wie bei der Vorbereitung in beide Richtungen. Auf der Seite beginnen, in die Sie die Übung ausgeführt haben. Spüren Sie den Veränderungen nach.

Blockaden im Brustraum lösen

Ausgangsposition: Sie können diese Übung im Sitzen oder im Stehen durchführen.

- Umfassen Sie sich mit beiden Händen in Höhe Ihrer Schultern, als ob Sie sich umarmen wollten. Spüren Sie, ob es für Sie angenehmer ist, wenn der rechte oder linke Arm oben liegt.
- »Umarmung« in der für Sie angenehmeren Armstellung halten und dann führen Sie die Atemzyklen wie bei der ersten Übung aus. Einatmen, drei bis fünf Sekunden den Atem anhalten; Ausatmen drei bis fünf Sekunden Atempause. Wiederholen Sie diesen Atemvorgang drei- bis fünfmal. Danach normal atmen und »Umarmung« lösen.

Entspannung von Schultern und oberer Rückenmuskulatur

Ausgangsposition: Stehen Sie locker und stellen die Füße hüftbreit auseinander.

- Halten Sie die Arme seitlich am Körper. Strecken Sie einen Arm und heben ihn nach oben. Dann führen Sie den Arm über die Ausgangsstellung zurück weiter nach hinten. Bringen Sie danach den Arm wieder in die Ausgangsstellung zurück. Führen Sie diese Übung auch mit dem anderen Arm durch. Spüren Sie den Bewegungen nach und führen die Übung erneut mit dem Arm der entspannteren Seite durch.
- Den Arm ausstrecken und hochheben. In dieser Stellung die oben beschriebenen Atemzyklen durchführen. Danach normal atmen und den Arm senken.
- Strecken Sie beide Arme nacheinander hoch und spüren nach, was sich verändert hat.

Hygiene beachten

Generell gilt das Risiko für Infektionen im eigenen Haushalt als deutlich geringer im Vergleich zur Klinik. Desinfektionsmittel kommen in der häuslichen Krankenpflege dann zum Einsatz, wenn infizierte Wunden verbunden werden müssen, der Pflegebedürftige selbst Träger einer Infektion ist oder aber sein Immunsystem so schwach ist, dass er vor den »normalen« Keimen seiner Umgebung geschützt werden muss.

Hygiene zu Hause

In der heimischen Umgebung ist die Infektionsgefahr nicht so hoch, weil das eigene Immunsystem die mikroskopisch kleinen Mitbewohner seit Jahren kennt und man sich aneinander gewöhnt hat. Deshalb sind in der häuslichen Krankenpflege überwiegend allgemeine Hygieneregeln zu beachten.

Wohn- und Sanitärhygiene

Sorgen Sie für eine allgemein gute Wohnhygiene. Reinigen Sie Flächen und Gegenstände mit Wasser, das mit dem üblichen Haushaltsreiniger versetzt ist. Spezielle Reiniger sind selten vonnöten. Dazu gehören

- Feuchtbereiche z. B. Toilettenbecken, Waschbecken, Waschschüssel,
- Stellen, die von allen häufig angefasst werden, wie Toilettensitze, Türklinken, und Haltegriffe sowie die Arbeitsflächen in der Küche oder das Innere des Kühlschranks,
- Waschlappen und Handtücher. Wechseln Sie sie regelmäßig oder nutzen Sie Einmalartikel. Lappen und Handtücher sollten bei mindestens 60 Grad waschbar sein. Waschmittel, die mit Desinfektionsmitteln versetzt sind, sind nicht routinemäßig nötig.

Lebensmittelhygiene

Auch in der Küche gelten die Regeln der allgemeinen Hygiene:

- Fleisch, Fisch, vor allem Hackfleisch gehört nach Kauf direkt in den Kühlschrank und zügig verarbeitet.
- Waschen Sie sich die Hände vor und nach jedem Umgang mit Lebensmitteln.
- Reinigen Sie alle Arbeitsflächen vor und nach der Speisenzubereitung,

WISSEN

Desinfektionsmittel nicht regelmäßig einsetzen

Setzen Sie nicht ohne Rücksprache mit einem Fachmann Desinfektionsmittel ein, die Sie im Handel erhalten können. Denn bei übermäßigem und vor allem nicht angezeigtem Gebrauch kann es passieren, dass Bakterien gegen die herkömmlichen Mittel eine Resistenz, einen Widerstand, entwickeln. In der Folge sind die Desinfektionsmittel im Ernstfall dann leider nutzlos. Der Vorgang ist ähnlich dem, dass Bakterien gegen Antibiotika Resistenzen entwickeln.

PRAXIS

Wie wäscht man sich die Hände richtig?

Die richtige Methode beim Händewaschen ist sehr wichtig. Seife allein genügt nicht, um die Keime unschädlich zu machen. Erst die Kombination aus Einseifen, Reiben, Abspülen und Trocknen schafft das:
- Die Hände unter fließendem Wasser nass machen.
- Die Hände einseifen, wenn möglich mit Flüssigseife.
- Die Hände reiben, bis es schäumt. Dabei nicht vergessen, den Schaum über den Handrücken, zwischen die Finger, unter die Fingernägel bis zu den Handgelenken zu verteilen.
- Die Hände unter fließendem Wasser gut abspülen.
- Die Hände mit einem sauberen Handtuch trocknen.

- Wechseln Sie regelmäßig Spüllappen und Geschirrtücher,
- Erhitzen Sie Speisen ausreichend.

Persönliche Hygiene

Das Wichtigste bei der Hygiene ist das Waschen der Hände mit Wasser und Seife! Machen Sie das
- vor jeder Pflegehandlung,
- bevor Sie Speisen und Medikamente verabreichen,
- bevor Sie Kontaktlinsen und Zahnprothesen einsetzen,
- nach der Toilettenbenutzung oder Hilfestellung bei den Ausscheidungen,
- nachdem Sie in Kontakt mit Sekreten (Nasensekret, Speichel) und Ausscheidungen (Erbrochenes, Stuhl, Urin) gekommen sind,
- nach Kontakt mit Tieren.

Händedesinfektionsmittel sind im Hausgebrauch nur für besondere Situationen (z. B. Infektionen) vorgesehen. Bei der hygienischen Händedesinfektion gehen Sie vor, wie in der unteren Abbildung gezeigt. Achten Sie vor allem auf die Reinigung zwischen den Fingern sowie die der Nägel. Geben Sie etwa 3–5 ml Lösung in die Hand und verreiben diese zwischen den Händen.

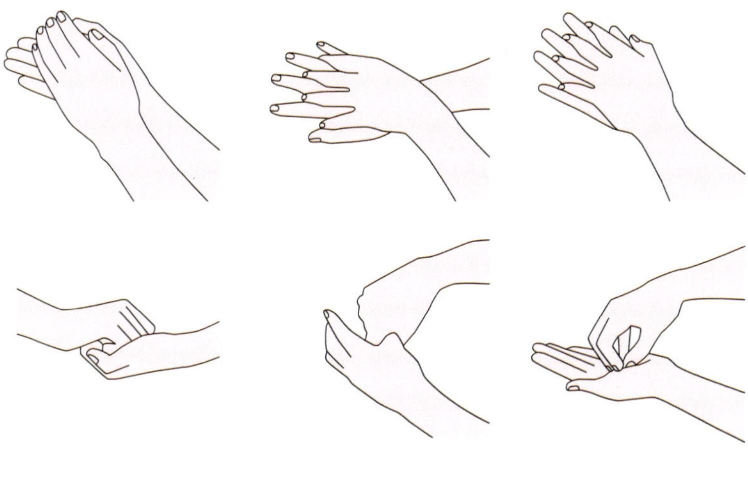

▶ Wer bei der Händedesinfektion diese Schritte befolgt, hat keimfreie Hände.

Entsorgen der Abfälle

Hinsichtlich der Abfälle sind einige Besonderheiten bei der Abfallentsorgung in der Hauskrankenpflege zu beachten:

- Abfälle, die mit Blut, Sekreten und Ausscheidungen behaftet sind, z. B. Wundverbände, Stuhlwindeln, gehören in reißfeste, flüssigkeitsdichte (Abfall-)Beutel. Sie können dann in den normalen Hausmüll gegeben werden. Sie gehören keinesfalls in die Behälter des Dualen Systems (»grüner Punkt«).
- Spitze, scharfe und zerbrechliche Gegenstände (Kanülen, gebrauchte Ampullen) sind in bruch- und durchstichsicheren, fest verschlossenen Behältern zu sammeln. Sie können im Hausmüll entsorgt werden.
- Abgelaufene oder nicht mehr benötigte Medikamente nimmt Ihnen der Apotheker ab.

Hygienische Ausnahmen von den Regeln

Es kann vorkommen, dass bei Ihnen im Haushalt gründlichere Hygienemaßnahmen nötig werden als üblich. Bleiben Sie in dem Fall ruhig und halten Sie sich genau an die Anweisungen des Arztes oder Pflegedienstes. Für verstärkte Hygienemaßnahmen kann es unterschiedliche Gründe geben.

Ihr Angehöriger ist immungeschwächt

Nach oder unter Chemotherapie ist das Immunsystem oft geschwächt. Auch bei anderen schweren Erkrankungen kann es ein, dass Ihr Angehöriger sich schneller an einer Erkrankung ansteckt als gewöhnlich. Vermeiden Sie in dem Fall Kontakt mit Personen, die selbst erkrankt sind. Dazu gehören Erkältungen, aber genauso Menschen, die einen Lippenherpes oder etwa einen Herpes zoster (Gürtelrose) tragen. Kinder mit Kinderkrankheiten sollten dem Pflegebedürftigen fern bleiben, solange sie infektiös sind.

Versuchen Sie, Ihren Angehörigen weiterhin vor Infektionen zu schützen, indem Sie

- Ihre Hände vor jeder Handlung gründlich reinigen, evtl. sogar desinfizieren (nach Rücksprache mit dem Arzt).
- bei Pflegehandlungen Schutzkleidung tragen (Handschuhe, Kittel). So vermeiden Sie eine Keimverschleppung von Ihrem auf den Körper des Angehörigen.
- Sollten Sie selbst an einer Krankheit leiden, die über Tröpfcheninfektion übertragen wird, fragen Sie den Arzt, ob Sie evtl. einen Mundschutz tragen sollen.

Ihr Angehöriger ist infektiös

Wenn Ihr Angehöriger an einer infektiösen Krankheit leidet, halten Sie sich an die Anweisungen des Arztes oder Pflegedienstes. Welche Hygienemaßnahmen sinnvoll sind, hängt von der Art der Erkrankung und ihrem Übertragungsweg ab.

Hat Ihr Angehöriger eine infizierte Wunde, so sollte ein Verbandswechsel immer mit Handschuhen und einem Schutzkittel durchgeführt werden, um eine Keimverschleppung zu vermeiden. Für die Wundversorgung werden Sie Einmalmaterial erhalten, das Sie gemäß der regulären Abfallentsorgung behandeln.

In welchen Situationen es erforderlich ist, die Hände zu desinfizieren, erklärt der behandelnde Arzt oder Pflegedienst.

WISSEN

Wie werden Keime übertragen?

Mikroorganismen können auf unterschiedlichen Wegen von einem Menschen auf den anderen übertragen werden. Die Möglichkeiten sind:

- oral – über den Mund: Verunreinigte Lebensmittel können eine Krankheit übertragen (z. B. Salmonellen). Wer sich nach dem Kontakt mit Körperflüssigkeiten (z. B. Kot, Urin) die Hände nicht ausreichend reinigt, aber anschließend zum Mund führt (um z. B. einen Apfel zu essen), überträgt die Keime auf sich selbst. Das ist die sogenannte fäkalorale Infektion.
- Schmierinfektion (oder Kontaktinfektion): Die Erreger gelangen z. B. beim Händeschütteln von einem Menschen zum nächsten – oder auch durch gemeinsam benutzte Handtücher.
- Tröpfchen- oder Staubinfektion: Die Mikroorganismen werden über die Atemwege aufgenommen – z. B. bei Anhusten, Niesen. Manche Erreger sind auch »in der Luft«, die einen Erkrankten umgibt (z. B. Windpocken).
- Infektion über Körperflüssigkeiten: Über benutzte Spritzen, Kanülen oder auch durch ungeschützten Geschlechtsverkehr können Infektionen wie HIV oder Hepatitis C übertragen werden.

Erkrankungen, die in der häuslichen Krankenpflege eine Rolle spielen sind

- Magen-/Darmerkrankungen: Sie kommen immer wieder vor und müssen nicht immer eine infektiöse Ursache haben. Zu den infektiösen Ursachen gehören z. B. Salmonellen oder Clostridien.
- Wundinfektionen: Bei Menschen mit offenen Wunden sind oft Wundinfektionen zu beobachten. Diese werden meistens durch Bakterien (z. B. Staphylokokken, Streptokokken) hervorgerufen. Ein Risiko für den Pflegenden besteht dann, wenn die Keime in offene Wunden (z. B. Verletzungen an der Hand) gelangen. Verbände sollten deshalb immer mit Handschuhen durchgeführt werden.

Tag- und Nachtrhythmus

In jungen Jahren schlafen die meisten Menschen gut und regenerieren sich im Schlaf – so wie es sein soll. Junge Menschen leiden unter Schlafschwierigkeiten meist nur dann, wenn sie ein bestimmter Stress im Leben umtreibt. Im Alter treten Schlafstörungen häufiger auf, weil der Schlaf flacher wird. Hinzu kommt häufig ein ungeregelter Ablauf von Tag und Nacht, von Aktivität und Inaktivität. Sorgen Sie für einen guten Schlaf – bei sich und Ihrem Angehörigen.

Auch im Alter gut schlafen

Falsch ist das Gerücht, dass ältere Menschen weniger Schlaf benötigen als junge. Im Alter nimmt die Fähigkeit ab, durchgehend und lange zu schlafen. Ältere Menschen kompensieren dies, indem sie am Tag ein »Nickerchen« machen. Dies entspricht durchaus dem Bedürfnis des Körpers, haben Forschungsergebnisse gezeigt. Nicht gut hingegen sind dauerhafte Dämmerphasen oder lange Schlafzyklen am Tag.

Im Alter werden die Tiefschlafphasen kürzer und die Leichtschlafphasen länger. Das führt dazu, dass die Zahl der Weckreaktionen, sogenannte Arousals, zunimmt. An diese Phasen können sich die Menschen morgens zwar nicht erinnern, fühlen sich aber wegen des fehlenden Tiefschlafs unausgeruht und sie haben den Eindruck, sie hätten eine »schlechte« Nacht hinter sich.

Weitere Gründe, die zu Schlafschwierigkeiten führen, sind

- nächtlicher Harndrang,
- körperliche Schmerzen,
- der Gebrauch von Schlaf- und Beruhigungsmitteln ohne Rücksprache mit dem Arzt – manche Mittel wirken nicht oder verstärken sogar die Schlafstörungen,
- vorliegende chronische Erkrankungen wie Atemwegserkrankungen (z. B. Asthma), Herzerkrankungen und Arthritis. Diese Menschen wachen nachts auf wegen Schmerzen, Juckreiz oder Husten. Auch Medikamente, die für die Behandlung der Krankheiten eingesetzt werden, können Schlafstörungen fördern. Sprechen Sie darüber mit Ihrem Arzt,
- die Tatsache, dass Menschen mit der Berentung den Taktgeber im Leben verlieren,
- fehlende Motivation; ältere Menschen bleiben häufig zu lange im Bett, denn sie wissen gar nicht, warum sie überhaupt aufstehen sollen,
- zu hohe Erwartungen an den Schlaf. Ältere Menschen versprechen sich zu viel vom Schlaf: Er soll einen unerfüllten Tag verkürzen, Zufriedenheit und Ausgeglichenheit, Kraft und Optimismus spenden oder körperliche Fitness bescheren ... Guter Schlaf ist wichtig, aber er ist nicht allmächtig.
- Stress-Situationen im Leben eines älteren Menschen wie Tod oder Krankheit von Angehörigen und Freunden, soziale Isolation, die Angst vor Hinfälligkeit und dem eigenen Sterben.

WISSEN

Wie wirken Schlafmittel im Alter?

Viele Medikamente werden im Alter langsamer verarbeitet – deshalb kann ihre Wirkung sich verlängern. Das heißt, die falschen Substanzen wirken lange in den nächsten Tag hinein, machen zusätzlich müde, verringern die Leistungsfähigkeit und sind im Straßenverkehr gefährlich.

Befragen Sie deshalb vor Einnahme unbedingt Ihren Arzt!

Schlaflosigkeit kann auch auf Atmungsstörungen hinweisen. In dem Fall ist die Einnahme von Medikamenten sogar gefährlich, weil sie Häufigkeit und Dauer der Atemstillstände erhöht.

Wenn Schlafprobleme länger als einen Monat andauern und die Leistungsfähigkeit wegen der Müdigkeit am Tag deutlich sinkt, dann sollten Sie sich an einen Arzt wenden – und auf keinen Fall mit käuflichen Schlaf- oder Beruhigungsmitteln experimentieren. Der Hausarzt wird Sie oder Ihren Angehörigen möglicherweise an ein Schlaflabor verweisen. Dort kann die Ursache für die Schlaflosigkeit gefunden werden. Wenn Sie Schlafschwierigkeiten bemerken, beginnen Sie damit zu notieren, wann und wie sie auftreten. Das hilft bei der Diagnose.

Wer mit Verhaltensänderungen zu keinem geeigneten Schlaf-wach-Rhythmus findet, dem kann eine Lichttherapie helfen: Spezielle Lampen erzeugen Tageslicht (die normale Haushaltsbeleuchtung kann das nicht leisten!). Diese Therapie gilt als frei von Nebenwirkungen. Der Betroffene setzt sich abends etwa zwei Stunden diesem Licht aus. Dem Körper wird damit »vorgegaukelt«, dass es noch gar nicht so spät ist wie er »denkt«. Licht kann auch Demenzerkrankten dabei helfen, wieder einen Tag-Nacht-Rhythmus zu entwickeln.

Schlafstörungen bei Demenz

Etwa 40 Prozent der Demenzerkrankten leiden ab dem mittleren Stadium unter Schlafstörungen. Am Abend werden sie unruhig und sind manchmal die gesamte Nacht aktiv. Experten bezeichnen das als Sundowning. Das ist für den Betroffenen wie auch für den pflegenden Angehörigen eine große Belastung. Neben den allgemein gültigen Regeln, um einen guten Schlaf herzustellen, kann bei Demenzkranken noch zusätzlich helfen:

- Setzen Sie Signale: Stellen Sie gegen Abend eine ruhige Atmosphäre her. Radio und Fernsehen sollten leise laufen oder ausgestellt sein. Versuchen Sie, alle Geräusche zu reduzieren. Leise Geräusche, sanfte Musik oder das Ticken einer Uhr können beruhigen. Der Tag hingegen beginnt hell und evtl. mit einem Radiobeitrag oder der Lieblingsmusik. Sorgen Sie immer dafür, dass zur Nacht Schlafwäsche getragen und am Tag alltägliche Bekleidung getragen wird.
- Schaffen Sie Rituale: Vor dem Zubettgehen können Sie noch ein Weile in Ruhe sprechen, beten oder Sie lesen etwas vor.
- Sorgen Sie für ausreichende Beleuchtung (siehe Seite 82), denn oftmals laufen demente Menschen nachts umher. Wenn sie dann im Dunkeln tappen, kann sich leicht Angst einstellen oder sie laufen Gefahr, zu stürzen.

PRAXIS

Sorgen Sie für guten Schlaf – für sich und den Angehörigen

- Verzichten Sie auf Koffein und schwere Mahlzeiten spät am Abend. Auch sportliche Aktivität verlegen Sie am besten (spätestens) auf den Vorabend.
- Entwickeln Sie ein Schlafritual oder behalten Sie lieb gewordene Rituale bei.
- Wenn Sie früh am Morgen wach werden und nicht mehr einschlafen können, stehen Sie auf. Wechselduschen, Gymnastikübungen am offenen Fenster, ein Morgenspaziergang und ein gutes Frühstück helfen dabei, richtig wach zu werden.
- Begrenzen Sie das Nickerchen am Tag auf etwa 30 Minuten. Stellen Sie im Zweifel einen Wecker.
- Schaffen Sie für sich und Ihren Angehörigen einen Tagesablauf. Pflegen Sie Ihre sozialen Kontakte und Hobbys oder suchen Sie Ausgleich in einem Sport- oder ehrenamtlichen Verein.
- Setzen Sie sich und Ihren Angehörigen genügend Tageslicht aus – unternehmen Sie beispielsweise zwei Spaziergänge am Tag.
- Sport hält nicht nur fit, sondern macht wach und lastet körperlich aus. Viele Sportarten kann man bis ins hohe Alter ausüben.
- Nehmen Sie Ihre Sorgen nicht mit ins Bett! Viele Menschen liegen abends wach und grübeln über die aktuellen Probleme. Schaffen Sie eine »Sorgenecke« in Ihrem Haus, das kann ein Sessel oder ein Platz im Garten sein. Denken Sie dort nach und lassen Sie Ihre Sorgen dort »liegen«. Das Führen eines »Sorgentagebuchs« kann auch helfen, dann bannen Sie das, was Sie umtreibt, zwischen die Seiten Papier.
- Gehen Sie erst ins Bett, wenn Sie wirklich müde sind.
- Ein Gläschen Alkohol am Abend hilft im Übrigen nicht, gut zu schlafen. Alkohol erleichtert zwar das Einschlafen, verhindert aber ein Durchschlafen.
- Das Bett ist nur zum Schlafen da! Fernsehen, arbeiten und essen im Bett sind tabu!
- Kalte Hände und Füße hindern am Einschlafen. Wer darunter leidet, dem ist evtl. mit einem Fuß- und/oder Handbad vor dem Einschlafen geholfen.

- Sollte Ihr Angehöriger nachts plötzlich arbeiten oder einkaufen gehen wollen, gehen Sie zunächst auf das Anliegen ein und versuchen Sie dann, ihn zu beruhigen und wieder zum Schlafen zu bewegen. Manchmal hilft dabei ein Schluck zu trinken oder erneut das Einschlafritual.
- Vielleicht leidet die betroffene Person in der Nacht unter Symptomen wie Halluzinationen, die mitunter starke Angst verursachen können. In diesem Fall können Medikamente (Neuroleptika) eine Verbesserung herbeiführen. Verordnen kann die Therapie nur der Arzt. Heutige Neuroleptika gelten als relativ gut verträglich.
- Auch Halluzinationen oder Schmerzen können zu Schlaflosigkeit führen. Beobachten Sie Ihren Angehörigen und versuchen Sie herauszufinden, was der Grund für die Unruhe ist. Schreiben Sie auf, wann und wie die Symptome auftreten. Vielleicht kann Ihr Angehöriger auf konkrete Fragen auch Angaben machen. In beiden Fällen können Medikamente helfen, die Ihnen der Arzt verordnen wird.
- Schlafen Sie in getrennten Zimmern, wenn die Unruhe des Angehörigen Ihren Nachtschlaf beeinträchtigt. Sollten Sie Ihren Angehörigen nachts herumlaufen hören, lassen Sie ihn ruhig einmal laufen. Vielleicht findet

WISSEN

Arten von Schlafstörungen

Schlafapnoe: Kurze Atemstillstände während des Schlafens, die Ursachen sind vielfältig und im Einzelfall zu klären. Durch die Atemstillstände sinkt der Sauerstoffgehalt im Blut, der Körper versucht, den »Menschen« zu wecken – als Alarm. Meist aber kommt es nur zu einer Weckreaktion, die nicht bewusst wahrgenommen wird. Der Mensch fühlt sich am Morgen sehr unausgeschlafen. In manchen Fällen ist die Schlafapnoe begleitet von sehr lautem Schnarchen.

Obstruktive Schlafapnoe (OSA): Das Schnarchen ist laut, unregelmäßig und schnaubend. Die Atemstillstände können zehn Sekunden und länger dauern. Auf eine Atempause folgt eine kurze Phase mit tiefen Atemzügen. Auch durch OSA kommt es zu Weckreaktionen, die Schlafstörung sollte ärztlich behandelt werden.

Zentrale Schlafapnoe: Hierbei ist der Atemprozess nicht mehr richtig vom Gehirn aus gesteuert. Diese Form der Apnoe tritt häufig bei Patienten mit Herzschwäche auf und kann, aber muss nicht, von Schnarchen begleitet sein. Betroffene seufzen im Schlaf und/oder atmen sehr flach.

Syndrom der vorverlagerten Schlafphase: Ältere Menschen tendieren dazu, früh ins Bett zu gehen und entsprechend früh wieder aufzustehen. Viele stört das nicht. Aber andere bedauern, dass sie wach sind, wenn der Rest der Welt noch schläft, sie aber gleichzeitig an abendlichen Aktivitäten nicht teilnehmen können. Denn darunter können die sozialen Kontakte leiden.

Periodische Bewegungen der Gliedmaßen: Vermutlich haben die Hälfte aller über 65-Jährigen nachts Zuckungen in den Beinen oder Armen. Meist wachen diese Menschen davon nicht auf, schlafen aber – wenn die Zuckungen ausgeprägt sind – nicht erholsam.

Syndrom der ruhelosen Beine (Restless Legs): Kann bei Tag und in der Nacht auftreten. Zu bemerken ist ein Kribbeln in den Waden und Oberschenkeln.

Abnormes Verhalten im REM-Schlaf: Die REM-Phase im Schlaf ist die, in der der Mensch träumt. Normalerweise ist der Körper bewegungslos, nur die Augenlider flattern. Beim abnormen Verhalten im REM-Schlaf aber werden die Menschen aktiv – sie stehen auf, gehen umher oder verrichten unsinnige Tätigkeiten. Dabei sind sie nicht wach und die Verletzungsgefahr ist deshalb hoch! Sie können z. B. stolpern und fallen.

er von alleine wieder in den Schlaf. Sie sollten in dem Fall aber Ihre Wohnung sicher gemacht haben (siehe Seite 67).

- Auch Nachtkliniken oder ein Kurzaufenthalt in einem Pflegeheim können Sie entlasten.

Prinzipiell ist es so, dass schwere Schlafstörungen der häufigste Auslöser dafür sind, dass an Demenz Erkrankte in ein Pflegeheim überwiesen werden.

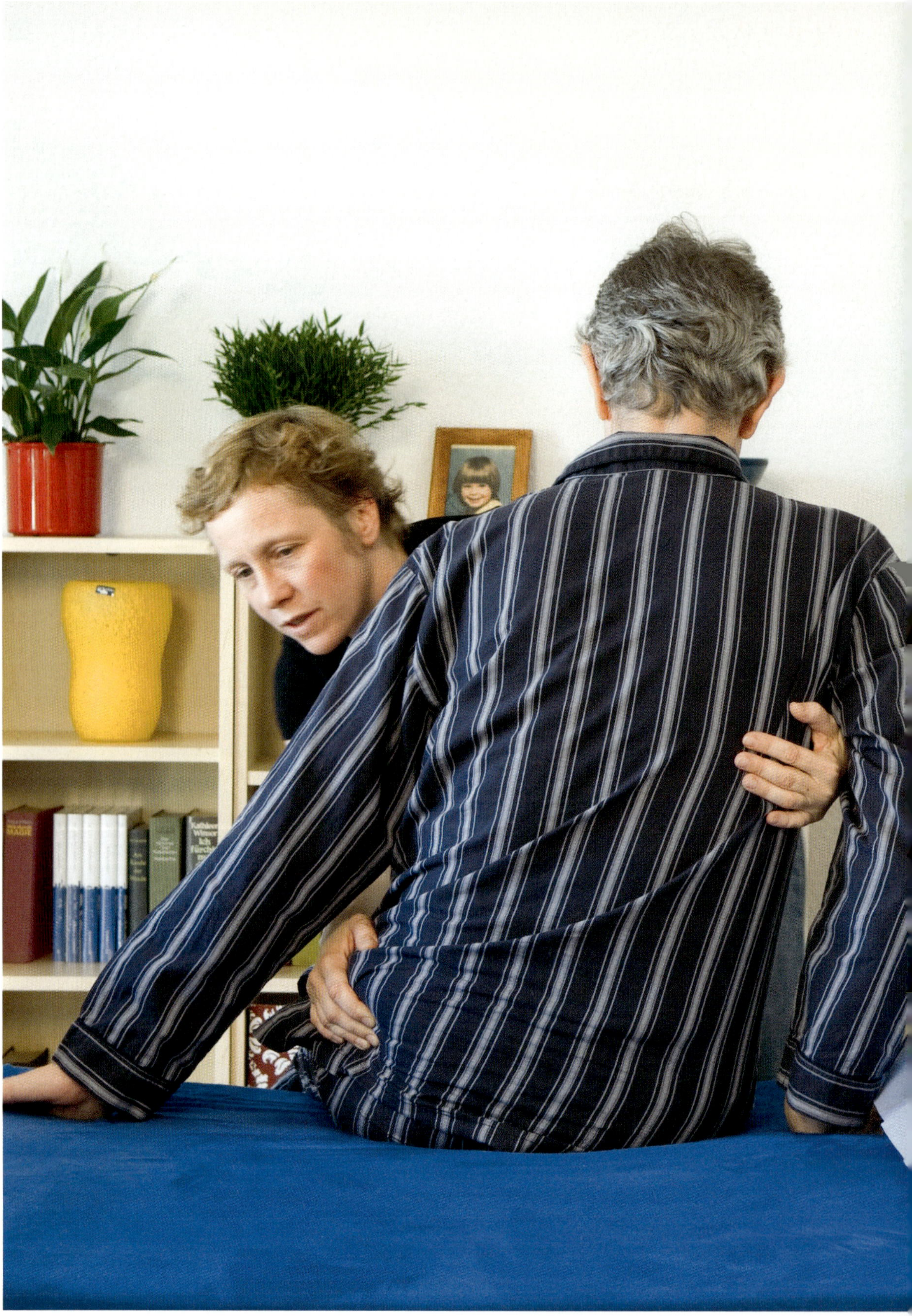

Pflegehandlungen

Die Pflegehandlungen zeigen verschiedene Varianten auf, wie Sie den bewegungseingeschränkten Menschen unterstützen können, ohne sich selbst zu überfordern. Beziehen Sie die Fähigkeiten des Pflegebedürftigen in alle Pflegehandlungen mit ein. Damit entlasten Sie sich selbst und fördern die Selbstständigkeit des Pflegebedürftigen.

Aufstehen und Gehen

Wenn der Pflegebedürftige noch so mobil ist, dass er aus Sessel oder Stuhl und Bett selbstständig aufstehen kann, dann sollten Sie diese Fähigkeit unbedingt fördern und nicht eingreifen. Um seine Selbstständigkeit in diesem Bereich zu erhalten und womöglich zu fördern, helfen manchmal kleine Handgriffe. Wenn der Pflegebedürftige etwas Unterstützung benötigt, geben Sie sie ihm – aber nur so weit wie unbedingt nötig. Sollte er – vielleicht auch nur anfangs – komplett auf Ihre Hilfe angewiesen sein, dann können Sie lernen, diese Bewegungen mit wenig Kraft auszuführen.

Selbstständiges Aufstehen aus dem Bett und Hinlegen

Achten Sie schon bei der Einrichtung des Pflegezimmers darauf, dass das Bett richtig positioniert ist und der Pflegebedürftige auf seiner »gewohnten Seite« aus dem Bett steigen kann. Am besten richtet sich der Pflegebedürftige über eine Körperseite auf:

- Er faltet die Bettdecke etwa zur Hälfte der Länge nach zur Seite, sodass der Körper unbedeckt und die Beweglichkeit gewährleistet ist.
- Noch in Rückenlage winkelt der Pflegebedürftige beide Beine an und dreht sich auf die Seite. Gleichzeitig mit der Hüftdrehung greift er mit seinem Arm über seinen Körper und stützt sich in Kopfhöhe mit der Hand an der Bettkante ab.
- Parallel werden beide Beine über die Bettkante geschoben, bis sie aus dem Bett hängen.
- Seine Hände stützen sich auf der Bettkante ab, während er seinen Oberkörper aufrichtet. Der Drehpunkt liegt dabei im Becken.

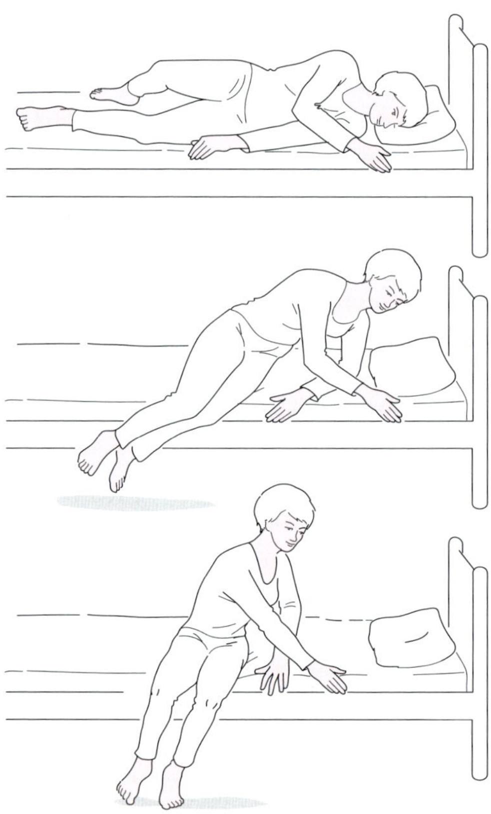

▶ Sind die Beine aus dem Bett, folgt der Oberkörper automatisch in die sitzende Position.

- Sobald er aufrecht sitzt, führt er beide Hände neben die Oberschenkel und stützt sich an der Bettkante ab.
- Er »schaukelt« sich auf seinen Sitzbeinhöckern so weit nach vorne auf die Bettkante, bis beide Füße auf dem Boden stehen.
- Anschließend drückt er sich mit den Händen ab und richtet sich zum Stehen auf. Mit der Gehhilfe kann sich der Pflegebedürftige jetzt in seiner Wohnung selbstständig bewegen (siehe Seite 71).

Das selbstständige Hinlegen gelingt dem Pflegebedürftigen, wenn er den Bewegungsablauf in umgekehrter Reihenfolge ausführt.

PRAXIS

Betthöhe immer zuerst einstellen

Bei allen Pflegehandlungen am Bett bringen Sie zunächst das Pflegebett auf eine für Sie und Ihren Angehörigen angenehme Arbeitshöhe (siehe Seite 110). Die richtige Höhe des Pflegebettes bewirkt mehr Sicherheit für den Pflegebedürftigen und rückenschonendes Arbeiten für die pflegende Person.

Aufstehen und Hinlegen mit Unterstützung

Sollte der Pflegebedürftige beim Aufstehen etwas Unterstützung benötigen, können Sie ihn auf folgende Weise unterstützen:

- Sie falten die Bettdecke so weit zurück, dass die Füße des Pflegebedürftigen frei liegen. Noch in Rückenlage winkelt der Pflegebedürftige beide Beine an. Wenn notwendig, können Sie ihn dabei unterstützen.
- Reichen Sie dem Pflegebedürftigen eine Hand, damit er sich leichter zur Seite drehen kann. Nun schiebt er seine Beine über die Bettkante hinaus und lässt sie aus dem Bett hängen.
- Sie greifen mit der einen Hand um die Schulter und mit der anderen unter die zweite Schulter und unterstützen den Pflegebedürftigen mit leichtem Druck, in die Sitzposition zu kommen. Der Pflegebedürftige stützt sich nun mit beiden Händen auf der Matratze ab, um die Sitzposition zu stabilisieren.

Wenn der Pflegebedürftige aufstehen möchte, ziehen Sie ihm die Hausschuhe an. Nun kann er sich mit Schaukelbewegungen auf den Sitz-

▼ Der Oberkörper folgt den sinkenden Beinen. Die Pflegeperson unterstützt diese Drehbewegung.

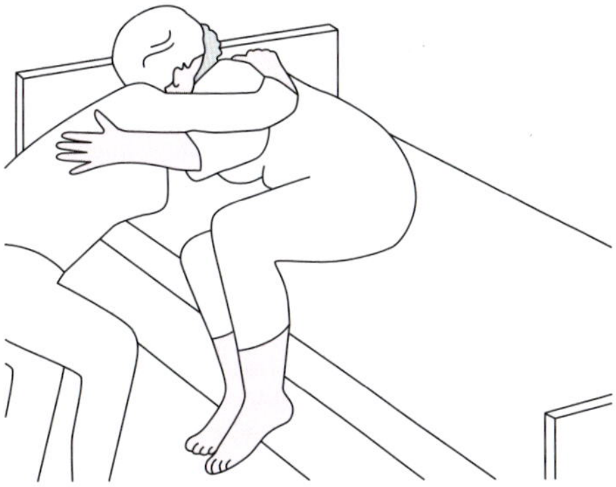

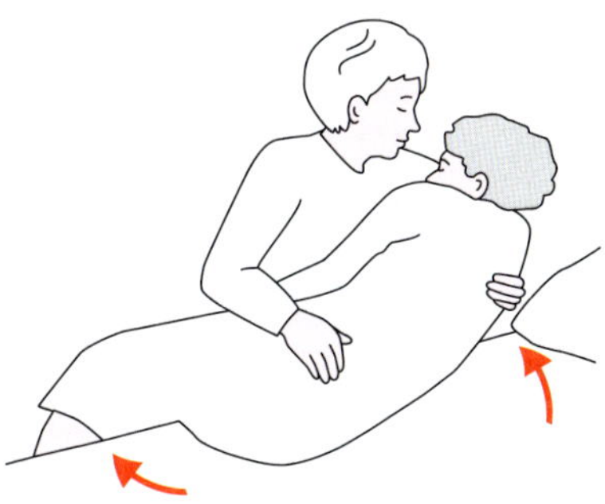

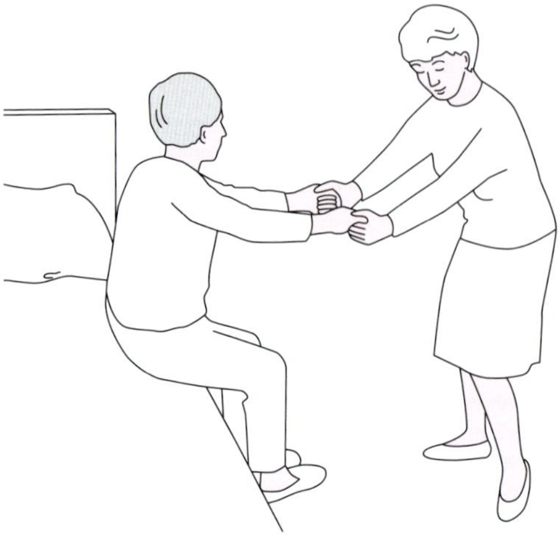

▲ Beide Personen können sich auch gegenseitig um die Handgelenke fassen.

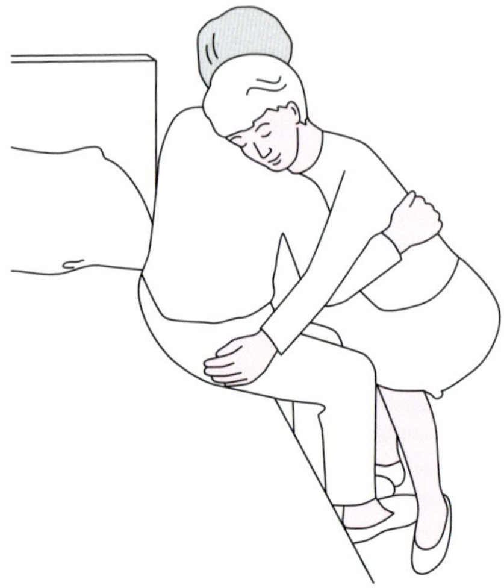

beinhöckern zur Bettkante bewegen, bis beide Füße auf dem Boden stehen. Reichen Sie ihm beide Hände mit leicht angewinkelten Unterarmen, damit sich der Pflegebedürftige daran aufrichten kann.

Wenn mehr Unterstützung durch Sie notwendig ist, können Sie mit den folgenden Handlungsschritten zu mehr Sicherheit beitragen:

- Der Pflegebedürftige sitzt auf der Bettkante. Um ein Wegrutschen zu verhindern, stellen Sie Ihre Füße mit der Fußinnenseite zu den Fußspitzen des Pflegebedürftigen. Wenn nötig, können Sie mit Ihren Knien die Knie des Pflegebedürftigen abstützen. Dieser legt seine Hände auf Ihre Schultern.
- Sie greifen mit beiden Händen unter das Gesäß, gehen in die Hocke und ziehen dadurch den Oberkörper des Pflegebedürftigen nach vorne. Der Pflegebedürftige hebt das Gesäß an und Sie können sich beide gemeinsam zum Stand aufrichten. Nun treten Sie an eine Körperseite des Pflegebedürftigen und unterstützen ihn beim Gehen von der Seite.

PRAXIS

Unterstützung beim Aufrichten

Wenn Ihre Armlänge nicht ausreicht, um sie um das Gesäß zu legen, können Sie ein Handtuch rollen oder längs falten und es um das Gesäß legen. Sie selbst nehmen (möglichst körpernah) die beiden Enden der Handtuchrolle in die Hände und üben darüber Zug aus.

Aufsetzen auf die Bettkante, wenn der Pflegebedürftige nicht mithelfen kann

Auch wenn der Pflegebedürftige nicht oder nur wenig mithelfen kann, ist es häufig notwendig, ihn auf die Bettkante aufzusetzen, um ihn auf einen Rollstuhl oder Stuhl umsetzen zu können. Denn Bewegen beugt Folgeerkrankungen (siehe Kapitel »Folgeerkrankungen vermeiden« ab Seite 236) vor und trainiert den ganzen Körper. Auch hier können Sie so arbeiten, dass Ihr Rücken entlastet bleibt:

Step 1

Sie falten die Bettdecke so weit zurück, dass die Füße des Pflegebedürftigen frei liegen oder entfernen die Decke ganz aus dem Bett. Der Angehörige winkelt das Bein an, das an der Seite liegt, zu der er aus dem Bett aussteigen wird. Seine Arme liegen auf der Brust. Das erleichtert das Rollen auf die Seite.

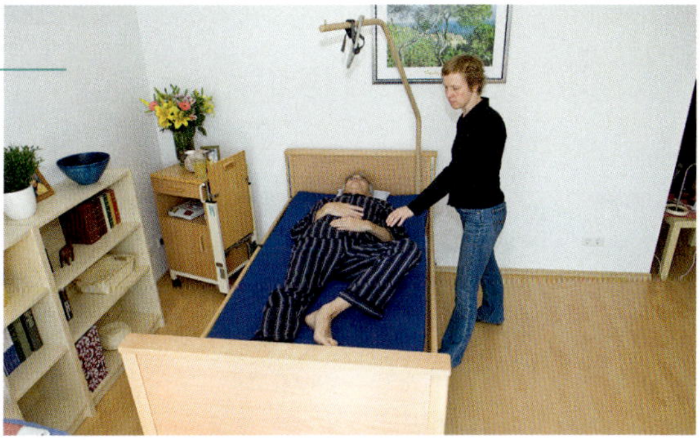

Step 2

In Rückenlage winkeln Sie die Beine an und stellen die Füße auf die Matratze. Mit einem Frotteehandtuch können Sie ein Wegrutschen der Füße verhindern. Sie können Ihren Angehörigen mit leichtem Druck auf die Hüfte in die richtige Richtung kippen. In dieser Körperhaltung können Sie ihn zu sich ziehen. Er kommt dabei in eine Seitenlage. Der Arm auf der Matratze ist nach oben abgewinkelt.

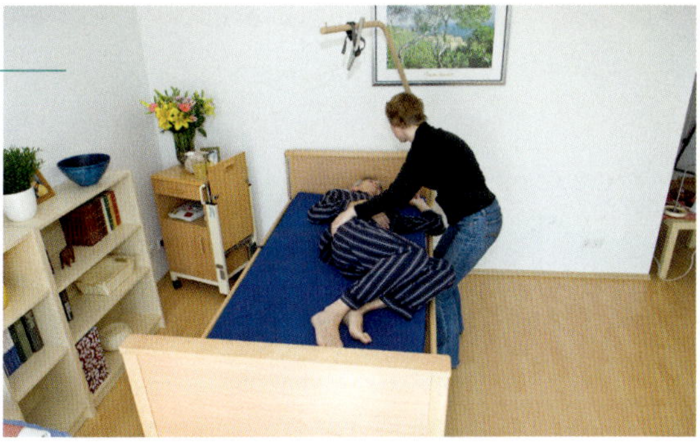

Step 3

Sie legen eine Hand um das Schulterblatt Ihres Angehörigen und mit der anderen Hand führen Sie die Beine aus dem Bett. Ihre Blickrichtung geht zum Kopfende des Bettes. Sobald die Beine aus dem Bett hängen merken Sie, wie sich der Oberkörper automatisch ein wenig in die Vertikale bewegt.

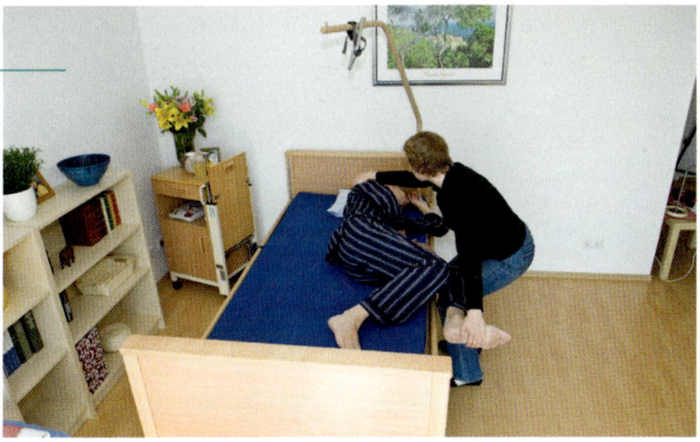

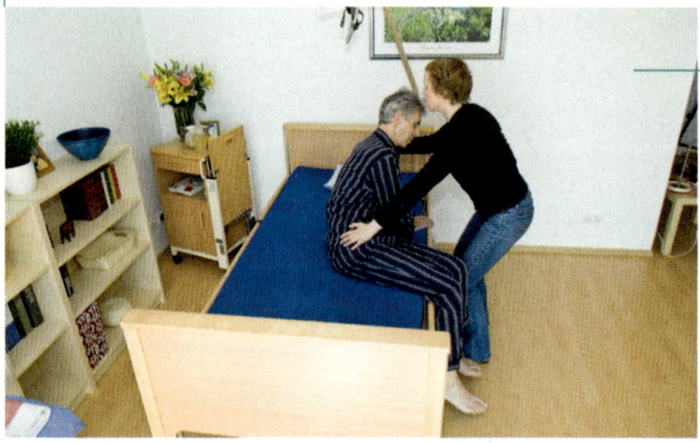

Step 4

Sind die Beine aus dem Bett, kann Ihr Angehöriger sich mit den Armen aufstützen. Sie legen eine Hand um die Schulter. Die andere führt mit leichtem Druck die Hüfte in die richtige Richtung. Durch Drehen nach vorne kommt es zur Gewichtsverlagerung, die das Aufsetzen erleichtert. Ihr Angehöriger stützt sich mit beiden Händen auf der Matratze, um die Position zu stabilisieren. Sie können sich neben ihn auf die Bettkante setzen.

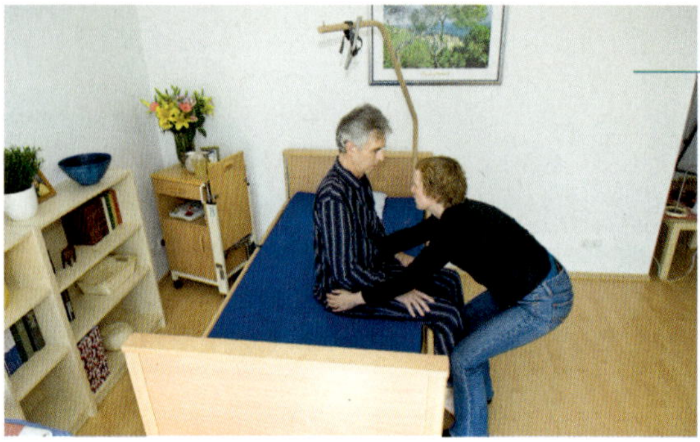

Step 5

Wenn Ihr Angehöriger nicht weit genug an der Bettkante sitzt, umgreifen Sie mit beiden Händen die Hüfte und geben abwechselnd leichten Druck (Sie »ziehen« leicht) auf die Hüftseiten. Wenn er mit dem Oberkörper »mitschaukelt«, rutscht er ganz leicht.

Transfer vom Stuhl in das Bett, wenn der Pflegebedürftige nicht viel mithelfen kann

Auch wenn der Pflegebedürftige nicht mehr viele eigene Kräfte oder durch einen Schlaganfall (siehe Seite 272) eine Halbseitenlähmung hat, gelingt der Transfer vom Stuhl zurück in das Bett mit wenig Krafteinsatz aufseiten des Pflegenden. Gehen Sie wie folgt vor:

Step 1

Der Rollstuhl steht seitlich vor dem Bett, die Fußstützen sind zur Seite geklappt, die Füße des Pflegebedürftigen stehen nebeneinander auf dem Boden. Der Pflegende steht Gesicht zu Gesicht mit dem Pflegebedürftigen.

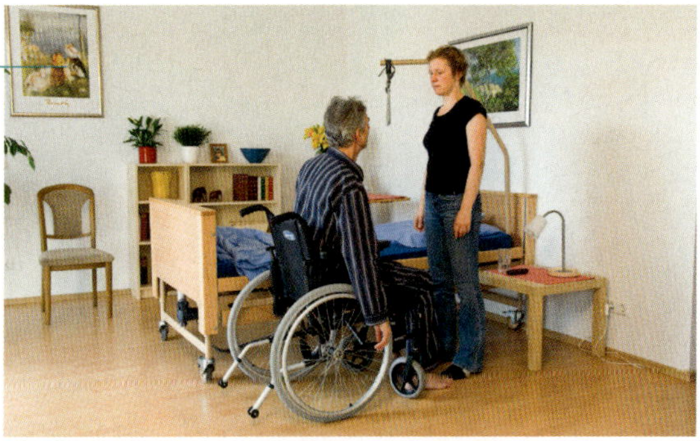

Step 2

Der Pflegende beugt sich vor und steht dabei in leichter Schrittstellung. Das vom Bett entferntere Bein wird so vorgestellt, dass es zwischen den Beinen des Pflegebedürftigen steht. Er legt einen Arm über die Schulter auf den Rücken der pflegenden Person. Der Pflegende greift um die Hüfte des Pflegebedürftigen, der sich mit dem Oberkörper so weit wie möglich vorlehnt. Gleichzeitig versucht er, Druck auf die Beine zu geben.

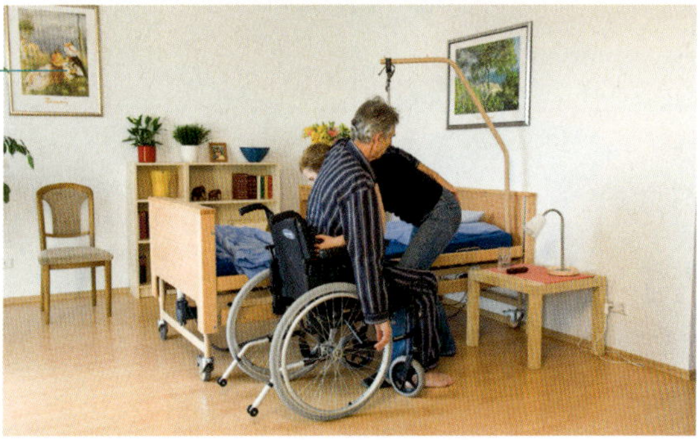

Step 3

Auf ein gemeinsames Zeichen hin zieht der Pflegende aus der gebeugten Haltung – er macht quasi einen Schritt nach hinten – den eigenen Körper zurück. Mit dem eigenen Schwung und der eigenen Körperverlagerung zieht er den Pflegebedürftigen mit sich, der dabei gleichzeitig versucht, sein Gewicht mit den noch vorhandenen Kräften auf die Beine zu bringen. Halt findet er auch in der Hand und in dem Arm, die auf seinem Rücken liegen.

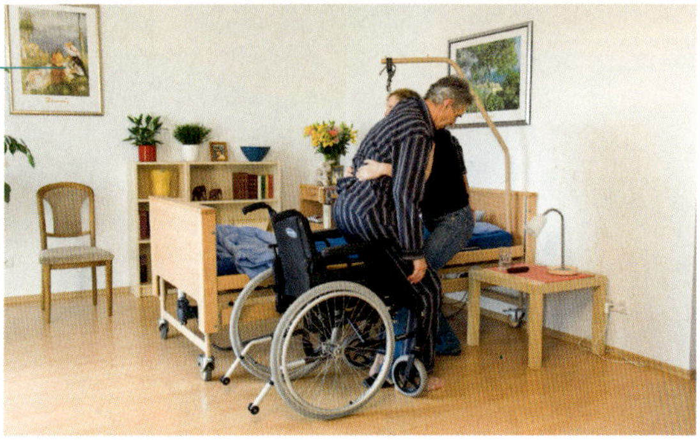

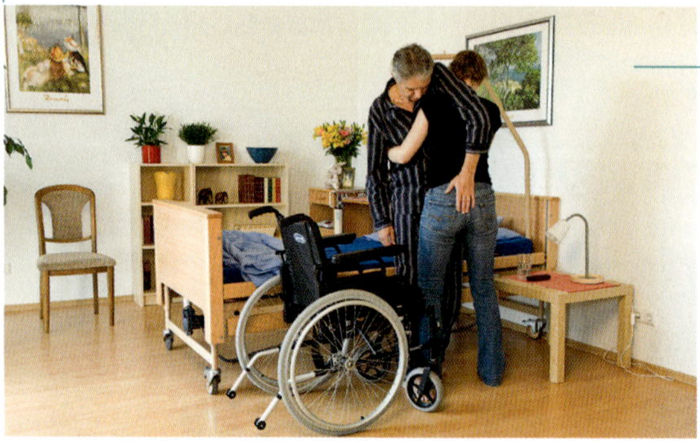

Step 4

Sobald beide sicher stehen, beginnt der Richtungswechsel zum Bett. Beide Personen gehen in eine leichte Schaukelbewegung über: Gemeinsam und synchron treten sie von einem Bein auf das andere (wie beim Tanzen), die pflegende Person gibt dabei mit ihrem Körper (z. B. über leichten Druck aus der Schulter) die richtige Richtung vor. Dies geschieht so lange, bis der Pflegebedürftige mit dem Rücken zum Bett steht.

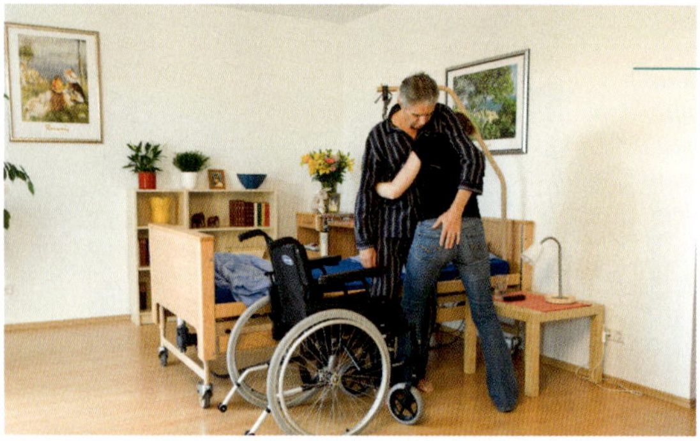

Step 5

Der Pflegende geht nun wieder in eine weite Schrittstellung, damit beim Absetzen der Rücken nicht zu sehr belastet wird. Die Füße des Pflegebedürftigen stehen parallel zueinander fest auf dem Boden.

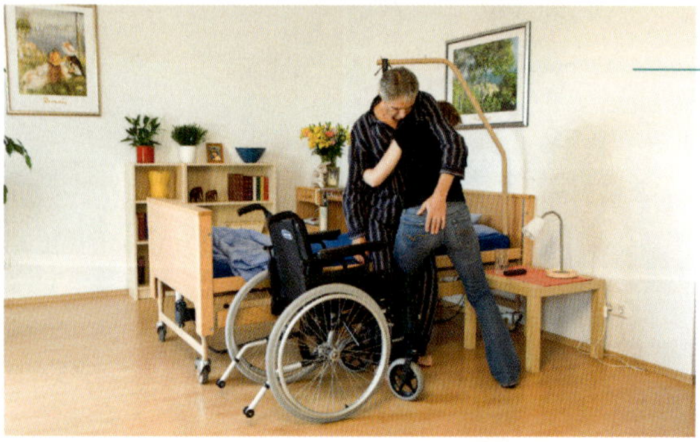

Step 6

Aus der Schrittstellung heraus lässt die pflegende Person den Pflegebedürftigen nun langsam in Richtung Matratze sinken. Dafür beugt sie das Bein vor, das zwischen den Beinen des Pflegebedürftigen steht und hält den Rücken dabei gerade. Der Pflegebedürftige macht die Bewegung mit, beugt leicht die Hüfte. Die Bewegung bleibt so lange, bis der Pflegebedürftige auf der Unterlage sitzt.

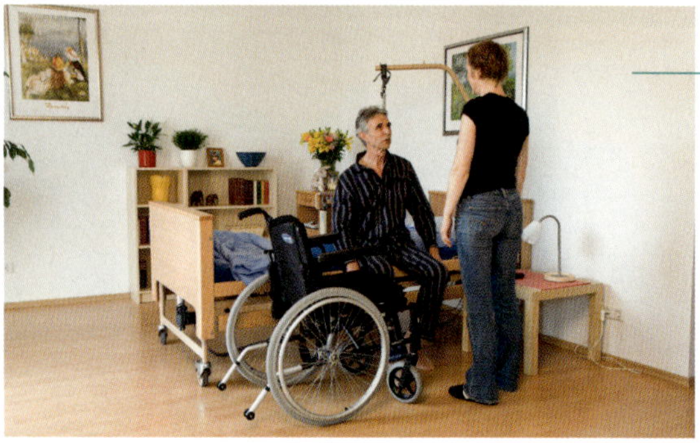

Step 7

Hat der Pflegebedürftige einen sicheren Sitz erreicht, kann die pflegende Person sich lösen und den Rollstuhl wegfahren. Möchte sich der Pflegebedürftige ins Bett legen, lässt er sich mit dem Oberkörper auf die Kissen gleiten. Im Liegen zieht er die Beine ins Bett und nimmt die Haltung ein, die er wünscht.

Selbstständiges Aufstehen vom Stuhl am Tisch

Wenn der Pflegebedürftige am Tisch sitzt und aufstehen möchte, kann er sich am Tisch abstützen. Dazu legt er beide Hände auf den Tisch und bewegt die Hände schrittweise über die Tischplatte in die Richtung von sich selbst weg. Dadurch wird das Aufrichten unterstützt, der Rücken beugt sich vor und das Gesäß hebt sich leicht. Wenn er nun mit seinen Händen und mit langen Armen wieder schrittweise zurückgreift und das Gesäß dabei nach hinten schiebt, kommt er in den aufrechten Stand.

Der Pflegebedürftige kann sich auch mit einer Hand an der Tischkante halten und mit der anderen Hand auf der Tischplatte abstützen.

Er kann auch schrittweise so vorgehen:

Step 1

Der Pflegebedürftige stützt sich mit beiden Armen und Händen auf dem Tisch ab. Er verlagert das Gewicht und den Druck auf die Arme. Dabei dreht er das Gesäß bereits ein wenig in Richtung der Aufstehseite (das erfolgt automatisch durch die leichte Schwerpunktverlagerung).

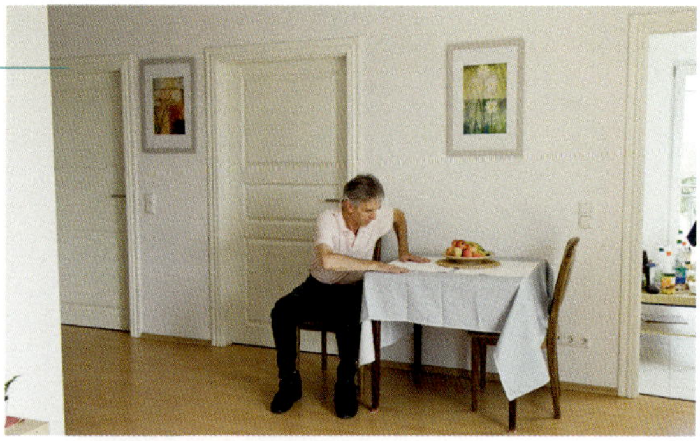

Step 2

Indem sich der Pflegebedürftige auf die Hände stützt, verlagert er das Gewicht auf die Hände. Gleichzeitig dreht er mit der Hüfte aus dem Stuhl heraus.

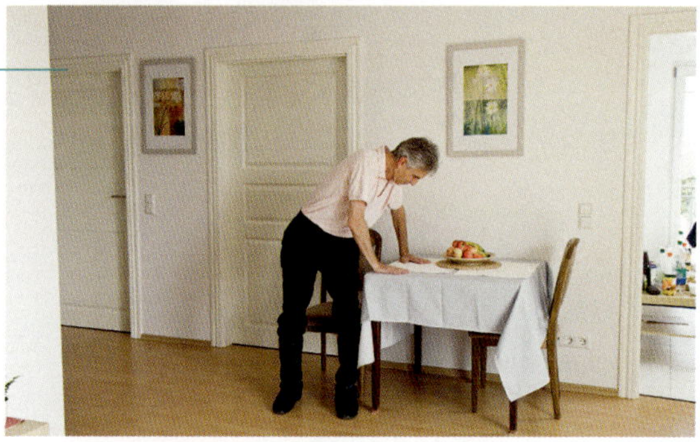

Step3

Diese drehende Bewegung hält er so lange durch, bis er in den Stand gekommen ist. Dann verlagert er sein Gewicht mehr und mehr auf die Beine. Sollten die Hände noch weit auf dem Tisch liegen, kann der Pflegebedürftige sie Schritt für Schritt zurückführen wie oben beschrieben.

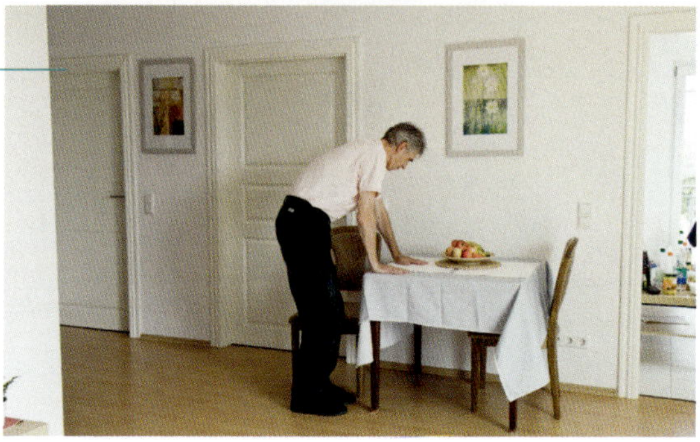

Selbstständiges Aufstehen von Sessel oder (Roll-)Stuhl

Sofern der Sessel oder Stuhl Armlehnen hat – und das erleichtert einem bewegungseingeschränkten Menschen die Bewegung enorm – kann er sie gut einsetzen, um vom Sitzen in den Stand zu kommen. Achten Sie darauf, dass die Bremsen des Stuhls festgestellt sind. Exemplarisch wird hier das Aufstehen aus dem Rollstuhl gezeigt, für das Aufrichten aus einem normalen Stuhl gelten die gleichen Handlungsanweisungen:

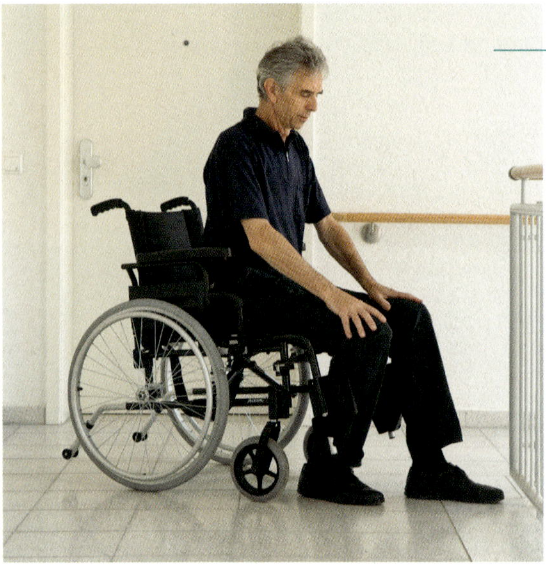

Step 1

Der Pflegebedürftige rutscht mit Schaukelbewegungen auf den vorderen Teil der Sitzfläche. Sofern er in seinem Rollstuhl sitzt, stellt er zuerst die Bremsen fest und klappt die Fußstützen seitlich weg. Er stellt die Füße in Schrittstellung, und zwar so, dass das Bein auf der Seite, auf der ausgestiegen werden soll, näher zum Körper steht als das andere.

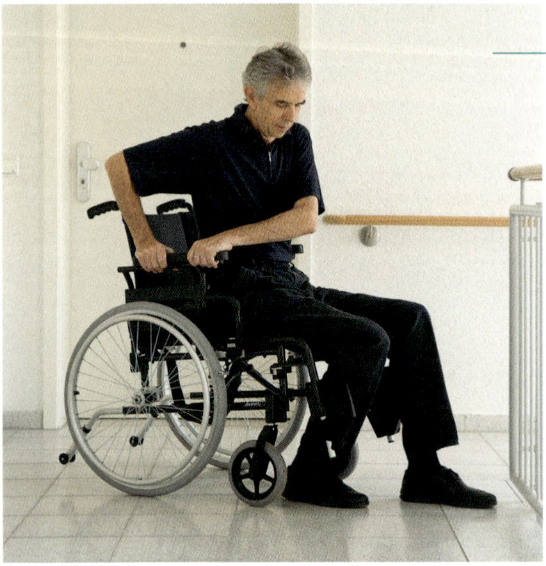

Step 2

Der Aufstehende greift mit beiden Händen an die Armlehne und verlagert sein Gewicht auf die Seite, über die er sich aufrichten will. Er dreht dabei sein Gesicht in diese Richtung.

Step 3

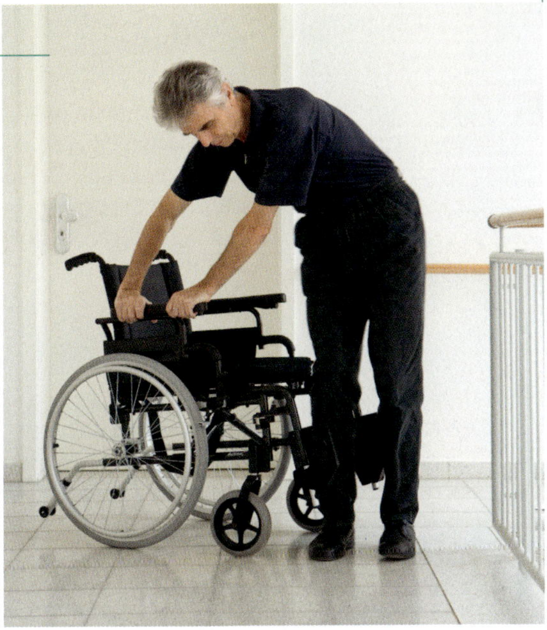

Der Aufstehende verlagert sein Gewicht weiter auf die Arme an der Armlehne und schraubt sich so in einer Spiralbewegung aufrecht hoch. Die Füße stehen am Ende der Bewegung möglichst parallel.

Step 4

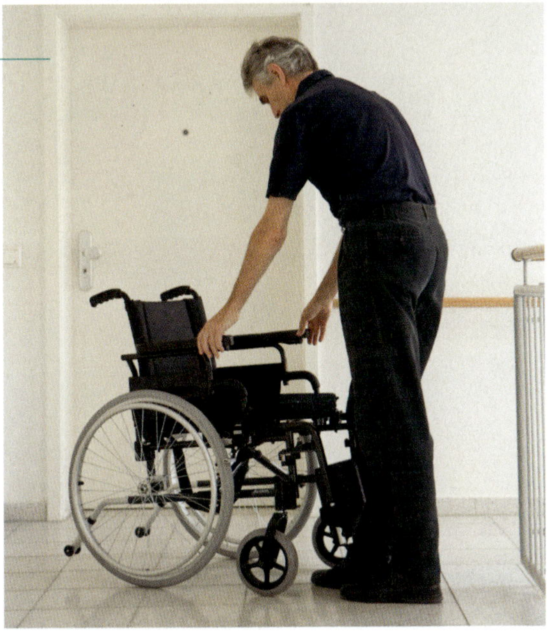

Der Aufstehende greift mit einem Arm auf die zweite Armlehne um. Die aufrechte Position ist erreicht, wenn der Aufstehende vor dem Stuhl steht und sich auf die Lehnen aufstützt. Von dort aus kann er in die freistehende aufrechte Position gelangen.

Aufstehen vom Stuhl mit Unterstützung

Wenn Ihr Angehöriger etwas Hilfe beim Aufstehen benötigt, dann helfen Ihnen einige Handgriffe. Achten Sie vor allem darauf, dass Sie in Schrittstellung stehen und die Bewegung »mitmachen«. So benötigen Sie viel weniger Kraft.

Auf ein Zeichen

Wenn Sie Pflegehandlungen gemeinsam ausführen, vereinbaren Sie ein Zeichen das signalisiert, dass die Bewegung ausgeführt werden soll. Zählen Sie z. B. einfach bis drei – auf drei gehen dann beide Beteiligten gemeinsam in die Bewegung hinein.

Eine Variante ist: Der Pflegebedürftige rutscht mit Schaukelbewegungen auf den vorderen Teil der Sitzfläche. Sie stellen sich in Schrittstellung vor den Pflegebedürftigen und reichen ihm beide Hände. Er umgreift Ihre Hände. Sie gehen langsam rückwärts und richten dadurch den Pflegebedürftigen auf.

Sie können aber auch so vorgehen:

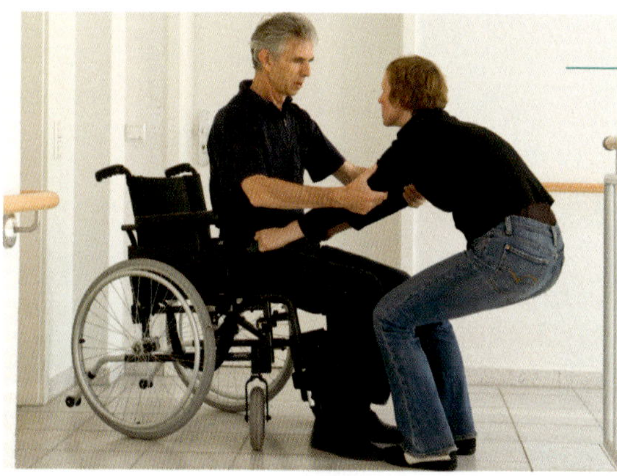

Step1

Der Pflegebedürftige rutscht mit Schaukelbewegungen auf den vorderen Teil der Sitzfläche. Sie beugen sich vor – Sie können die Beine parallel nebeneinander stehenlassen oder Sie gehen in Schrittstellung. Sie greifen den Pflegebedürftigen an den Hosenbund (mit Gürtel) oder Sie benutzen einen Aufrichter (siehe Seite 76) oder ein Handtuch (siehe Seite 126). So können Sie Ihre Kraft am leichtesten auf das Gesäß des Pflegebedürftigen übertragen.

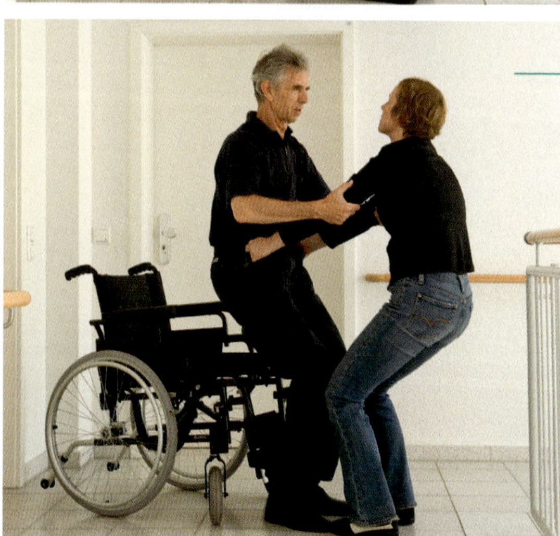

Step 2

Der Pflegebedürftige gibt sein eigenes Körpergewicht so weit wie möglich auf die eigenen Beine und kippt den Oberkörper leicht nach vorn (so wie er es tun würde, könnte er noch alleine aufstehen). Indem Sie nun den eigenen Körper nach hinten bewegen (mit den Gesäß voran) und sich dann selbst langsam aufrichten, ziehen Sie ihn mit in eine aufrechte Position.

Aufstehen vom Stuhl mit Unterstützung von der Seite, und in Gang kommen

Wenn der Pflegebedürftige nur etwas Unterstützung beim Aufrichten aus dem Stuhl oder Sessel benötigt, gehen Sie wie folgt vor:

Step 1

Der Pflegebedürftige sitzt auf dem Stuhl und rutscht mit Schaukelbewegungen auf den vorderen Teil der Sitzfläche. Sie treten an eine Körperseite und gehen in Schrittstellung in eine leichte Hocke. Der Pflegebedürftige legt die eine Hand – auf der Seite, auf der Sie stehen – in Ihre Hand. Mit dem anderen Arm stützt er sich auf der Sitzfläche ab. Sie stützen mit Ihrer anderen Hand den Rücken des Pflegebedürftigen.

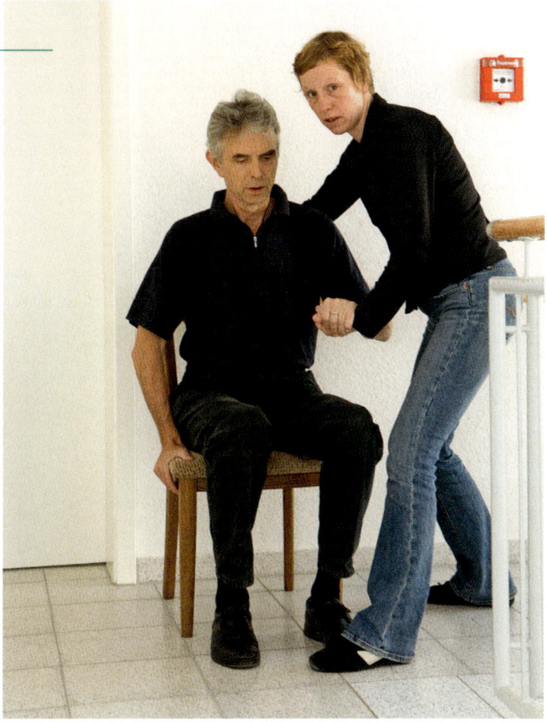

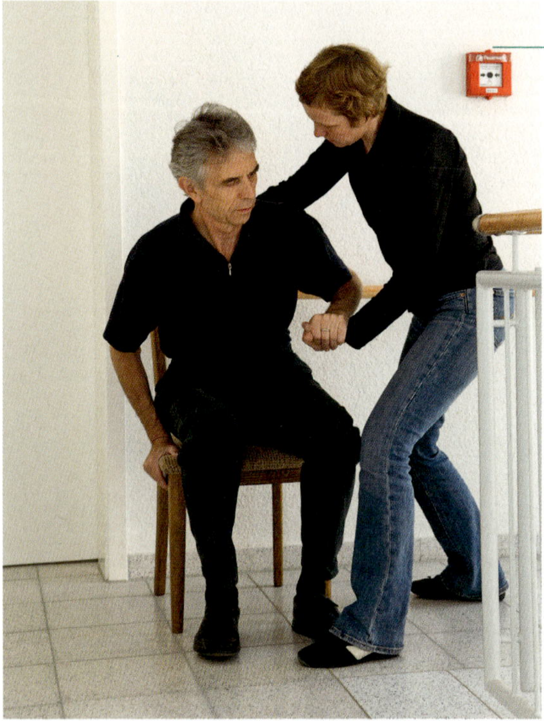

Step 2

Der Pflegebedürftige beugt seinen Oberkörper leicht nach vorne, so wie er es auch tun würde, könnte er noch ohne Unterstützung aufstehen. Sie beugen sich ebenfalls leicht vor und verstärken leicht den Druck mit der Hand, die auf dem Rücken liegt.

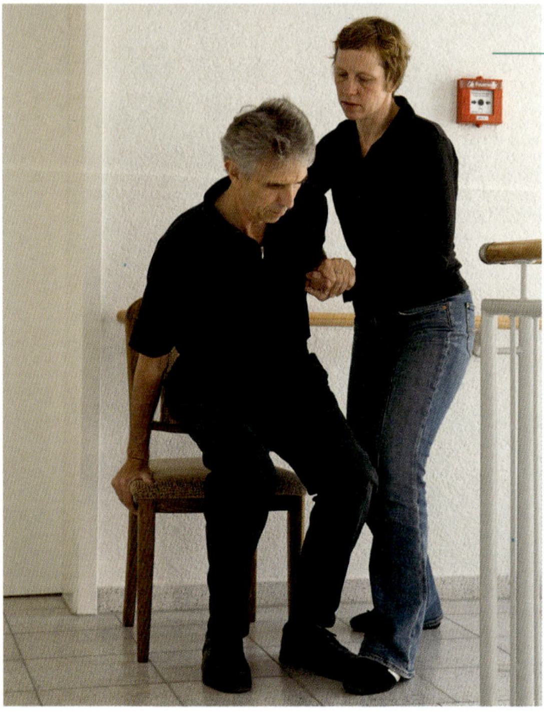

Step 3

Auf die vereinbarte Absprache schieben Sie sich leicht nach hinten, richten sich auf und verstärken so den Druck auf den Rücken. Der Angehörige seinerseits drückt sich mit dem Arm, der auf der Sitzfläche stützt, parallel dazu ab. Achten Sie darauf, dass Sie auch die Hand, die Sie in Ihrer halten, gleichzeitig etwas nach oben führen und die Koordination aller an der Bewegung beteiligten Gliedmaßen abgestimmt ist.

Step 4

So richten Sie sich gemeinsam auf und der Pflegebedürftige kommt zum Stehen. Sie können jetzt Ihre Hand hinter dem Rücken lösen und sie dem Pflegebedürftigen reichen. Warten Sie noch einen Augenblick, bis Sie beide sicher stehen. Von dieser Position können beide gut in den Gang kommen.

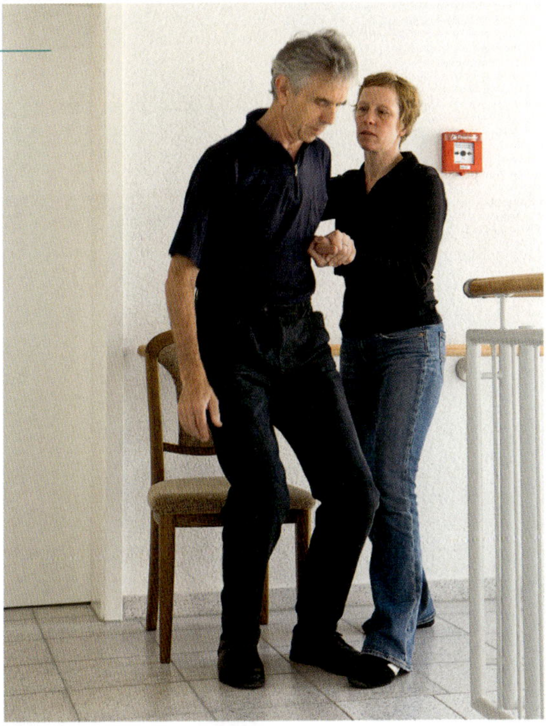

Step 5

Sobald Sie sicher stehen, setzen Sie sich im Gleichschritt in Gang. Ihre eine Hand ruht immer noch an der Ihres Angehörigen. Die Hand, die vormals auf dem Rücken lag, können Sie dort oder an der Schulter lassen und Halt geben. Oder Sie reichen dem Pflegebedürftigen beide Arme zur Stütze.

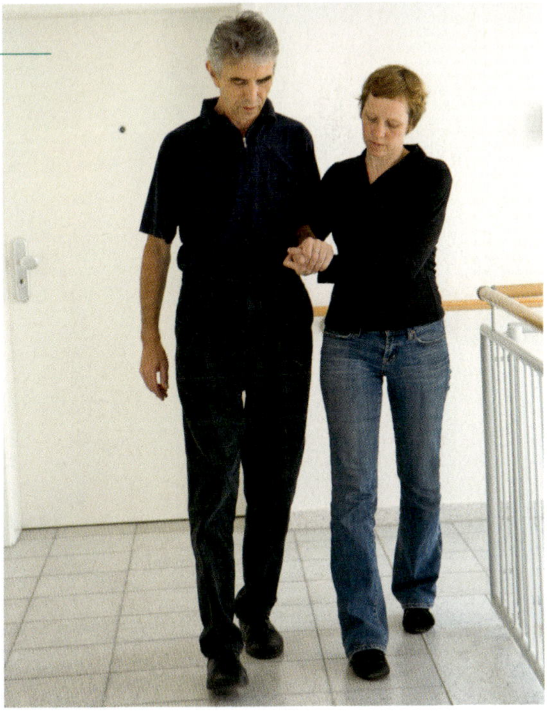

Gehen mit dem Stock

Das Gehen am Stock kann für den Pflegebedürftigen eine große Erleichterung sein und auch Sicherheit bedeuten. So wird ein Stock richtig genutzt:

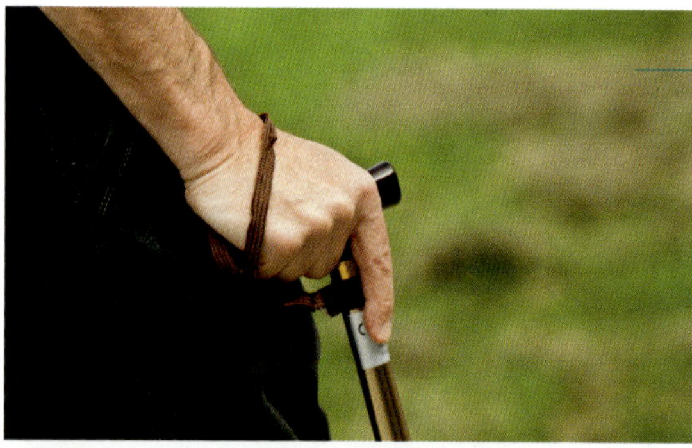

Step 1

Stellen Sie den Gehstock zuerst auf die richtige Höhe ein. Die Höhe ist dann richtig, wenn der Handgriff bei dem herunterhängenden Arm bis zum Handgelenk reicht und der Arm bei Aufsetzen des Stocks leicht gebeugt ist. Denn der Pflegebedürftige möchte sich darauf abstützen können.

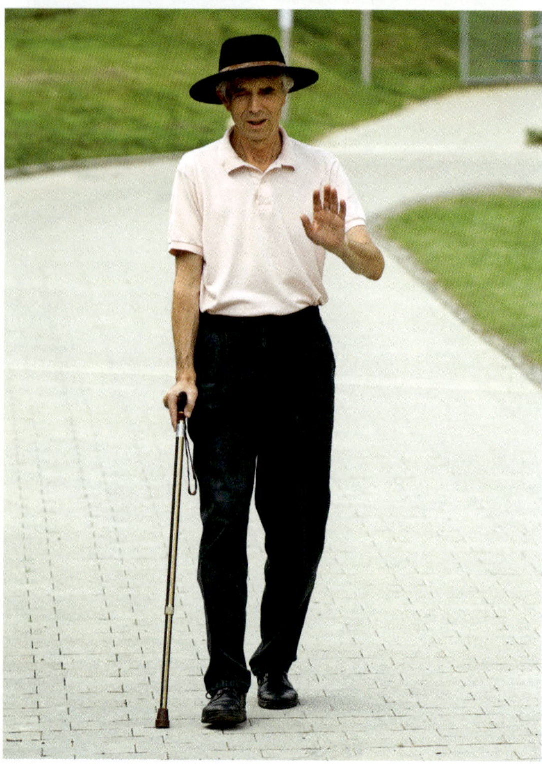

Step 2

Der Pflegebedürftige stellt Stock oder Stütze neben das stärkere Bein und verlagert das Körpergewicht auf beide Beine und den Stock. Er stellt den Stock zuerst eine kleine Schrittlänge vor und setzt danach das schwächere Bein bis zum Stock vor. Das schwächere Bein und Gehstock oder Stütze halten das Körpergewicht und das stärkere Bein kann eine kleine Schrittlänge nach vorne gesetzt werden, die Ferse des stärkeren Beins steht nun neben dem Stock.

Step 3

Der Pflegebedürftige setzt nun wieder den Stock vor und kann den Bewegungsablauf wiederholen.

Hinweis: Vor geplanten Operationen oder anderen Eingriffen empfiehlt es sich, das Gehen mit Stock oder anderen Gehhilfen **vorher** zu üben. Physiotherapeuten unterstützen ebenfalls dabei, das Gehen schnell und sicher wiederzuerlernen.

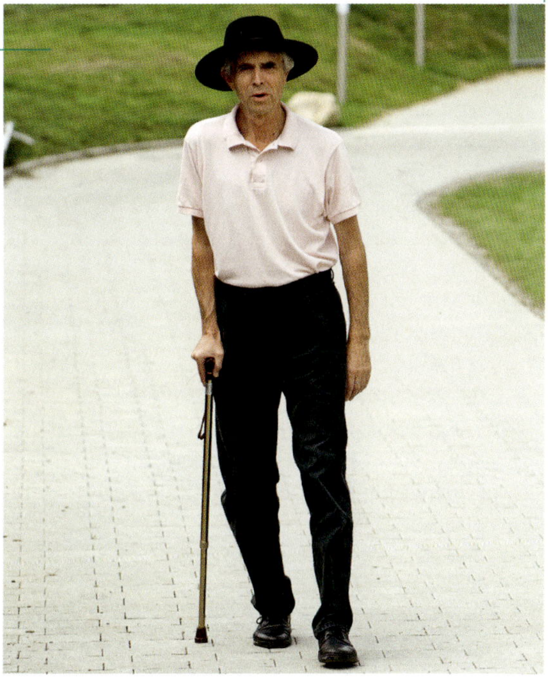

Gehen mit Unterarmgehstützen

Die Unterarmstütze passt, wenn die Armführung im oberen Drittel des Unterarms endet. Nur so ist die Beweglichkeit des Ellenbogengelenks gewährleistet. Unterarmgehstützen können ein- oder beidhändig geführt werden. Wenn Sie einhändig wie der Gehstock benutzt werden, dann ist die Handhabung identisch (siehe Seite 138). Lassen Sie sich zu Beginn von einem Physiotherapeuten anlernen. Sollten Sie beide Unterarmgehstützen benötigen, weil Sie ein Bein nur wenig oder gar nicht benutzen dürfen, dann gehen Sie so vor:

Gehen im Zweipunktgang

Beim Zweipunktgang werden beide Unterarmgehstützen gleichzeitig nach vorne bewegt. Der Pflegebedürftige stützt sich auf beide Arme. Dann zieht er das zu entlastende Bein (das verletzt oder operiert ist) ohne Bodenkontakt nach vorne und holt das belastbare, gesunde Bein nach, um es zwischen den Stützen aufzusetzen.

Gehen im Dreipunktgang

Der Dreipunktgang funktioniert wie der Zweipunktgang, nur wird das verletzte Bein zwischen den Stützen leicht aufgesetzt – mit so viel Gewicht wie der Arzt es verordnet hat. Dann wird das gesunde Bein nachgeholt und vor den Gehstützen aufgesetzt.

Gehen mit Gehgestell und Rollator

Ein Gehgestell ist eine starre Gehhilfe, die sich meist bewährt in der frühen Phase der Rehabilitation. So wird das Gehgestell richtig genutzt:

- Das starre Gestell steht eine Schrittlänge vor den Füßen.
- Nun wird ein Teil des Körpergewichts auf das stärkere Bein verlagert.
- Anschließend macht das schwächere Bein einen Schritt in Richtung Gehgestell. Wenn das Bein belastet werden darf, sollte bewusst ein Teil des Körpergewichts auf dieses schwächere Bein und die Gehhilfe verlagert werden.
- Danach setzt das stärkere Bein einen Schritt nach vorne. In dieser Reihenfolge werden die Schritte wiederholt.

Gehgestelle sind auch als flexible Einheiten erhältlich. Bei einem beweglichen Gehgestell wird das Körpergewicht gleichmäßig auf die Beine und die Gehhilfe verlagert:

- Zum Gehen werden gleichzeitig der rechte Fuß und die linke Seite des Gestells nach vorne gesetzt.
- Sobald der Stand sicher ist, gleichzeitig den linken Fuß und die rechte Seite des Gestells nach vorne setzen. So kommt ein guter Bewegungsablauf zustande.

▼ Ein Rollator fährt relativ sicher, auch auf nicht ganz ebenem Gelände.

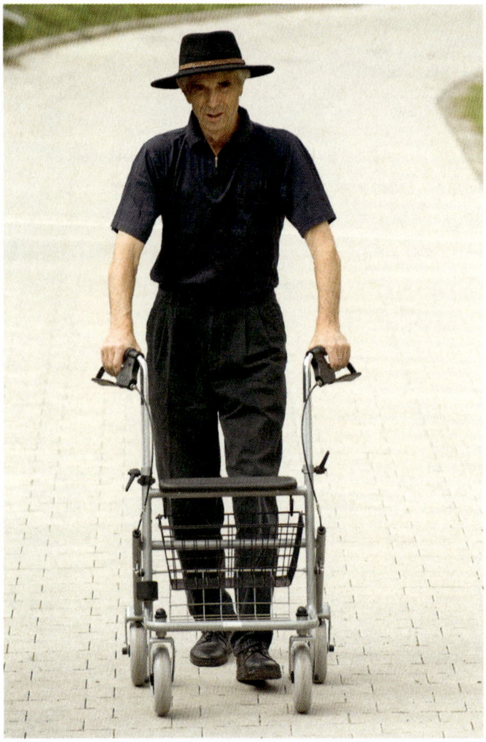

▼ Ein Deltarad ist mitunter leichter zu führen, kippt aber auch schneller als ein Rollator.

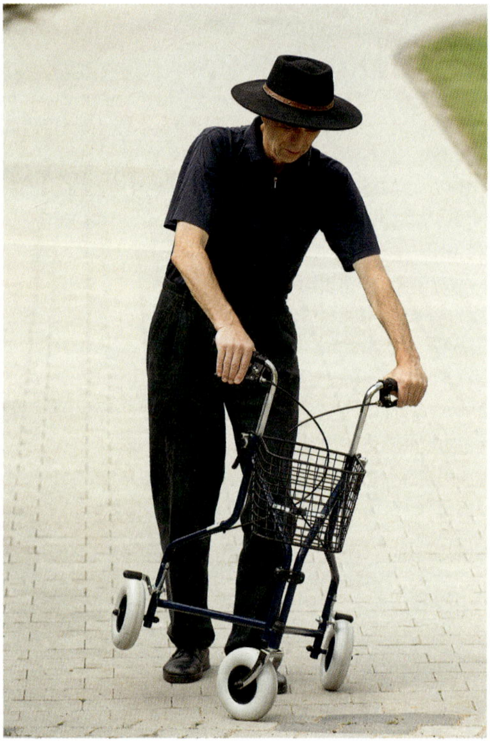

Der Bewegungsablauf mit einem Rollator wird wie mit einem Gehgestell vollzogen. Neben Gehgestell und Rollator gibt es auch noch die sogenannten Deltaräder. Sie haben drei statt vier Rollen wie bei einem Rollator. Auch ein Deltarad ist wie ein Rollator zu bedienen. Aufpassen muss man mit einem Deltarad nur, wenn »scharfe Kurven« gefahren werden. Denn wegen der drei Räder kippt das Gestell leichter.

Umgang mit dem Rollstuhl

Der Umgang mit einem Rollstuhl ist für den Pflegebedürftigen ebenso wie für den pflegenden Angehörigen eine Fortbewegungsmöglichkeit, die gelernt werden muss. Lassen Sie sich anfangs von einem Physiotherapeuten beraten. Für die relevanten Kriterien beim Kauf eines Rollstuhls siehe Seite 73.

In der Praxis zeigt sich, dass mit dem Rollstuhl häufig Bordsteinkanten oder Stufen zu überwinden sind. Um Kanten zu passieren, sollte derjenige, der den Rollstuhl schiebt, zunächst unter Anleitung mit einer nicht pflegebedürftigen Person üben, um Sicherheit im Umgang zu bekommen.

Um einen Rollstuhl eine Kante heraufzuschieben gehen Sie so vor:

Step 1

Steht der Rollstuhl vor der Kante, kippt der Schiebende ihn leicht nach hinten, indem er auf eine der beiden Stützen an den Hinterrädern tritt. Der Schiebende kann zudem mit dem Oberschenkel die Rückenlehne abstützen. Der Schiebende steht dabei die ganze Zeit in Schrittstellung. Er positioniert die Vorderräder oberhalb der Kante. Zwischen den Hinterrädern und der Bordsteinkante ist zu dem Zeitpunkt noch Platz.

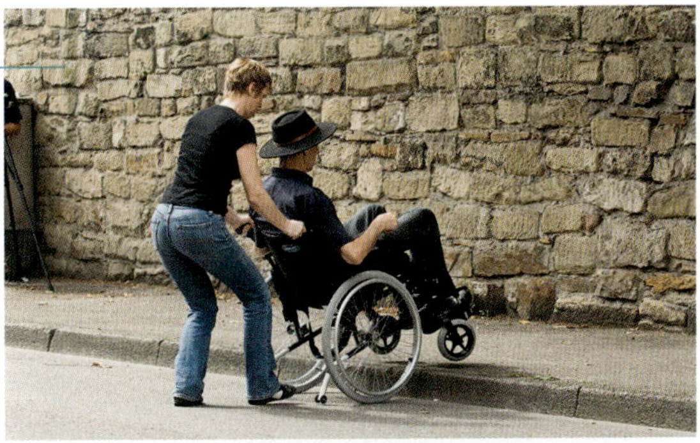

Step2

In der gekippten Position rollt der Schiebende den Stuhl so weit vor, dass die großen Hinterräder an der Bordsteinkante anstoßen.

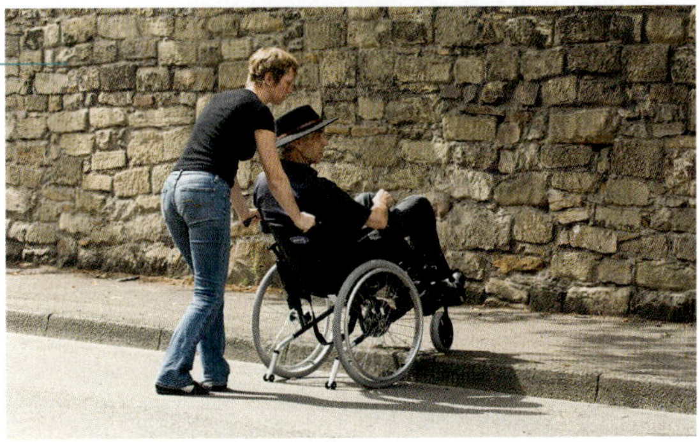

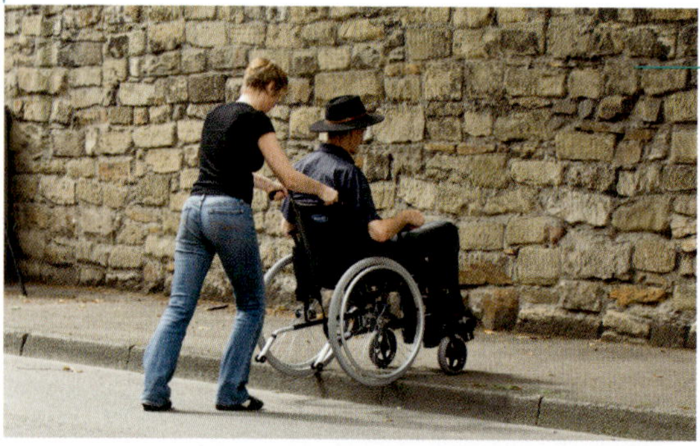

Step 3

Der Schiebende bleibt in Schrittstellung und drückt/schiebt den Rollstuhl nun die Kante hoch.

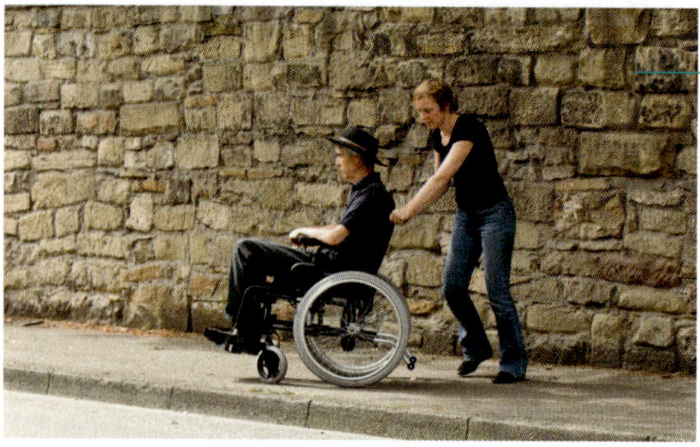

Step 4

Wenn der Schiebende die Kante überwunden hat, dreht er den Rollstuhl in die Richtung, in die es weitergehen soll.

Um einen Rollstuhl eine Kante hinunterzuschieben gehen Sie so vor:

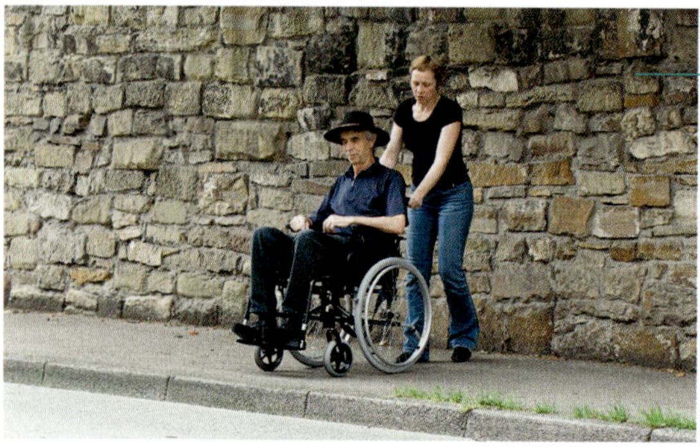

Step 1

Der Schiebende fährt den Rollstuhl bis kurz vor die Kante, sodass noch genügend Platz zum Drehen des Stuhls da ist.

Step 2

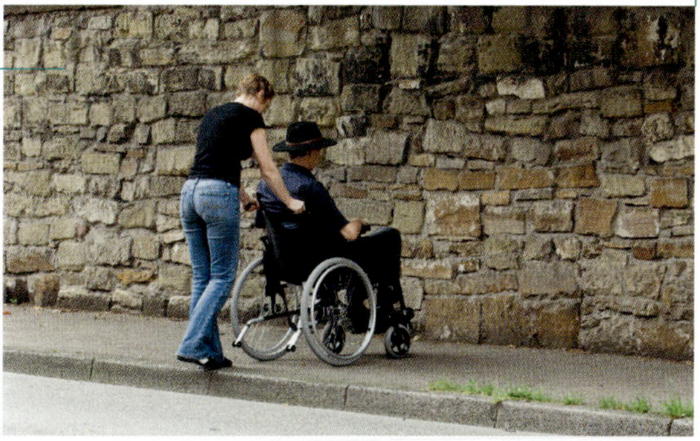

Der Schiebende dreht den Rollstuhl mit dem Rückenteil zur Kante und fährt so weit vor, dass die großen Hinterräder direkt an der Bordsteinkante platziert sind. Der Schiebende selbst stellt sich in Schrittstellung auf die Straße. Wenn die Straße an dem Teil abschüssig ist, zieht der Schiebende oder der Pflegebedürftige selbst so lange die Bremsen fest, bis der Schiebende sicheren Stand auf der Straße hat.

Step 3

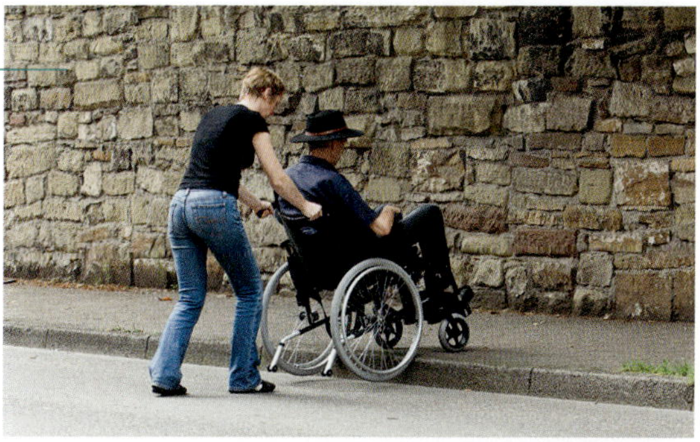

Der Schiebende lässt den Rollstuhl vorsichtig die Kante heruntergleiten (die Bremsen sind wieder gelöst). Der Schiebende kann zudem mit dem Oberschenkel den Rückenbereich des Pflegebedürftigen abstützen. Der Schiebende steht dabei die ganze Zeit in Schrittstellung.

Step 4

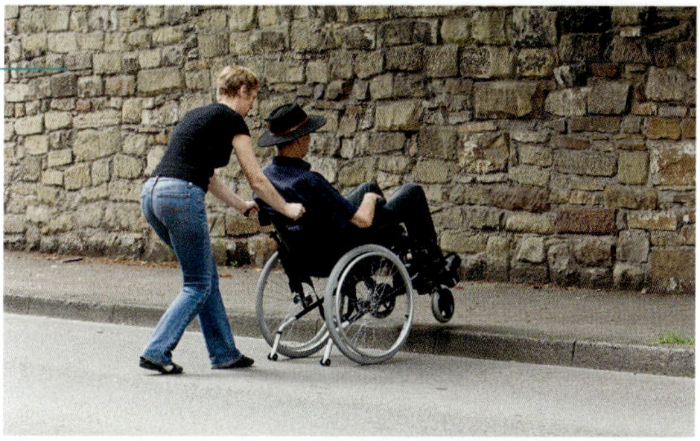

Der Rollstuhl steht nun mit den Vorderrädern auf dem Bürgersteig, mit den großen Hinterrädern auf der Straße. Der Schiebende geht einen Schritt zurück, kippt den Rollstuhl etwas stärker an, zieht die Hinterräder weiter von der Kante weg und die Vorderräder hin zur Straße.

Step 5

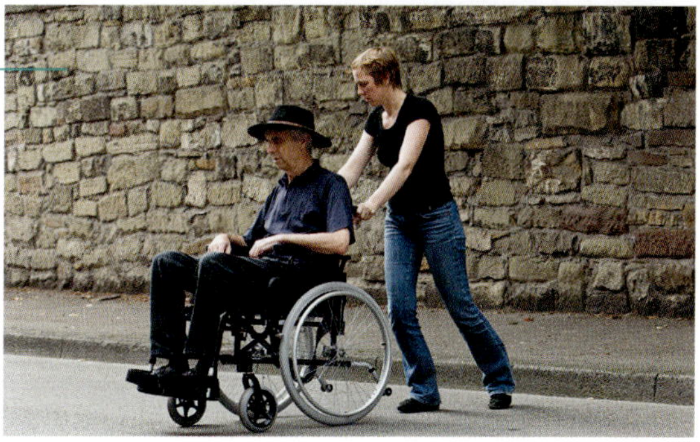

In der Bewegung (wenn der Rollstuhl einen Augenblick nur auf den Hinterrädern steht) kann der Schiebende den Rollstuhl direkt in die gewünschte Richtung drehen und sofort weiterfahren. Oder er setzt den Rollstuhl erst auf der Straße ab und dreht in dann in die gewünschte Gehrichtung.

Im Bett bewegen

Selbst wenn der Pflegebedürftige sich immer – oder vorübergehend – vorwiegend im Bett aufhält, so kann er gut bewegt werden – oder sich selbst bewegen. Denn was Sie auch bei an das Bett gebundenen Menschen immer beachten sollten ist, dass sie sich trotz dieses Handicaps noch so viel wie möglich selbst bewegen, drehen und versorgen sollten. Zu den Bewegungen im Bett gehören Eigenaktivität genauso wie Lagerungen, die eine andere Person vornimmt.

Aufrichten und Sitzen im Bett

Das »Was« und das »Wie« in der Pflege wird entscheidend beeinflusst durch die noch vorhandene Bewegungsfähigkeit, durch Schmerzen und Angst vor dem Fallen. Darauf sollten Sie auch beim Aufrichten und Sitzen Rücksicht nehmen. Vermeiden Sie selbst Drehbewegungen Ihrer Wirbelsäule bei der Unterstützung der pflegebedürftigen Person.

Sich im Bett Aufrichten und Sitzen sind Bewegungen, die im Tagesablauf häufig notwendig sind. Im Sitzen verbessert sich die Atmung, für den Pflegebedürftigen verändert sich außerdem der Blickwinkel und er nimmt aktiver am Leben teil. Bei allen Pflegehandlungen am Bett sollten Sie das Pflegebett auf eine für Sie oder Ihren Angehörigen angenehme Arbeitshöhe bringen. So entlasten Sie Ihre Wirbelsäule und der Pflegebedürftige kann sich besser und sicherer bewegen.

Selbstständiges Aufrichten im Bett

Aus der Rückenlage kann sich der Pflegebedürftige selbst aufrichten, wenn er die Bettdecke vom Oberkörper zurückfaltet und die Arme seitlich neben den Oberkörper legt – mit den Handflächen auf der Matratze. Dann beugt er die Arme und stützt sich mit den Handflächen und den Unterarmen auf der Matratze ab. Beim Anheben des Oberkörpers drückt er die Unterarme und Hände auf der Matratze ab und bewegt sie in Kopfrichtung. So kommt er in die Sitzposition.

Auch eine am Fußende des Bettes befestigte Strickleiter kann das Aufrichten erleichtern. Jedoch sollten Pflegebedürftige mit halbseitigen Lähmungen diese Aufrichthilfe nicht oder nur zusammen mit der Hand der mehr betroffenen Körperseite benutzen (siehe Seite 184).

Aufrichten im Bett mit Unterstützung

Wenn der Pflegebedürftige Unterstützung beim Aufrichten benötigt, setzen Sie sich am Fußende, etwa in Höhe seiner Unterschenkel auf das Bett. Legen Sie die Bettdecke bis zur Taille zurück. Strecken Sie dem Pflegebedürftigen Ihre Hände entgegen, damit er sich daran festhalten kann. Wenn Sie nun Ihre Arme anziehen und beugen, kann sich der Pflegebedürftige mit Ihrer Hilfe aufrichten.

Oder Sie richten den Pflegebedürftigen mit dem Stützgriff auf. Dabei gehen Sie so vor:

Step 1

Sie falten die Bettdecke bis zur Hüfte zurück und bitten den Pflegebedürftigen, seine Strick- oder Bettleiter einzusetzen. Sie fassen mit einer Hand von vorn unter die Achselhöhle und unterfassen die Schulter. Mit dem anderen Arm unterstützen Sie den Rücken an der anderen Schulter oder im Nacken.

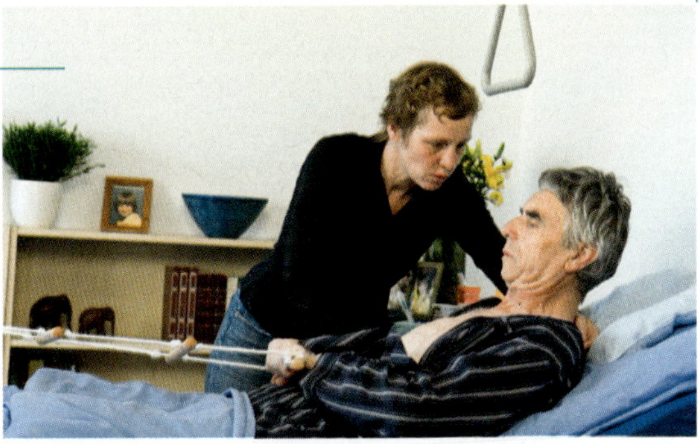

Step 2

Sie geben etwas Druck vom Rücken aus und der Pflegebedürftige zieht sich über die Bettleiter in die aufrechte Position. Abschließend lässt der Pflegebedürftige die Bettleiter los und stützt sich mit beiden Händen auf der Matratze ab.

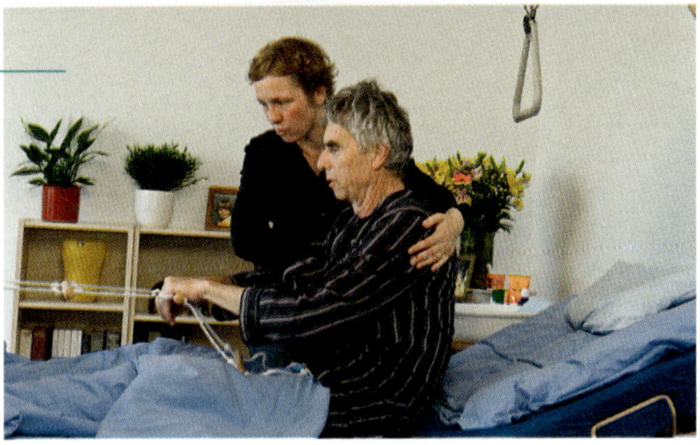

Aufrichten im Bett, wenn der Pflegebedürftige wenig mithelfen kann

Bei dieser Pflegehandlung kommt es darauf an, dass Sie sich mit dem Pflegebedürftigen in Ihren Bewegungen aufeinander abstimmen:

- Der Pflegebedürftige zieht ein Bein an und stellt die Fußsohle auf die Matratze. Den Arm derselben Körperseite legt er auf Ihren Rücken oder um den Hals.
- Sie stehen in Schrittstellung an der Bettseite in Hüfthöhe des Pflegebedürftigen und stützen den Pflegebedürftigen am Schulterblatt und am Unterarm.
- Beim Aufrichten bewegen Sie Ihr Gesäß in Richtung des Bodens. Das Gewicht des Pflegebedürftigen verlagert sich dabei auf den Unterarm.
- Sie können jetzt den Arm von der Schulter des Pflegebedürftigen lösen.
- Machen Sie nun einen Schritt in Richtung Kopfende des Bettes und stützen mit der anderen Hand den Rücken des Pflegebedürftigen auf seiner anderen Körperseite.
- Mit leichtem Druck auf den Rücken kommt der Pflegebedürftige in eine Sitzposition. Der Pflegebedürftige kann sich nun mit seinen Händen an der Matratze abstützen.

Aufrichten im Bett, wenn der Pflegebedürftige nicht mithelfen kann

Wenn der Pflegebedürftige nicht mithelfen kann, sollten Sie sich durch eine weitere Pflegeperson helfen lassen. Sie richten den Pflegebedürftigen mit dem »Stützgriff zu zweit auf«. Dazu stehen Sie beim Aufrichten an einer Bettseite und die zweite Pflegeperson steht an der anderen Bettseite:

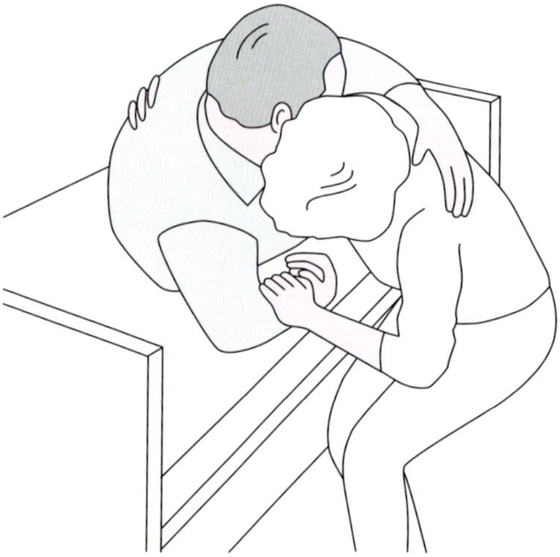

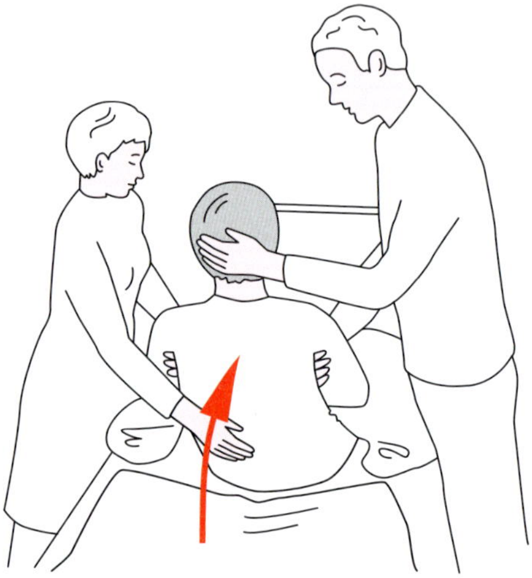

▲ Ein leichtes Anheben des Kopfteils vom Bett vor der Bewegung erleichtert diese.

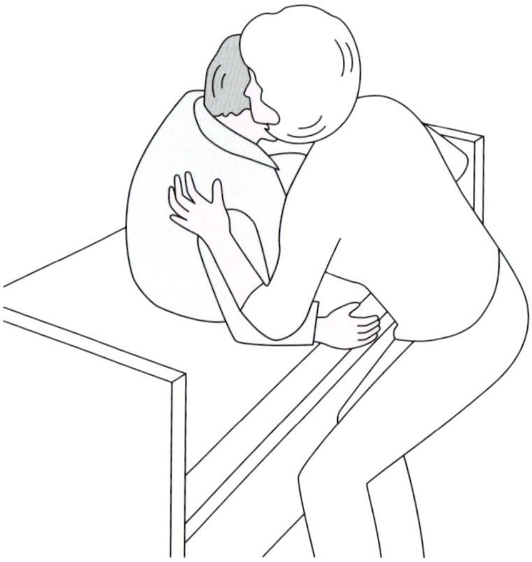

▲ Kann der Pflegebedürftige seine Arme einsetzen, unterstützt ein Aufrichter die Bewegung.

- Legen Sie die Bettdecke bis zur Körpermitte zurück.
- Beide Pflegepersonen stehen in Hüfthöhe am Krankenbett und nehmen eine Grätschstellung ein.
- Sie fassen mit der einen Hand von vorn unter der Achselhöhle durch und unterstützen mit der Handfläche die Schulter, mit der anderen Hand stützen Sie den Hinterkopf des Pflegebedürftigen.
- Die zweite Pflegeperson fasst mit der einen Hand von vorn unter der Achselhöhle des Kranken durch und unterstützt die Schulter, mit der anderen Hand stützt sie den Rücken.
- Gemeinsam richten Sie den Kranken vorsichtig auf. Bobachten Sie das Aussehen, insbesondere die Hautfarbe im Gesicht und die Färbung der Lippen und bitten Sie den Pflegebedürftigen, tief durchzuatmen oder abzuhusten. Haben Sie die Erfahrung gemacht, dass der Pflegebedürftige nach dem Aufsitzen husten muss, legen Sie vorher Tempos oder Zellstoff bereit, um den Auswurf aufzunehmen.
- Greifen Sie nun mit Ihrer Hand vom Hinterkopf an die gegenüberliegende Schulter und stützen mit Ihrem Unterarm den Hinterkopf. Der Pflegebedürftige kann sich an Ihrem Oberkörper anlehnen, das entlastet Sie. Die zweite Pflegeperson kann sich nun den durchzuführenden Pflegehandlungen zuwenden.

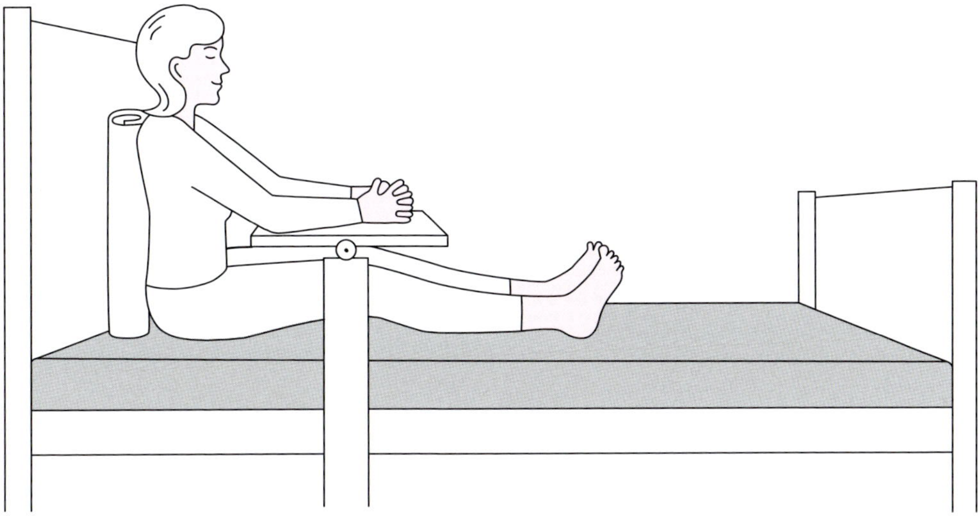

▲ Das Sitzen im Bett fördert die Selbstständigkeit des Pflegebedürftigen, denn die Handtuchrolle im Rücken vergrößert den Bewegungsradius der Arme: Er kann z. B. schreiben oder lesen, die Belüftung der Lungen ist verbessert.

Sitzen im Bett

Nach dem Aufrichten können Sie die Sitzposition des Pflegebedürftigen mit Kissen oder dem aufgestellten Kopfteil des Bettes absichern. Mit einem zu einem Rechteck geformten Kissen können Sie die Wirbelsäule stützen. Sie können auch eine der Varianten auf Seite 89 wählen. Beziehen Sie den Pflegebedürftigen bei der Entscheidung der Kissenvariante ein.

Eine Handtuchrolle längs der Wirbelsäule unterstützt die Beweglichkeit des Oberkörpers nach rechts und nach links.

Eine Handtuchrolle quer unterhalb der Schultern unterstützt eine aufrechte Haltung des Oberkörpers und erleichtert das Schlucken beim Essen und Trinken.

Das Sitzen können Sie bequem gestalten, wenn Sie dem Pflegebedürftigen eine Handtuchrolle oder eine Schaumstoffrolle unter die Kniekehlen legen. Die Füße sollten durch ein Kissen im rechten Winkel gestützt werden.

Wechsel der Bettwäsche

Auch wenn ein Mensch seine meiste Zeit im Bett verbringt, muss – und kann – die Bettwäsche gewechselt werden. Das wird nötig, wenn sie verschmutzt ist oder der Pflegebedürftige stark geschwitzt hat. Wenn der Pflegebedürftige noch mithelfen kann, dann können Sie diesen Arbeitsvorgang allein mit ihm zusammen vornehmen. Wenn er gar nicht mehr mitmachen kann, dann sollten Sie sich möglichst eine zweite helfende Person holen.

Der Pflegebedürftige kann mithelfen beim Wechsel der Bettwäsche

Wenn der Pflegebedürftige aus dem Bett aufstehen kann, sollten Sie diese Zeit nutzen, verschmutze Bettwäsche zu wechseln. Beim Betten und Wechseln der Bettwäsche für den bettlägerigen Pflegebedürftigen sind Sie häufig auf sich alleine gestellt. Wenn es Ihnen möglich ist, sollten Sie dazu eine weitere Person zur Unterstützung bitten. Das erleichtert Ihnen die Pflegehandlung und bringt für den Pflegebedürftigen ein Gefühl von mehr Sicherheit.

Wenn Sie den Wechsel der Bettwäsche alleine bewältigen müssen, drehen Sie den Pflegebedürftigen nur von sich weg, wenn das Bett an der Wand steht oder durch ein Bettseitenteil gesichert ist.

Sie erleichtern für sich und den Pflegebedürftigen das Wechseln der Bettwäsche, wenn Sie vor der Handlung die notwendigen Vorbereitungen treffen.

Vorbereitung

- Zur Ablage der Kopfkissen stellen Sie einen Stuhl an Fußende oder in Bettnähe bereit.
- Für die schmutzige Wäsche benötigen Sie einen Behälter, den Sie am Fußende des Bettes abstellen.
- Die saubere Bettwäsche wird vorbereitet:
  - Dazu entfalten Sie das Bett-Tuch zur vollen Länge und achten darauf, dass es nicht den Boden berührt. Sie können dies über dem Bett tun.
  - Mit beiden Händen wird das Bett-Tuch in seiner ganzen Länge bis zur Hälfte aufgerollt und griffbereit abgelegt.
  - Wenn Sie ein Spannbett-Tuch verwenden, was sich in der Pflege als bessere Variante gezeigt hat, versuchen Sie auch, mit etwa der Hälfte des Bett-Tuchs eine Rolle zu bilden.
  - Legen Sie dazu das Bett-Tuch so auf das Bett, wie es nach dem Wechsel liegen soll. Rollen Sie dann das Bett-Tuch bis zur Hälfte ein und legen es griffbereit ab.
  - Wenn Sie auch eine Unterlage verwenden, bereiten Sie diese vor, indem Sie sie bis zur Hälfte einrollen.
- Stellen Sie Kopf- und Fußteil des Pflegebettes flach.

Durchführung

- Sie treten an eine Bettseite und legen die Bettdecke der Länge nach etwa zwei Drittel zusammen, sodass sie auf der anderen Bettseite liegt. Das Bett sollte an der Wand stehen oder mit einem Seitenteil gesichert sein.

- Der Pflegebedürftige wird auf diese Seite gedreht und spürt durch die zusammengelegte Decke einen Halt:
  - Der Pflegebedürftige winkelt dazu den von Ihnen entfernten Arm leicht ab. Das Ihnen nahe Bein winkelt er an und stellt den Fuß auf die Matratze.
  - Mit diesem Fuß und Bein drückt sich der Pflegebedürftige an der Matratze ab und greift gleichzeitig mit dem Arm über den Körper zur Deckenrolle. Dadurch kann er sich ohne Anstrengung zur Seite drehen.
  - Sie können den Pflegebedürftigen beim Drehen mit Ihren flachen Händen am Rücken und am Gesäß unterstützen, wenn er es alleine nicht schafft.
  - Der Pflegebedürftige streckt das auf der Matratze liegende Bein. Das angewinkelte Bein liegt auf der zusammengelegten Bettdecke.
  - Fragen Sie den Pflegebedürftigen nach seinem Befinden und prüfen, ob er sicher liegt.
- Sie entnehmen die Kopfkissen, schütteln sie auf und legen sie auf dem Stuhl ab. Wenn notwendig, können Sie den Kopf mit einem kleinen Stützkissen unterstützen.
- Sie lösen die gebrauchte Bettwäsche und legen Sie nacheinander dicht an dem Körper des Pflegebedürftigen zusammen.
- Sie straffen die Matratzenauflage.
- Sie nehmen nun das vorbereitete Bett-Tuch, legen es mit der Rolle an die zusammengelegte gebrauchte Bettwäsche.
- Beim Spannbett-Tuch ziehen Sie nun je eine Ecke am Kopfende und Fußende über die Matratze und stecken die Längsseite unter die Matratze.
- Wenn Sie ein normales Bett-Tuch verwenden, schlagen Sie es am Kopfende und Fußende um die Matratze. Straffen Sie das Bett-Tuch und stecken die Längsseite unter die Matratze.
- Wollen Sie auch die Unterlage wechseln, legen Sie nun die vorbereitete Unterlage mit der aufgerollten Seite an das frische Betttuch, glätten die Unterlage und stecken sie unter der Matratze ein.
- Der Pflegebedürftige streckt das angewinkelte Bein und gleitet zurück auf seinen Rücken.
- Sie nehmen die zusammengelegte Bettdecke und legen sie an die Bettseite an der Sie stehen.
- Lösen Sie die Bremsen des Pflegebettes und ziehen Sie es so weit von der Wand ab, dass Sie genügend Platz zum Arbeiten haben. Stellen Sie die Räder mit den Bremsen fest. Ziehen Sie das Seitenteil hoch. Gehen Sie nun an die andere Bettseite.
- Der Pflegebedürftige kann sich nun auf die andere Seite drehen.
  - Dazu winkelt er den am Bettgitter liegenden Arm leicht ab.
  - Das Bein der anderen Körperseite winkelt er an und stellt den Fuß auf die Matratze.
  - Mit dem anderen Arm übergreift er seinen Körper.
  - Sie können die Körperdrehung mit Ihren flachen Händen am Rücken und Gesäß unterstützen.
  - Der Pflegebedürftige streckt das auf der Matratze liegende Bein und legt das angewinkelte Bein auf die zusammengelegte Bettdecke.
  - Sie überzeugten sich, dass der Pflegebedürftige sicher liegt.
- Sie ziehen die gebrauchte Bettwäsche unter der Matratze hervor, legen sie zusammen und dann in den bereitgestellten Behälter.
- Dann ziehen Sie die Ecken des Spannbetttuchs am Kopf- und Fußende über die Matratze und glätten das Bett-Tuch.
- Wenn Sie ein normales Bett-Tuch verwenden, schlagen Sie es am Kopfende und Fußende um die Matratze. Straffen Sie das Bett-Tuch und stecken die Längsseite unter die Matratze.

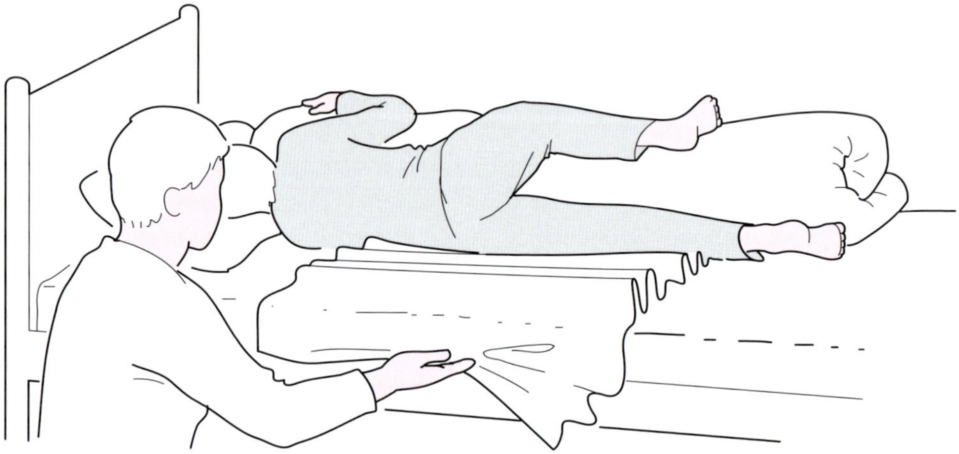

▲ Der Pflegende hockt in rückenschonender Haltung vor dem Bett. Der noch mobile Pflegebedürftige sichert seine seitliche Position durch eine aufgerollte Bettdecke.

- Sie rollen die Unterlage ganz aus, straffen sie und steckt sie unter die Matratze.
- Nun nehmen Sie die Kissen und legen sie ins Bett.
- Sie achten darauf, dass die Kleidung des Pflegebedürftigen keine Falten wirft und ziehen sie glatt.
- Der Pflegebedürftige streckt das angewinkelte Bein aus und gleitet zurück auf seinen Rücken.
- Sie überzeugen sich, dass der Pflegebedürftige gut und bequem liegt. Entrollen Sie die Bettdecke und legen sie über das Bett. Das Bett kann wieder zurück an seinen Platz an der Wand und das Bettseitenteil können Sie wieder absenken.

Jetzt können Sie die verschmutzte Bettwäsche versorgen.

Wenn der Pflegebedürftige nicht mithelfen kann

Wenn die pflegebedürftige Person nicht mithelfen kann, sollten Sie die Pflegehandlung mit einer zweiten Pflegeperson durchführen:

Vorbereitung

- Zur Ablage der Kopfkissen stellen Sie einen Stuhl am Fußende oder in Bettnähe bereit.
- Für die schmutzige Wäsche benötigen Sie einen Behälter, den Sie am Fußende des Bettes abstellen.
- Die saubere Bettwäsche wird vorbereitet:
  - Dazu entfalten Sie gemeinsam das Bett-Tuch zur vollen Länge und achten darauf, dass sie nicht den Boden berührt. Sie können dies über dem Bett tun.
  - Gemeinsam rollen Sie das Bett-Tuch in seiner ganzen Länge bis zur Hälfte auf und legen es griffbereit ab.
  - Wenn Sie ein Spannbett-Tuch verwenden, was sich in der Pflege als bessere Variante gezeigt hat, versuchen Sie auch, mit etwa der Hälfte des Bett-Tuchs eine Rolle zu bilden und legen es griffbereit ab.
- In einem Arbeitsgang können Sie auch Unterlage und Inkontinenzunterlagen wechseln. Auch diese werden vorbereitet, indem sie bis zur Hälfte aufgerollt werden.

Durchführung

- Sie treten an die eine, die zweite Pflegeperson an die andere Seite des Bettes.

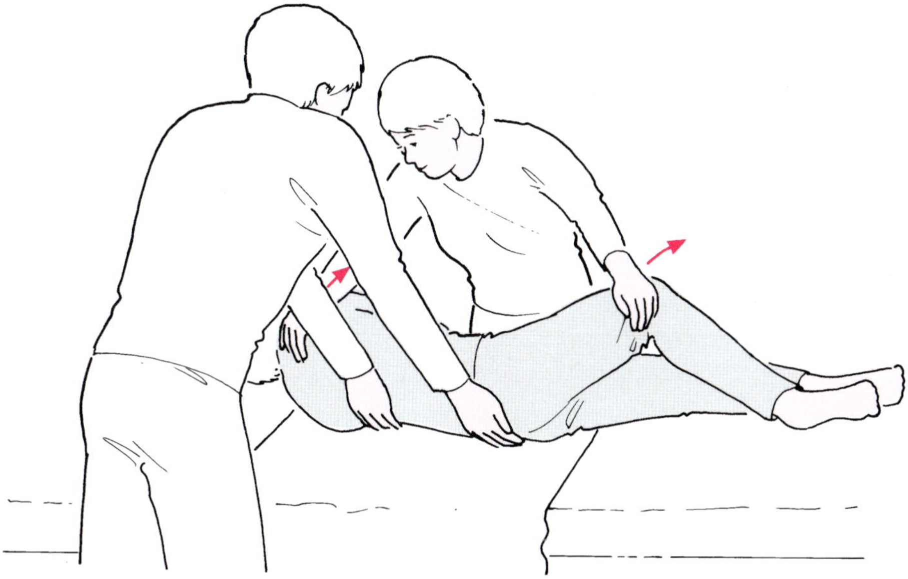

▲ Stellen Sie immer zuerst das Bein auf und kippen es leicht in die Richtung, in die sich der Pflegebedürftige rollen soll. Das ahmt den natürlichen Bewegungsablauf beim Drehen im Bett nach.

- Das Pflegebett wird an Kopf- und Fußende flach gestellt.
- Sie falten gemeinsam die Bettdecke bis zur Taille zurück.
- Mithilfe des »Stützgriffes zu zweit« (siehe Seite 145) richten Sie den Pflegebedürftigen auf.
- Während die zweite Pflegeperson den Pflegebedürftigen stützt, entnehmen Sie die Kissen und legen sie auf den Stuhl.
- In der Zwischenzeit motiviert die zweite Pflegeperson den Pflegebedürftigen, einige Atemzüge bewusst tief durchzuführen.
- Gemeinsam legen Sie den Pflegebedürftigen wieder zurück auf die Matratze. Der Kopf kann mit einem kleinen Kissen unterstützt werden.
- Die Bettdecke wird ganz zurückgefaltet und/oder entnommen.
- Beide lösen an den Bettseiten die Bettwäsche von der Matratze.
- Der Kranke wird zunächst auf die Seite des Helfers gedreht:
  - Falls es dem Pflegebedürftigen selbst nicht mehr möglich ist, winkelt die zweite Pflegeperson den ihr zugewandten Arm des Kranken leicht ab.
  - Sie legen den anderen Arm über den Körper des Pflegebedürftigen; Sie winkeln das Ihnen zugewandte Bein des Pflegebedürftigen an.
  - Die zweite Pflegeperson übergreift den Körper des Pflegebedürftigen und unterfasst mit der einen Hand das Schultergelenk, mit der anderen Hand umfasst sie den Oberschenkel oberhalb des Kniegelenkes oder die Hüfte.
  - Sie unterstützen mit ihren flachen Händen Rücken und Gesäß, und gemeinsam drehen Sie den Pflegebedürftigen auf die Seite.
  - Sie legen das kleine Kissen unter den Kopf.
- Die zweite Pflegeperson sichert den Pflegebedürftigen und beobachtet sein Aussehen.
- Sie strecken das auf der Matratze aufliegende Bein und schieben die Zehen des

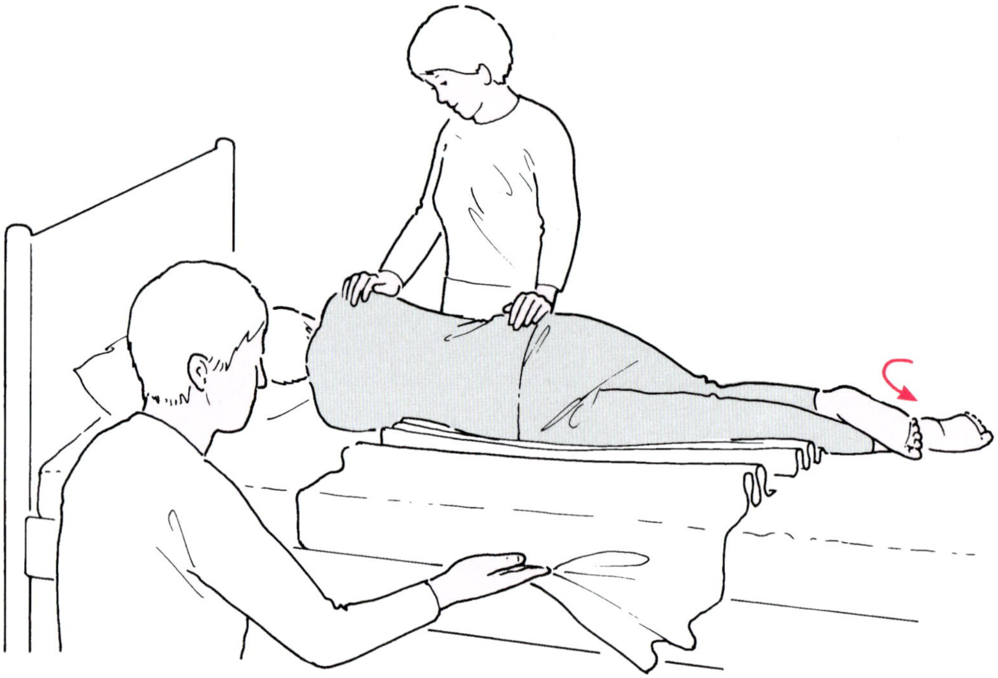

▲ Der Pflegebedürftige liegt besonders sicher auf der Seite, wenn seine eine Fußspitze hinter das Fußgelenk des anderen Beines gelegt wird.

angewinkelten Beines hinter die Ferse des gestreckten Beines. Dadurch fixieren Sie das Bein und verhindern, dass es über die Matratze aus dem Bett gleitet.

- Danach rollen Sie die verschmutzte Bettwäsche nacheinander bis an den Körper des Pflegebedürftigen heran und glätten den Schonbezug der Matratze.
- Sie nehmen das vorbereitete Bett-Tuch und legen es mit der Rolle an die verschmutzte Bettwäsche.
- Sie ziehen die Ecken des Spannbett-Tuchs an Kopf- und Fußende über die Matratze und stecken die Längsseite unter der Matratze ein.
- Möchten Sie auch die Unterlage wechseln, legen Sie nun die vorbereitete Unterlage mit der aufgerollten Seite an das frische Bett-Tuch, glätten die Unterlage und stecken sie unter der Matratze ein. Auch die Inkontinenzunterlage legen Sie bereits in das Bett.
- Sie strecken nun das angewinkelte Bein des Pflegebedürftigen, stützen danach Gesäß und Rücken, und gemeinsam lassen Sie den Pflegebedürftigen in Rückenlage zurückgleiten.
- Anschließend drehen Sie beide den Pflegebedürftigen auf die Seite, an der Sie stehen:
  - Sie winkeln den Arm des Kranken leicht ab. Der andere Arm liegt über dem Körper.
  - Die zweite Pflegeperson winkelt das ihr zugewandte Bein an.
  - Sie übergreifen den Körper des Pflegebedürftigen, umfassen mit der einen Hand das Schultergelenk, mit der anderen Hand umfassen Sie den Oberschenkel oder die Hüfte.

  - Die zweite Pflegeperson unterstützt mit den flachen Händen Rücken und Gesäß, und gemeinsam drehen Sie den Pflegebedürftigen auf die Bettseite an der Sie stehen.
  - Sie sichern den Kranken, legen den Kopf auf das kleine Kissen und beobachten sein Aussehen.
- Die zweite Pflegeperson streckt das auf der Matratze liegende Bein und schiebt die Zehen des angewinkelten Beins hinter die Ferse des gestreckten Beines.
- Während Sie den Pflegebedürftigen sichern und beobachten, entnimmt die zweite Pflegeperson die verschmutzte Bettwäsche und legt sie in den Behälter.
- Dann rollt sie zuerst das saubere Spannbett-Tuch aus und steckt die Ecken über die Matratze. Sie strafft das Bett-Tuch und steckt die Längsseite unter die Matratze. Nun entrollt sie die Unterlage, strafft sie und schiebt das Ende unter die Matratze. Sie entrollt auch die Inkontinenzauflage und glättet sie.
- Danach streckt sie das angewinkelte Bein des Pflegebedürftigen, stützt Gesäß und Rücken und gemeinsam lassen Sie den Pflegebedürftigen in die Rückenlage zurückgleiten.
- Der Pflegebedürftige kann jetzt bis zur Taille zugedeckt werden.
- Zum Einlegen der Kissen richten Sie den Pflegebedürftigen mithilfe des »Stützgriffes zu zweit« (siehe Seite 145) auf.
- Sie legen die Kissen ein und streichen die Kleidung des Pflegebedürftigen glatt.
- Sie können den Pflegebedürftigen nun wieder zurück auf die Kissen legen.
- Sie vergewissern sich, dass er gut liegt und decken ihn zu.

Die verschmutze Bettwäsche wird entsorgt.

Höherbewegen im Bett

Besonders wenn der Pflegebedürftige eine Weile im Bett gesessen hat oder auch manchmal, weil er sich selbstständig hin- und hergedreht hat, rutscht er mit seinem Körper in Richtung Fußende. Möchte er dann etwa das Kopfteil aufstellen, um zum Beispiel zu lesen oder zu trinken, dann knickt der Oberkörper nicht in Höhe der Hüfte, sondern in Höhe der Brust ein. Das behindert beim Atmen und ist unbequem. Aber auch hier helfen ein paar Handgriffe, um aus der Lage wieder herauszukommen.

Selbstständiges Höherbewegen im Sitzen

Überschätzen Sie Ihre Kräfte nicht, wenn Sie geschwächte und bewegungseingeschränkte Menschen im Bett bewegen wollen. Nutzen Sie die noch vorhandene Beweglichkeit des Pflegebedürftigen oder holen Sie sich die Unterstützung von einer weiteren Person.

Alle nachfolgend beschriebenen Pflegehandlungen sollen eine »aktivierende Pflege« gewährleisten, damit der Pflegebedürftige seine noch verbliebenen Fähigkeiten einbringen und seine Selbstständigkeit fördern kann. Denken Sie daran: Bei allen Pflegehandlungen sollten Sie das Pflegebett auf eine für Ihren Rücken angenehme Arbeitshöhe bringen.

Damit sich der Pflegebedürftige im Sitzen selbstständig im Bett höherbewegen kann, geht er so vor:

- Er legt die Decke zur Seite. Er richtet sich zum Sitzen auf und stützt er sich mit beiden Händen seitlich auf der Matratze ab.
- Dann winkelt er seine Beine an und stellt die Füße auf die Matratze.
- Zunächst verlagert er das Gewicht auf eine Körperseite. Dadurch wird das Sitzbein der anderen Körperseite vom Gewicht entlastet.
- Das so entlastete Sitzbein kann er dann in Richtung Kopfende des Bettes höherschieben. Durch das Abdrücken des Fußes auf der Matratze wird die Verlagerung des Sitzbeins erleichtert.
- Danach verlagert er sein Gewicht auf diese Körperseite und schiebt das Sitzbein der anderen Körperseite höher.

Mit dieser »Schaukelbewegung« kann der Pflegebedürftige sich auf seinen Sitzbeinhöckern im Bett nach und nach höher bewegen. Hat er sich weit genug »höhergeschaukelt«, streckt er seine Beine wieder aus, legt sich zurück und deckt sich wieder zu.

Selbstständiges Höherbewegen im Liegen

Sollte der Pflegebedürftige Schwierigkeiten haben, sich im Sitzen höher zu bewegen, dann kann er auch im Liegen selbstständig im Bett höherrutschen. Damit das gelingt, geht er folgendermaßen vor:

- Er legt die Decke zur Seite. Er winkelt er seine Beine an und stellt die Füße auf die Matratze. Damit die Füße einen besseren Halt haben, kann ein Handtuch auf das Bett-Tuch gelegt werden.
- Zunächst verlagert er das Gewicht auf eine Körperseite. Dadurch werden Sitzbein und Schulter der anderen Körperseite vom Gewicht entlastet.
- Die so entlastete Körperseite kann er dann in Richtung Kopfende des Bettes höherschieben. Durch das Abdrücken des Fußes auf der Matratze wird die Verlagerung erleichtert.
- Danach verlagert er sein Gewicht auf diese Körperseite und schiebt die andere Körperseite höher. Die Beine werden dabei erneut angewinkelt.

Mit dieser »Wechselbewegung« kann der Pflegebedürftige sich nach und nach im Bett höherbewegen. Hat er sich weit genug »hochgeschoben«, streckt er seine Beine wieder aus, legt sich zurück und deckt sich wieder zu.

Höherbewegen im Liegen mit Unterstützung

Kann der Pflegebedürftige sich nicht alleine im Bett höherbewegen, können Sie ihn dabei mit ein paar Handgriffen unterstützen:

- Legen Sie die Decke zur Seite. Der Pflegebedürftige winkelt seine Beine an und stellt die Füße auf die Matratze. Damit die Füße einen guten Halt haben, kann ein Handtuch auf das Bett-Tuch gelegt werden.
- Sie setzen sich auf die Bettkante und umfassen einen Fuß am Fußrücken und stützen mit der anderen Hand das Knie ab.
- Der Pflegebedürftige verlagert sein Gewicht auf die andere Körperseite und Sie unterstützen die Verlagerung von Hüfte und Schulter durch Gegendruck auf den Fuß und das Knie.
- Dann wechseln Sie mit Ihren Händen auf das andere Bein. Der Pflegebedürftige verlagert das Gewicht auf die andere Körperseite. Durch den Gegendruck auf den Fuß und das Knie unterstützen Sie die Verlagerung der anderen Körperseite.
- Durch das Wiederholen dieser Wechselbewegungen kommt der Pflegebedürftige im Bett höher.

Liegt er weit genug am Kopfende des Bettes, streckt er seine Beine wieder aus und die Decke kann zurückgelegt werden. Falls möglich, kann der Pflegebedürftige zusätzlich mit den Händen an das Kopfteil des Bettes greifen und sich parallel hochziehen.

Keine Hilfe möglich: Heben und Höherlegen

Wenn keine Mithilfe durch den kranken Menschen möglich ist, kann er durch zwei Pflegepersonen gehoben werden. Für diesen Hebevorgang müssen Sie sich gut mit der zweiten Pflegeperson abstimmen.

Vorbereitung
- Sie falten die Bettdecke ganz zurück oder nehmen sie aus dem Bett.
- Die Arme des Kranken werden auf seinem Oberkörper überkreuzt.
- Sie vereinbaren mit der zweiten Pflegeperson ein Zeichen, nach dem sie koordiniert den Kranken anheben werden, z. B. »eins – zwei – zunicken«.
- Sie und die Pflegeperson stehen in versetzter Stellung am Bett: die zweite Pflegeperson in Oberschenkelhöhe und Sie in Oberkörperhöhe des Pflegebedürftigen in Grätschstellung.

Durchführung
Sie und die andere Pflegeperson verhaken bei dieser Pflegehandlung ihre rechten Hände unter dem Gesäß des Pflegebedürftigen. Damit unterstützen beide zusammen den Körperschwerpunkt des Liegenden.

PRAXIS

Pflegekurse

Belegen Sie einen Kurs in Kinästhetik! Dort lernen Sie noch verschiedene andere Techniken, mit denen Sie Ihren Angehörigen im Bett bewegen können, ohne dass Sie viel Kraft benötigen.

Zum Heben und Höherlegen des Kranken wenden Sie den »Haken-Stützgriff« an:
- Die Pflegepersonen heben mit ihren linken Händen das Gesäß des Kranken etwas an.
- Beide Personen verhaken die Fingerkuppen ihrer rechten Hände im Hakengriff (Handrücken flach) unter dem Gesäß des Pflegebedürftigen.
- Sie greifen mit Ihrem linken Arm hinter den Nacken des Kranken und umfassen sein Schultergelenk. Der Helfer umfasst mit dem linken Arm die Beine des Kranken unterhalb der Knie.
- Nach dem vereinbarten Zeichen »eins – zwei – zunicken« heben Sie den Kranken gemeinsam an und legen ihn höher.

Pflegeperson und Helfer lösen ihren Griff. Die Arme des Kranken können wieder seitlich an seinen Körper gelegt werden. Sie vergewissern sich, dass der Pflegebedürftige gut liegt.

▼ Das ist der »Haken«. Handschuhe schützen längere Fingernägel – und vor Verletzungen.

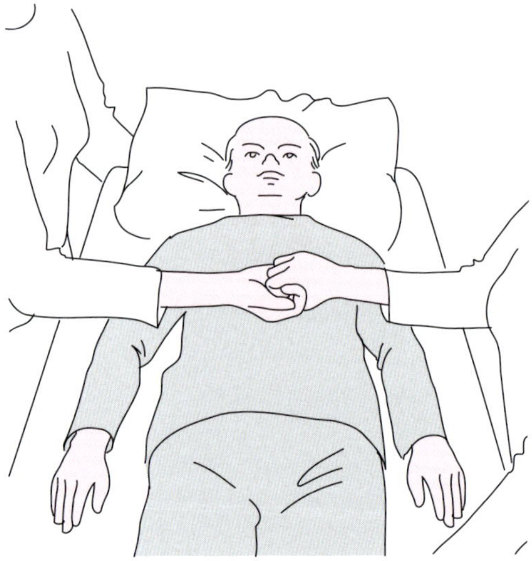

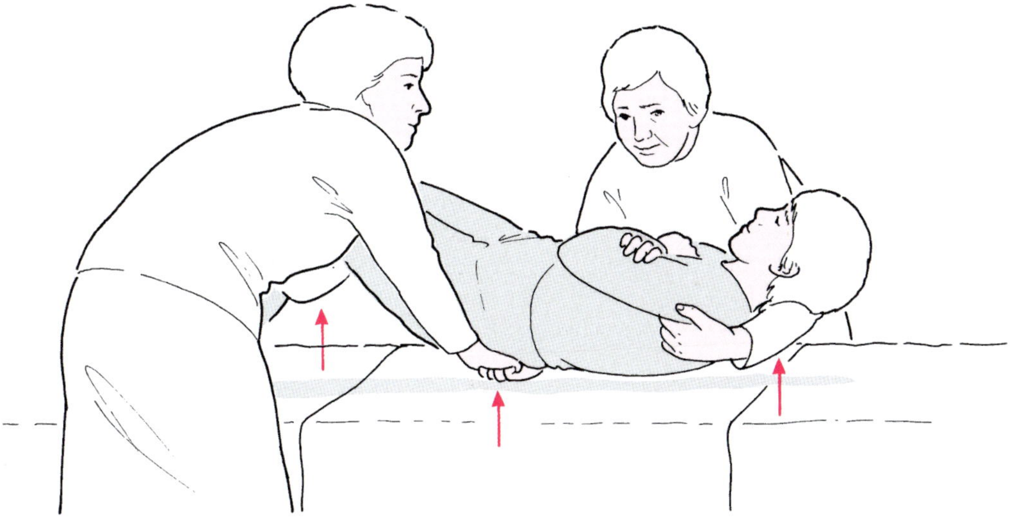

▲ Achten Sie auch bei dem »Haken-Stützgriff« darauf, dass Sie Ihren Rücken möglichst gerade halten. Wenn möglich, sollte der Pflegebedürftige sein Kinn in Richtung Brust ziehen.

Liegen und Lagern im Bett

Das regelmäßige Umlagern von Armen, Beinen, Kopf und Gesäß nehmen Menschen, die noch ausreichend mobil sind, unbewusst selbst vor. Auch der Pflegebedürftige, der das Bett nicht mehr verlassen kann, muss regelmäßig seine Position verändern. Kann er das nicht mehr selbst tun, werden das die pflegenden Angehörigen übernehmen. Die Umlagerungen sind nicht nur wichtig für das Wohlbefinden, sondern sie beugen auch Folgeerkrankungen vor.

Grundpositionen

Prinzipiell ist jede Lagerung möglich. Sie sollte nur den Wünschen des Pflegebedürftigen entsprechen und keine Hautverletzungen herbeiführen. Jede Lagerung sollte folgenden Grundsätzen entsprechen. Sie muss

- zur Entspannung und Erholung beitragen,
- eine Entlastung bestimmter Körperstellen, z.B. der Gelenke, ermöglichen,
- Folgeerkrankungen vermeiden,
- einen Beitrag zur Erhaltung und Förderung der Selbstständigkeit leisten.

Rückenlagerung

Die Rückenlagerung dient zur allgemeinen Entspannung sowie zur Entlastung von Wirbelsäule und Becken.

Zur Erleichterung der Atmung und zur Muskelentspannung können Sie die Arme und Beine leicht anwinkeln, Unterschenkel und Kniekehlen durch Unterlegen eines Kissens so abstützen, dass die Fersen frei liegen und die Füße so abgestützt werden, dass kein Spitzfuß (siehe Seite 255) entstehen kann.

Beinhochlagerung

Sie verbessert den Rücktransport des Blutes aus den Venen zum Herzen. Damit dient sie der Thromboseprophylaxe und der Verringerung von Wasseransammlungen (Ödemen) in den Beinen (siehe Seite 253):

- Bei der Beinhochlagerung werden die Beine auf keilförmigen Kissen hochgelagert.

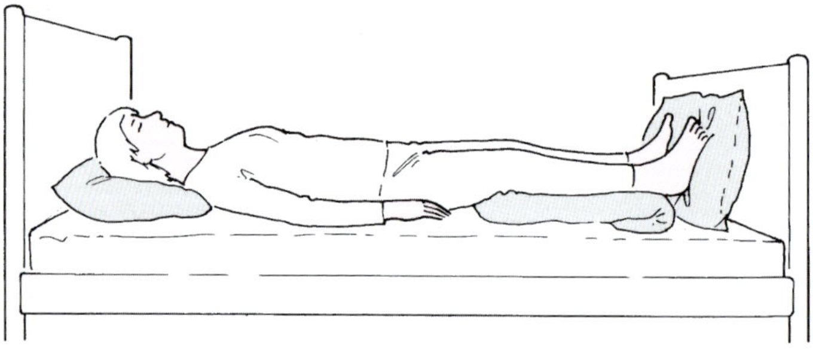

◀ Die Rückenlage wird von vielen bevorzugt.

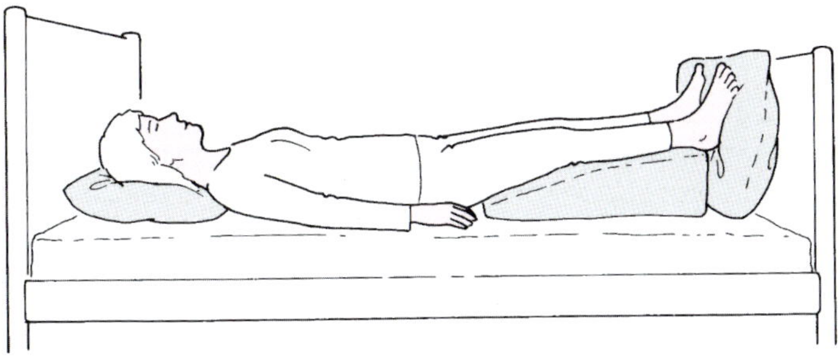

▶ Die Beinhochlagerung beträgt etwa 30 Grad.

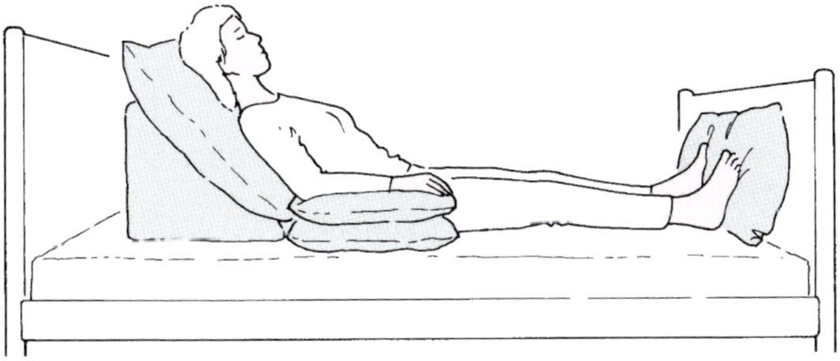

▶ Ein erhöhter Oberkörper lässt besser atmen.

- Achten Sie darauf, dass die Hochlagerung bereits im Oberschenkelbereich beginnt.
- Die Fersen sollten frei lagern und die Füße im rechten Winkel abgestützt sein.
- Die Füße sollten Sie abstützen, damit der Kranke nicht im Bett herunterrutscht.
- Lagern Sie die Arme seitlich und stützen Sie sie ab.

Oberkörperhochlagerung

Sie ist hilfreich beim Essen und Trinken, bei der Unterhaltung, zur Kreislaufbelebung, zur Erleichterung der Atmung, als Prophylaxe gegen Lungenentzündung und zur Durchführung der Körperpflege:

- Falls das Kopfteil des Bettes nicht höhenverstellbar ist, können Sie mit einer »stabilen Rampe« (einem Keil etwa aus Schaumstoff) und Kopfkissen für die gewünschte Höhe und Rückenunterstützung sorgen.
- Achten Sie darauf, dass die Brustwirbelsäule gerade steht, sonst wird die Atmung erschwert.

PRAXIS

Knie lagern

Achten Sie bei allen Lagerungen darauf, dass die Knie nicht durchhängen – z. B. wenn die Fersen hohl- oder die Beine hochgelagert werden. Denn durchhängende Knie beginnen nach kurzer Zeit zu schmerzen. Sie können die Kniekehlen mit gerollten Handtüchern oder kleinen Kissen unterstützen. Einige Pflegebetten besitzen eine Knickmöglichkeit im Bereich der Knie, das reicht oft schon aus.

Positionen der Lagerungen

Um Hautdefekte und andere Folgeerkrankungen zu vermeiden, und auch, um dem Pflegebedürftigen eine angenehme Lebensumgebung trotz Handicaps geben zu können, gibt es unterschiedliche Möglichkeiten der Lagerung. Um die richtige und angenehme Position zu finden, verständigen Sie sich mit dem Pflegebedürftigen.

Seitenlagerung

Mit der Lagerung auf eine Körperseite gelingt die Druckentlastung von Gesäß und Rücken. Die rechte Seitenlagerung dient zur besseren Durchlüftung der Lunge, falls eine Oberkörperlagerung nicht möglich ist. Die Seitenlagerung ist auch als Erste-Hilfe-Lagerung bei Bewusstlosigkeit besonders geeignet:

- Drehen Sie den Pflegebedürftigen zur Seite (siehe Seite 148, 150) und stützen den Rücken mit einem Kissen ab, um ein Zurückgleiten zu verhindern.
- Legen Sie unter den Kopf ein Stützkissen.
- Das untere Bein wird gestreckt und das obere leicht nach vorne gezogen und auf einem Kissen gelagert.
- Die Armlagerung kann verschieden sein; es empfiehlt sich, den unten liegenden Arm seitlich vor dem Körper zu lagern, den oben liegenden Arm zu beugen und mit einem Kissen abzustützen.

30-Grad-Schräglagerung

Sie ist eine zur Dekubitus-Prophylaxe sehr geeignete Lagerung, weil dabei die am meisten

WISSEN

Mikrolagerung

Die Mikrolagerung beschreibt Formen der Lagerung, wenn der Pflegebedürftige nur kleine Veränderungen in der Position braucht. Dies kann zum einen sein, wenn lediglich die Position der Arme oder Beine verändert werden soll (z. B. bei Halbseitenlagerung oder Querschnitt). Mit kleinen Kissen oder Handtüchern werden Arme und Beine einfach regelmäßig etwas umpositioniert, d. h. in der Lage verändert.
Zum anderen reicht es manchmal aus, den Pflegebedürftigen nicht in »dicke Kissen« zu packen, sondern ebenfalls Handtücher zur Lagerung zu benutzen. Denn je weniger Lagerungsmaterial verwendet wird, desto größer ist der Freiraum für den Pflegebedürftigen, damit er sich selbst bewegen kann. Wenn z. B. Schulter, Hüfte oder Extremitäten regelmäßig mit Kissen oder Handtuch unterstützt werden – und zwar so, dass natürliche Bewegungsmuster nachgeahmt werden – reichen diese kleinen Schwerpunktverlagerungen manchmal aus, um den Auflagedruck zu verändern und Druckstellen vorzubeugen. Sollten Sie Maßnahmen der Mikrolagerung ausprobieren wollen, fragen Sie den Pflegedienst oder Hausarzt und kontrollieren Sie vor allem bei Beginn der Maßnahme regelmäßig die Haut darauf, ob die geringe Positionsveränderung ausreicht. Für manche Erkrankte bietet sich tagsüber, wenn sie wach sind, die Mikrolagerung an, wohingegen sie nachts die konventionelle Lagerungsform benötigen.

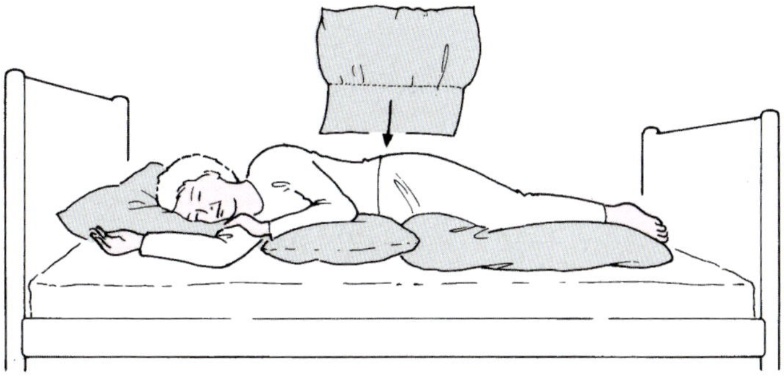

▶ Seitenlagerung: Ein Kissen stützt das Gesäß.

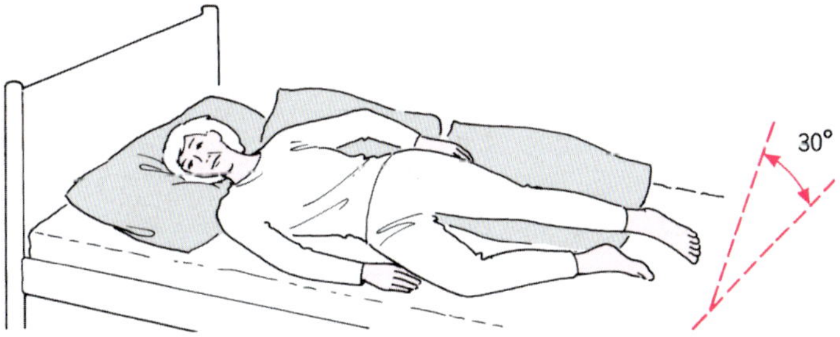

▶ 30-Grad-Schräglagerung: Hüfte und Schulter gestützt.

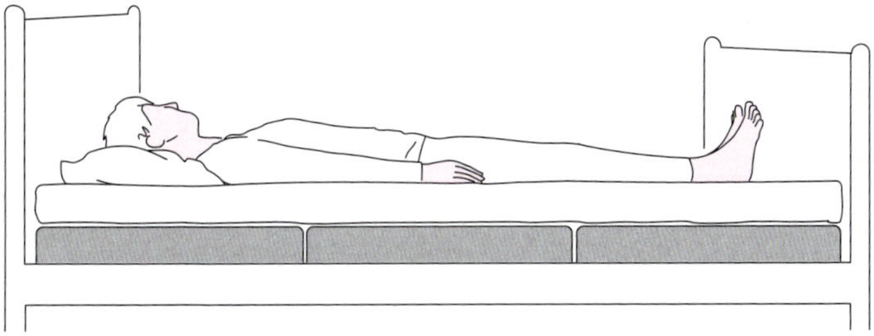

▶ Lagerungskeile heben die Matratze leicht an.

gefährdeten Körperstellen optimal druckentlastet werden:

- Stützen Sie den Kopf mit einem kleineren Kissen.
- Stellen Sie durch seitliches Unterschieben von zwei weichen Kissen eine 30°-Schräglage her; ggf. stützen Sie das andere Bein so ab, dass Knie, Unterschenkel und Knöchel druckentlastet werden.
- Die Lagerung ist richtig, wenn sich die flache Hand der Pflegeperson leicht unter Kreuzbein und Hüfte schieben lässt.
- Durch den Einsatz von Lagerungskeilen, die unter die Matratze geschoben werden, kann eine 30°-Lagerung ebenfalls erreicht werden (die Lagerung heißt »Schiefe Ebene«).

135-Grad-Lagerung

Mit dieser Lagerung kann die Bauchlage ersetzt werden, die ältere Kranke oft als unangenehm empfinden. Die 135°-Lagerung lässt sich anwenden, wenn beispielsweise ein Dekubitus im Rückenbereich zu behandeln ist. Es ist aber auch eine der typischen Schlafpositionen.

- Legen Sie ein dickes Kissen auf die Seite, auf die der Pflegebedürftige gedreht werden soll.
- Schieben Sie die Hand auf der Seite, auf die der Pflegebedürftige gedreht werden soll, so weit wie möglich unter das Gesäß.
- Drehen Sie den Pflegebedürftigen nun auf die Seite und in die fast bauchliegende Position auf das Kissen.
- Ziehen Sie den Arm, der unter dem Gesäß lag, ein bisschen weiter heraus und winkeln Sie den anderen Arm so an, dass er bequem liegt. Lagern Sie den anderen Arm auf das Kissen.
- Ein Stützkissen dient zur bequemen Lagerung des Kopfes.
- Mit einem weiteren Kissen wird das oben liegende Bein abgestützt.
- Ggf. können Sie den unten liegenden Fuß mit einem kleinen Kissen unterstützen.

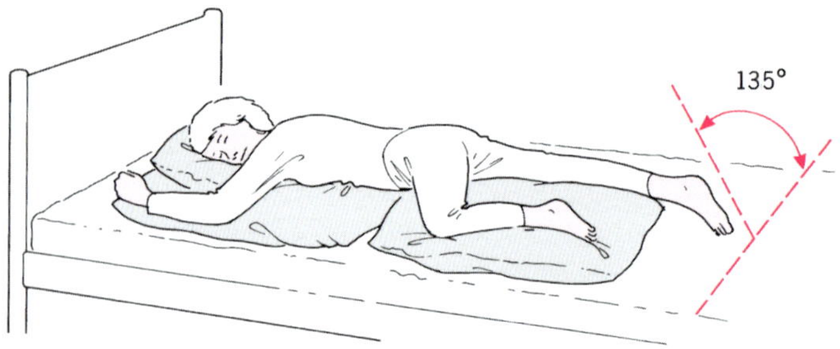

◀ Der hintere Arm liegt locker auf der Matratze.

Kleidung an- und ausziehen

Zu den täglichen Aktivitäten des Lebens gehört neben der Körperpflege das »Sich kleiden«. Im Alltag nehmen häufig Normen und Konventionen, die zu erfüllende Arbeit, aber auch Jahreszeit und Witterung Einfluss auf die Auswahl der Kleidung. Wird ein Mensch pflegebedürftig, ist das »Sich Kleiden« häufig nur an der Zweckmäßigkeit ausgerichtet – das sollte es aber nicht sein. Sie sollten den Pflegebedürftigen motivieren, die tägliche Kleidung nach eigenen Vorstellungen von Behaglichkeit, Bewegungskomfort und farblichen Vorlieben auszuwählen.

Kleidung selbstständig an- und ausziehen

Um die Unabhängigkeit des Pflegebedürftigen zu erhalten, motivieren Sie ihn zum selbstständigen Wechseln seiner Kleidung. Sie können ihn dabei anleiten.

Hemden, Blusen, Westen und Jacken, die durchgehend geknöpft oder mit einem Reißverschluss ausgestattet sind, erleichtern das Wechseln, sind aber keine Bedingung. Die zum Anziehen ausgewählte Kleidung sollte in bequemer Reichweite auf einem Stuhl oder dem Bett abgelegt werden. Für das selbstständige Ankleiden ist es leichter, wenn der Pflegebedürftige auf einem Stuhl sitzt.

Oberteile anziehen

- Der Pflegebedürftige nimmt den Pullover und legt ihn mit dem Vorderteil auf die Oberschenkel, der Halsausschnitt liegt auf den Knien.
- Beim Anziehen beginnt der Pflegebedürftige immer mit dem Arm, der in seiner Beweglichkeit eingeschränkt ist. Über diesen Arm wird der entsprechende Ärmel des Pullovers bis zur Schulter gestreift.
- Der Pflegebedürftige greift nun den Pullover mit der Hand (oder den Händen) und versucht, ihn vom Bund bis zum Halsausschnitt mit der Hand zusammenzuraffen.
- Dann streift er den Pullover über den Kopf.
- Der noch unbekleidete Arm greift mit der Hand vom Bund her in den Pullover und durch den zweiten Ärmel des Pullovers hindurch.
- Dann kann der Pullover im Rücken und im Bauchbereich nach unten gezogen werden.

Eine Variante ist folgende:
- Der Pflegebedürftige nimmt den Pullover und legt ihn mit dem Vorderteil auf die Oberschenkel, der Halsausschnitt liegt auf den Knien.
- Er zieht die Ärmel des Pullovers über beide Arme bis zu den Schultern. Der Pullover spannt sich nun vor der Brust des Pflegebedürftigen.
- Der Pflegebedürftige greift nun mit den Daumen zuerst in den Halsausschnitt des Pullovers, rafft den Rückenteil zusammen und schiebt den Pullover über den Kopf.
- Im Rücken und Bauchbereich wird der Pullover nun nach unten gezogen.

Oberteile ausziehen

- Der Pflegebedürftige schiebt den Pullover im Rücken und Bauchbereich etwas höher.
- Dann hält er den Ärmel des Pullovers am beweglicheren Arm fest und zieht den Arm aus dem Pulloverärmel.
- Dann schiebt er den Pullover an diesem Arm über die Schulter.
- Er greift mit seiner Hand in den Pullover und umfasst das Vorderteil des Pullovers vom Bund bis zum Halsausschnitt und schiebt den Pullover über den Kopf.
- Zuletzt wird der Pullover über den bewegungseingeschränkten Arm abgestreift.

Eine Variante ist folgende:

- Der Pflegebedürftige schiebt den Pullover an Bauch und Rücken bis zu den Achseln hoch.
- Nun greift er über die Schultern und fasst den Pullover im Halsausschnitt und Rückenteil und zieht den Pullover über den Kopf.
- Der Pullover spannt sich nun vor der Brust des Pflegebedürftigen.
- Der Pflegebedürftige greift die Ärmel des Pullovers und streift den Pullover ganz ab.

Strümpfe, Hose und Schuhe anziehen

Das Anziehen der Strümpfe erleichtert sich der Pflegebedürftige dadurch, dass er im Sitzen die Beine übereinandergeschlagen hat und die Füße so näher zu den Händen sind.

Auch beim Anziehen der Schuhe helfen übereinander geschlagene Beine. Zusätzlich kann ein Fußschemel das Anziehen der Schuhe bequemer machen. Lange Schuhlöffel erleichtern das Schuhanziehen ebenfalls.

Beim Anziehen der Hose geht der Pflegebedürftige ähnlich vor:

- Zuerst legt er das Bein mit eingeschränkter Beweglichkeit über das andere Bein. Dann streift er das entsprechende Hosenbein über den Fuß und das Bein bis zum Knie.
- Der Pflegebedürftige hält die Hose am Bund fest und stellt das Bein behutsam zurück auf den Boden.
- Nun steigt er mit dem anderen Fuß in das Hosenbein und zieht die Hose so weit hoch, dass der Fuß auf dem Boden steht.
- Er steht vom Stuhl auf und zieht die Hose über das Gesäß und schließt Knöpfe und Reißverschluss.

Der Pflegebedürftige kann wenig mithelfen

Wenn der Pflegebedürftige Unterstützung beim An- und Ausziehen benötigt, können Sie eine der oben beschriebenen Varianten auswählen und bei den Handlungsschritten assistieren. Ist der Pflegebedürftige bettlägerig und kann selbst wenig mithelfen, erleichtert Ihnen der nachfolgende Handlungsablauf das Wechseln des Oberteils vom Schlafanzug:

Step 1

Sie falten die Bettdecke bis zur Taille zurück. Sofern das Oberteil Knöpfe hat, machen Sie sie auf. Legen Sie den Aufrichter in Griffweite des Pflegebedürftigen.

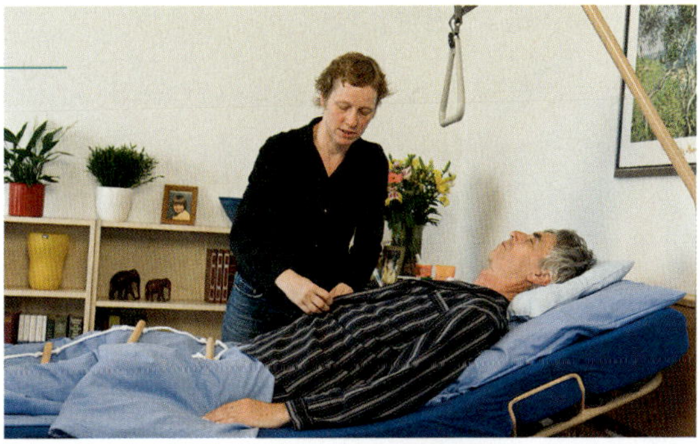

Step 2

Mithilfe des »Stützgriffes allein« (siehe Seite 144) richten Sie den Pflegebedürftigen auf. Wenn möglich, kann der Pflegebedürftige dabei mithelfen. Wenn Sie den Pflegebedürftigen vorsichtig aufgerichtet haben, bleibt die Hand, welche die Schulter umfasst, in dieser Stellung. Mit der anderen Hand raffen Sie den Schlafanzug im Rücken möglichst hoch.

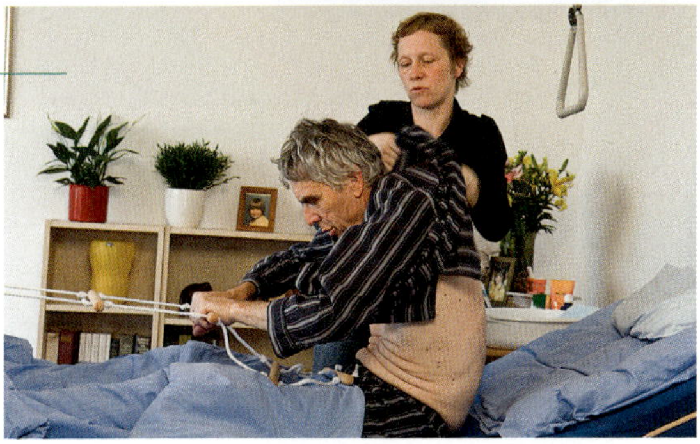

Step 3

Streifen Sie das Oberteil über den Kopf des Pflegebedürftigen. Der Pflegebedürftige sollte – sofern möglich – dabei das Kinn in Richtung Brust ziehen.

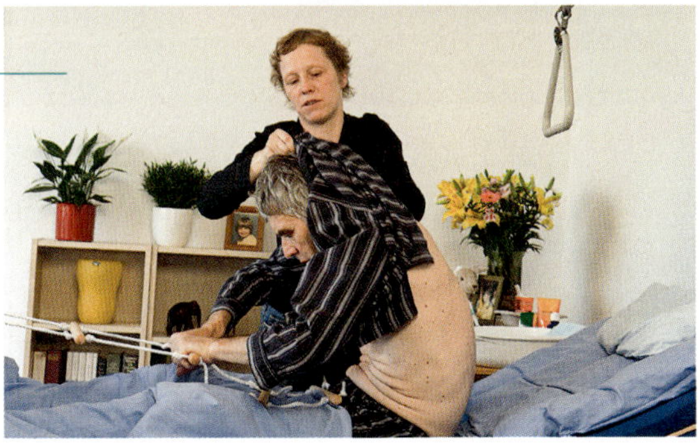

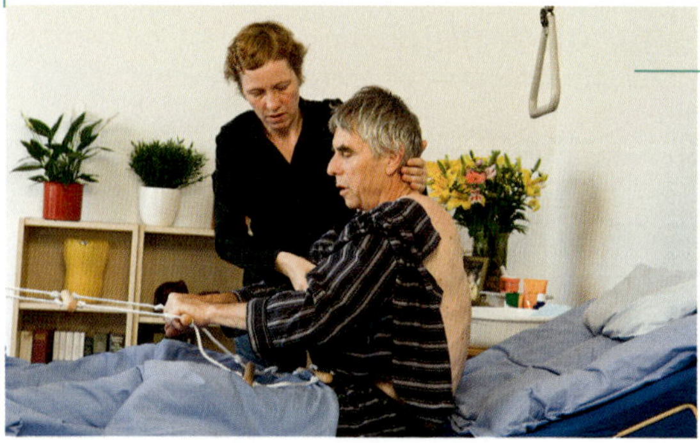

Step 4

Raffen Sie das Oberteil vor der Brust zusammen, stützen Sie dabei den Kopf des Pflegebedürftigen im Nacken mit der anderen Hand.

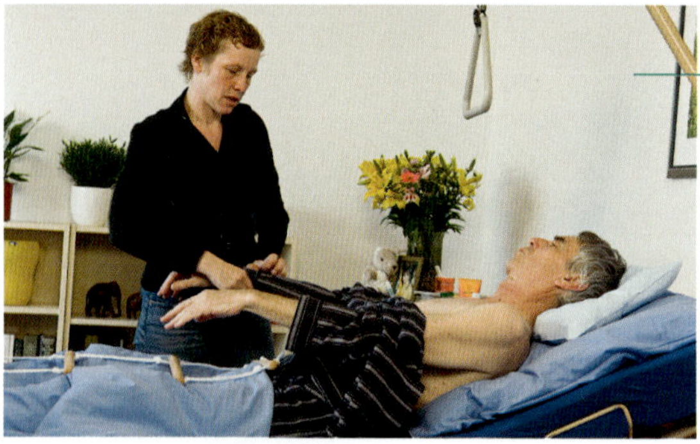

Step 5

Mit dem »Stützgriff allein« (siehe Seite 144) legen Sie den Pflegebedürftigen wieder zurück. Falls der Pflegebedürftige dazu in der Lage ist, hebt er beide Arme an. Wenn er dies nicht kann, legen Sie seine Hände übereinander und unterfassen sie mit einer Hand. Heben Sie auf diese Weise Hände und Arme hoch.

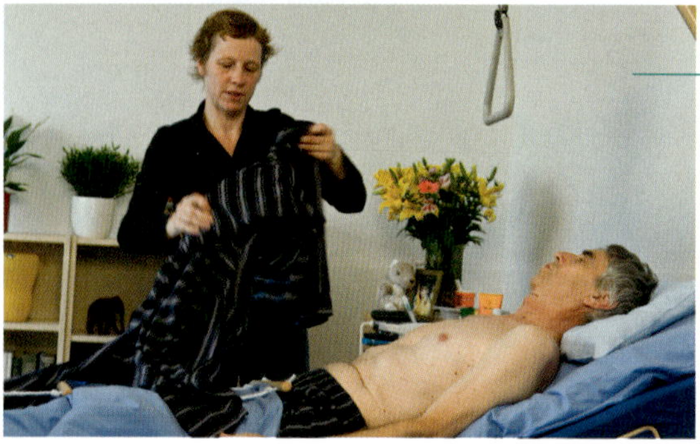

Step 6

Sie streifen nun den Schlafanzug nacheinander über die Arme des Pflegebedürftigen ab. Gibt es an einem der Arme Bewegungseinschränkungen, wird der Schlafanzug über diesen Arm zuletzt abgestreift.

Step 7

Beim Anziehen des Schlafanzugs gehen Sie in umgekehrter Reihenfolge vor: Falls der Pflegebedürftige einen bewegungseingeschränkten Arm hat, wird der Schlafanzug zuerst darüber gestreift. Dazu raffen Sie den Ärmel des Schlafanzugs und den Schlafanzug entlang der Seitennaht zusammen. Sie fassen mit der anderen Hand von vorn durch den Ärmel und fassen die Hand des Pflegebedürftigen. Streifen Sie den Ärmel mit der anderen Hand über den Arm bis an die Schulter. Legen Sie den Arm zurück. Der zweite Ärmel wird über den anderen Arm gestreift.

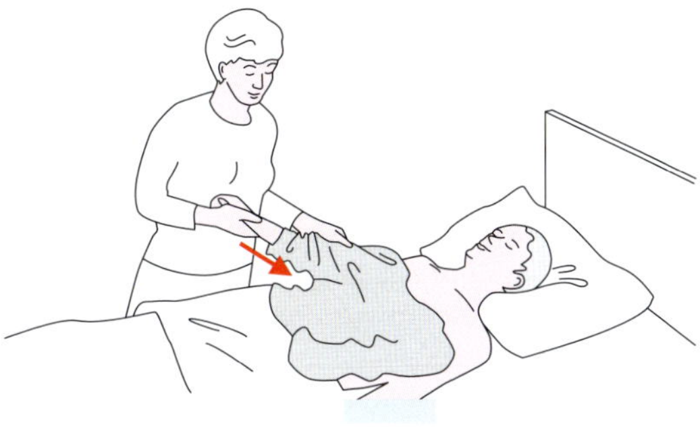

Step8

Falls der Pflegebedürftige kann, hebt er beide Arme an. Wenn nicht, legen Sie seine Hände übereinander, unterfassen sie und heben auf diese Weise Hände und Arme hoch. Mit der anderen Hand greifen Sie den Schlafanzug im Rücken vom Bund bis zum Halsausschnitt. Während Sie die Arme anheben, streifen Sie den Schlafanzug über den Kopf. Die Arme werden auf den Oberkörper gelegt. Mithilfe des »Stützgriffes allein« (siehe Seite 144) richten Sie den Pflegebedürftigen auf. Die Hand an der Schulter bleibt in dieser Stellung, mit der anderen Hand straffen Sie den Schlafanzug im Rücken und legen den Pflegebedürftigen zurück. Straffen Sie den Schlafanzug im Brust- und Bauchbereich. Achten Sie darauf, dass keine Nähte einschneiden.

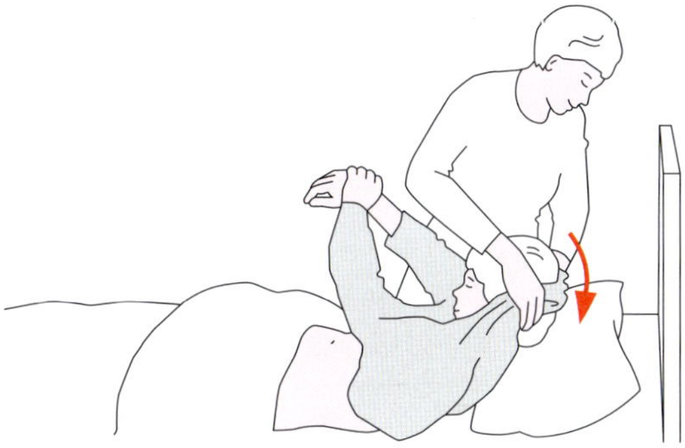

Nun können Sie die Schlafanzughose wechseln. Kann der Pflegebedürftige das Gesäß kurz anheben, ist die Hose leicht abzustreifen. Wenn der Pflegebedürftige das Gesäß nicht anheben kann, müssen Sie die Hose während der Seitenlage abstreifen.

Unterteil wechseln im Liegen

- Sie legen die Bettdecke der Länge nach zusammen auf die Bettseite an der Sie stehen.
- Heben Sie mit einer Hand die Hüfte etwas an und schieben Sie die Schlafanzughose über die Hüfte.
- Sie drehen nun den Pflegebedürftigen zu sich hin auf die zusammengelegte Decke:
  - Dazu winkeln Sie den nahen Arm ab.

  - Das Bein der anderen Körperseite winkeln Sie an und stellen den Fuß auf die Matratze.
  - Sie umgreifen die Hand des anderen Arms und ziehen den Pflegebedürftigen vorsichtig zu sich hin.
- Nach der Körperdrehung schieben Sie nun die Schlafanzugshose über die Hüfte und das Gesäß in Richtung Oberschenkel. Da Sie die Hose bereits vor dem Drehen über die Hüfte geschoben haben, auf der nun der Körper liegt, wird es möglich, die Hose über das Gesäß zu schieben.
- Der Pflegebedürftige kann nun wieder auf den Rücken gelegt werden. Sie strecken dazu das angewinkelte Bein.
- Nun können Sie die Hose über die Beine abstreifen.

Zum Anziehen streifen Sie nun die vom Bund bis zu den Beinen zusammengeraffte Hose über die Füße und Unterschenkel des Pflegebedürftigen:
- Ziehen Sie die Hose bis zum Gesäß hoch.
- Heben Sie mit einer Hand die Hüfte etwas an und ziehen Sie die Schlafanzughose über die Hüfte.
- Sie drehen nun den Pflegebedürftigen erneut behutsam zu sich hin auf die zusammengelegte Decke:
  - Das Bein der anderen Körperseite winkeln Sie an und stellen den Fuß auf die Matratze.
  - Sie greifen über den Körper des Pflegebedürftigen und umgreifen die Hand und ziehen den Pflegebedürftigen zu sich hin.
- Nun können Sie die Hose über das Gesäß hochschieben.
- Sie straffen die Hose und achten darauf, dass die Hose über dem Gesäß keine Falten wirft. Straffen Sie auch noch einmal den Schlafanzug im Rücken, damit er keine Falten wirft.
- Der Pflegebedürftige kann nun wieder auf den Rücken gelegt werden. Sie strecken dazu das angewinkelte Bein.

Sie können noch einmal den richtigen Sitz der Hose im Bauchbereich prüfen und die Bettdecke wieder über den Pflegebedürftigen legen.

Körperpflege

Menschen pflegen ihren Körper nach Gewohnheiten, die sie seit ihrer Kindheit entwickelt haben. Diese individuellen täglichen Gewohnheiten gehören für den Menschen zu seinem Leben und solange die Körperpflege unabhängig und selbstständig durchgeführt werden kann, gehört sie zu den alltäglichen Verrichtungen, denen mehr oder weniger Beachtung geschenkt wird. Auch im Falle der Pflegebedürftigkeit sollten spezielle Vorlieben weiter berücksichtigt werden.

Duschen, Baden, Waschen

Kommt es zu einer dauerhaften Pflegebedürftigkeit und ist der Pflegebedürftige auf Hilfe beim Waschen, Duschen oder Baden angewiesen, wird die Körperpflege zu einer »öffentlichen« Handlung. Berücksichtigen Sie, dass es bei der Körperpflege nicht nur um Hygiene und sauber sein geht, sondern auch um die Überschreitung von Schamgrenzen und Berührungen, die »unter die Haut gehen«.

Wenn Sie sich an den Gewohnheiten des Pflegebedürftigen orientieren und die Pflegehandlungen an seine Wünschen anpassen, dann trägt die Körperpflege zum Wohlbefinden bei. Mehr als bei anderen Lebensaktivitäten ist daher im Bereich der Körperpflege die Selbstständigkeit und Mobilität des Kranken von Bedeutung. Durch eine gezielte Förderung in Teilbereichen der Körperpflege, z.B. beim Waschen der Hände oder des Gesichts sowie des Intimbereichs, können Sie das Selbstwertgefühl des Pflegebedürftigen fördern.

Fließendes Wasser auf der Haut oder das Eintauchen in Wasser wird von Pflegebedürftigen meist angenehmer empfunden als das Waschen mit einem Waschlappen. Diese Erfahrung sollten Sie bei der Durchführung der Körperpflege nutzen und das Duschen und Baden einer Ganzkörperpflege im Bett vorziehen, sofern der Gesundheitszustand dies erlaubt. Auch bewegungseingeschränkte Pflegebedürftige können in den Genuss eines Wannen- oder Duschbades kommen, wenn Bad und Dusche entsprechend ausgestattet sind (siehe Seite 65). Badewannensitze mit Absenkvorrichtungen können ggf. den Pflegebedürftigen von fremder Hilfe unabhängig machen.

Sie erleichtern sich und dem Pflegebedürftigen die Körperpflege, wenn Sie vor der Durchführung alle notwendigen Pflegemittel, Handtücher und die anzuziehende Kleidung bereitlegen. Die Raumtemperatur sollte während der Durchführung der Körperpflege 24–26 °C betragen.

PRAXIS

Abtrocknen

Achten Sie darauf, dass Sie beim Abtrocknen die Hautfalten unter den Achseln, in den Leisten, bei Frauen unter der Brust und die Zwischenräume zwischen den Zehen und den Fingern gut trocknen. Sonst weicht die Haut auf und Entzündungen oder Pilze können entstehen.

Duschen

Auch einen pflegebedürftigen Menschen können Sie in den Genuss einer erfrischenden Dusche kommen lassen. Ein Duschhocker oder Duschstuhl erhöht die Sicherheit beim Duschen (siehe Seite 65).

Bevor der Pflegebedürftige in die Dusche geht, sollten Sie das durchlaufende Wasser schon auf eine für den Pflegebedürftigen angenehme Temperatur bringen. Das verhindert unangenehme Überraschungen mit dem Wasserstrahl. Auch sollten alle benötigten Utensilien bereitstehen.

Baden

Legen Sie eine rutschfeste Matte in die Badewanne und vor die Wanne. Wenn Sie einen absenkbaren Badewannensitz benutzen, bereiten Sie diesen vor. Lassen Sie einen Teil des Badewassers bei einer Temperatur von 38–40 °C einlaufen.

Beim Einsteigen in die Wanne kann sich der Pflegebedürftige zunächst auf den Wannenrand setzen und dann vorsichtig in die Wanne gleiten.

Lassen Sie nun bis zur gewünschten Höhe weiter Wasser in die Wanne laufen. Unterstützen Sie den Pflegebedürftigen beim Waschen oder Abduschen.

Das Aussteigen aus der Wanne fällt leichter, wenn das Wasser abgelaufen ist.

Helfen Sie dem Pflegebedürftigen, sich auf den Wannenrand zu setzen und stützen Sie ihn ab. Er kann dann ein Bein nach dem anderen vor die Wanne heben.

Falls die Haare gewaschen wurden, trocknen und frisieren Sie sie wie gewohnt. Sie sollten dem Pflegebedürftigen nach dem Baden eine Ruhepause gönnen.

wichtig

Sehr geschwächte Menschen und Menschen mit Herzerkrankungen sollten nur nach Rücksprache mit dem Arzt baden.

Waschen am Waschbecken

Pflegebedürftige empfinden das Waschen am Waschbecken mit fließendem Wasser wesentlich angenehmer als Waschen mit der Waschschüssel. Mit einem Stuhl oder Hocker vor dem Waschbecken ist dies meist auch möglich, wenn der Pflegebedürftige aufstehen kann:

- Bereiten Sie das Waschen vor. Legen Sie die notwendigen Pflegemittel wie Waschlappen, Handtücher und Kleidung griffbereit zurecht.
- Leisten Sie dem Pflegebedürftigen nur so viel Assistenz beim Waschen wie nötig. Gesicht, Hände, Arme, Oberkörper und Intimbereich wird der Pflegebedürftige selbst waschen können. Beim Rücken und Gesäß wird er Ihre Unterstützung benötigen. Manche mögen ein kräftiges Abfrottieren. Sie können auch die Erfahrungen der belebenden Waschbewegungen (siehe Seite 172) nutzen.
- Der Pflegebedürftige kann nach dem Abfrottieren seine Kleidung anziehen (siehe Seite 163).
- Für das Waschen der Füße ist ein kurzes Fußbad empfehlenswert.

▶ Beim Transfer in die Wanne (Abb. 1 + 2) gehen Sie ähnlich vor wie beim Transfer vom Stuhl ins Bett (siehe Seite 129 f.).

▶ Beim Ausstieg aus der Wanne (Abb. 3–10) achten Sie auf die spiralförmige Bewegung, die den Aussteigenden in eine sichere Position auf den Wannenrand bringt.

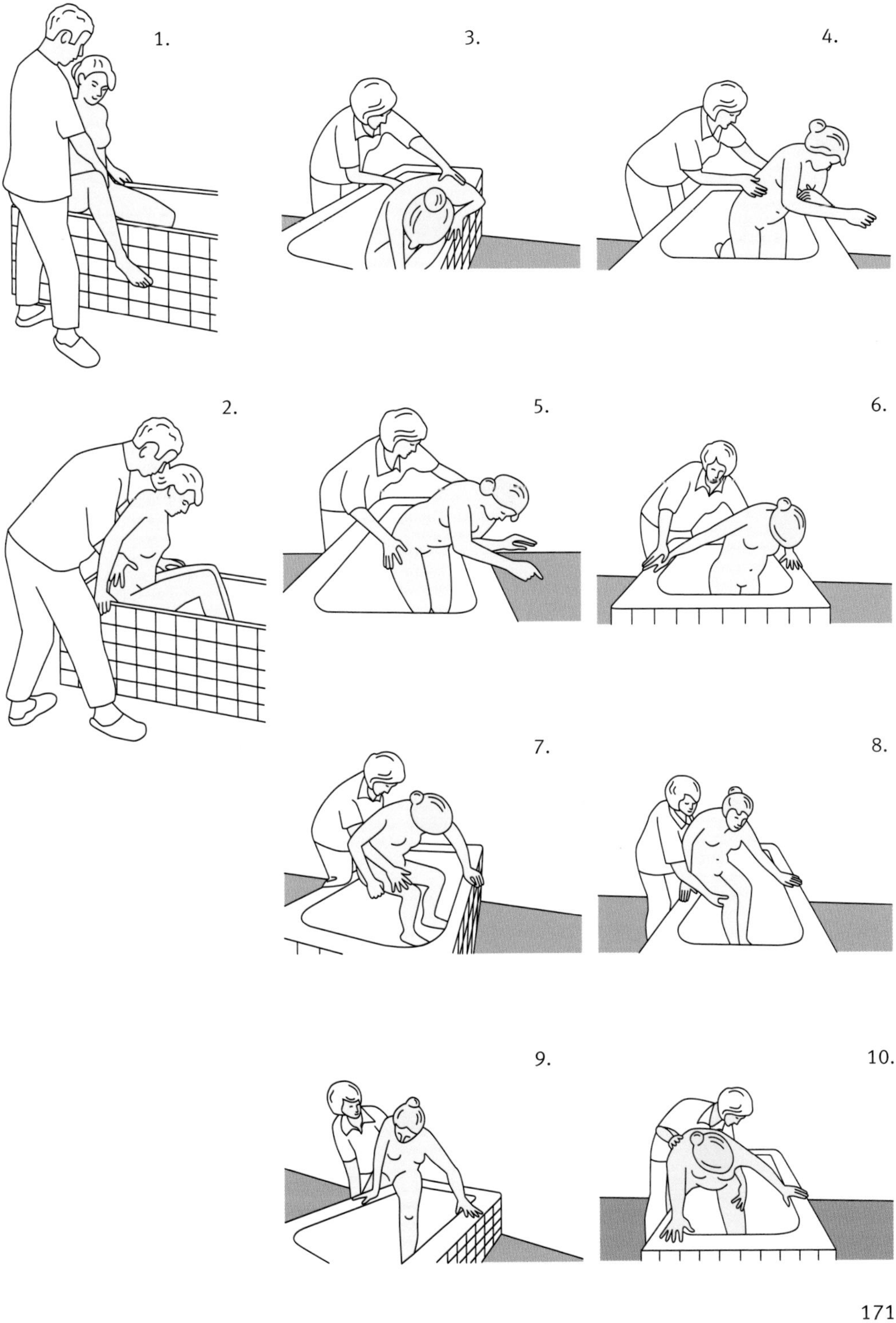
1.
3.
4.
2.
5.
6.
7.
8.
9.
10.

Ganzkörperpflege im Bett

Nur wenn das Duschen oder das Waschen am Waschbecken nicht mehr möglich ist, sollten Sie die Ganzkörperpflege im Bett durchführen. Aber auch dabei sollten Sie dem Pflegebedürftigen keine Handlungen abnehmen, die er selbst tun kann.

Bereiten Sie das Waschen vor und legen Sie die notwendigen Utensilien wie Waschlotion, Hautpflegemittel, Waschlappen, Handtücher, Kamm, Haarbürste, evtl. Rasierapparat, Unterwäsche und Kleidung griffbereit zurecht. Zuletzt bringen Sie die Schüssel mit warmem Wasser.

Abhängig davon, ob Sie mit der oder gegen die Wuchsrichtung der Härchen auf der Haut waschen und frottieren, belebt oder beruhigt die Waschung. Die unterschiedlichen Richtungen der Waschbewegungen sind in den Zeichnungen durch Pfeile angedeutet. Morgens empfiehlt sich eine belebende Waschung, abends eher eine beruhigende. Es sei denn, Ihr Angehöriger ist morgens bereits in aufgeregter oder aufgebrachter Stimmung. Dann können Sie ihn mit einer beruhigenden Waschung etwas besser auf den Tag einstimmen.

Unabhängig davon bleiben die Handlungen bei der Körperpflege im Bett gleich. Wie Sie beginnen und am besten vorgehen, um das Bett vor Nässe zu schützen, zeigt exemplarisch der folgende Ablauf:

▼ Eine stimulierende Waschung erfolgt komplett entgegen der Haarwuchsrichtung.

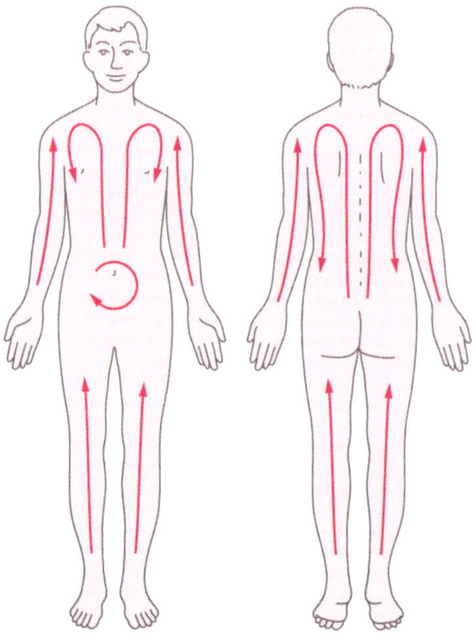

▼ Eine beruhigende Waschung erfolgt komplett mit der Haarwuchsrichtung.

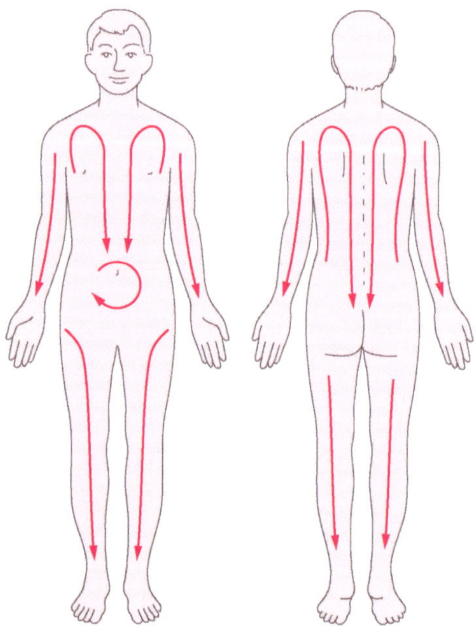

Step 1

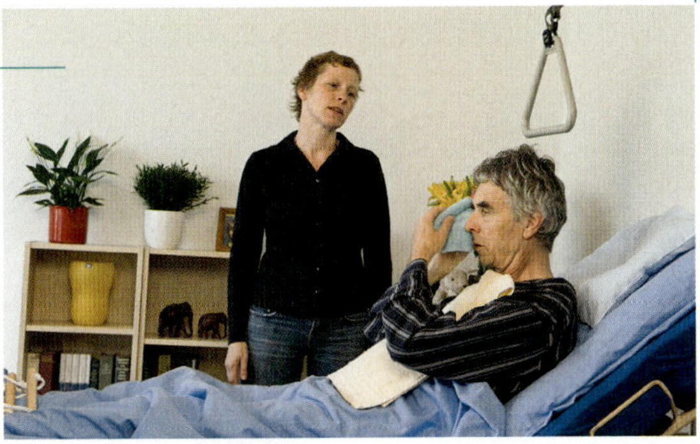

Entnehmen Sie das Kopfkissen und legen evtl. ein Handtuch unter. Sofern der Pflegebedürftige das Gesicht selbst erreichen kann, reichen Sie ihm einen Waschlappen. Wenn Sie die Tätigkeit übernehmen, reinigen Sie die Augenpartie so: Die Augen kreisförmig von außen (äußere Augenwinkel) nach innen (Nasenpartie) wischen. Dann waschen Sie den Rest des Gesichts. Für die Reinigung der Augen einen Waschlappen ohne Seife verwenden.

Step 2

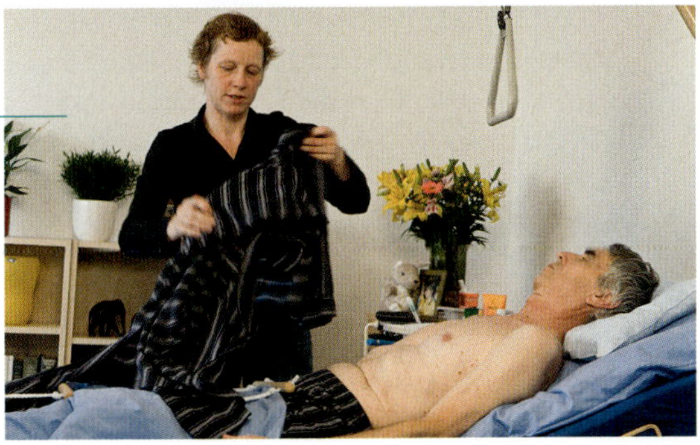

Falten Sie die Bettdecke so zurück, dass nur der Teil des Körpers frei ist, der gepflegt werden soll. Entfernen Sie die Kleidung von den Körperteilen, die gewaschen werden sollen. Legen Sie ein Handtuch über den entblößten Oberkörper, wenn Sie die Arme waschen.

Step 3

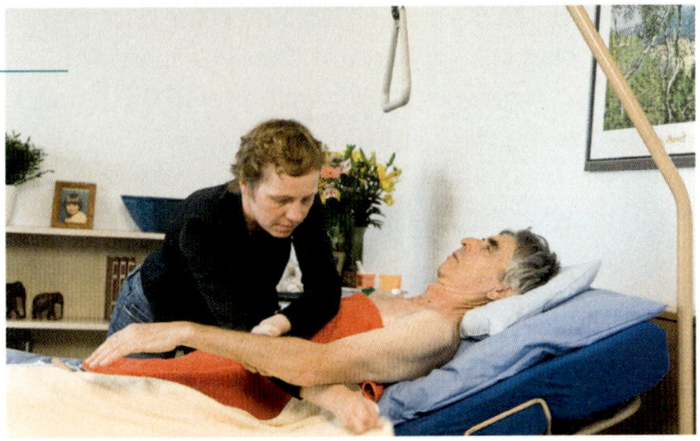

Legen Sie nun ein Handtuch der Länge nach unter den Arm, um das Bett vor Nässe zu schützen.

Step 4

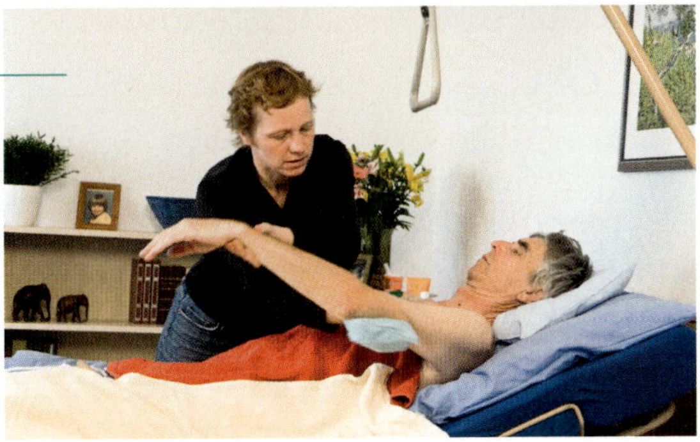

Beim Waschen der Arme beginnen Sie auf der Innenseite des Unterarms und waschen dann den Oberarm, die Achselhöhle, die Schulter und die Außenseite von Ober- und Unterarm.

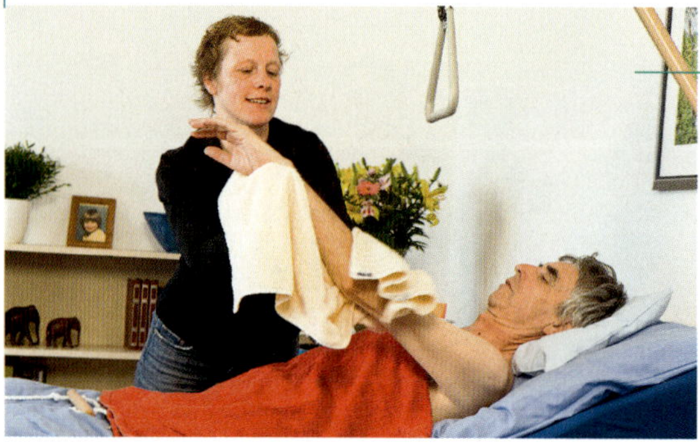

Step 5

Frottieren Sie den Arm ab, vor allem auch die Achselhöhle. Um die Hände zu reinigen, können Sie den Pflegebedürftigen seine Hand ins Wasser tauchen lassen. Achten Sie darauf, dass Sie die Haut zwischen den Fingern besonders gut trocknen.

Mit den anderen Extremitäten verfahren Sie nach dem gleichen Ablauf. Sie können, auf Wunsch oder bei Bedarf, das Waschwasser während der Grundpflege einmal auswechseln. Um die Beine und Füße zu waschen, gehen Sie wie folgt vor:

- Legen Sie nun die Bettdecke ganz zurück und anschließend ein Handtuch unter die Beine.
- Waschen Sie Unterschenkel und Oberschenkel von der Ferse über Kniekehle zum Oberschenkel, von diesem über das Knie und Schienbein zurück waschen und die Beine trocknen.
- Waschen Sie dann den Fuß und trocknen besonders die Zehenzwischenräume gut ab.
- Anschließend waschen und trocknen Sie das andere Bein.
- Cremen Sie die Füße und Beine mit einer Körperlotion oder Hautpflegecreme und nehmen Sie das Handtuch aus dem Bett.
- Legen Sie die Bettdecke auf den Pflegebedürftigen zurück.

Im Wesentlichen hängt der Verlauf der morgendlichen Grundpflege von den Gepflogenheiten des Pflegebedürftigen ab – möchte er zuerst den Mund oder den Körper reinigen? Kann er noch mithelfen – und sich aufrichten, damit Sie den Rücken waschen können? Wenn er nicht mehr gut mithelfen kann, hat sich folgender Ablauf in der Praxis bewährt:

- Oberkörper waschen: In Rückenlage reinigen Sie die Brust und den Bauch. Den Rücken können Sie einfach reinigen, wenn der Pflegebedürftige sich noch allein oder mit etwas Hilfe aufrichten kann (siehe Seite 145). Sonst waschen Sie ihn während des Drehens im Bett (siehe Seite 148). Nach Waschen des Oberkörpers ziehen Sie das Oberteil wieder an oder decken den Oberkörper weiterhin mit einem Tuch ab.
- Legen Sie nun die Bettdecke bis zum Intimbereich zurück und reinigen Sie anschließend den Intimbereich.
- Legen Sie die Bettdecke wieder ganz auf den Oberkörper des Pflegebedürftigen und rollen Sie diese zwei Drittel auf die gegenüberliegende Bettseite zusammen. Drehen Sie den Pflegebedürftigen auf die Seite, sodass

WISSEN

Wechsel Waschlappen und Handtuch

Achten Sie darauf, dass Sie für die Intimpflege andere Waschlappen und Handtücher benutzen als für den Rest des Körpers. Sollte Ihr Angehöriger Hautpilze haben, dann reinigen Sie diese Hautstellen mit einem eigenen Lappen und Tuch und entsorgen Sie diese anschließend sofort. In dem Fall sind Einmalwaschlappen sehr geeignet.

PRAXIS

Waschen des Intimbereichs

Intimpflege bei Frauen: Winkeln Sie die Beine der Pflegebedürftigen an und bitten Sie sie, die Beine zu spreizen. Waschen Sie die Leistenbeugen und trocknen die Haut. Achten Sie auf Hautveränderungen. Spreizen Sie die Schamlippen und waschen Sie in Richtung Schambein zum After und trocknen die Haut. Decken Sie den Intimbereich mit einem Handtuch ab.

Intimpflege bei Männern: Winkeln Sie die Beine des Pflegebedürftigen an und bitten Sie ihn, die Beine zu spreizen. Ziehen Sie die Vorhaut zurück. Das Glied waschen Sie von der Harnröhrenmündung ausgehend. Nach dem Trocknen der Haut schieben Sie die Vorhaut wieder ganz nach vorne. Waschen Sie die Hoden und die Leistenbeugen und trocknen sie. Decken Sie den Intimbereich des Pflegebedürftigen mit einem Handtuch ab.

er mit einem Bein und mit dem Oberarm auf der zusammengelegten Bettdecke liegt.
- Legen Sie nun ein Handtuch der Länge nach dicht an den Rücken des Kranken, um das Bett vor Nässe zu schützen.
- Waschen Sie den Rücken bis zur Taille, trocknen Sie die Haut und tragen Sie eine Körperlotion zur Hautpflege auf.
- Ziehen Sie nun das Handtuch vom Rücken an das Gesäß.
- Waschen Sie Gesäß, Gesäßfalte und After und trocknen Sie die Haut gut ab. Achten Sie auf Hautveränderungen (siehe Seite 219).
- Pflegen Sie die Haut am Gesäß und Steißbein mit Körperlotion und entfernen Sie das Handtuch. Falls nötig, können Sie an dieser Stelle das Bettzeug wechseln (siehe Seite 148).
- Sie können den Pflegebedürftigen nun in die Rückenlage zurückdrehen.
- Ziehen Sie ihm nun die Tageskleidung an und legen die Bettdecke wieder über den Pflegebedürftigen.

Je nach Pflegesituation ist zu entscheiden, ob Sie Mund- und Zahnpflege, Haar- und Nagelpflege oder das Herrichten des Bettes vor, während oder nach der Ganzkörperpflege durchführen.

Haarwäsche

Wenn der Pflegebedürftige das Bett nicht mehr verlassen kann, werden auch die Haare im Liegen gewaschen. Hilfreich dabei ist der Einsatz einer Haarwaschwanne. Bei der Haarwäsche im Bett sollten Sie alle notwendigen Hilfsmittel vor Beginn der Pflegemaßnahme bereitstellen:
- Haarwaschbecken
- Schüssel gefüllt mit temperiertem Wasser, leerer Eimer
- Schöpfgefäß
- zwei Handtücher
- Waschlappen oder Taschentuch zum Abwischen der Augen
- Shampoo mit neutralem pH-Wert
- Fön
- Kamm und Bürste
- Spiegel
- evtl. Haarpackung, Haarfestiger, Lockenwickler, Trockenhaube

So gehen Sie vor beim Gebrauch der Haarwaschwanne:

- Bettdecke bis zur Taille zurückfalten,
- den Pflegebedürftigen beim Aufsetzen unterstützen (siehe Seite 144),
- ein Handtuch um Hals und Schultern legen,
- Lendenbereich und Schultern der pflegebedürftigen Person mit einem Kissen abstützen,

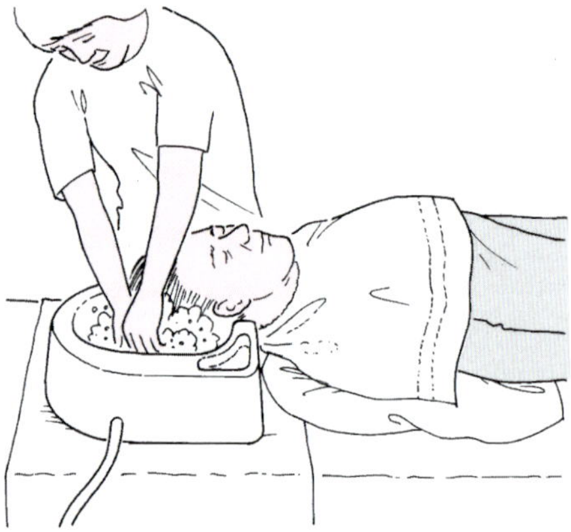

▲ Achten Sie auf die richtige Betthöhe für sich selbst: Die Matratze sollte etwa in Hüfthöhe sein.

- Matratze, Bett-Tuch und Kissen durch ein Gummituch vor Nässe schützen,
- Haarwaschbecken einlegen,
- den Kopf des Kranken auf den Auflagerand des Beckens lagern,
- Abfluss-Schlauch in den leeren Eimer neben dem Bett führen,
- dem Pflegebedürftigen einen Waschlappen zum Abdecken der Augen reichen,
- Haare anfeuchten, Shampoo auftragen und auf dem Haar verteilen,
- Haare waschen,
- Shampoo sorgfältig aus den Haaren spülen und die nassen Haare ausdrücken,
- Handtuch um die nassen Haare legen,
- den Kranken aufsetzen, Haarwaschbecken entnehmen, evtl. Kopfteil hochstellen,
- ggf. Haarfestiger auftragen; wenn gewünscht, Haare auf Lockenwickler aufrollen,
- Haare trocken föhnen und kämmen,
- Spiegel reichen,
- Kissen aufschütteln und einlegen, den Pflegebedürftigen bequem lagern,
- Zimmer aufräumen und Pflegehilfsmittel reinigen und wegräumen.

Mund- und Zahnpflege

Zur alltäglichen Körperpflege gehört selbstverständlich auch eine regelmäßige Zahnpflege, mindestens zweimal täglich. Sie umfasst die Reinigung der Mundhöhle, der Zunge und der Zähne. Die Reinigung der Zähne nach jeder Mahlzeit verhindert eine für Zähne und Zahnfleisch schädliche Säurebildung. Dieser Turnus sollte auch beibehalten werden, wenn die Pflegebedürftigkeit eingetreten ist. Ist der Erkrankte zudem kaum noch in der Lage etwas zu trinken, sollte eine Mundpflege mit Tupfern mehrmals am Tag vorgenommen werden, um den Mund feucht zu halten.

Zahn- und Mundpflege mit wenig Unterstützung

Bei der Zahnpflege sollen die Kauflächen der Zähne, die Außenflächen und die Innenflächen gereinigt werden. Zahnprothesen sind möglichst nach jeder Mahlzeit abzuspülen und zu reinigen. Eine solche gezielte Mundhygiene bewirkt eine saubere und feuchte Mundschleimhaut, eine belagfreie Zunge und einen borkenfreien Rachenraum. Sie fördert auch das Wohlbefinden des Pflegebedürftigen und verhindert bei ihm unangenehme und schmerzhafte Infektionen der Mundschleimhaut. Bereits geringe Veränderungen der Mundschleimhaut und der Zunge, z. B. Rötungen, Beläge oder Borken, beeinträchtigen den Geschmack beim Essen und Trinken und können insbesondere bei Schwerkranken und Bewusstlosen zu einer Pilzinfektion der Mundschleimhaut (siehe Seite 248) führen. Besonders gefährdet sind

- alte Menschen oder Kranke mit eingeschränkter Kaufähigkeit,
- Diabetiker, Kranke mit Immunerkrankungen,
- Kranke mit hohem Fieber,
- Schwerkranke oder Bewusstlose, die durch den Mund atmen.

Kann sich der Pflegebedürftige die Zähne noch selbst putzen, stellen Sie ihm die notwendigen Pflegemittel bereit. Wenn nötig, assistieren Sie mit den erforderlichen Hilfestellungen. Die benötigten Pflegemittel sind:

- Zahnglas mit warmem Wasser
- Zahnbürste
- Zahnpaste
- Nierenschale
- Handtuch
- ggf. Klemme und Tupfer
- Mundpflegemittel

Wenn Ihr Angehöriger bei der Mundpflege mithelfen kann, gehen Sie so vor:

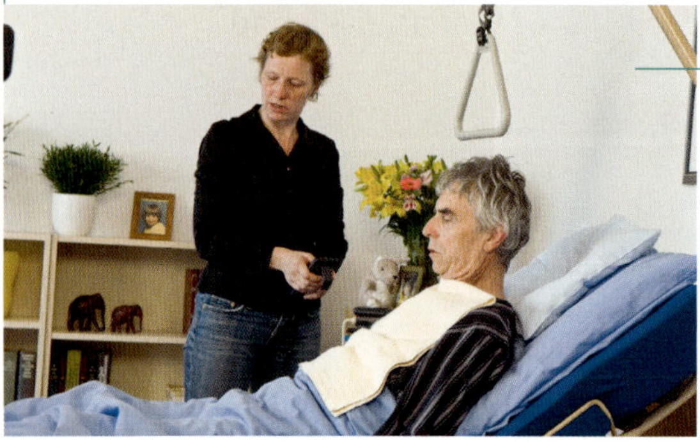

Step 1

Der Pflegebedürftige sollte für die Zahnpflege aufrecht im Bett sitzen; stellen Sie das Kopfteil des Pflegebettes hoch. Legen Sie ihm ein Handtuch als Tropfenschutz auf die Brust.

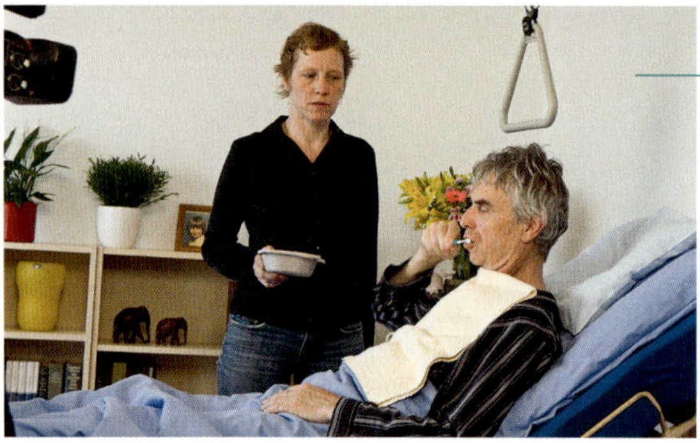

Step 2

Der Pflegebedürftige reinigt sich nun mit der Zahnbürste die Zähne. Leiten Sie ihn an, dass er vom Zahnfleisch zu den Zahnrändern hin putzt und auch die Zunge mit der Bürste säubert.

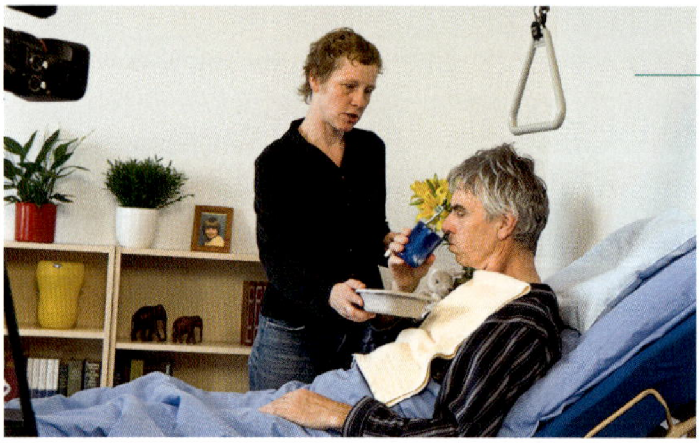

Step 3

Nach der Bürstenreinigung spült der Pflegebedürftige den Mund aus. Reichen Sie ihm dazu einen Becher mit Wasser (auf Wunsch versetzt mit etwas Mundwasser). Das Wasser kann er in die Nierenschale ausspucken.

Wenn Ihr Angehöriger sich nicht mehr selbst helfen kann, übernehmen Sie die Reinigung der Zähne. Gehen Sie so vor:

- Beginnen Sie rechts an den hintersten Backenzähnen und bürsten die äußere Zahnseite vom Zahnfleisch weg zu den Zahnspitzen hin. Dadurch werden auch die Zahnzwischenräume gereinigt. Führen Sie danach die Zahnbürste in kleinen kreisenden Bewegungen über die Kauflächen der Backenzähne.
- Reinigen Sie anschließend die linke obere Zahnreihe. Auch die Zahninnenseiten werden von »Rot nach Weiß« gebürstet. Die gleiche Verrichtung wiederholen Sie bei den unteren Zähnen.
- Reichen Sie dem Pflegebedürftigen Wasser zum Ausspülen und halten Sie die Nierenschale, damit er das Wasser ausspucken kann.

Wenn Ihr Angehöriger nicht mehr den Mund spülen kann, nehmen Sie besonders wenig Wasser und Paste. Gehen Sie ansonsten wie beschrieben vor und nehmen Sie die Zahnpastareste anschließend mit einem Tupfer aus dem Mund. Bei Schluckstörungen sollten Sie auf das Reinigen der Zähne mit viel Wasser ganz verzichten (siehe Seite 203).

Reinigen der Zahnprothese

Trägt der Pflegebedürftige eine herausnehmbare Zahnprothese, entnehmen Sie diese zur Reinigung. Lassen Sie vorher etwas Wasser in das Becken ein, so kann die Prothese nicht an der Keramik zerschellen, falls sie Ihnen einmal aus der Hand rutschen und auf die harte Oberfläche prallen sollte:

- Reinigen Sie die Zahnprothesen mit einer Bürste und spülen sie unter fließendem Wasser ab.
- Ggf. legen Sie die Zahnprothese nachts in eine Reinigungslösung.
- Vor dem Einsetzen achten Sie darauf, dass alle Reste des Gebissreinigers gründlich abgespült sind, denn die reinigenden Substanzen können die Mundschleimhaut reizen und entzünden.

WISSEN

Zeichen vereinbaren

Wenn Sie das Zähneputzen übernehmen, dann vereinbaren Sie ein Zeichen (Hand heben, Klopfen). Falls Sie mit der Bürste oder den Tupfern an die »Würgegrenze« kommen, kann sich der Pflegebedürftige so bemerkbar machen und Sie legen eine Pause ein oder ziehen zurück.

Zahnprothese einsetzen und herausnehmen

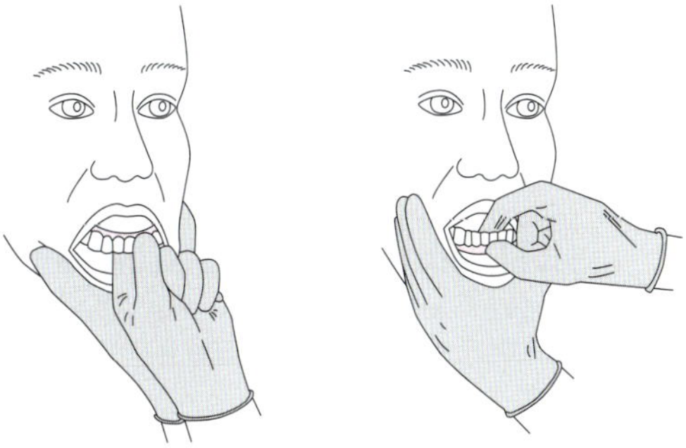

▲ Zug nach vorn enthaftet die Prothese vom Gaumen. Unten reicht ein wenig Druck/Zug nach oben.

Mund- und Zahnpflege bei Schwerstpflegebedürftigen

Wenn Ihr Angehöriger so schwach ist, dass er bei der Mundpflege nicht mehr mithelfen kann, dann gehen Sie wie folgt vor:

- Legen Sie ein Handtuch auf die Brust.
- Zur Reinigung eignen sich Mundpflegestäbchen oder einige Mulltupfer. Je ein Mulltupfer wird so in eine Klemme/Pinzette eingespannt, dass ihre Spitze gepolstert ist und Verletzungen verhindert werden.
- Stellen Sie einen Becher oder ein Glas mit einer Reinigungslösung bereit, z. B. Kamillentee, Zitronenwasser oder Kochsalzlösung.
- Tauchen Sie den Tupfer an der Klemme/Pinzette in die Lösung und wischen Sie vorsichtig durch den Mund und über die Zunge. Inspizieren Sie dabei die Mundhöhle und merken Sie sich, falls Veränderungen der Schleimhaut zu sehen sind.
- Die gebrauchten Tupfer können Sie in eine Nierenschale oder direkt in den Müll legen.
- Nach der Mundpflege geben Sie eine fettende Salbe auf die Lippen, z. B. Vaseline oder Lippenfettstift.

Hilfestellung bei den Ausscheidungen

Wenn der Pflegebedürftige das Bett nicht mehr verlassen kann oder es gerade nachts mit den Ausscheidungen schnell gehen soll, dann empfehlen sich verschiedene Hilfsmittel, mit denen die Ausscheidungen gut versorgt werden können. Auch hier sind alle Versorgungen im Bett möglich. Pflegende Angehörige können leicht lernen, mit den Hilfsmitteln effektiv umzugehen und so den Pflegebedürftigen bei der Verrichtung der Ausscheidungen zu unterstützen.

Urinflasche und Steckbecken

Abhängig von der Schwere der zugrunde liegenden Erkrankung gibt es unterschiedliche Möglichkeiten, die Ausscheidungen abzuleiten. Manche Erkrankte tragen einen Blasenverweilkatheter oder suprapubischen Katheter, der den Urin dauerhaft ableitet. Bei Männern, die selbstständig urinieren können, aber nicht mehr allein zur Toilette gelangen, empfiehlt sich der Einsatz einer Urinflasche für das Wasserlassen (siehe Seite 81). Urin bei Frauen sowie Stuhl bei beiden Geschlechtern wird mit dem Steckbecken (siehe Seite 81)entnommen. Wenn der Pflegebedürftige noch das Gesäß anheben kann, schieben Sie das Steckbecken unter. Wenn Unterstützung notwendig ist und der Pflegebedürftige sein Gesäß nicht alleine anheben kann, gehen Sie folgendermaßen vor:

- Stellen Sie das Steckbecken auf einen Stuhl am Bett.
- Auf dem Nachttisch werden bereitgestellt
  - Toilettenpapier oder Küchenrolle,
  - evt. Waschschüssel mit warmem Wasser,
  - Waschlappen, Waschlotion,
  - Handtuch, Pflegemittel.
- Wenn das Bett nicht an der Wand steht, Bettgitter an der Seite befestigen, auf die der Kranke gedreht werden soll.
- Die Pflegeperson faltet die Decke zurück.
- Sie legt den Deckel des Steckbeckens mit der Innenseite nach oben auf den Stuhl.
- Der Pflegebedürftige wird von der Pflegeperson zur Seite gedreht (siehe Seite 148).
- Wenn der Pflegebedürftige auf der Seite liegt, schieben Sie das Steckbecken mit dem Rand so weit wie möglich unter das Gesäß.
- Der Pflegebedürftige streckt sein Bein, legt seinen Arm zurück und rollt dadurch auf das Steckbecken.
- Die Pflegeperson achtet darauf, dass das Gesäß auf dem Steckbecken zu liegen kommt.
- Bei Männern wird die Urinflasche angelegt.
- Sobald der Pflegebedürftige sicher auf dem Steckbecken liegt, deckt die Pflegeperson ihn zu und stellt das Kopfteil des Bettes etwas höher.
- Je nach Wunsch des Pflegebedürftigen verlässt die Pflegeperson das Zimmer oder bleibt bei ihm.
- Nach der Ausscheidung stellt die Pflegeperson das Kopfteil des Bettes flach und faltet die Decke der Länge nach zur Seite (bei Männern entnimmt sie die Urinflasche).
- Der Pflegebedürftige wird wieder auf die Seite gedreht. Dabei hält die Pflegeperson mit der einen Hand das Steckbecken fest und dreht mit der anderen Hand den Pflegebedürftigen etwas zur Seite.

- Sie zieht das Steckbecken vom Gesäß weg und reinigt Genitalien, After und Gesäß mit Toilettenpapier.
- Das Steckbecken wird zugedeckt und auf dem Stuhl abgestellt.
- Die Pflegeperson legt ein Handtuch in Höhe des Gesäßes in das Bett ein und reinigt Genitalien, After und Gesäß mit warmem Wasser.
- Die Pflegeperson trocknet und pflegt die Haut sorgfältig, insbesondere die Hautfalten. Unter Hautfalten kann die Haut sonst leicht aufweichen.

PRAXIS

Umgang mit den Ausscheidungen

Legen Sie das Steckbecken mit Toilettenpapier aus, so können die Ausscheidungen leichter entfernt werden.

- Anschließend lagert sie den Pflegebedürftigen bequem und deckt ihn zu.
- Sie lüftet den Raum, entsorgt die Ausscheidungen und reinigt das Steckbecken.

Besondere Anforderungen in der Pflege nach Schlaganfall

Als Folge eines Schlaganfalls kommt es oft zu halbseitigen Körperlähmungen. Da nicht nur die unbewegliche Körperseite, sondern der ganze Mensch von dieser Lähmung betroffen ist, vermeidet man es in der Pflege, von einer kranken und von einer gesunden Körperseite zu sprechen. Nach einem Schlaganfall gibt es meist eine mehr oder weniger betroffene Körperseite. Bei der Pflege sollten Sie darauf achten, dass die verlorenen Bewegungsfähigkeiten wieder erlernt werden. Das gelingt auch durch die richtigen Pflegetechniken.

Aufstehen und Unterstützen beim Gehen

Um die mehr betroffene Körperseite zu trainieren, sollten Sie alle Hilfeleistungen und Aktivitäten über die mehr betroffene Körperseite ausführen. Wenn Sie beim Stehen und Gehen die mehr betroffene Körperseite unterstützen, kann der Pflegebedürftige sein Körpergewicht auf diese Seite verlagern und lernt dadurch, sich wieder selbst zu tragen. Dieses Pflegeprinzip wird bei den nachfolgenden Pflegehandlungen berücksichtigt. Weitere Informationen finden Sie auf Seite 103 und 104.

WISSEN

Empfindliche Schulter

Eine falsche Lagerung der Schulter kann zu einem Einklemmen der Gelenkkapsel und zu einem Entzündungsherd im Gelenk führen. Die Folge ist eine schmerzhafte und unbewegliche Schulter. Ein Ziehen am mehr betroffenen Arm und der Schulter sollten Sie bei den Pflegehandlungen darum unbedingt vermeiden. Führen Sie auch keine passiven Bewegungen über den normalen Bewegungsradius des Arms hinaus durch.
Ein Abwinkeln des Arms bis zu einem Winkel von 90° ist ohne Beteiligung des Schultergürtels möglich.

Das Wiedererlernen von Bewegungen und Sprache nach Schlaganfall ist möglich, weil das zentrale Nervensystem neue Verbindungen zu den Nervenzellen aufbauen kann oder bestehende Verbindungen verfeinert. Damit nach einem Schlaganfall eine maximale Selbstständigkeit erreicht wird, ist bei der Pflege und Betreuung ein Zusammenwirken von ärztlicher Behandlung, Physiotherapie, Ergotherapie, Sprachtherapie und Pflege von größter Wichtigkeit.

Da Bewegungen nur mit einer normalen Muskelspannung (= Muskeltonus) möglich sind, sollten Sie alle Handlungen vermeiden, die zu einer überhöhten Muskelspannung (= Spastik) führen. Spastiken treten nach Schlaganfällen aber recht häufig auf. Entgegenwirken können Sie dem auch mit der Pflege nach Bobath (siehe Seite 103).

Momente, die Spasmen auslösen oder verstärken können:

- zu schnelles Handeln und Ungeduld
- zu lautes Sprechen oder Türenschlagen
- bei Pflegehandlungen ans Bett stoßen
- Stöße an den Stuhl
- Überforderung und Unterforderung
- eine überfüllte Harnblase
- zu wenig Fühlerfahrung und Wahrnehmungserfahrungen (siehe Seite 104)
- Schmerzen

Selbstständiges Aufrichten

Auch wenn der Pflegebedürftige selbstständig aus dem Bett aufstehen kann, sollte er die Roll- und Stützbewegung über die stärker betroffene Seite beginnen. Über den Bewegungsablauf beim Aufrichten siehe Seite 144.

Aufrichten mit Unterstützung

Wenn Ihr Angehöriger Unterstützung beim Aufstehen benötigt, dann gehen Sie vor wie auf Seite 144 beschrieben. Greifen Sie mit der Hand unterhalb der Achsel an den Brustkorb auf der mehr betroffenen Seite.

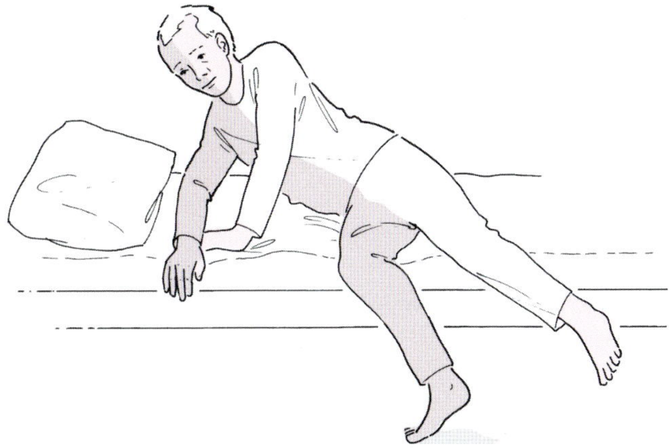

▶ Mit der beweglicheren Seite kontrolliert der Pflegebedürftige seine Bewegungen.

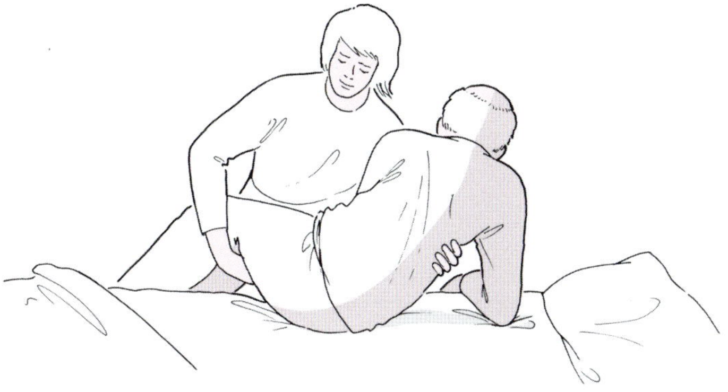

▶ Das Abrollen über die bewegungseingeschränkte Seite fördert die Empfindlichkeit.

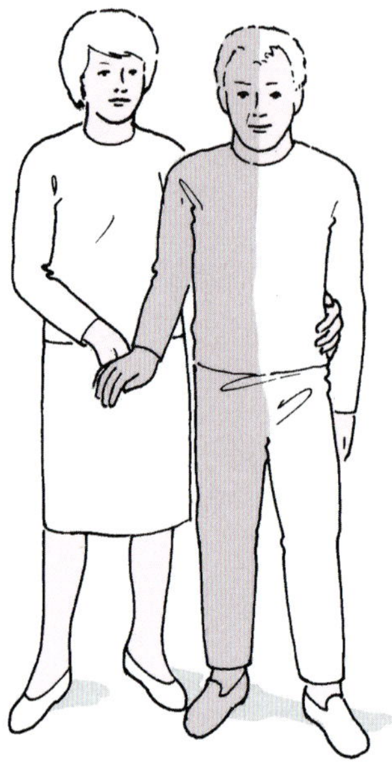

▲ Stabilität von hinten: Der Pflegebedürftige gibt die Richtung vor.

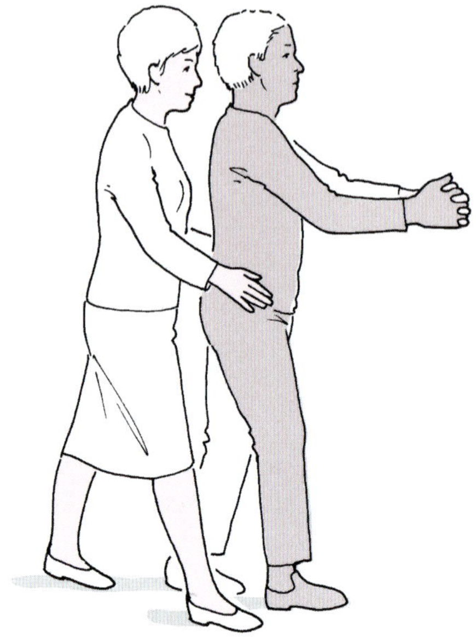

▲ Wichtig hier: Im Gleichschritt – Marsch. Bitte stolpern Sie nicht.

Unterstützen beim Gehen

Wenn Sie einen Menschen mit Halbseitenlähmung beim Gehen unterstützen, dann gehen Sie immer auf der Seite, die stärker betroffen ist. Stützen Sie mit Ihrer Hand die Hand, die nicht mehr so beweglich ist und legen den anderen Arm um die Hüfte.

Wenn Sie den Pflegebedürftigen von hinten beim Gehen führen, dann sollte der Arm mit der weniger betroffenen Hand die stärker betroffene führen. Das erhöht und fördert das eigene Körpergefühl.

Siehe auch Gehen mit Mobilitätshilfen Seite 138, 139.

Aufrichten und Sitzen im Bett

Wenn der Pflegebedürftige Unterstützung beim Aufrichten benötigt,

- setzen Sie sich am Fußende, etwa in Höhe seiner Unterschenkel, aufs Bett,
- legen Sie die Bettdecke bis zur Taille zurück,
- nehmen Sie die mehr betroffene Hand in Ihre, der Pflegebedürftige legt seine weniger betroffene Hand darüber und mit Ihrer anderen Hand umschließen Sie beide,
- wenn Sie nun Ihre Arme anziehen und beugen, kann sich der Pflegebedürftige mit Ihrer Hilfe aufrichten.

Bei einer Halbseitenlähmung sollten Sie Bein und Hüfte der betroffenen Körperseite mit einem Handtuch oder Kissen abstützen. Das Kissen legen Sie diagonal unter das von der Lähmung mehr betroffene Bein. Eine

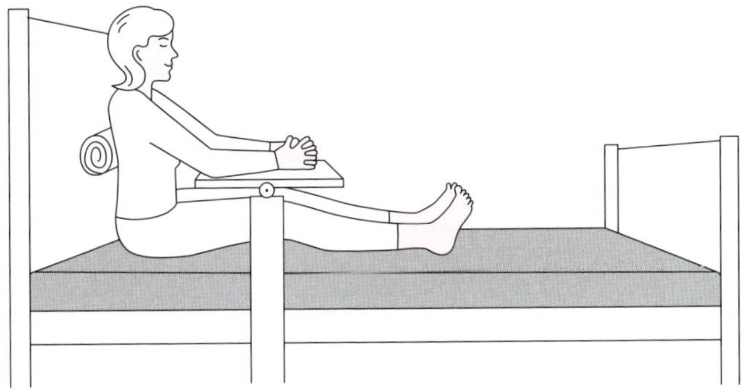

▶ Druck reizt – und fördert Empfindung.

Kissenecke unterstützt dabei die Hüfte, die gegenüberliegende Ecke sichert den Unterschenkel. Das Knie wird mit einer weiteren Kissenecke gestützt.

Arm und Schulter sollten Sie mit einem weiteren Kissen abstützen.

Zum Abstützen von Hüfte und Schulter können Sie auch ein Handtuch verwenden. Entfalten Sie dazu das Handtuch und legen es mehrfach zusammen. Sie können aus dem Handtuch auch eine nicht zu feste Rolle bilden.

PRAXIS

Beweglichkeit erhalten

Eine Handtuchrolle quer im Rücken erleichtert das Schlucken. Mit einer Längsrolle unterstützen Sie den Bewegungsradius der Arme und des Oberkörpers.

Sitzen im Sessel

Auch beim Sitzen im Sessel sollten Sie die Hüfte der betroffenen Körperseite mit einem zusammengelegten Handtuch unterstützen. Das unterstützt die physiologische Haltung des Hüftkopfes in der Gelenkpfanne. Eine Handtuchrolle unter den Oberschenkeln (kurz vor der Kniekehle) kann helfen, das Wegrutschen aus dem Sessel zu verhindern. Dazu tragen auch das Aufstellen der Beine im rechten Winkel und das Aufsetzen der ganzen Fußsohle auf dem Boden bei. Den mehr betroffenen Arm sollten Sie auf ein Kissen vor den Oberkörper legen. Diese Haltung und ein kleines Kissen unter der Achsel stabilisieren das Schultergelenk.

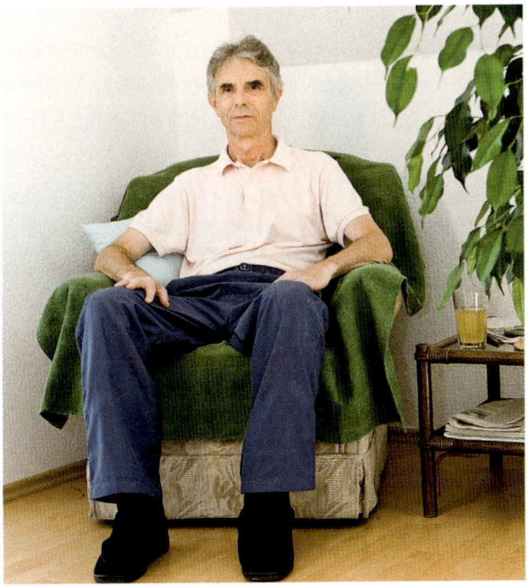

▶ Ein Kissen stützt den empfindlichen Arm.

Liegen und Lagern

Beim Liegen und Lagern im Bett ist besonders darauf zu achten, dass Druckstellen an der mehr betroffenen Körperseite vermieden werden, aber dennoch Fühlerfahrungen möglich sind. Eine dauerhafte Weichlagerung der mehr betroffenen Körperseite mindert die Körperwahrnehmung und behindert die Rehabilitation des Pflegebedürftigen.

Liegen auf dem Rücken

Bei Halbseitenlähmung hat sich folgende Lage in Rückenlage bewährt:

- Lagern Sie den Oberkörper gerade und den Kopf auf dem Kissen mit Blick zu der mehr betroffenen Körperseite.
- Sie können den mehr betroffenen Arm seitlich am Körper auf einem Kissen lagern. Achten Sie darauf, dass die Hand im Wechsel mit der Handfläche und mit dem Handrücken auf dem Kissen gelagert ist.
- Wenn die Schulter beweglich und nicht schmerzhaft ist, können Sie den betroffenen Arm im Winkel gestreckt auf dem Kissen lagern, Hand und Finger sind geöffnet.
- Auch Gesäß und Oberschenkel der mehr betroffenen Körperseite unterstützen Sie mit einem Kissen. Damit eine Außendrehung des Beines verhindert wird, können Sie auch mit einer Handtuchrolle oder einer gerollten Decke Hüfte, Oberschenkel und Knie abstützen.

Sitzen im Bett mit Bett-Tisch

Bei sitzender Position im Bett gehen Sie so vor:

- Den Rücken mit Kissen so abstützen, dass der Oberkörper in aufrechter Haltung gehalten wird. Das kann durch einen festen Karton mit einem vorgelegten Kissen erreicht werden. In dieser Kombination bleibt das Kopfteil des Pflegebettes flach gestellt.
- Mit einem geeigneten Pflegebett lässt sich die aufrechte Haltung auch durch das hochgestellte Kopfteil erreichen. Dadurch können Sie den Karton ersetzen.
- Beim aufrechten Sitzen im Bett sollten Sie auf folgende Sitzhaltung achten:
  - Der Oberkörper des Pflegebedürftigen ist aufrecht zu halten; dazu muss die Hüftabknickung im rechten Winkel (90°) erfolgen.
  - Diese Haltung kann durch einen festen Karton, der auch den Kopf abstützt, und durch ein Kissen gesichert werden.

▼ Sofern schmerzfrei beweglich, kann der Arm auch seitlich abgespreizt werden.

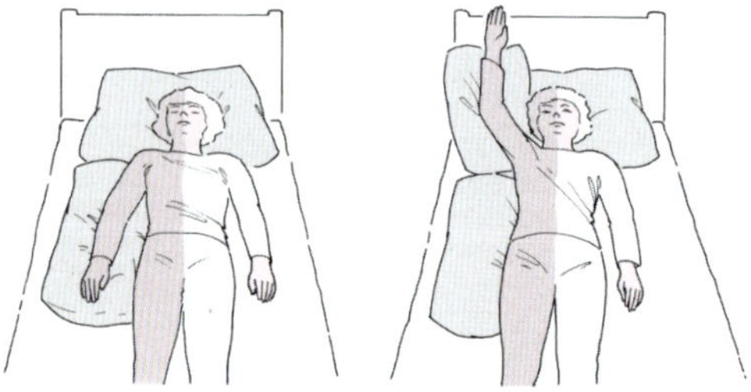

▼ Auch hier: Beide Körperhälften werden gleichermaßen beansprucht.

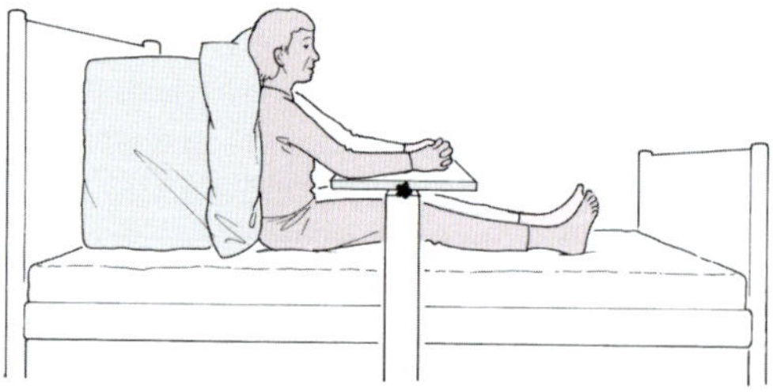

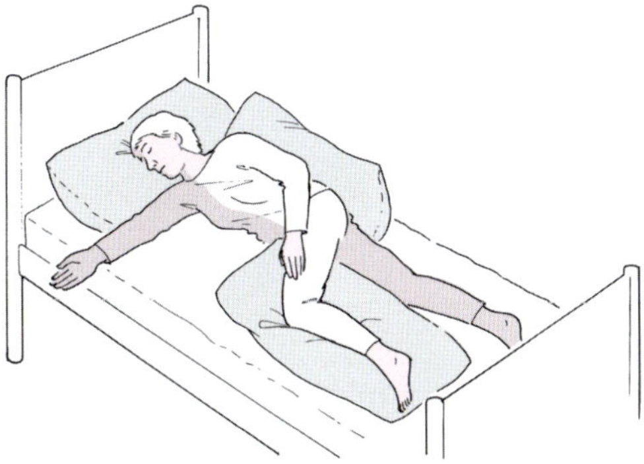

▲ Der rechte Arm könnte z. B. auch angewinkelt mit der Hand unter die Wange gelegt werden.

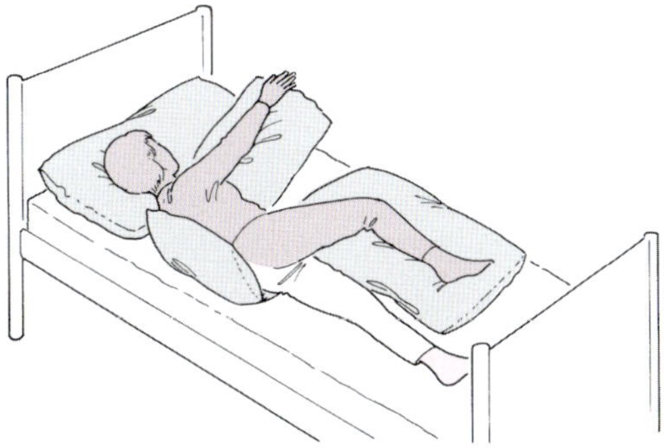

▲ Die Lagerung ist wichtig, aber von Betroffenen wenig geschätzt: Sie sind wenig beweglich.

- Zur Unterstützung des Gleichgewichtes und zur Förderung der Körperwahrnehmung wird ein Bett-Tisch vor den Oberkörper geschoben, auf den der mehr betroffene Arm gelegt werden kann. Kniekehlen und Füße werden mit weichen Kissen abgestützt. Achten Sie darauf, dass die Ferse des stärker betroffenen Beins hohlgelagert wird, z. B. durch das Unterlegen eines gerollten Handtuchs hinter der Ferse.

Liegen auf der mehr betroffenen Körperseite

Durch diese Lagerung helfen Sie dem Pflegebedürftigen, das Gefühl für seine mehr betroffene Körperseite zu verbessern. Sie sollten sie darum möglichst oft durchführen:

- Das Kopfteil des Bettes ist flach gestellt. Der Kopf liegt mit der mehr betroffenen Gesichtshälfte auf einem Kissen.
- Die gelähmte Schulter wird vorgezogen und der Arm gestreckt gelagert.
- Die Hand ist geöffnet und die Handfläche zeigt nach oben.
- Der Rücken wird für mehr Stabilität mit einem Kissen abgestützt.
- Das mehr betroffene Bein ist im Hüftgelenk gestreckt und im Kniegelenk leicht gebeugt.
- Das weniger betroffene Bein wird in Schrittstellung vor dem gelähmten Bein auf einem Kissen gelagert.

Liegen auf der weniger betroffene Seite

Wenn der Pflegebedürftige auf der weniger betroffenen Körperseite liegt, gehen Sie so vor:

- Das Kopfteil des Pflegebettes ist flach und der Kopf liegt mit der weniger betroffenen Gesichtshälfte auf dem Kissen.
- Die Schulter der mehr betroffenen Körperseite wird vorgezogen, der Arm mit gestrecktem Ellenbogen auf einem Kissen gelagert; die Handfläche liegt auf dem Kissen und die Finger sind geöffnet.
- Der Rücken wird mit einem Kissen oder einer zusammengerollten Decke abgestützt.
- Das weniger betroffene Bein wird ausgestreckt, das mehr betroffene Bein in Schrittstellung mit gebeugtem Knie vor dem anderen Bein auf ein Kissen gelegt.

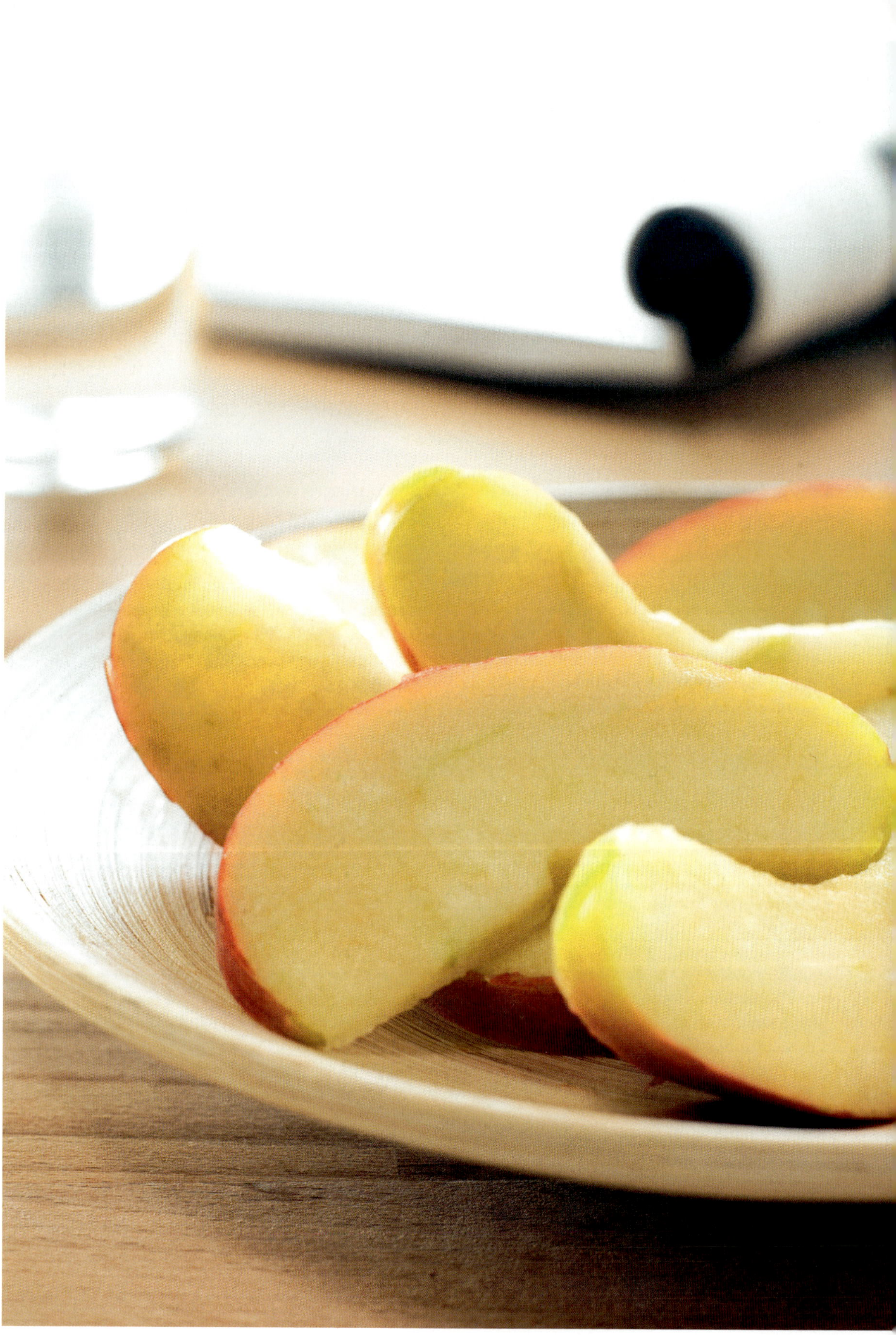

Gesund ernähren

Essen und trinken ist für viele vor allem eines – Genuss. Stellen sich Erkrankungen im Alter ein, kann sich die richtige Ernährung sogar positiv auf die Therapie auswirken. Wird ein Mensch pflegebedürftig, beugen Energie und Vitamine Folgeerkrankungen vor. Das gilt auch, wenn die Ernährung – vorübergehend oder ständig – über Sonden erfolgt.

Ernährungsmodell: Pyramide

Essen Sie gesund, essen Sie ausgewogen – aber wie? Um ausgewogene Mahlzeiten zu bereiten, muss niemand Ernährungswissenschaften studiert haben. Wer einige Grundregeln beachtet, hat schnell einen schmackhaften und gesunden Speisenplan zusammen. Dabei zu beachten ist auch die Art der Zubereitung – die richtige Pfanne und ein Backofen helfen bereits, mit viel weniger Fett bei der Nahrungszubereitung auszukommen.

Die Ernährungspyramide

Um sich ein »Bild« von den Komponenten einer ausgewogenen Ernährung machen zu können, kann man sich gut eine Pyramide vorstellen:

- Die (breite) Basis einer guten Ernährung liefern Getreideprodukte und Kartoffeln, Reis und Nudeln. Sie enthalten viele Nährstoffe (siehe Seite 197) aber kaum Fett (siehe Seite 197). Zudem liefern sie viele Ballaststoffe.
- An zweiter Stelle kommen Gemüse und Obst. Davon sollten fünf Portionen (siehe Seite 190) pro Tag verzehrt werden. Obst und Gemüse sind kalorienarm und liefern viele Vitamine (siehe Seite 194), Mineral- und Ballaststoffe.
- Tierische Lebensmittel sollten in Maßen konsumiert werden, dazu gehören z. B. Fleisch, Wurst und Fette wie Butter. Täglich verzehren hingegen sollten Sie Milch und Milchprodukte wie Joghurt oder (fettarmen) Käse. Als Öle werden vor allem pflanzliche Öle wie Oliven-, Raps- oder Sonnenblumenöl empfohlen.
- An der Spitze der Pyramide stehen Genussmittel wie Süßigkeiten oder Alkohol. Sie sind auf dem Speiseplan durchaus erlaubt, sollten aber wirklich selten aufgenommen werden.

PRAXIS

Wie oft soll man essen?

Empfohlen werden drei Haupt- und bis zu zwei Zwischenmahlzeiten. Liegt Übergewicht vor, können (sollten) die Zwischenmahlzeiten wegfallen. Auch wenn es schwerfällt.

Was ist eine Portion?

Kleine Kinder essen weniger als große, Frauen weniger als Männer. Um die individuelle Speisenmenge bestimmen zu können, nimmt man die Hand der jeweiligen Person als Grundlage. Die Portionsgrößen sind:

- **Fleisch/Fisch:** Das Stück ist etwa so groß wie der Handteller (ohne Finger!).
- **Brot:** Eine Portion entspricht der gesamten Handfläche mit ausgestreckten Fingern.
- **Beilagen:** Bei Kartoffeln, Nudeln und Müsli sind zwei Hände voll eine Portion.
- **Obst/Gemüse:** Eine Portion entspricht einer Handvoll. Bei tiefgefrorenem oder zerkleinertem Gemüse oder bei Salat gilt die Regel: Eine Portion entspricht zwei zur Schale geformten Händen.

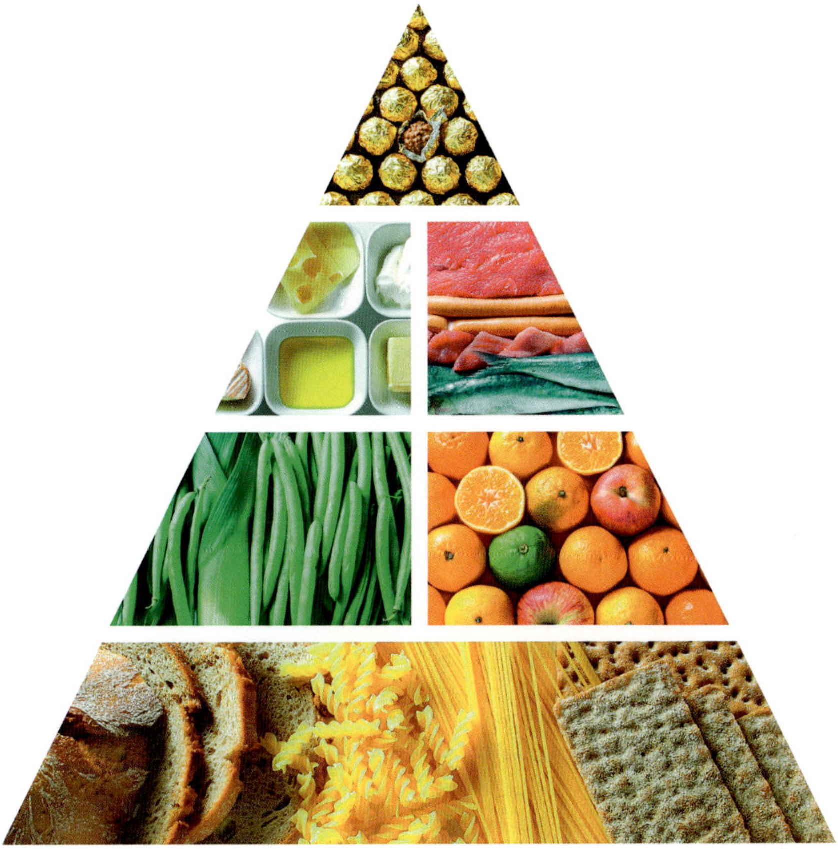

▲ Ein Bild sagt mehr als 1000 Worte: Die Ernährungspyramide der Deutschen Gesellschaft für Ernährung hat ihre Empfehlungen zusammengefasst. Findet sie ihren Platz am Kühlschrank?

- **Süßigkeiten:** Eine Portion entspricht einer Handvoll.

Vollwertige Ernährung

Diese zehn praktischen Tipps für eine vollwertige Ernährung gibt die Deutsche Gesellschaft für Ernährung:

Essen Sie vielseitig. Merkmale einer ausgewogenen Ernährung sind abwechslungsreiche Auswahl und angemessene Menge nährstoffreicher und energiearmer Lebensmittel.

Essen Sie ausreichend Getreideprodukte – und Kartoffeln. Brot, Nudeln, Reis, Getreideflocken (am besten aus Vollkorn) sowie Kartoffeln enthalten kaum Fett, aber reichlich Vitamine, Mineralstoffe sowie Ballaststoffe und sekundäre Pflanzenstoffe. Verzehren Sie diese Lebensmittel mit möglichst fettarmen Zutaten.

Nehmen Sie »5« Obst- und Gemüseportionen am Tag zu sich. Gemüse und Obst sollten Sie möglichst frisch, nur kurz gegart, oder auch eine Portion als Saft – idealerweise zu jeder Hauptmahlzeit und auch als Zwischenmahlzeit – zu sich nehmen. Obst und Gemüse liefern reichlich Vitamine, Mineralstoffe sowie Ballaststoffe und sekundäre Pflanzenstoffe.

Beachten Sie: Gut sind täglich Milch und Milchprodukte; ein- bis zweimal in der Woche Fisch. Fleisch, Wurstwaren sowie Eier bitte in Maßen genießen: Diese Lebensmittel enthalten wertvolle Nährstoffe wie Kalzium in Milch, Jod, Selen und Omega-3-Fettsäuren in Seefisch. Fleisch ist Lieferant von Mineralstoffen und Vitaminen (B_1, B_6 und B_{12}). Mehr als 300–600 Gramm Fleisch und Wurst pro Woche sollten es jedoch nicht sein. Bevorzugen Sie fettarme Produkte, vor allem bei Fleischerzeugnissen und Milchprodukten.

Vermeiden Sie zu viel Fett und fettreiche Lebensmittel. Fett liefert lebensnotwendige (essenzielle) Fettsäuren, fetthaltige Lebensmittel enthalten auch fettlösliche Vitamine. Fett ist besonders energiereich, daher kann zu viel Nahrungsfett Übergewicht fördern. Zu viele gesättigte Fettsäuren erhöhen das Risiko für Fettstoffwechselstörungen, mit der möglichen Folge von Herz-Kreislauf-Krankheiten (siehe Seite 270, 272). Bevorzugen Sie pflanzliche Öle und Fette (z. B. Raps- und Sojaöl und daraus hergestellte Streichfette). Achten Sie auf unsichtbares Fett, das in Fleischerzeugnissen (Wurst), Milchprodukten, Gebäck und Süßwaren sowie in Fast-Food- und Fertigprodukten meist enthalten ist. Insgesamt 60–80 Gramm Fett pro Tag reichen aus.

Genießen Sie Zucker und Salz in Maßen. Verzehren Sie Zucker und Lebensmittel, bzw. Getränke, die mit verschiedenen Zuckerarten (z. B. Glucosesirup) hergestellt wurden nur gelegentlich. Würzen Sie kreativ mit Kräutern und Gewürzen und wenig Salz. Verwenden Sie Salz mit Jod und Fluorid.

Trinken Sie reichlich Flüssigkeit. Wasser ist absolut lebensnotwendig. Trinken Sie rund 1,5 Liter Flüssigkeit jeden Tag. Bevorzugen Sie Wasser – ohne oder mit Kohlensäure – und andere kalorienarme Getränke. Alkoholische Getränke sollten nur gelegentlich und nur in kleinen Mengen konsumiert werden.

Kochen Sie schmackhaft und schonend. Garen Sie die jeweiligen Speisen bei möglichst niedrigen Temperaturen, soweit es geht kurz, mit wenig Wasser und wenig Fett – das erhält den natürlichen Geschmack, schont die Nährstoffe und verhindert die Bildung schädlicher Verbindungen.

Nehmen Sie sich Zeit, genießen Sie Ihr Essen. Bewusstes Essen hilft, richtig zu essen. Auch das Auge isst mit. Lassen Sie sich Zeit beim Essen. Das macht Spaß, regt an, vielseitig zuzugreifen und fördert das Sättigungsempfinden. Und: Kauen Sie langsam und gründlich, denn der Speichel übernimmt die ersten Aufgaben bei der Verdauung.

Achten Sie auf Ihr Gewicht und bleiben Sie in Bewegung. Ausgewogene Ernährung, viel körperliche Bewegung und Sport (30–60 Minuten pro Tag) gehören zusammen. Mit dem richtigen Körpergewicht fühlen Sie sich wohl und fördern Ihre Gesundheit.

Ernährung alternder und kranker Menschen

Untersuchungen zeigen, dass in Deutschland schätzungsweise 1,6 Millionen der 19,4 Millionen über 60-Jährigen unter chronischer Mangelernährung leiden. Davon leben 1,3 Millionen zu Hause und 33 000 in Altenpflegeheimen. Die Gründe dafür sind vielfältig. Wenn Sie Ihren Angehörigen zu Hause pflegen, haben Sie selbst den Speisenplan in der Hand. Wichtig sind ausreichend Wasser, Vitamine, Nähr- und Energiestoffe.

Die Bedeutung von Wasser

Wasser ist das Elixier des Lebens. Der Körper benötigt es, um lebenswichtige Funktionen aufrechtzuerhalten. Deshalb ist auch im Alter eine ausreichende Flüssigkeitszufuhr wichtig.

Wasser hilft dem Organismus dabei,
- Nährstoffe über das Blut zu den Organen zu transportieren,
- Stoffwechselendprodukte (z. B. über Urin und Stuhl) auszuscheiden,
- die Körpertemperatur konstant zu halten (Schwitzen),
- Speisebrei im Darm quellen zu lassen.

Im Alter nimmt das natürliche Durstgefühl ab, wahrscheinlich bedingt durch hormonelle Einflüsse. Deshalb trinken Senioren häufig nicht genug. Weitere Gründe für zu wenig Flüssigkeitsaufnahme können sein:
- Angst vor nächtlichen Toilettengängen,
- Angst vor dem Trinken aufgrund von Inkontinenz bzw. Prostatabeschwerden,
- Schluckstörungen,
- Erziehungsregeln von früher: »Beim Essen wird nicht getrunken!«,
- wegen der nachlassenden Geschmacksempfindlichkeit wird stärker gewürzt.

Allerdings trocknet der Körper unter zu wenig Flüssigkeitsaufnahme sprichwörtlich aus. Das kann dazu führen, dass die Leistungsfähigkeit gemindert ist, Haut und Schleimhäute sind trocken (was Folgeerkrankungen (siehe ab Seite 236) provozieren kann). Flüssigkeitsmangel bedingt in der Folge Schwindel, Kopfschmerzen, Verstopfung, Harnwegsinfekte, Erhöhung der Körpertemperatur. Zudem kann er zu desorientierten Bewusstseinszuständen bis hin zu Kreislauf- und Nierenversagen führen.

WISSEN

Wann kommt der Durst?

Der Körper scheidet nicht nur über den Urin Flüssigkeit aus, sondern auch über die Atmung oder unbemerktes Schwitzen. Hat er zu viel Flüssigkeit verloren, meldet sich das Durstgefühl und der Mensch trinkt. Durst stellt sich dann ein, wenn der Körper 0,5 Prozent seines Gewichts in Form von Wasser verloren hat: Bei 60 Kilogramm Körpergewicht sind das 300 Milliliter. Das ist nicht viel.

wichtig

Die Deutsche Gesellschaft für Ernährung empfiehlt eine tägliche Trinkmenge von 1,5 Litern für einen gesunden Menschen. Bei etwa Fieber oder Durchfällen erhöht sich der Bedarf. Andersherum dürfen z. B. Dialyse- oder Herz-Kreislauf-Kranke nicht so viel trinken. Befragen Sie in diesen Fällen Ihren Arzt.

So stellen Sie die Flüssigkeitszufuhr sicher

- Stellen Sie zu allen Mahlzeiten Getränke bereit. Achten Sie darauf, dass sich die Farbe des Glases oder Bechers von der Farbe der Tischdecke abhebt. Das schafft einen optischen Reiz und hilft Menschen mit eingeschränkter Sehkraft, das Trinkgefäß zu finden.
- Stellen Sie eine Flasche Wasser für den Tag immer an denselben Ort. Am besten an einen, an dem Sie oder Ihr Angehöriger oft vorbeikommen und an das Trinken erinnert werden.
- Füllen Sie leere Gläser und Flaschen immer wieder auf.
- Führen Sie Trinkrituale ein: z. B. den Nachmittagskaffee oder den »5-Uhr-Tee«.
- Wer tendenziell weniger isst, sollte ein bis zwei Gläser mehr trinken, denn ihm fehlt die »versteckte« Flüssigkeit, die sonst in der Nahrung ist (z. B. in Suppen oder Eintöpfen).
- Wenn Ihr Angehöriger Schwierigkeiten hat, das Glas zu greifen oder halten, helfen ihm spezielle Trinkgefäße (siehe Seite 203).
- Fragen Sie Ihren Angehörigen, was er trinken möchte. Wenn er bunte oder süße Getränke liebt, geben Sie dem Wunsch ruhig ab und zu nach.
- Ermuntern Sie Ihren Angehörigen so oft es geht zum Trinken.
- Wenn Sie einen an Demenz Erkrankten versorgen, stellen Sie an häufig frequentierten Stellen der Wohnung die Getränke in Gläsern oder Bechern in Sicht- und Reichweite bereit, sodass er immer wieder trinken kann, ohne danach zu suchen.

WISSEN

Geeignete Getränke

Als Durstlöscher besonders geeignet sind Wasser, Kräuter- und Früchtetees, Säfte bzw. Saftschorlen. Auch Kaffee, schwarzer Tee sowie alkoholische Getränke werden mittlerweile zur normalen Flüssigkeitsaufnahme hinzugerechnet. Allerdings sollte sich die tägliche Trinkmenge nicht auf sie beschränken.

Vitamine und Mineralstoffe

Ob jung, ob alt – der Bedarf an Vitaminen und Mineralstoffen bleibt ein Leben lang gleich. Alle Substanzen dieser beiden Gruppen kann der Körper nicht selbst bilden, deshalb müssen sie in ausreichendem Maß mit der Ernährung zugeführt werden. Weil alte Menschen oft nicht mehr so viel oder einseitig essen, kommt es zur Unterversorgung vor allem mit den folgenden Stoffen:

- **Vitamin D:** Fördert den Knochenstoffwechsel und kann mit Kalzium und Vitamin K das Auftreten einer Osteoporose verzögern. Vitamin D wird im Körper aus einer Vorstufe (Pro-Vitamin) gebildet, wenn Tageslicht auf die Haut trifft. Im Alter nimmt die Eigenproduktion ab, zudem sind viele alte Menschen nicht mehr so viel draußen, woraus sich der Mangel ergeben kann.

Welche Vitamine und Mineralien sind worin enthalten?

Vitamine/Mineralien	Lebensmittel
Vitamin D	Lebertran, Fettfische (Hering oder Makrele), Leber, Margarine und Eigelb. Es kann deshalb sinnvoll sein, nach Rücksprache mit dem Hausarzt, Vitamin D zusätzlich aufzunehmen.
Vitamin B_{12}	Kalbsleber, Makrele, Hering, Lachs, Rindfleisch, Camembert Das Vitamin kann auch als Medikament verabreicht werden.
Folsäure	Gemüse, Salat, Orangen, Weintrauben, Vollkornbackwaren, Weizenkeime, Kartoffeln, Fleisch, Leber, Milch, Eier, Sojabohnen
Jod	Seefisch, jodiertes Salz
Kalzium	Milch und Milchprodukte

- **Vitamin B_{12}:** Damit der Nährstoff in den Körper gelangen kann, benötigt er den Intrinsic Factor, der in der Magenschleimhaut gebildet wird. Das Problem: Jeder Dritte über 65-Jährige hat eine chronische Magenschleimhautentzündung. Dann wird dieser Faktor nicht mehr ausreichend gebildet und das Vitamin kann aus der Nahrung nicht komplett aufgenommen werden. Zudem ist Vitamin B_{12} an der Blutbildung mit beteiligt. Hat der Körper ein Defizit dieses Vitamins, kann auch Blutarmut (Anämie) entstehen.
- **Folsäure:** Senkt das Risiko, an Arteriosklerose (Gefäßverkalkung) zu erkranken und ist an der Neubildung von Zellen beteiligt. Ein Mangel kann deshalb auch zu Störungen im Blutbild führen.
- **Jod:** Benötigt die Schilddrüse, um viele unterschiedliche Stoffwechselvorgänge zu steuern. Jung und Alt nehmen in Deutschland wenig davon auf. Der Mineralstoff ist in Seefisch reichlich enthalten.
- Kalzium: Ist beteiligt am Knochenstoffwechsel, zu wenig Kalzium macht die Knochen brüchiger (Osteoporose).

Eine zu niedrige Folsäure-, Jod- und Kalziumaufnahme ist in allen Altersgruppen ein Problem.

Energiebedarf

Der menschliche Organismus braucht Energie und Nährstoffe, um »funktionieren« zu können. Beides erhält der Körper mit der Nahrung. In vielen kleinen Schritten wird die Speise im Körper zerlegt, wieder zusammengefügt und an die Stellen transportiert, an denen sie für die unterschiedlichsten Aufgaben gebraucht wird. Wie bei den meisten chemischen Reaktionen entstehen dabei natürlich auch Endprodukte, die der Körper nicht braucht – sie werden über Atmung, Niere oder Darm ausgeschieden.

Im Alter verändert sich der Energiebedarf, der Stoffwechsel wird langsamer. Dieser Prozess beginnt übrigens langsam im Alter von 25 Jahren! Wer 65 Jahre alt ist, benötigt durchschnittlich ein Fünftel weniger Kalorien. Da aber gleichzeitig der Bedarf an Nährstoffen und Vitaminen (siehe Seite 194, 197) nicht sinkt, sollten verstärkt nährstoffreiche Lebensmittel verzehrt werden.

Viele ältere Menschen leiden im Alter unter Appetitlosigkeit, weil
- die Dehnung des Magens vermindert ist,
- die Aktivität der Sättigungshormone erhöht ist,
- viele Medikamente als Nebenwirkung Appetitlosigkeit haben,
- das Geruchs-, Geschmacks- und Durstempfinden abnimmt,
- evtl. Seh- und Kauvermögen nachlassen,
- Kau- und Schluckstörungen vorliegen,
- körperliche Behinderungen vorhanden sind (z. B. Zittern bei Morbus Parkinson),
- demente Menschen vergessen oftmals zu essen.

WISSEN

Komponenten der Ernährung

Energie gewinnt der Körper aus der Verarbeitung von Kohlenhydraten (unterschiedliche Zuckerarten), Fett, Alkohol und zum Teil auch Eiweiß. Keine Energie liefern Mineralstoffe und Vitamine, sie sind aber für andere Aufgaben im Körper lebenswichtig. Ballaststoffe sind die unverdaulichen Bestandteile von Pflanzen, sie regen die Darmtätigkeit an.

WISSEN

Wie wird der Energiebedarf bestimmt?

Der tägliche Energiebedarf ist von vielen Faktoren abhängig (z. B. Arbeit oder Ruhen, kalte oder warme Umgebung). Generell wird der Energiebedarf aus der Formel berechnet:

Grundumsatz + Leistungsumsatz
= Gesamtenergiebedarf

Grundumsatz

Der Grundumsatz ist definiert als die Energiemenge, die der Körper am Tag in völliger Ruhe und bei etwa 20 Grad Außentemperatur benötigt. Damit erhält er also allein seine lebenserhaltenden Funktionen. Zwar hängt der Grundumsatz von vielen Faktoren ab (z. B. Alter, Geschlecht, Größe/Gewicht usw.), er lässt sich dennoch auf die einfache Formel bringen:
Der Grundumsatz beträgt eine kcal (Kalorie) pro Kilogramm Körpergewicht pro Stunde.

Leistungsumsatz

Jede weitere Leistung, die ein Mensch zusätzlich zum Grundumsatz vollbringt, verbraucht weitere Energie. Diese Energiemenge wird als Leistungsumsatz bezeichnet. Dazu gehören z. B.
- Temperaturregulation bei schwankenden Außentemperaturen,
- Verdauungstätigkeit,
- Muskelarbeit.

Der Wert ist ebenfalls von vielen Variablen abhängig.
Angeben wird der Energiegehalt von Nahrung in Kalorien (kcal) oder Joule (J). Die Einheit wird in Kilojoule gerechnet, jedoch wird heute auch noch die Kilokalorie als Einheit verwendet. Wenn man von kcal in kJ umrechnet, kann man den Wert auf »4« abrunden (1 kcal = 4 kJ). Auf Verpackungen stehen meist beide Angaben.

Umrechnung Kalorie–Joule
1 kcal = 4,184 kJ
1000 kcal = 4,184 MJ (Megajoule)
1 kJ = 0,239 kcal
1 MJ = 239 kcal

Ob die Energiezufuhr reicht, erkennen Sie daran, ob das Körpergewicht stabil ist, sinkt oder steigt. Anzustreben ist immer das Normalgewicht, denn das belastet Knochen, Herz und Kreislauf und auch den Stoffwechsel nicht so stark. Ob das Körpergewicht gut ist, können Sie über den BMI (siehe Seite 198) ermitteln. Nimmt der Mensch mehr Energie zu sich als er benötigt, steigt das Gewicht. In dem Fall kann Übergewicht entstehen. Sinkt das Körpergewicht, dann reicht die Energiezufuhr nicht.

wichtig

Sollte sich das Körpergewicht innerhalb kurzer Zeit nach oben oder unten stark verändern, informieren Sie den Arzt. Er wird dafür die Ursache finden.

Nährstoffbedarf im Alter

Auch für ältere Menschen gilt als Faustformel: Ausreichend Kohlenhydrate und Eiweiß zu sich nehmen, möglichst sparsam mit Fett umgehen.

Tagesbedarf: Eiweiß

Für ältere Menschen empfehlen die Ernährungsgesellschaften täglich etwa 0,9–1,1 g Eiweiß pro Kilogramm Normalgewicht, das entspricht ungefähr 50–70 g Eiweiß.

Gute Eiweißquellen sind:

- mageres Fleisch und magerer Fisch
- Milch und Milchprodukte, z. B. fettarme Milch, Joghurt, Kefir, Dickmilch, Molke, Quark
- magere Käsesorten
- Eier
- Sojaprodukte wie Tofu
- Hülsenfrüchte
- Kartoffeln (in Kombination mit Eiern)

Sehr gut kombinieren lassen sich z. B.

- Kartoffeln und Milchprodukte (Kartoffelpüree, Aufläufe, Ei und Spinat)
- Getreide und Milchprodukte (Müsli, Milchreis, Käsebrot, Linsensuppe, Quarkspeisen als Dessert)

Tagesbedarf: Fett

Der Fettverzehr sollte nicht mehr als 60–80 Gramm pro Tag betragen. Deshalb bevorzugen Sie

- kaltgepresste Pflanzenöle (Oliven-, Sonnenblumen-, Distelöl),
- Butter oder nicht gehärtete Pflanzenmargarine als Streichfett oder zum Kochen.

Tagesbedarf: Kohlenhydrate

Für eine ausgewogene Ernährung werden etwa 250 Gramm Kohlenhydrate täglich empfohlen, sie decken 55 Prozent des täglichen Energiebedarfs. Wichtige Kohlenhydrate sind

PRAXIS

Energiezufuhr bei geringer Nahrungsaufnahme

Sollte Ihr Angehöriger nur noch geringe Mengen essen, dann ist es durchaus erlaubt, die Mahlzeiten anzureichern. Geben Sie dann energiereiche, natürliche Lebensmittel wie Sahne, Butter, Vollmilch oder Öle zusätzlich in die Nahrung.

Der Handel bietet darüber hinaus mit Energie angereicherte Lebensmittel. Dazu gehören Trinknahrungen oder Joghurts. Selbstgekochte Mahlzeiten können über geschmacksneutrale Pulver mit Eiweißen oder Kohlenhydraten versetzt werden. Fragen Sie den Arzt oder Ernährungsberater danach.

in allen pflanzlichen Lebensmitteln enthalten, vor allem in

- Getreide und Getreideprodukten,
- Kartoffeln, Nudeln und Reis,
- Gemüse und Obst.

Bevorzugen Sie stets Vollkornprodukte! Sie sind besonders reichhaltig, auch an Ballaststoffen, Vitaminen und Mineralstoffen. Wenn Ihr Angehöriger Kauprobleme hat mit großkörnigen Broten, dann fragen Sie Ihren Bäcker nach Alternativen. Es gibt viele Vollkornbrote aus fein gemahlenen Mehlen.

Und selbstverständlich sind auch hin und wieder Süßigkeiten, Kuchen oder süße Getränke erlaubt.

Body-Mass-Index

Mit dem Body-Mass-Index (BMI) kann heute gut errechnet werden, ob ein Mensch das »richtige«, im Sinne von für ihn gesunde, Gewicht hat. Der BMI beschreibt das Verhältnis von Körpergewicht zur Körpergröße und steht in Wechselwirkung mit der Menge körperlichen Fettgewebes. Aber: Ausnahmen gelten z. B. für Leistungssportler oder Menschen, die schwer körperlich arbeiten. Im Zweifel halten Sie Rücksprache mit Ihrem Arzt.

Der BMI ist keine starre Größe, sondern hängt vom Alter ab.

Wünschenswerter BMI

Alter	BMI
19–24 Jahre	19–24
25–34 Jahre	20–25
35–44 Jahre	21–26
45–54 Jahre	22–27
55–64 Jahre	23–28
› 64 Jahre	24–29

Wie wird der BMI errechnet?

Der BMI berechnet sich aus dem Körpergewicht [kg] dividiert durch das Quadrat der Körpergröße [m^2].
Die Formel lautet:
BMI = Körpergewicht : Körpergröße in m^2.
Die Einheit des BMI ist demnach kg/m^2.
Das bedeutet für eine 1,60 Meter große Person, die 60 Kilo wiegt:
$60 : 1{,}6m^2 = 23{,}4$.
Der BMI beträgt demnach 23,4.

Einordnung des BMI

Klassifikation	männlich	weiblich
Untergewicht	‹ 20	‹ 19
Normalgewicht	20–25	19–24
Übergewicht	25–30	24–30
Adipositas (starkes Übergewicht)	30–40	30–40
massive Adipositas	› 40	› 40

Anhand des BMI-Wertes wird definiert, ob ein Normalgewicht vorliegt.

Angepasste Ernährung bei Bluthochdruck und Diabetes

Wer unter Bluthochdruck oder Diabetes leidet, kann die Therapie durch die geeignete Ernährung entscheidend positiv mit beeinflussen. Weniger Salz und mehr frische Kräuter sowie eine Gewichtsabnahme bei Übergewicht können den Druck in den Adern bereits so senken, dass keine Medikamente mehr nötig sind. Auch ein erhöhter Blutzucker kann durch Gewichtsreduktion und angepasstes Essen auf normales Niveau gebracht werden.

Bluthochdruck

Wer unter hohem Blutdruck leidet, kann ihn durch die richtige Ernährung günstig beeinflussen. Die Änderung vormals ungesunder Lebensgewohnheiten ist eine wichtige Voraussetzung für die erfolgreiche Therapie des Bluthochdrucks. Wer die Diagnose bekommt, sollte deshalb das Gespräch mit einem Ernährungsberater suchen.

Der erste Schritt ist immer der Abbau von Körpergewicht, sofern kein Normalgewicht vorliegt. Der Blutdruck sinkt pro abgenommenem Kilo etwa um 2 mmHg. Auch gemäßigter Sport hilft dabei, das Gewicht zu senken und den Blutdruck zu regulieren. Geeignet sind leichte bis mittlere regelmäßige körperliche Betätigung wie Schwimmen, Walken, Golf spielen.

Salzzufuhr senken

Die tägliche Zufuhr von Kochsalz sollte ca. sechs Gramm nicht übersteigen, denn viel Salz lässt bei den meisten Menschen den Blutdruck ansteigen. Vermeiden Sie auf dem Speisenplan kochsalzreiche Lebensmittel wie:

- gepökelte, gesalzene und geräucherte Fleisch- und Fischwaren
- Dauerwurst und Schinken
- Fertigprodukte (z. B. Suppen, Saucen) und Konserven
- Salzgebäck (z. B. Salzstangen, Salzbrezeln, Käsegebäck)
- Geschmacksverstärker (Natriumglutamat)
- Fertiggerichte

Sorgen Sie stattdessen für viel frisches Obst, Gemüse und Vollkornprodukte – wie eine ausgewogene Ernährung es empfiehlt (siehe Seite 190). Achten Sie außerdem auf den Natriumgehalt der Mineralwässer. In einem Liter sollten maximal 20 Milligramm Natrium sein (es ist ein Baustein des Kochsalzes). Die Angaben stehen auf den Etiketten der Flaschen.

Kaliumzufuhr erhöhen

Kalium ist ein Blutsalz und sein Verhältnis zum Natrium spielt eine wichtige Rolle bei der Ernährung bei Bluthochdruck. Denn eine kaliumreiche Kost fördert die Ausscheidung von Natrium und Wasser über die Niere.

Viel Kalium ist enthalten in
- Reis,
- Kartoffeln und
- Obst.

Schmackhaft kochen ohne viel Salz

Für viele Menschen bedeutet es eine große Umstellung, wenn das »Salz in der Suppe« fehlt. Aber viele Gerichte lassen sich stattdessen sehr gut mit frischen Kräutern und Gewürzen schmackhaft machen. Bereiten Sie das Essen am besten so zu, dass Röststoffe erzeugt werden: Wählen Sie zur Zubereitung beschichtete Pfannen, einen Römertopf, Backofen oder Grill. Das hilft gleichzeitig dabei, Fett einzusparen.

wichtig

Wenn Ihr Angehöriger unter einer Nierenschwäche leidet, halten Sie unbedingt Rücksprache mit dem Arzt, bevor Sie den Speisenplan umstellen.

Diabetes

Gesunde Ernährung ist gerade bei einer Zuckerkrankheit (Diabetes, siehe Seite 276) besonders wichtig. Sie ist einer der Eckpfeiler der erfolgreichen Behandlung. Allerdings haben sich die Ernährungsempfehlungen für Diabetiker in den vergangenen Jahren stark verändert. Eine Empfehlung hingegen ist geblieben: Wer übergewichtig ist, sollte sein Normalgewicht anstreben. Manchmal reicht das Beachten einiger Ernährungsregeln aus, um den Blutzucker ohne Medikamente zu senken.

Diabetiker essen wie gewöhnlich

War es bei einer Zuckerkrankheit lange üblich, die Ernährung dem Insulinschema (konventionelle Therapie) anzupassen, so lauten die Empfehlungen heute: Der Insulinbedarf wird dem Essverhalten angepasst (intensivierte Insulintherapie). Die intensivierte Insulintherapie setzt allerdings voraus, dass der Erkrankte oder der Angehörige gut bei der Therapie mitarbeitet.

Das bedeutet praktisch, dass Diabetiker das Gleiche essen wie Menschen, die nicht unter einer Blutzuckerkrankheit leiden. Spezielle Diabetiker-Produkte sind auf dem täglichen Speisenplan nicht mehr nötig. Wer noch nach der konventionellen Insulintherapie eingestellt ist, muss sich natürlich an seinen Ernährungsrhythmus halten.

Wichtig ist, dass die Menge der Kohlenhydrate möglichst gleichmäßig über den Tag verteilt eingenommen wird, damit keine Zuckerspitzen im Blut entstehen können. Bei manchen Diabetikern reicht diese »diätetische« Maßnahme bereits aus, um den Zuckerspiegel im Blut zu normalisieren. Empfehlenswert sind Kohlenhydrate, die nur langsam vom Körper aufgenommen werden. Dazu gehören etwa:
- Vollkornprodukte
- Kartoffeln
- Milchprodukte
- Gemüse und Hülsenfrüchte

Auch die Kohlenhydrate aus Schokolade werden wegen des hohen Fettanteils nicht so schnell aufgenommen. Schokolade sollte trotzdem ein Genuss- und kein Lebensmittel sein – aber das gilt ebenso für Nichtdiabetiker. Zucker aus Limonaden oder reinen Süßigkeiten hingegen schießen ins Blut und erhöhen den Blutzucker sehr schnell.

Ernährungs- und Therapieverhalten bei Diabetes

Bei der **konventionellen Insulintherapie** wird der Insulinbedarf in der Regel mit zwei Injektionen pro Tag gedeckt. Die Medikation besteht meist aus einem Gemisch von kurz und lang wirkendem Insulin. Da aber der Blutzuckerspiegel bei einem gesunden Menschen schwankt, ahmt diese Therapieform nicht »normale« Verhältnisse nach. Zudem muss der Erkrankte nach einem sehr festen Zeitschema essen.

Bei der **intensivierten Insulintherapie** soll der Stoffwechsel eines Gesunden besser nachempfunden werden. In dem Fall wird über den Tag verteilt häufig gespritzt und die Insulingabe dem Essverhalten angepasst. Zu den Hauptmahlzeiten wird ein rasch wirksames Insulin gespritzt, damit der Blutzucker nicht zu hoch ansteigt. Der Grundbedarf an Insulin wird zudem mit Basalinsulin meist morgens und spätabends gespritzt.

Diabetiker lernen in Schulungskursen, die Menge der Kohlenhydrate in einer Mahlzeit zu schätzen, zudem gibt es Kohlenhydrattabellen, die das Schätzen und Portionieren vor allem am Anfang erleichtern.

Trinken bei Diabetes

Diabetiker sollten mindestens 1,5 bis zwei Liter pro Tag trinken. Am besten geeignet sind:

- Mineralwässer und ungezuckerte Tees, denn sie enthalten keine Kalorien und keinen Zucker.
- Fruchtsaftschorlen; mischen Sie einen Teil Saft mit zehn Teilen Wasser. Vorgefertigte Saftschorlen aus dem Handel sollten Diabetiker zusätzlich mit Wasser verdünnen, denn der Gehalt an Saft und Kohlenhydraten ist meist sehr hoch.
- Milch wird nicht als Getränk, sondern als fett-, eiweiß- und energiereiches Lebensmittel betrachtet. Deshalb sind bei Milch die Kohlenhydrate anzurechnen.

PRAXIS

Aktuelle Ernährungstipps für Diabetiker

- Entscheiden Sie sich für ballaststoff- und vitaminreiche Nahrungsmittel: täglich mindestens fünf Portionen Obst, Gemüse und Salat (besonders in roher Form) sowie Hülsenfrüchte und Vollkornprodukte. Sie enthalten reichlich Ballaststoffe, Vitamine und Mineralstoffe.
- Zucker ist kein Tabu: Diabetiker dürfen Zucker in kleinen Mengen zu sich nehmen oder kalorienfreie Süßstoffe einsetzen.
- Achten Sie auf die Qualität der Fette: Nehmen Sie Öle mit einfach ungesättigten Fettsäuren, z. B. Raps-, Oliven- oder Walnussöl. Essen Sie einmal pro Woche frischen Seefisch. Makrele, Hering und Lachs liefern wertvolle Omega-3-Fettsäuren.
- Vermeiden Sie gesättigte und gehärtete Fette: Essen Sie nur wenig fette Wurst und fetten Käse. Bei Milchprodukten wie Quark oder Milch wählen Sie die fettarme Variante. Vermeiden Sie es, täglich Schokolade, Kuchen und Kartoffelchips zu essen.
- Alkohol ist in Maßen erlaubt: Ein bis zwei kleine Gläser Wein oder Bier sind erlaubt. Sie sollten aber möglichst mit einer kohlenhydratreichen Nahrung aufgenommen werden, da sonst die Gefahr einer Unterzuckerung besteht.

Speisen und Getränke reichen

Zu einem guten Essen gehört ein schön gedeckter Tisch, der Teller wird schön gerichtet. Das ist im Alltag vielleicht die Ausnahme. Aber bei Menschen, die unter Appetitlosigkeit leiden oder sich wegen einer Erkrankung nicht mehr selbst versorgen können, kann eine schöne »Optik« der Mahlzeit zum Essen und Trinken zusätzlich anregen. Hilfsmittel helfen dabei, körperliche Behinderungen mit einfachen Mitteln auszugleichen.

Die Augen essen mit

Die Mahlzeiten spielen im Leben von kranken und alten Menschen oft eine besondere Rolle. Sie geben dem Tag einen verlässlichen Ablauf und bieten Abwechslung in einem sonst vielleicht nicht mehr so ereignisreichen Leben. Schenken Sie den Mahlzeiten deshalb viel Aufmerksamkeit, sofern das möglich ist. Sorgen Sie dafür, dass

- der Teller appetitlich aussieht und der Tisch schön gedeckt ist,
- ein Glas mit Getränk bereitsteht,
- die Kost abwechslungsreich ist, richten Sie sich gerne nach den Wünschen Ihres Angehörigen,
- Reize durch geschmacksintensive Gewürze und Kräuter gesetzt werden,
- die Mahlzeit – sofern nötig – immer erst vor den Augen des Angehörigen zerkleinert wird, so hat er vorher einen Eindruck vom Essen bekommen,
- regelmäßig und zu festen Zeiten Zwischenmahlzeiten gereicht werden,
- pürierte oder zerstampfte Kost so lange es geht vermieden wird. Sie sieht einfach nicht appetitlich aus.

Prinzipiell sollte der Pflegebedürftige so lange mit am Tisch sitzen und essen, wie es möglich ist. Auch sonst bleiben die Konventionen bestehen: Wünschen Sie guten Appetit, sorgen Sie dafür, dass sich Ihr Angehöriger vor dem Essen die Hände waschen kann und fragen Sie ihn nach dem Essen, ob es ihm geschmeckt hat. Ermuntern Sie ihn während der Mahlzeit immer wieder, ausreichend viel zu essen und zu trinken. Bieten Sie dem Pflegebedürftigen

WISSEN

Hilfe zur Selbsthilfe

Sie müssen nicht direkt die Esshilfen im Fachgeschäft kaufen. Sie können sich auch zunächst behelfen, indem Sie die Griffe des Bestecks mit Knetmasse oder Fimo verdicken oder einfach einen Waschlappen herumwickeln und festkleben. So können Sie auch sehen, welche Dicke der Griff für den Pflegebedürftigen haben muss.

Wenn Ihr Angehöriger Schwierigkeiten hat, aus dem »Schnabelbecher« zu trinken, dann versuchen Sie es einmal mit einem Trinkhalm. Er kann ins Glas oder durch den »Schnabel« des Bechers geführt werden. Vielen Menschen fällt das Trinken im Liegen durch einen Trinkhalm leichter.

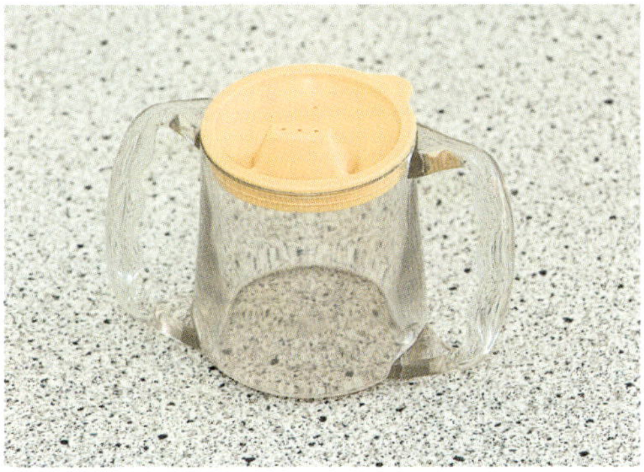

▲ Mit zwei Händen lässt sich ein Trinkbecher oftmals besser führen als mit einer.

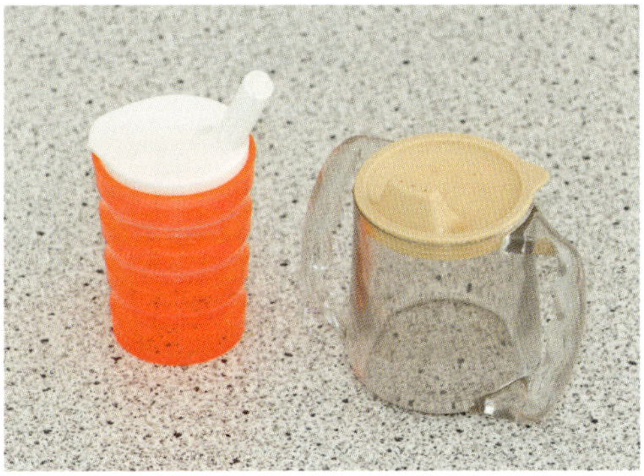

▲ Der „Schnabel" des Bechers hilft, die Trinkmenge zu dosieren und erleichtert das „Kippen".

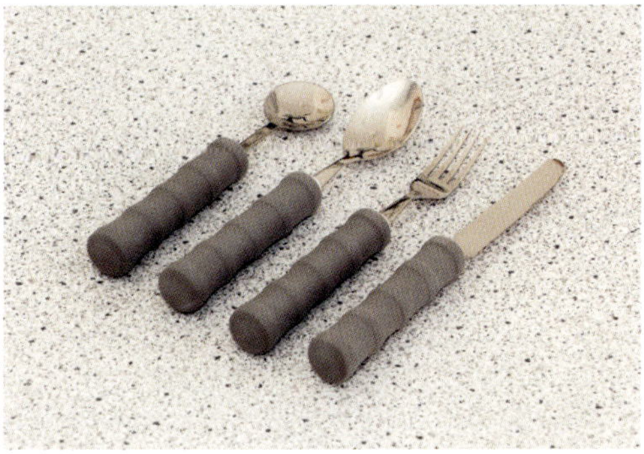

▲ Die verdickten Griffe überbrücken oder ersetzen Schwächen in der Feinmotorik der Hände.

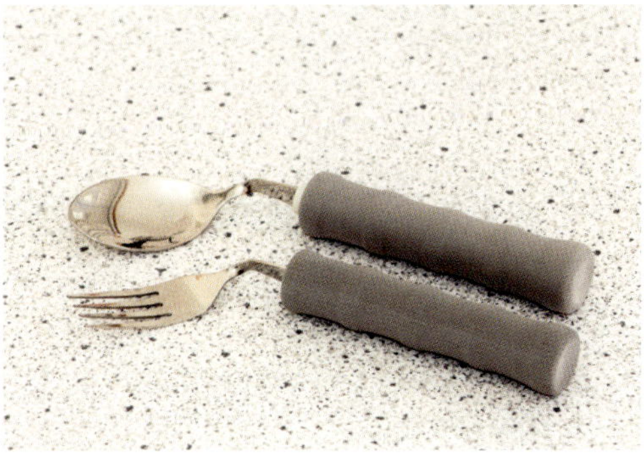

▲ Angewinkelte Esshilfen unterstützen bei Schwäche der Beugefähigkeit des Arms.

nach dem Essen die Möglichkeit, eine Mundhygiene vorzunehmen. Wenn der Pflegebedürftige das Besteck oder auch Gläser nicht mehr gut greifen kann, gibt es verschiedene Hilfsmittel.

In dem Fall, dass die Sehfähigkeit eingeschränkt ist, setzen Sie Becher und Besteck ein, das sich farblich von dem Tisch oder der Decke abhebt.

Kau- und Schluckprobleme

Kau- und Schluckprobleme kommen bei bestimmten Erkrankungen (z.B. nach Schlaganfall oder bei Demenz) vor. Die Gefahr dabei ist, dass sich der Pflegebedürftige verschluckt und Speise in die Lunge gerät. Das kann zu einer Lungenentzündung (siehe Seite 244) führen. Sollten Sie Kau- oder Schluckprobleme bei Ihrem Angehörigen bemerken, nehmen Sie unbedingt Rücksprache mit dem Arzt oder einem Logopäden. Er kann die Ursache finden, vielleicht beseitigen und die Kost entsprechend umstellen (z. B. können Flüssigkeiten angedickt werden).

Anzeichen von Schluckstörungen können sein:
- Husten während des Essens oder Trinkens
- Essensreste oder Speichel fließen aus dem Mund
- Speisereste bleiben in Mund und Wangentaschen liegen

Bei Schluckstörungen können Sie generell folgende Maßnahmen ergreifen:
- Setzen Sie den Pflegebedürftigen zum Essen und Trinken immer aufrecht hin.
- Fordern Sie ihn auf, den Kopf beim Schlucken leicht nach vorn zu beugen.
- Geben Sie Nahrung und Getränke immer nur in kleinen Portionen.
- Sorgen Sie für eine ruhige Umgebung während des Essens und lassen Sie dem Pflegebedürftigen genug Zeit.
- Vermeiden Sie »kleinteilige« Nahrung wie Reis, Nüsse oder trockenes Gebäck (Krümel!).
- Lassen Sie den Pflegebedürftigen nach dem Essen noch mindestens 20 Minuten sitzen.

wichtig

Kaustörungen treten oft deshalb auf, weil die Zahnprothese nicht richtig sitzt. Sollte Ihr Angehöriger Kauprobleme beklagen, dann lassen Sie zuerst die künstlichen Zähne überprüfen.

Speisen und Getränke reichen

Sofern möglich, sollte der Pflegebedürftige die Mahlzeiten selbst einnehmen. Kann er das nicht mehr, werden Sie ihn dabei unterstützen. Solange er aber z. B. alleine trinken kann, stellen Sie einen Becher mit Getränk so hin, dass er sich gut helfen kann.

Getränke reichen im Bett

- Richten Sie den Pflegebedürftigen auf oder stellen Sie das Kopfteil des Bettes hoch,
- stützen Sie den Kopf wenn nötig mit einer Hand etwas ab,
- führen Sie mit der anderen Hand die Schnabeltasse zum Mund,
- sofern möglich, bitten Sie den Pflegebedürftigen, die Tasse mit festzuhalten, dass er selbst die Schluckmenge bestimmen kann,
- nun kippen Sie die Tasse, um die Schluckmenge zu dosieren, nach einem Schluck können Sie erst einmal wieder absetzen und
- beobachten, ob Schluckbewegungen erfolgen,
- das wiederholen Sie so oft, bis der Durst gestillt ist,
- wischen Sie den Mund ab und lagern Sie den Pflegebedürftigen bequem.

Speisen reichen im Bett

Bei selbstständiger Nahrungsaufnahme

- Richten Sie den Pflegebedürftigen auf oder stellen Sie das Kopfteil des Bettes hoch,
- stützen Sie den Kopf wenn nötig mit einem Kissen ab,
- stellen Sie Essen und Getränke so hin, dass der Pflegebedürftige überall gut herankommt,
- lassen Sie ihm ausreichend Zeit, um zu essen,
- wenn Sie die Möglichkeit haben, leisten Sie ihm währenddessen Gesellschaft,
- räumen Sie das Geschirr nicht hastig ab, sondern erst dann, wenn der Pflegebedürftige signalisiert, dass er satt ist,

- bieten Sie ihm nach dem Essen die Möglichkeit, sich die Zähne zu putzen,
- lassen Sie ihn nach dem Essen möglichst noch einen Augenblick sitzen (20 Minuten, bei Bedarf und Wunsch länger),
- bringen Sie ihn anschließend wieder in eine bequeme Lage.

Bei nicht selbstständiger Nahrungsaufnahme

- Richten Sie den Pflegebedürftigen auf oder stellen Sie das Kopfteil des Bettes hoch.
- Stützen Sie den Kopf wenn nötig mit einem Kissen ab (siehe Seite 185).
- Stellen Sie Essen und Getränke so hin, dass Sie überall gut herankommen.
- Aber: Stellen Sie das Essen so, dass der Pflegebedürftige es gut sehen kann.
- Wenn der Pflegebedürftige nicht den Mund aufmacht, setzen Sie einen Reiz, indem Sie etwa mit dem Löffel über die Unterlippe streichen.
- Achten Sie auf den Pflegebedürftigen und passen Sie Ihr Tempo seiner Essgeschwindigkeit an.
- Wischen Sie Essensreste, z. B. am Mundwinkel, nicht mit dem Löffel, sondern mit der Serviette weg. Es entsteht sonst schnell der Eindruck, bei dem Pflegebedürftigen handle es sich um ein Kind.
- Motivieren Sie Ihren Angehörigen immer wieder, noch etwas zu essen und zu trinken.
- Räumen Sie das Geschirr nicht hastig ab, sondern erst dann, wenn der Pflegebedürftige signalisiert, dass er satt ist.
- Reinigen Sie nach dem Essen den Mund (siehe Seite 177).
- Lassen Sie den Pflegebedürftigen nach dem Essen möglichst noch einen Augenblick sitzen (20 Minuten, bei Bedarf und Wunsch länger), bringen Sie ihn anschließend wieder in eine bequeme Lage.

Prüfen Sie vor der Gabe von warmen Getränken und Speisen immer die Temperatur, es besteht die Gefahr der Verbrennung.

WISSEN

Fingerfood und Eat by Walking (Essen im Gehen)

Fingerfood:

Wenn der Pflegebedürftige nicht mit dem Besteck essen kann (oder will), können Sie ihm Fingerfood reichen. Üblich ist das bei Frühstück und Abendessen (kleine Stücke Brot), aber auch beim Mittagessen ist es durchaus möglich, Fleischstücke (ohne Soße), Kroketten, Gemüse, stichfeste Süßspeisen oder Gebäck in mundgerechten Happen zu servieren.
Zu beachten dabei ist:

- Die Stücke dürfen nicht größer als ein bis zwei Bissen sein.
- Sie müssen gut zu greifen und einfach zu kauen und zu schlucken sein.
- Fingerfood so anbieten, dass es nicht klebrig ist.

Eat by Walking:

Manchen dementen Personen fällt es schwer, ruhig bei Tisch zu sitzen. Sie haben einen gesteigerten Bewegungsdrang und sind den ganzen Tag »unterwegs«. Deshalb kann man ihnen das Essen im Gehen anbieten. Richten Sie zu Hause »Imbiss-Stellen« ein. An Orten, an denen Ihr Angehöriger oft vorbeiläuft, stehen Teller mit Obst oder Brot, Knabbereien. So wird er stets an das Essen erinnert. Eat by Walking eignet sich auch für Personen, die zu den Mahlzeiten zu wenig essen.

Ernährung über Sonden

Wenn der Pflegebedürftige nicht mehr schlucken kann oder einen erhöhten Energiebedarf hat, der mit der normalen Nahrungsaufnahme nicht mehr gedeckt werden kann, kann eine künstliche Ernährung über den Magen nötig werden. Dies geschieht über Sonden (kleine Schläuche), die auf verschiedenen Wegen in den Magen-Darm-Trakt eingebracht werden können. Künstliche Ernährung kann über Krisen hinweghelfen, und wieder überflüssig werden, oder sie wird dauerhaft benötigt.

Wann hilft künstliche Ernährung?

Für eine künstliche Ernährung kann es verschiedene Gründe geben. Häufig sind es Schluckstörungen (siehe Seite 203) bei neurologischen Erkrankungen oder auch Tumorerkrankungen im Magen-Darm-Bereich. Letztere verhindern die natürliche Passage der Nahrung beginnend im Mund, durch Speiseröhre und Magen hinein in den Darm.

In der Klinik wird zunächst eine Magensonde gelegt werden: Sie wird durch die Nase geschoben, bis die Spitze der Sonde im Magen liegt. Wird klar, dass über einen längeren Zeitraum eine künstliche Ernährung erforderlich sein wird, werden die Ärzte mit Ihnen und Ihrem Angehörigen über eine Alternative sprechen. Dies sind:

Perkutane endoskopische Gastrostomie (PEG): Die wohl häufigste Sonde. Durch die Bauchdecke wird eine Sonde (kleiner Schlauch) gelegt, der im Magen endet. Am Ende dieser Sonde wird ein kleiner Ballon mit Luft aufgeblasen, der das Herausrutschen der Sonde verhindert. Mithilfe einer Magenspiegelung wird diese Sonde gelegt, der Eingriff dauert etwa 20 Minuten. Über diese Sonde können alle Ernährungen gegeben werden.

Feinnadelkatheter-Jejunostomie (FNKJ): Das Ende dieser Sonde liegt hinter dem Magen bereits im Dünndarm. Sie wird meist bei großen chirurgischen Eingriffen im Bauch direkt platziert. Weil die Nahrung in dem Fall nicht die Verdauungsstufen im Magen durchläuft, ist hier spezielle Nahrung erforderlich, das heißt die Nährstoffe werden bei der Herstellung bereits so aufbereitet, wie sie sonst auf natürlichem Wege in den Dünndarm gelangen.

Beide Sonden können leicht wieder gezogen werden, wenn sie nicht mehr erforderlich sind. Für Erkrankte, die zwar auf künstliche Ernährung angewiesen, aber körperlich durchaus noch mobil sind, sind diese Sonden praktisch: Denn Betroffene können sie abstöpseln und einem normalen Tagesablauf nachgehen. Auch Duschen oder Baden ist nach Abheilung der Punktionsstelle (etwa zwei Wochen bei komplikationslosem Verlauf) kein Problem – zumindest, solange die Stelle keine Auffälligkeiten wie Rötungen oder eitrigen Belag zeigt.

Arten der Sondenernährung

Die handelsübliche künstliche Ernährung wird in 500- bis 1000-Milliliter-Einheiten ge-

PRAXIS

Umgang mit der Ernährung

- Nach Anbruch ist eine industriell gefertigte Nahrung nur 24 Stunden lang haltbar, danach haben sich dort zu viele Bakterien angesammelt und die Nahrung muss weggeworfen werden.
- Angebrochene Sondennahrung bitte im Kühlschrank aufbewahren.
- Bewahren Sie den Vorrat der Sondennahrung an einem kühlen und dunklen Ort auf.
- Neben der Ernährung wird auch Flüssigkeit über die Sonde gegeben. Dazu eignen sich stille Mineralwässer (aber auch Leitungswasser) und Tee. **Aber:** Bitte keinen Früchtetee oder Fruchtsaft über die Sonde zusammen mit Nahrung geben. Denn die enthaltenen Säuren lassen die Ernährung ausflocken und die Sonde kann verstopfen.

liefert. Sie ist einzeln und steril verpackt. In einer Standardernährung sind alle Nährstoffe enthalten, die den Empfehlungen der Ernährungsgesellschaften entsprechen. Darüber hinaus gibt es besonders angereicherte Sondennahrung, z.B. mit besonders viel Eiweiß oder Kohlenhydraten. Die richtige Ernährung wird Ihnen der Arzt oder Ernährungsberater empfehlen. Sie rechnen individuell den Kalorien- und Nährstoffbedarf aus. Verordnet wird die Ernährung durch den Arzt, die Kosten tragen die Krankenkassen.

Möglich ist auch, die alltäglichen Mahlzeiten der Familie zu pürieren, mit etwas Flüssigkeit zu verdünnen und dann über die Sonde zu geben. Über diese Möglichkeit sprechen Sie am besten mit Arzt oder Ernährungsberater.

Gabe der Sondennahrung

Häufig wird die Sondennahrung kontinuierlich über den ganzen Tag verteilt gegeben. Ein Schlauchsystem ist in dem Fall an die Nahrung angeschlossen, das, eingespannt in eine Pumpe, kontrolliert eine bestimmte Menge Nahrung pro Stunde transportiert. Möglich ist auch, die Nahrung als »Bolus« zu geben. Dann werden in regelmäßigen Abständen größere Mengen (z.B. 200 Milliliter) auf einmal gegeben. Diese Variante ist für mobile Patienten gut praktikabel, wird aber in vielen Fällen nicht so gut vertragen. Sprechen Sie darüber mit dem Arzt oder Ernährungsberater.

Hersteller von Sondennahrung bieten auch tragbare Pumpensysteme an. Kleine, mit Akku oder Batterien betriebene Geräte können in einer Tasche oder einem Rucksack getragen werden.

Umgang mit der Sonde

Medikamente. Auch Medikamente können über die Sonde gegeben werden. Sie werden am besten einen Augenblick in etwas Wasser gelegt, so lange bis sie sich aufgelöst haben (suspensieren). Anschließend werden sie in eine Spritze aufgezogen und direkt über die Sonde oder das Zulaufsystem einer Pumpe verabreicht. Wichtig ist, dass nach der Gabe der Medikamente die Sonde mit mindestens 20 Milliliter Wasser oder Tee nachgespült wird. Sonst können die Substanzen (auch Krümel) die Sonde verkleben oder verlegen.

Pflege der Sonde. Ist der Einstichpunkt der Sonde unauffällig, dann muss er nur alle zwei bis drei Tage trocken verbunden werden:

- Entfernen Sie den Verband und schauen Sie sich die Punktionsstelle an. Sind keine Rötungen oder Beläge da, legen Sie trockenen Mull auf und befestigen ihn mit Pflaster.

- Zeigen sich Rötungen oder Blutungen, informieren Sie sofort den Arzt oder Pflegedienst!
- Zeigen sich kleinere Verkrustungen, können Sie diese vorsichtig mit einem Tupfer und eventuell Desinfektionsmittel entfernen. Treten dabei Auffälligkeiten auf, informieren Sie den Arzt oder Pflegedienst.

Pflege des Sondenträgers. Bei Menschen, die nicht mehr selbst essen und trinken können, ist die verstärkte Pflege des Mundes wichtig (Siehe ab Seite 177).

Gestörte Verdauung. Unter der Gabe von Sondenkost kann es verstärkt zu Durchfällen kommen. Denn die normale Besiedelung mit Bakterien im Dickdarm leidet manchmal. Sollten Durchfälle auftreten, informieren Sie sofort den Arzt. Wahrscheinlich treten unter diesen Stühlen schnell Probleme mit der Haut am Gesäß auf, denn bei Durchfall sind im Stuhl noch viele aktive Verdauungsenzyme enthalten, die sofort die Haut angreifen. In dem Fall sollten Sie die Hautpflege (siehe Seite 240) verstärken. Zudem können Sie den Arzt nach speziellen Hautschutzsprays fragen. Sie funktionieren ähnlich wie »Sprühpflaster« und bilden einen dünnen Schutzfilm auf der Haut.

Erbrechen. Sollte der Betroffene unter der Gabe von Sondennahrung erbrechen, beenden Sie die Nahrungsgabe sofort und informieren den Arzt. Wenn möglich, öffnen Sie die Sonde nach außen hin. Wenn Sie einen »Ablaufbeutel« haben, dann schließen Sie ihn an die Sonde an und hängen ihn unterhalb des Magens auf. Wenn Sie keinen Beutel haben, können Sie die Sondennahrung auch in einen Becher oder ein Handtuch laufen lassen. Das nimmt oft die Übelkeit und beugt weiterem Erbrechen und möglichem Verschlucken vor.

Ethik: künstliche Ernährung – ja oder nein?

Die Entscheidung für oder gegen eine künstliche Ernährung fällt vielen Betroffenen und Ihren Angehörigen schwer. Sie gehört in den Bereich der ethischen Fragen, meist am Lebensende. »Wollen Sie den Menschen verhungern und verdursten lassen?« – das ist einer der Vorwürfe, die sich Betroffene manchmal anhören müssen. Aber: Das Ablehnen von künstlicher Ernährung ist keine »Sterbehilfe« (siehe Seite 297). Zudem können sterbende kranke Patienten die Nahrung gar nicht mehr so gut verwerten wie es ein gesunder Organismus kann. Auch haben Untersuchungen gezeigt, dass Menschen, die am Lebensende nicht mehr essen oder trinken, nicht etwa leiden, sondern in einen euphorischen Zustand geraten.

Der Betroffene kann entscheiden

Die Gedanken des Betroffenen zur künstlichen Ernährung können in einem Patiententestament festgehalten werden. Dann sind die Verhältnisse eindeutig. Liegt keine Verfügung vor, besprechen Sie die Frage möglichst mit der Familie und dem Betroffenen zusammen. Dazu fragen Sie den Arzt:

- Wie ist die Prognose?
- Besteht durch die künstliche Ernährung die Möglichkeit, dass sich der Zustand tatsächlich bessert?

Dann entscheiden Sie. Und auch wenn Ihr Angehöriger sich vielleicht gegen die Ernährung entscheidet, Sie aber anderer Meinung sind, respektieren Sie seinen Willen.

Der Angehörige entscheidet stellvertretend

Wenn Ihr Angehöriger nichts verfügt hat und sich nicht mehr äußern kann, werden Sie stellvertretend für ihn diese Entscheidung fällen. Fragen Sie in dem Fall nicht: »Wie würde/ möchte ich entscheiden«. Sondern versuchen Sie herauszufinden, wie sich Ihr Angehöriger entschieden hätte. Denn sein mutmaßlicher Wille ist entscheidend. Zudem: Wenn Sie allein auf der Grundlage Ihrer Lebenseinstellung entscheiden, werden Sie sich möglicherweise den Rest Ihres Lebens fragen, ob Sie richtig gehandelt haben. Das kann sehr belasten.

Um den Willen des Betroffenen zu ergründen, setzen Sie sich mit der Familie zusammen und überlegen Sie:

- Hat er sich je, vielleicht in einem beiläufigen Gespräch, zu dem Thema geäußert?
- Wie war seine allgemeine Lebenseinstellung? Eher »experimentierfreudig« oder gelassen?
- Hat er Zeit seines Lebens Essen und Trinken geliebt und bedeutet die Sonde für ihn nun eine massive Einschränkung der Lebensqualität?
- Wie war seine Einstellung zu Alter und Tod? Hat er gesagt: »Ich werde bis zuletzt kämpfen« oder »ich hatte ein tolles Leben. Vor dem Tod habe ich keine Angst, ich kann gut gehen.«?

Wenn Sie sich nicht sicher sind, fragen Sie auch Freunde oder Bekannte (Menschen in der Begegnungsstätte etwa), ob er sich ihnen gegenüber dazu geäußert hat. Denn unter »Gleichen« werden diese Themen häufig offener besprochen als in der Familie.

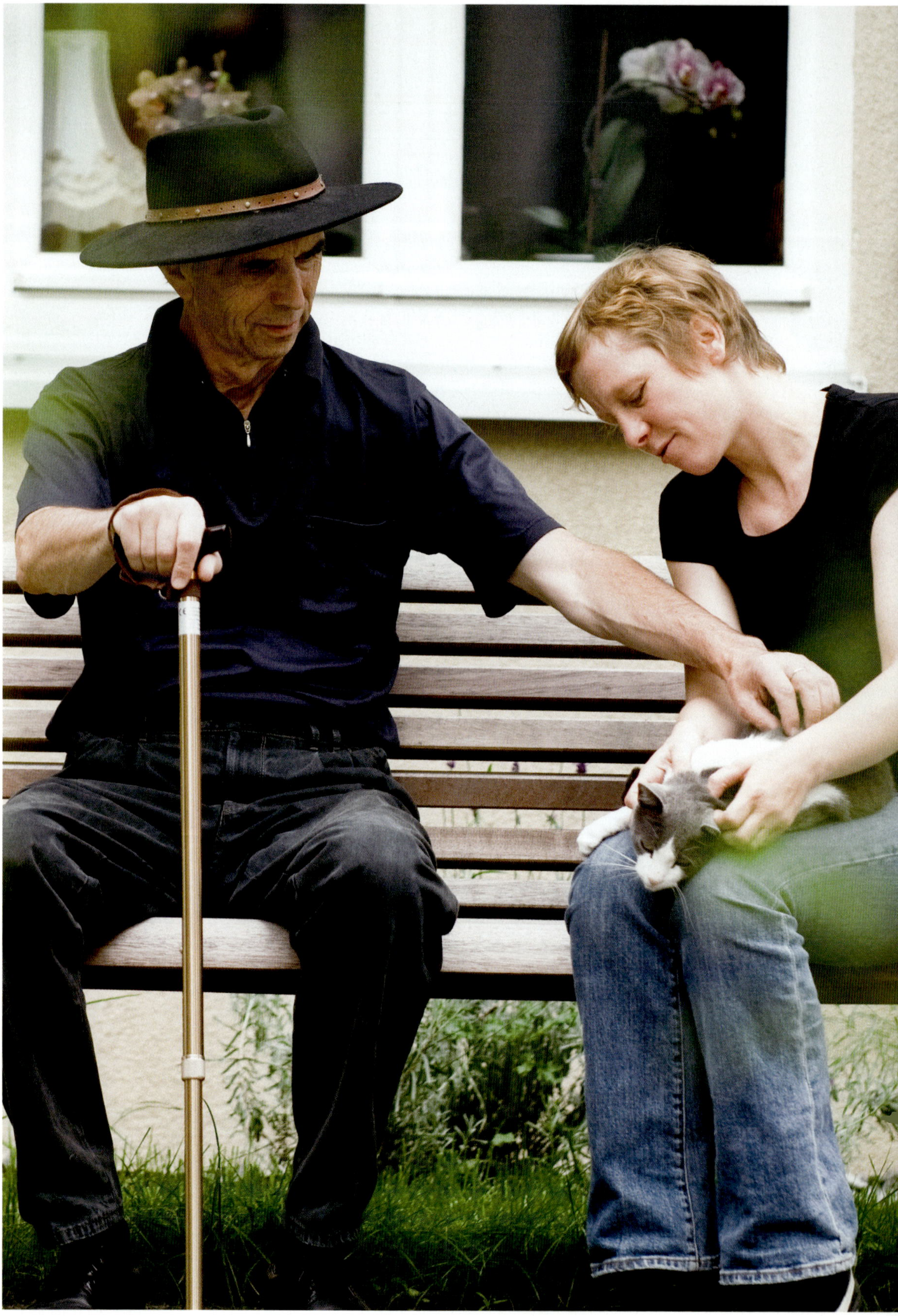

Wahrnehmen und beobachten

Wie geht es meinem Lieben heute? Haut, Gesichtsausdruck, Farbe der Ausscheidungen und die Vitalzeichen geben verlässliche Aussagen über den gesundheitlichen Zustand des Angehörigen. Damit alle an der Pflege Beteiligten immer auf dem aktuellen Stand sind, ist es wichtig, Veränderungen zu dokumentieren.

Wahrnehmen und Beobachten

Wie man bekanntlich weiß: Jeder Mensch ist anders, zwei Menschen können die gleiche Situation als sehr unterschiedlich empfinden. Deshalb kommt es auf allen Ebenen auf Verständigung an – ganz besonders gilt das auch bei der Kommunikation zwischen den pflegenden Personen, Pflegedienst und Arzt. Sind alle Beteiligten aufmerksam und informieren sich gegenseitig, klappt die häusliche Versorgung reibungslos.

Eigen- und Fremdwahrnehmung

Wahrnehmen ist das Bemerken und Aufnehmen von Reizen des eigenen Inneren und der äußeren Welt. Der Mensch sieht Farben, hört Geräusche, riecht Düfte, spürt Nässe und Kälte. Solche mehr oder weniger überprüfbaren Wahrnehmungen werden hier mit dem Begriff »Außensicht« bezeichnet. Jeder Mensch gibt dieser »Außensicht« aber auch eine individuelle Bedeutung, die »Innensicht«. Wie Wahrgenommenes gedeutet wird, ist beeinflusst von eigenen Erfahrungen (Vergangenheit) sowie Hoffnungen und Ängsten (Zukunft). Sind mehrere Personen an einem Wahrnehmungs- und Deutungsvorgang beteiligt, kommt es zu unterschiedlichen Einschätzungen. So kann ein und dasselbe Lied bei dem einen Menschen ein tiefes Gefühl der Trauer auslösen, bei einem anderen ein überwältigendes Glücksgefühl. Je nachdem, welche Erinnerungen er damit verbindet.

Auswirkungen auf die Pflege

Diese beiden Sichtweisen zu kennen ist bei der Pflege wichtig, damit der Erkrankte und sein Angehöriger sich sicher sind, über die »gleiche Sache« zu sprechen und in beider Sinne die richtigen Entscheidungen zu treffen. Eine Pflegesituation wird dann angemessen eingeschätzt, wenn beide ihre Wahrnehmungen und Deutungen ausgetauscht und abgestimmt haben. Dann können Sie gemeinsam überlegen, ob und welche Pflegemaßnahme sie einleiten.

Kann der Pflegebedürftige seine Wahrnehmungen und Einschätzungen nicht mehr verbal mitteilen, lassen Körperhaltung, Gestik, Mimik, Bewegungen, Aussehen der Haut und Ausscheidungen sowie die Vitalzeichen Rückschlüsse auf das körperliche und seelische Befinden zu.

Auch hier geht die Beobachtung über die Sinne: Ihre Augen bemerken Veränderungen an der Haut. Ihre Nase sagt, dass der Geruch vom Urin sich verändert hat. Die Hand fühlt, dass die Haut heiß oder besonders trocken ist. Die Ohren registrieren vielleicht leichte rasselnde Geräusche bei der Atmung, die gestern so noch nicht da waren. Bei vielen Begegnungen mit Ihrem Angehörigen werden Sie Veränderungen bemerken. Und Sie werden lernen, diese richtig einzuschätzen. So können Sie reagieren, indem Sie entweder pflegerische Prophylaxen einsetzen oder – in Situationen, die Ihnen problematisch erscheinen – den Arzt hinzuziehen. Nur vergessen Sie nicht, Ihren Angehörigen – wenn möglich – zu fragen, was ihm fehlt. Vielleicht hat er auch einfach einmal einen »schlechten Tag«. Denn: Krankenbeobachtung bezieht auch situative Gegebenheiten, soziale Bezüge, seelische Empfindungen sowie Fragen nach dem Sinn des Lebens mit ein.

Dokumentation

Dokumentieren bedeutet in der häuslichen Krankenpflege vor allem: Die Kommunikation aller an der Pflege Beteiligten möglichst lückenlos zu sichern. Dabei geht es einerseits um die objektiven Daten (Wie ist die Ausscheidung, wie die Körpertemperatur?). Aber es geht genauso darum, über das subjektive Befinden zu urteilen (Wie geht es Ihrem Angehörigen heute? Ist er gut gelaunt oder übler Stimmung?).

»Die Mappe«: Dokumentation für die Kasse

Wenn ein Pflegedienst Sie unterstützt, gibt es für Ihren Angehörigen selbstverständlich die Mappe, in der die Mitarbeiter alle pflegerischen und medizinischen Leistungen dokumentieren. Sie dient vornehmlich der Abrechnung der Leistungen. Vielfach werden die Leistungen einfach in einer Liste mit dem Namenskürzel abgehakt. Bei Besonderheiten, wenn z. B. der Heilungsprozess einer Wunde beurteilt werden muss, werden die Mitarbeiter auf dem entsprechenden Bogen beschreiben, wie sich die Wunde entwickelt. Das dient zusätzlich zur Abrechnung auch der Kommunikation mit dem behandelnden Arzt. Die »professionellen« Eintragungen sind im Allgemeinen auf Fakten beschränkt und in eher nüchternem Ton verfasst.

Persönliches Tagebuch

Viele pflegende Angehörige führen darüber hinaus ein Tagebuch, in das laufende Beob-

PRAXIS

Bilanzierung des Trinkens (Einfuhr) und Ausscheidens (Ausfuhr)

- Durchschnittliche Füllmengen haushaltsüblicher Gefäße sind
  - 1 kleines Glas/eine kleine Tasse: ca. 200 ml
  - 1 großes Glas/eine große Tasse (Kaffeebecher): ca. 250–300 ml
- Suppen oder auch Joghurt enthalten relativ viel Flüssigkeit, die in die Bilanz gehören. In diesen Fällen können Sie die Menge abmessen oder auf dem Becher ablesen, aber auch schätzen ist erlaubt.
- Die Ein- und Ausfuhr werden nur selten exakt gleich sein. Denn der Körper verliert auch Flüssigkeit durch Schwitzen. Eine Einfuhr, die zwischen 500 bis 1000 ml höher liegt als die Ausfuhr gilt als in Ordnung, sofern keine Probleme wie Fieber oder Durchfälle hinzukommen. In den Fällen konsultieren Sie bitte den Arzt.
- Wenn Ihr Angehöriger noch selbstständig zur Toilette geht, sollte er den Urin in einen Messbecher geben, damit die Urinmenge bestimmt werden kann.

achtungen eingetragen werden. Das kann ein Ringblock, ein Ordner oder eine Mappe sein. Dort kann immer unter dem laufenden Datum beschrieben werden, wie es dem Erkrankten geht. An der Stelle sind auch subjektive Einschätzungen wie »Ist heute nicht gut drauf« oder »Möchte morgen Kartoffenbrei essen, bin einkaufen« oder »Brauchen Rezept für ...« erlaubt. Diese Notizen sichern die lückenlose Kommunikation zwischen den Angehörigen, sofern verschiedene Personen beteiligt sind, und geben auch dem Pflegedienst Auskunft über das aktuelle Befinden. Hier kann zudem für den Pflegedienst notiert werden, wenn Auffälligkeiten da sind (»Katheter nässt«) oder Hilfsmittel benötigt werden. Oder wenn der Angehörige z.B. nach Einnahme bestimmter Medikamente erbrochen hat.

wichtig

In dem Tagebuch kann alles aufgeschrieben werden, was wichtig ist für einen reibungslosen Alltag, und was sich an Veränderungen bei dem Erkrankten ergeben hat.

Ein- und Ausfuhrkontrolle

Bei einigen Erkrankungen ist es wichtig zu dokumentieren, wie viel der Erkrankte gegessen und vor allem getrunken hat. Gerade nieren- und herzkranke Menschen dürfen nur eine bestimmte, ärztlich verordnete Menge pro Tag trinken. Bei der Führung dieses Bogens sind Arzt und Pflegedienst in besonderem Maße auf die Mitarbeit und Sorgfalt der Angehörigen angewiesen.

Um die Trinkmenge zu erfassen, eignet sich ein »Bilanzbogen«, der so aussehen kann wie in der Tabelle unten.

Auf einem solchen Bilanzbogen wird genau nachvollzogen, wie viel vom Pflegebedürftigen getrunken und wieder ausgeschieden wurde (siehe Seite 213). Am Ende eines Tages wird dann die gesamte Einfuhr und die gesamte Ausfuhr errechnet und gegenübergestellt.

Darüber hinaus werden Schmerzen (siehe Seite 216) und die Lagerungen (siehe Seite 160ff.) häufig dokumentiert.

Beispiel für einen Bilanzbogen

Datum	Zeit	Einfuhrmenge in ml	Bemerkung	Zeit	Ausfuhrmenge in ml	Bemerkung
11.12.	8 Uhr	300/Kaffee		7 Uhr	500 Urin	konzentriert
	10 Uhr	250/Tee 250/Wasser				
	13 Uhr	400/Suppe	hat mit Appetit gegessen	12 Uhr	600 Urin	wieder hell
	nachmittags	eine Flasche Mineralwasser (750)				
	18 Uhr	200/Joghurt 330/Bier alkoholfrei	war sehr durstig	17 Uhr	500 Urin	
Bilanz		**Einfuhr gesamt: 2280ml**			**Ausfuhr gesamt: 1600**	

Schmerz erkennen und behandeln

Schmerz ist vor allem ein Warnsymptom – und er ist in den meisten Fällen behandelbar. Er tritt auf bei Verletzungen oder Entzündungen und signalisiert, dass an einer Stelle im Körper etwas nicht stimmt. Häufig kommen im Alter chronische Schmerzen hinzu, beispielsweise wegen Gelenkproblemen oder auch Tumorerkrankungen. Aber: Dass Schmerzen automatisch ein Begleitsymptom des Alterns sind, ist ein Mythos.

Schmerzen schränken die Lebensqualität stark ein. Zudem haben Schmerzen Einfluss auf körperliche Vorgänge:

- Unter Schmerzen steigt der Blutdruck, das Herz schlägt schneller, der Sauerstoffbedarf steigt, kann aber nicht immer ausgeglichen werden. Das kann zu einer Unterversorgung im Gewebe führen: Wunden heilen schlechter, Muskelkrämpfe treten auf.
- Starke Schmerzen halten Menschen davon ab, sich zu bewegen. Sie werden immobiler. Das kann Folgeerkrankungen wie Thrombose (siehe Seite 250), Kontrakturen (siehe Seite 255) fördern. Sie nehmen häufig eine Schonhaltung ein (z. B. Beine anziehen bei Bauchschmerzen, das nimmt den Druck vom Bauch). Dadurch können zusätzlich Druckgeschwüre (siehe Seite 236) entstehen.
- Bei Schmerzen in Bauch oder Brust atmen die Betroffenen flacher und versuchen, nicht zu husten. Lungenentzündungen können sich leichter ausbilden.
- Schmerz bedeutet Stress für den Körper. Besonders chronische Schmerzen können zu psychischen Veränderungen bis hin zu Depressionen führen.

Das ist vermeidbar! Ziel jeder Schmerztherapie ist es, die Lebensqualität so gut wie möglich wiederherzustellen.

Schmerz und ältere Menschen

Experten beklagen, dass dem Schmerz bei älteren Menschen häufig nicht genügend Aufmerksamkeit geschenkt wird. Viele denken, im Alter ließe die Empfindlichkeit der Sinne nach, und Ältere würden Schmerz nicht mehr so früh oder heftig empfinden wie Jüngere. Ob die Schmerzempfindlichkeit im Alter tatsächlich sinkt, ist noch nicht abschließend geklärt. Tatsache ist aber, dass statistisch betrachtet alte Menschen deutlich weniger Schmerzmittel erhalten als Jüngere. Tatsache ist auch, dass 60–80 Prozent der Über-60-Jährigen über chronische Schmerzen klagen. Sie tragen allerdings ihrerseits dazu bei, dass Schmerzen bei ihnen entweder nicht wahrgenommen oder falsch eingeschätzt werden:

- Sie meinen, Schmerzen im Alter gehören dazu wie das Ergrauen der Haare. Deshalb sprechen sie nicht darüber und das ist falsch.
- Viele denken, alle Schmerzmittel hätten viele und fatale Nebenwirkungen. Auch das stimmt nicht.

WISSEN

Vier Irrtümer über Morphin

- **Morphin macht süchtig:** Nein. Der behandelnde Arzt legt Dosis und Einnahmezeitpunkte fest. Halten Sie sich daran, passiert nichts. Zur Sucht kommt es nur bei Morphinmissbrauch.
- **Morphin macht »high«:** Das kann bei gespritztem Morphin passieren, aber bei Tabletten mit verzögerter Wirkung tritt kaum eine euphorisierende Wirkung auf.
- **Morphin macht müde:** Zu Beginn der Behandlung oder bei einer Erhöhung der Dosis kann vorübergehend etwas Benommenheit auftreten. Das Gefühl sollte jedoch maximal einige Tage andauern. Falls das Gefühl länger anhält, benachrichtigen Sie bitte Ihren Arzt.
- **Morphin ist eine Droge und schädigt den Körper:** Anders als viele andere Schmerzmittel haben Morphinpräparate keinen schädigenden Einfluss auf innere Organe, auch nicht bei langandauernder Einnahme.

- Schmerz wird oft als Vorbote einer schlimmen Krankheit empfunden, aus Angst vor den Konsequenzen sprechen Betroffene nicht darüber. Dabei gilt für den Schmerz auch: Je früher etwas unternommen wird, desto besser sind die therapeutischen Möglichkeiten.

Schmerz erfassen

Schmerz ist ein sehr subjektives Gefühl, deshalb kann der Betroffene selbst ihn am besten einschätzen. Für den Arzt ist es wichtig, über den Verlauf der Schmerzen Bescheid zu wissen, damit er die richtige Therapie findet. Deshalb wird der Schmerz während einer

PRAXIS

Schmerz erfassen mit Skalen

Schmerz von 1–10

Wenn der Betroffene sprechen kann, soll er seine Schmerzstärke auf einer Skala von 0 (kein Schmerz) bis 10 (stärkster vorstellbarer Schmerz) angeben. Kann er nicht sprechen, können Sie die Zahlen auf ein Blatt Papier schreiben und er zeigt auf den entsprechenden Wert. Auch bei Sehbehinderung eignet sich dieses Vorgehen, denn kleine Zahlen oder Smileys sind vielleicht nicht eindeutig erkennbar.

Lachen oder Weinen?

Bei Menschen, die kognitiv beeinträchtigt sind und nicht mehr abstrakt denken können (bei Demenz), empfiehlt sich z. B. eine Skala aus Gesichtern. Sie kann aus drei oder fünf »Smileys« bestehen. Ihr Angehöriger kann auf das Gesicht zeigen, was seiner Verfassung am ehesten entspricht.
Darüber hinaus existieren weitere Skalen, die zur Schmerzerfassung benutzt werden können. Sprechen Sie darüber mit dem behandelnden Arzt.

Therapie regelmäßig erfasst und dokumentiert. Dabei ist der Arzt auf die Mithilfe der Angehörigen angewiesen.

Schmerzen bei Älteren äußern sich oft auch in unspezifischen Zeichen wie plötzlicher Schlaf-, Lust-, Appetit- oder Antriebslosigkeit. Wenn Sie den Eindruck haben, dass Ihr Angehöriger Schmerzen hat, fragen Sie nicht: »Hast Du Schmerzen?«. Diese Frage verneinen Ältere häufig, das haben Untersuchungen gezeigt. Fragen Sie konkret: »Tut es irgendwo weh?« – »Ist Dir nicht wohl?« – »Quält Dich etwas?«, auf diese Fragen reagieren Betroffene besser.

Schmerz von außen betrachtet

Etwas schwieriger wird es, wenn der Betroffene selbst sich nicht mehr äußern kann. Dann muss der Schmerz von einer außenstehenden Person beurteilt werden. Da haben Sie als Angehöriger einen unschlagbaren Vorteil: Sie kennen den Menschen sehr gut und wissen, wie er sich bei Schmerzen verhält und wie er sie äußert! Sie erkennen am besten, wenn sich in seinem Verhalten etwas ändert. Grundsätzliche körperliche Anzeichen für Schmerzen sind eine erhöhte Atem- und Herzfrequenz sowie erhöhter Blutdruck. Einen Überblick über mögliche Schmerzzeichen gibt folgende Tabelle.

Schmerzzeichen

Art der Veränderung	Der Betroffene ...
Kommunikation/ Laute	- schweigt, obwohl er sonst viel redet; - zieht sich zurück; - bittet um mehr Hilfe bei Bewegung als sonst, möchte gar nicht aus dem Bett; - stöhnt, weint, jammert oder atmet geräuschvoll (v. a. bei dementen Menschen).
Mimik	- verzieht das Gesicht; - beißt die Zähne zusammen; - kneift Augen und Lippen zu; - hat ungewöhnliche Zuckungen im Gesicht; - legt die Stirn in Falten oder bildet eine Falte zwischen den Augenbrauen.
Verhalten	- wirkt unruhig, »zappelt« herum, nestelt mit den Händen; - wirkt ängstlich; - schreckt vor Berührung zurück; - reibt sich immer eine Stelle des Körpers; - hat bei Bewegungen Schwierigkeiten, sich stabil zu halten, sucht häufig Stützen im Umfeld (z. B. Stuhllehne oder Wand); - bewegt sich steif und sehr vorsichtig; - zeigt eine angespannte oder verbogene Körperhaltung.

PRAXIS

Umgang mit Schmerzmitteln in der Schmerztherapie

- Folgen Sie bei der Gabe genau den Anweisungen des Arztes.
- Verändern Sie keinesfalls eigenmächtig die Dosierung, und geben Sie die Medikamente unbedingt regelmäßig und nach Plan.
- Geben Sie keine neuen Medikamente ohne Rücksprache mit dem Arzt.
- Wenn Nebenwirkungen auftreten, informieren Sie den Arzt, brechen Sie aber nicht die Therapie einfach ab.
- Eine häufige Nebenwirkung von Schmerzmitteln, besonders Morphinen, ist Verstopfung. Was Sie dagegen tun können, lesen Sie auf Seite 246.

Beobachtung der Haut

Die Haut ist der Spiegel der Seele, heißt es. Praktisch ist sie die »große Schutzhülle« unseres Körpers, das größte und vielseitigste Organ. Sie schützt unseren Organismus vor schädlichen Eindringlingen und sorgt dafür, dass unser Wärmehaushalt in Ordnung ist. In der Pflege gibt sie wichtige Hinweise darauf, ob etwa der Flüssigkeitshaushalt stimmt, ob sich Erkrankungen anbahnen und ob sich der Mensch genug bewegt.

Aufbau und Aufgaben der Haut

Die Haut ist nicht nur das größte Organ des menschlichen Körpers, sie ist auch eines der wichtigsten. Sie besteht aus mehreren übereinanderliegenden Schichten, die sich in ihrem Aufbau und ihren Aufgaben voneinander unterscheiden. Die Oberhaut überzieht den Körper mit ihrer Hornschicht, zugleich begrenzt sie den Körper zur Außenwelt. Mit der Oberhaut ist die darunterliegende Lederhaut verbunden. Im elastischen Fasergeflecht der Lederhaut liegen Blut- und Lymphgefäße,

▼ Die Haut ist ein kompliziertes und schützendes Organ und sollte gut gepflegt werden.

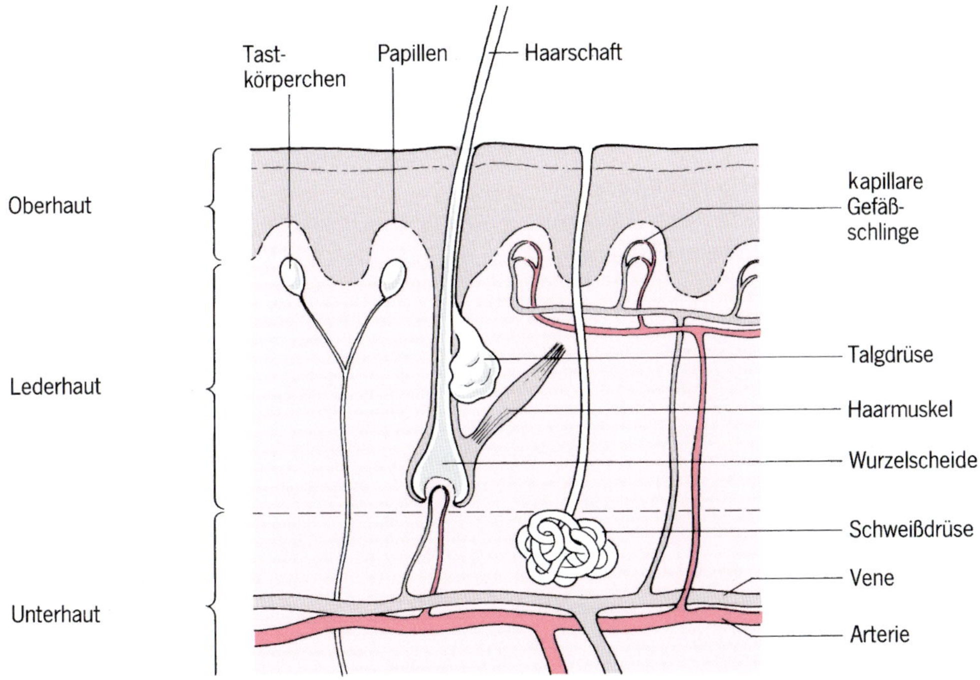

PRAXIS

Zwei einfache Handgriffe zeigen den Hautzustand

Greifen Sie mit zwei Fingern eine Hautfalte und ziehen sie leicht hoch. Bleibt die angehobene Haut als Hautfalte »stehen« und bildet sie sich nur langsam zurück, dann hat der Organismus zu wenig Flüssigkeit.
Drücken Sie mit einem Finger leicht auf eine Hautstelle, die Ihnen geschwollen erscheint. Bildet sich eine Delle in der Haut, die sich nur langsam zurückbildet, dann hat die Haut Wasser eingelagert. Durch das Wasser ist der Spannungszustand der Haut erhöht. In solchen Fällen spricht man von Ödemen.

zahlreiche Nervenfasern, die Haarwurzeln sowie Talg- und Schweißdrüsen. An die Lederhaut schließt sich die Unterhaut mit vielen (oder wenigen) eingelagerten Fettzellen an.

Die Haut erfüllt lebenswichtige Aufgaben:

- Sie verhindert, dass schädliche Stoffe, Bakterien, Viren und andere Krankheitserreger in den Körper eindringen.
- Über sie werden mit dem Schweiß Stoffwechselschlacken ausgeschieden.
- Durch sie werden Wirkstoffe aus Salben, Tinkturen und Bädern aufgenommen.
- Über sie wird der Wärmehaushalt reguliert.
- Druck, Schmerz, Nässe, Kälte und Wärme werden durch feine Nervenendigungen in der Haut wahrgenommen.

Die gesunde Haut ist gut durchblutet, geschmeidig und elastisch. Sie fühlt sich warm und trocken an und sieht beim Mitteleuropäer blass-rosa aus. Die Hautfarbe wird vor allem durch eingelagerte Pigmente in den Zellen der oberen Hautschicht bestimmt. Beeinflusst wird sie aber auch von der Durchblutung und Dicke der Hornhaut.

Der Farbton der Haut ist normalerweise ziemlich gleichmäßig über den Körper verteilt. Zu Abweichungen dieser gleichmäßigen Pigmentierung kommt es durch Sonneneinwirkung, Verletzungen, Verbrennungen oder Verätzungen sowie durch Krankheiten.

Auch Sommersprossen, Muttermale und die sogenannten Altersflecken (kleine bis linsengroße braune Flecken, die bei älteren Menschen an Hals und Handrücken auftreten) sind Abweichungen der gleichmäßigen Hautpigmentierung.

Nicht immer sind Veränderungen der Hautfarbe durch eine Krankheit verursacht. Auch Anstrengung, Erregung, Schreck und Freude können die Haut erblassen oder erröten lassen.

Veränderungen der Haut

Art der Veränderung	Ursachen der Veränderung
Rotfärbung	vermehrte Durchblutung
Blässe	mangelnde Durchblutung
Blaufärbung der Lippen, Ohrläppchen, Fingerspitzen und Fingernägel	Sauerstoffmangel im Blut
Gelbfärbung	Ansammlung von Gallenfarbstoff

Bei einem Bettlägerigen können auch erhöhte Raumtemperaturen, Überwärmung durch Bettdecke oder Heizkissen die Haut rosig, fast fiebrig erscheinen lassen. Wenn er friert, ist die Haut weiß bis bläulich verfärbt.

Durch den natürlichen Alterungsprozess oder bestimmte Krankheiten verändert sich die geschmeidige und elastische Hautoberfläche, sie verliert ihre Spannung und Elastizität. Viele Infektionskrankheiten (Röteln, Masern) äußern sich durch Hautausschläge. Hautveränderungen bei älteren Menschen sind nicht nur als »Altersflecken« abzutun. Eine Gürtelrose (Herpes zoster, die Haut schmerzt und es bilden sich kleine Bläschen, die im weiteren Verlauf aufplatzen und eine Kruste bilden) oder Störungen in der Blutgerinnung (vermehrte Bildung »blauer Flecken«) zeigen sich in der Haut. Achten Sie aufmerksam auf Ekzeme und blaue Flecken und weisen Sie den Arzt auf Veränderungen hin. Erkrankungen, die mit einem hohen Flüssigkeitsverlust einhergehen (wie Durchfall, Erbrechen), mangelnde Flüssigkeitszufuhr oder Fehlernährung führen zur Austrocknung der Haut. Bei anderen Erkrankungen (z. B. Herzschwäche) lagert der Erkrankte Wasser in die Haut ein.

Veränderungen und Beobachtung der Ausscheidungen

Ausscheidungen wie Stuhl oder Harn gehören zum Menschen dazu und sind wichtig für seine Gesundheit. Sie geben Hinweise auf Organfunktionen und dem Arzt damit Anzeichen für Erkrankungen. Allerdings fällt der Umgang mit Ausscheidungen vielen Menschen nicht leicht, sie empfinden Scham oder Ekel. Doch auch, wenn es anfangs Überwindung kostet: Die Auseinandersetzung mit Ausscheidungen kann gelernt und einfacher gemacht werden.

Überwinden von Widerständen

Körperausscheidungen wie Urin, Stuhl, Erbrochenes, ausgehusteter Auswurf (Sputum) sind normale Funktionen eines gesunden Körpers, sie gehören in unserem Kulturraum allerdings zu den intimsten Erscheinungen des Lebens. Dies erklärt die Scham- und Ekelgefühle im Zusammenhang mit Ausscheidungen. Sie sollten nicht ignoriert werden, denn sie erfüllen beim Kranken und bei den Pflegenden eine wichtige Schutzfunktion.

Jeder Mensch definiert die Grenzen seiner Intimsphäre individuell. Wenn ein Mensch Scham empfindet, zeigt das, dass eine persönliche Grenze von außen verletzt worden, dass jemand in einen intimen Bereich eingedrungen ist.

Das Gefühl Ekel kann man als einen Instinkt betrachten. Ekel warnt Menschen vor giftigen oder möglicherweise infektiösen Subtanzen. Was auf Ausscheidungen in einem gewissen Sinne zutrifft.

wichtig

Beide Gefühle lassen sich nicht unterdrücken! Was sich beeinflussen lässt, ist der Umgang mit der Situation.

Auch wenn es die meisten Menschen Überwindung kostet, mit Körperausscheidungen anderer umzugehen, ist eine Beobachtung von Urin, Stuhl, Sputum und Erbrochenem für den Kranken und besonders für den Arzt wichtig. Er kann daran Krankheiten erkennen oder ausschließen.

Folgende Umgangsweisen helfen:

- Sprechen Sie offen über Ihre Gefühle. Auch wenn es widersprüchlich klingt, es entlastet den schwierigen Moment. Schlimmer ist eisernes Schweigen in einer Situation, in der die Personen voneinander wissen, was sie eigentlich denken und empfinden.
- Sorgen Sie für Intimsphäre: Schließen Sie die (Toiletten-)Tür und die Fenster, schicken Sie andere Personen aus dem Raum. Ist Ihr Angehöriger noch in der Lage, sich während der Ausscheidung selbst zu versorgen, verlassen auch Sie den Raum.
- Stellen Sie – für sich und den Angehörigen – alle Utensilien für die Säuberung in greifbare Nähe. Benötigt der Erkrankte Ihre Unterstützung, arbeiten Sie zügig.
- Tragen Sie Einmalhandschuhe – das schafft eine erleichternde Distanz trotz Intimität.

- Entfernen Sie die Ausscheidungen zügig aus dem Raum oder spülen Sie sie ab.
- Einlagen sollten auch bei leichter Verschmutzung gewechselt werden.
- Lüften Sie das Zimmer anschließend gründlich.
- Sprechen Sie über die Ausscheidungen nie in der Kindersprache (»Pipi machen«), das nimmt dem, der die Unterstützung benötigt, ein weiteres Stück seiner Würde.
- Wenn Sie als Pflegender anschließend das Gefühl haben, Sie benötigen eine Pause und Abstand, dann nehmen Sie sich die Zeit! Eine Tasse Kaffee, eine Viertelstunde frische Luft auf dem Balkon …

Urin

Der Urin wird in den Nieren gebildet. Er enthält wasserlösliche Abbauprodukte des Stoffwechsels. Der gesunde Mensch scheidet täglich etwa 1–2 Liter Urin aus. Die Menge des Urins hängt von der Menge der aufgenommenen Flüssigkeit ab. Starkes Schwitzen und auch beschleunigtes Atmen vermindern die Urinausscheidung, weil auch darüber Flüssigkeit abgegeben wird.

Die Farbe des Urins kann beim gesunden Menschen von hellgelb bis dunkelgelb wechseln. Bei reichlicher Flüssigkeitsaufnahme wird zum Beispiel viel heller Harn produziert. Bei geringer Flüssigkeitszufuhr ist der Urin eher dunkel, weil er konzentrierter ist. Bei einem gesunden Menschen ist der frisch ausgeschiedene Urin meist klar, bei einer Eintrübung ist auf krankhafte Veränderung zu schließen.

Die Hauptmenge des Urins wird während des Tages ausgeschieden. Ständiger Harndrang, häufiges nächtliches Wasserlassen oder unkontrolliertes Wasserlassen deuten auf Erkrankungen hin. Der Geruch beim normalen Urin ist eher unauffällig; ist er aber bereits bei der Ausscheidung übelriechend, weist dies auf eine Bakteriengärung hin. Das sollte der Arzt wissen.

wichtig

Viele Betroffene scheuen sich, über Probleme beim Wasserlassen zu sprechen (siehe Seite 280). In der Regel beobachtet der Kranke selbst den Vorgang des Urinlassens. Er sollte von der pflegenden Person ermutigt werden, über eventuelle Veränderungen zu berichten.

Farbliche Veränderungen des Urins

Farbe des Urins	Ursache der Färbung
bierbraun (mit gelbem Schaum)	Gallenfarbstoff
fleischwasserfarbig bis rotbraun	Blut
weiße Ausflockung	Eiweiß, Schleim
Durch Einnehmen von Medikamenten oder Nahrungsmitteln mit besonderen Farbstoffen (Rote Bete, Farbfruchtsäfte) kann sich die Farbe des Urins ebenfalls verändern.	

Stuhl

Stuhl ist das Ausscheidungsprodukt des Darms und besteht bis zu 70% aus Wasser und etwa 30% unverdaulicher Nahrung (Ballaststoffe). Außerdem sind Salze, Bakterien und Schleim im Stuhl enthalten.

Die Farbe des Stuhls wird überwiegend durch die aufgenommene Nahrung und durch den Gallenfarbstoff bestimmt. Der normale Stuhl ist mittel- bis dunkelbraun gefärbt. Verfärbungen können durch die Nahrung, Medikamente oder Erkrankungen auftreten.

Der normale Stuhl ist geformt. Der Stuhlgang erfolgt in der Regel täglich oder alle zwei Tage ein- bis zweimal. Die Zusammensetzung der Nahrung (wie zu wenig Ballaststoffe, zu wenig Flüssigkeit) und/oder Bewegungsarmut verändern die Beschaffenheit des Stuhls oder die Häufigkeit des Stuhlgangs: fester bis harter Stuhl oder nicht täglicher Stuhlgang. Liegen diese Gründe nicht vor, so können Störungen im Verdauungsvorgang vermutet werden.

Von Durchfall spricht man, wenn täglich mehrere dünnflüssige, u. U. schmerzhafte Darmentleerungen auftreten. Beim Durchfall ist der Vorgang der Stuhleindickung im Dickdarm gestört. Durch Salmonellen verdorbene Lebensmittel führen oft zu akuten Durchfällen. Chronische Durchfälle haben meist keine infektiösen Ursachen, sondern sind durch chronisch-entzündliche Darmerkrankungen, psychische Zustände sowie durch Medikamente und Abführmittel bedingt. Insbesondere bei Kleinkindern und alten Menschen führen länger anhaltende Durchfälle zu einer lebensbedrohlichen Austrocknung des Körpers.

Obstipation bedeutet Verstopfung. Davon spricht man, wenn über mehrere Tage keine Darmentleerungen erfolgt. Weitere Informationen dazu finden Sie auf Seite 246.

Nicht immer muss bei Durchfall und Verstopfung auf eine ernsthafte Erkrankung geschlossen werden, sie können jedoch Krankheitszeichen sein. Deshalb sollte der Arzt benachrichtigt werden, wenn

- Durchfall auftritt in Verbindung mit Fieber, Erbrechen, Beimengung von Schleim und Blut,
- Verstopfung auftritt in Verbindung mit stark geblähtem Bauch, krampfartigen Schmerzen oder Erbrechen.

Farbliche Veränderungen des Stuhls

Farbe des Stuhls	Ursache der Färbung
gelblich	z. B. Genuss von Milch
grünlich	z. B. Genuss von Spinat
rotbraun	z. B. Genuss von Roter Bete
schwarz	Einnahme von Kohle, eisenhaltigen Medikamenten
grauweiß (lehmfarbig)	Fehlen von Gallenfarbstoffen
schwarz (teerfarbig)	Blutungen im oberen Verdauungstrakt
rot (blutig)	Beimengung von frischem Blut

Auswurf (Sputum)

Sputum ist im Allgemeinen geruchlos, kann bei einigen Erkrankungen aber schleimig, fadenziehend oder zäh sein und Beimengungen von Blut und Eiter enthalten. Beim Sputum ist vor allen Dingen auf das Aussehen zu achten.

Aussehen des Sputums

Farbe des Auswurfs	Ursache der Färbung
farblos, glasig	normale Sekretion
gelblich, grünlich	Eiter
rostbraun	geringe Beimengung von Blut
rot	Einriss von Blutgefäßen

Sputum ist der Schleim aus den Bronchien oder eine Absonderung der Schleimhäute in Rachen und Nase. Der gesunde Mensch sondert nur wenig Schleim ab. Kranke und alte Menschen haben unter Umständen eine verstärkte Schleimbildung (z. B. bei bestimmten Erkrankungen der Bronchien).

Sie sollten darauf achten, dass der Kranke

- das Sputum abhustet und nicht hinunterschluckt,
- das Sputum in ein Zellstofftuch (Papier-Taschentuch, Küchenkrepppapier), einen Becher mit Desinfektionslösung oder einen Einwegbecher spuckt.

Erbrochenes

Erbrechen wird durch einen Reflex bewirkt, um unverträgliche oder giftige Nahrungsbestandteile wieder auszustoßen. Impulse an das Brechzentrum im Hirnstamm lösen Erbrechen aus. Im Gehirn werden Reaktionen in Gang gesetzt, die an dem Vorgang des Erbrechens beteiligt sind: Übelkeit, Speichelfluss, Blässe, Schweißausbruch, Würgen und Brechreiz. Das Erbrechen selbst erfolgt durch starke Zusammenziehung der Atem- und der Bauchmuskulatur. Das Erbrochene setzt sich zusammen aus der aufgenommenen, zum Teil verdauten Nahrung sowie aus Schleim und Verdauungssäften. Eventuell kann auch Galle oder Blut beigemengt sein.

Farbliche Veränderungen des Erbrochenen

Farbe des Erbrochenen	Ursache der Färbung
farblos	keine Nahrung und Verdauung
gelb, grünlich	Gallensaft
rot, bräunlich, schwarz	Blut
Weitere Farbveränderungen sind auch durch eingenommene Speisen, Getränke und Medikamente möglich.	

PRAXIS

Wie Sie den Erkranktem beim Erbrechen unterstützen

Sie können Ihren Angehörigen unterstützen, indem Sie seinen Oberkörper aufrichten. Legen Sie ihm Ihre flache Hand auf die Stirn und geben Sie leichten Gegendruck. Ist das Erbrechen vorbei, bieten Sie ihm an, den Mund zu reinigen und zu spülen.

Kann Ihr Angehöriger nur noch liegen, lagern Sie ihn sofort in eine seitliche Lage, um das Einatmen des Erbrochenen zu verhindern.

PRAXIS

Veränderungen

Alle Beobachtungen von Veränderungen der Ausscheidungen sollen notiert und dem Arzt mitgeteilt werden. Bei Beobachtung von Blut im Stuhl, ist sofort ein Arzt aufzusuchen bzw. zu benachrichtigen.

Zudem kann durch Erbrechen oder Durchfall die Aufnahme der Medikamente gestört sein. Wenn Sie sich nicht sicher sind, dass die Medikamente aufgenommen wurden, kontaktieren Sie den behandelnden Arzt.

Wenn der Erkrankte erbricht, sollten Sie darauf achten,

- ob der Kranke einmal oder mehrmals erbrochen hat,
- wie viel er erbrochen hat,
- ob er immer nach dem Verzehr bestimmter Speisen und Getränke bzw. nach Einnahme bestimmter Medikamente erbricht,
- ob er nach der Mahlzeit oder nach bestimmten Speisen erbrochen hat,
- ob er nach der Einnahme von Medikamenten erbrochen hat,
- ob er vor dem Erbrechen an Leibschmerzen oder Bauchkrämpfen litt,
- ob er nach einer Aufregung erbrochen hat,
- ob zuerst Übelkeit da war oder das Erbrechen unerwartet einsetzte,
- ob er im Schwall, unter Würgen oder in Stößen erbrochen hat.

Je weiter der Verdauungsvorgang fortgeschritten ist, desto unangenehmer wird der Geruch des Erbrochenen (säuerlich, faulig) wahrgenommen.

Vitalzeichen überprüfen

Blutdruck, Puls und Atmung geben Hinweise auf das Wohlbefinden eines Menschen und sind daher wichtige Parameter. Bei bestimmten Erkrankungen dienen sie dazu, den Verlauf und Erfolg einer medizinischen Therapie zu verfolgen. Die Kontrolle der Vitalparameter unterstützt den Arzt bei der Behandlung. Diese Messwerte sind relativ einfach zu erfassen und sollten in der Hauskrankenpflege in jedem Fall beobachtet werden.

Herz-, Körper- und Lungenkreislauf

Der Herzkreislauf wird durch das Herz angetrieben. Es ist ein etwa faustgroßer Hohlmuskel, der aus dem linken Vorhof und der linken Kammer, aus dem rechten Vorhof und der rechten Kammer besteht. Die Herzhälften sind durch eine Scheidewand getrennt. Wie eine Druck- und Saugpumpe halten die nebeneinander gelegenen Vorhöfe und Kammern den Blutstrom im Körper in Gang.

Durch das Zusammenziehen des Herzmuskels wird der Blutstrom in Bewegung gehalten. Herzklappen sorgen dafür, dass das Blut nur in eine Richtung fließen kann. Die kräftig entwickelte linke Muskelwand des Herzens »pumpt« das Blut in den großen Kreislauf des Körpers (Körperkreislauf). Die etwas schwächere Muskulatur der rechten Herzseite »pumpt« das Blut in den kleinen Kreislauf der Lungen (Lungenkreislauf). In einer Minute pumpt das Herz eines in Ruhe befindlichen Menschen etwa drei bis vier Liter Blut. Bei körperlicher Anstrengung kreist in einer Minute bis zu sechsmal so viel Blut durch den Körper, also 24 Liter. Das Herz eines erwachsenen Menschen muss das Blut in den Venen von den Zehen bis zum Herzen ca. 1,50 Meter »bergauf« transportieren.

Der **Körperkreislauf** ist das wichtigste Transportsystem des Körpers. Seine Aufgabe besteht darin,

- über das Blut Nährstoffe, Vitamine und Sauerstoff zu den Körperzellen zu transportieren,
- von dort durch das Blut Schlackenstoffe und Kohlendioxid (CO_2) zurückzuführen,
- Hormone, Abwehrstoffe und die in den Zellen erzeugte Wärme zu verteilen.

Das Blut durchströmt den Körper in einem geschlossenen Gefäßsystem, das aus Arterien (Schlagadern), Venen (Hohladern) und Kapillaren (Haargefäßen) besteht.

Arterien führen das Blut vom Herzen weg. Sie haben muskulöse Gefäßwände und sind daher elastisch.

Venen bringen das Blut vom Körper zum Herzen. Im Vergleich zu den Arterien sind sie dünnwandiger und weniger elastisch. Zur Verbesserung des Bluttransports sind sie mit Klappen ausgestattet.

Kapillaren sind die feinsten Verzweigungen der Blutgefäße. Sie bilden den Übergang von Arterien und Venen; da sie so fein sind wie Haare, heißen sie auch Haargefäße.

Der in den Blutgefäßen bestehende Druck wird Blutdruck genannt: Er ist die Kraft, die das Blut auf die Gefäßwand ausübt. Der Blutdruck ist abhängig von der Herzleistung und der Beschaffenheit der Gefäße (Gefäßwiderstand). Während des Zusammenziehens der Herzkammern steigt der Druck in den Gefäßen (Systole). Beim Erschlaffen der Herzmuskulatur fällt der Druck in den Gefäßen ab (Diastole). Je höher der Blutdruck ist, desto schwerer wird es für das Herz, gegen diesen Widerstand anzupumpen. Der jeweilige Druck kann durch ein Blutdruckmessgerät festgestellt werden (siehe Seite 230).

Von der Aorta (Körperschlagader), die aus der linken Herzkammer führt, zweigen starke Arterien (Schlagadern) ab. Aus deren Verzweigungen und Verästelungen werden alle Organe, Gewebe und Zellen des Körpers mit Sauerstoff und Nährstoffen versorgt.

Die Arterien verzweigen sich zu immer feiner werdenden Gefäßen bis hin zu den haardünnen Gefäßen. Diese haarfeinen Gefäße verbinden die Arterien und Venen miteinander. Die Gefäßwände der Arteriolen bestehen aus einer durchlässigen Zellschicht, die in Flüssigkeit gelöste Nährstoffe und Sauerstoff gegen Schlackenstoffe und Kohlendioxid im Gewebe austauscht. Das Blut gelangt durch die Venolen und die allmählich dicker werdenden Venen zurück zum rechten Vorhof des Herzens.

Im **Lungenkreislauf** pumpt die rechte Herzkammer das Blut durch die Lungenschlagader in die Lunge. Dort teilt sich die Lungenschlagader in immer feiner werdende Haargefäße auf. Sie »umspinnen« die Lungenbläschen, aus denen Sauerstoff aufgenommen und in Kohlendioxid abgegeben wird. Durch die Venolen und immer größer werdenden Venen fließt das mit Sauerstoff angereicherte Blut zum linken Vorhof des Herzens zurück.

Puls ermitteln

Beim Pulsfühlen sind drei Merkmale zu beachten:

- **Pulsfrequenz:** Der Pulsschlag entsteht dadurch, dass bei jedem Zusammenziehen der Herzkammer das Blut in die Arterien gepumpt wird. Der Anstoß dieser Blutwelle in den Blutgefäßen ist als Puls fühlbar. Die Anzahl der Pulsschläge innerhalb einer Minute nennt man Pulsfrequenz.

Jeder kann an sich selbst feststellen, dass die Herztätigkeit durch körperliche Anstrengungen (Treppensteigen, schnelles Laufen), Ruhezustand (Schlaf) oder seelische Ereignisse (Freude, Schreck, Angst) beeinflusst wird. Entsprechend unterschiedlich ist der Pulsschlag und kann dann als natürliche Reaktion des Körpers gewertet werden.

- **Pulsrhythmus:** Er verläuft in regelmäßigen Abständen. Eine verlangsamte, beschleunigte und unregelmäßige Schlagfolge heißt Arrhythmie; sie kann auf eine Erkrankung des Herzens hinweisen. Ist der Puls dauerhaft erhöht, erniedrigt oder unregelmäßig, sollten Sie den Arzt verständigen.
- **Pulsqualität:** Darunter versteht man die Beschaffenheit des Pulses. Sie drückt aus, ob der Puls gut fühlbar oder weniger gut fühlbar ist oder ob eine ungleiche Stärke der einzelnen Pulsschläge vorliegt. Beim gesunden Menschen folgen die Pulsschläge in gleicher Stärke.

Pulsfrequenzen

Frequenz/Schläge pro Minute	weist hin auf
60–80	normal
langsamer als 60	verlangsamte Herzfrequenz (Bradykardie); tritt auf bei Herzerkrankungen, unter der Einnahme bestimmter Medikamente; bei Sportlern kann eine langsame Frequenz durchaus normal sein
schneller als 100	beschleunigte Herzfrequenz (Tachykardie); tritt z. B. auf bei Fieber, Herzerkrankungen, plötzlichem Blutverlust
Beim Schulkind beträgt die normale Frequenz 90–100 Schläge pro Minute, beim Kleinkind bzw. Säugling 120–140 Schläge pro Minute.	

Puls messen

Der Puls ist überall dort tastbar, wo Arterien an der Körperoberfläche verlaufen und mit leichtem Druck erfühlt werden können:

- am Handgelenk die Speichenschlagader,
- am Hals die Halsschlagader,
- an der Schläfe die Schläfenschlagader.

Puls zählen

Bei der Durchführung des Pulszählens sind folgende Gesichtspunkte zu beachten:

- Der Unterarm des Kranken ist entspannt gelagert, z. B. auf der Bettdecke oder auf dem Tisch.
- Die pflegende Person hält in der einen Hand eine Uhr mit Sekundenzeiger, mit der anderen Hand fühlt und zählt sie die Pulsschläge.
- Die Pflegeperson legt die Fingerkuppen in die Grube zwischen Speiche und Sehnenstrang. Sie ertastet die pulsierende Schlagader, der Daumen soll dabei nicht die Tast- und Zählfinger berühren. Dann drückt sie die Fingerkuppen leicht in Richtung Speiche und fühlt die Pulswelle.
- Zählen Sie den Puls nicht mit dem Daumen aus, sondern benutzen Sie zwei Finger (Zeige- und Mittelfinger) oder drei (zusätzlich der Ringfinger). Denn am Daumen ist der eigene Pulsschlag zu spüren und das

▼ An Schläfen, Hals, Handgelenk und auch in den Leisten ist der Puls gut fühlbar.

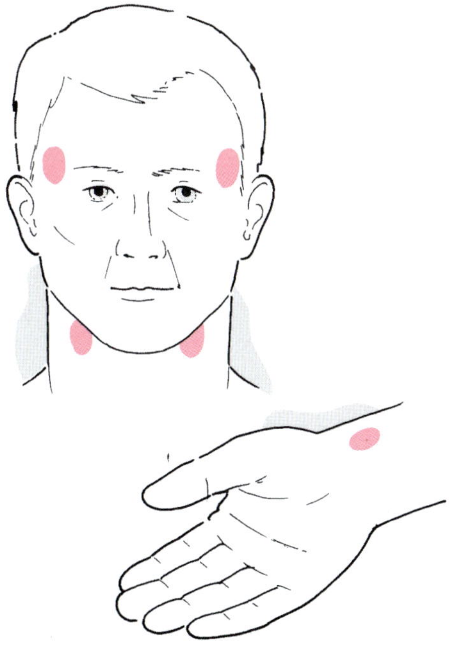

kann beim Auszählen eines fremden Pulses zu falschen Ergebnissen führen. Der eigene Puls hingegen kann durchaus mit dem Daumen getastet werden.

Wenn Sie beim Pulszählen bereits Erfahrungen haben, genügt es, wenn Sie
- nur ½ Minute zählen und die Zahl der Pulsschläge verdoppeln oder
- nur ¼ Minute zählen und diese Zahl mal 4 nehmen.

Bei Herzerkrankungen allerdings ist es erforderlich, die Pulsschläge eine volle Minute lang zu zählen.

▶ **Drei Finger fühlen mehr: Wer nur mit dem Daumen spürt, fühlt oft nur den eigenen Puls.**

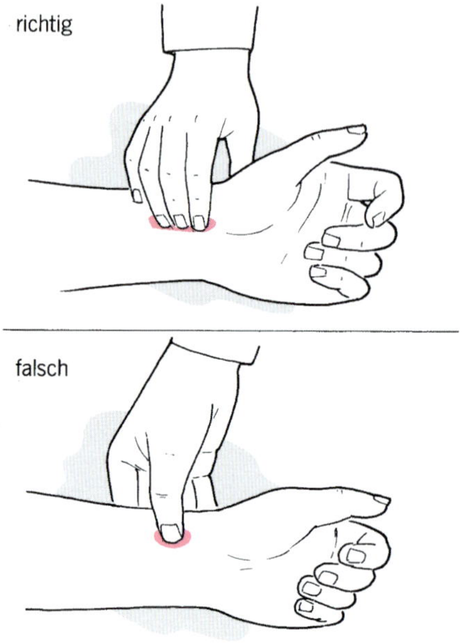

Blutdruck messen

Der Blutdruck ist keine gleichbleibende Größe. Er verändert sich im Laufe des Tages und der Nacht. Ob er steigt oder sinkt, hängt von vielen verschiedenen Einflüssen ab: Belastet sich der Mensch oder ruht er? Ist er seelisch aufgeregt oder entspannt? In den unterschiedlichen Alltagssituationen versucht der Körper, den Blutdruck an die jeweiligen Bedürfnisse des Organismus anzupassen. Die niedrigsten Blutdruckwerte können bei Schlafenden gemessen werden. Beim Aufwachen kommt es zu einem vorübergehenden Anstieg des Blutdrucks. Die Entwicklung in der medizinischen Technik hat das Blutdruckmessen erleichtert. Inzwischen gibt es elektronische Geräte, die den Blutdruck beinahe alleine messen. Die Gebrauchsanweisung des jeweiligen Gerätes erklärt die richtige Handhabung.

Die Bewertung der Blutdruckmessung und Folgerungen für die Behandlung sollten nur durch einen Arzt erfolgen. Änderungen der Medikamentendosis im Zusammenhang mit den Blutdruckwerten sind nie ohne Rücksprache mit dem Arzt vorzunehmen.

Blutdruckwerte (Sie dürfen nur als Richtwerte verstanden werden).

Normalwerte des Blutdrucks	100–130 mmHg (oberer Wert) 60–85 mmHg (unterer Wert)
Hochdruck	140 mmHg und mehr (oberer Wert) 90 mmHg und mehr (unterer Wert)

PRAXIS

Blutdruck messen

- Bei einer kontinuierlichen Kontrolle sollte der Blutdruck zweimal täglich zur gleichen Tageszeit, in der gleichen Körperhaltung und am gleichen Arm gemessen werden.
- Vor jedem Messen fünf Minuten Ruhe einhalten.
- Der Kranke sollte während des Messens sitzen oder liegen. Nur bei ausdrücklicher Anweisung des Arztes ist der Blutdruck im Stehen zu messen.
- Üblicherweise wird der Blutdruck am linken Oberarm gemessen. Die Manschette wird direkt auf die Haut gelegt, Kleidung entfernt. Oberhalb der Druckmanschette darf der Arm nicht abgeschnürt werden, z. B. durch hochgestreifte Kleidung. Der Arm liegt so, dass sich das Ellenbogengelenk in Herzhöhe befindet. Diese Lagerung gilt auch für die neueren elektronischen Blutdruckmessgeräte, die um das Handgelenk gespannt werden.
- Die Armmanschette muss beim Anlegen luftleer sein, die Schläuche zeigen nach unten und das Stethoskop liegt über der Oberarmschlagader.

Atmung beobachten

Der Atmungsvorgang besteht aus Ein- und Ausatmen. Beim Einatmen gelangt die Luft über Nase, Rachen, Kehlkopf in die Luftröhre. Dabei wird die eingeatmete Luft durch das Flimmerepithel (Schleimhaut mit Flimmerhärchen) der Nase gereinigt und durch die Schleimhäute des Nasen-Rachen-Raumes angefeuchtet und erwärmt. In der Höhe des vierten und fünften Brustwirbels gabelt sich die Luftröhre in zwei Stammbronchien, die sich dann in der rechten und linken Lunge in immer kleiner werdende Verästelungen (Bronchien) aufteilen. Die Bronchien gehen in die Bronchiolen über, die immer enger werden und schließlich in den dünnwandigen Lungenbläschen (Alveolen) enden. Die Lungenbläschen sind von einem Kapillarnetz umgeben. Dort erfolgt die Abgabe von Sauerstoff an das Blut und die Aufnahme von Kohlendioxid (CO_2). Beim Ausatmen wird das Kohlendioxid ausgeschieden.

Für die Atmung sind auch der Brustkorb und seine Muskulatur wichtig. Bei der Einatmung werden die Rippen gehoben, zugleich senkt sich die Kuppel des Zwerchfells nach unten, sodass der Brustraum nach allen Seiten erweitert und Luft in die Lungen eingesaugt wird. Anschließend erschlafft die Muskulatur der Rippen und die Luft wird ausgestoßen.

wichtig

Menschen, die viel im Bett liegen, atmen meist nur noch über die Brust. Dadurch werden die unteren Lungenbereiche weniger belüftet und Entzündungen können leichter entstehen. Wie Sie dem vorbeugen, lesen Sie auf Seite 244.

Die normale Atmung ist ruhig und geräuschlos und wechselt regelmäßig ab zwischen Einatmung (Inspiration), Ausatmung (Exspiration) und Atempause. Aufgabe der Atmung ist es, über die Luftwege und die Lungen dem Körper genügend Sauerstoff zuzuführen und überflüssiges Kohlendioxid abzugeben. Das »richtige« Atmen hat Auswirkungen auf das Wohlbefinden des gesunden und kranken Menschen.

Die Atmung kann im Wesentlichen nach folgenden Kriterien beurteilt werden:

- **Atemfrequenz:** Darunter versteht man die Häufigkeit der Atemzüge pro Minute. Heben und Senken des Bauches gelten als ein Atemzug. In Ruhe atmet der erwachsene Mensch 12- bis 14-mal pro Minute. Bei körperlichen Anstrengungen und emotionalen Erregungen steigt die Atemfrequenz, während sie im Schlaf absinkt. Die Dauer der Messung beträgt eine Minute.
- **Atemqualität:** Die Zahl der Atemzüge ist in Verbindung mit der Atemtiefe zu sehen. Wer tief atmet, führt weniger Atemzüge aus. Andererseits gibt es Situationen, bei denen flacher und häufiger geatmet wird. Geräusche beim Ein- und Ausatmen (z. B. Hecheln, Rasseln, Keuchen, Pfeifen) können Hinweise auf krankhafte Vorgänge sein.
- **Atemrhythmus:** Normalerweise folgen Einatmung, Ausatmung und Atempause in geräuschloser und rhythmischer Regelmäßigkeit ohne Anstrengung. Zu krankhaften Abweichungen gehören:
  - *Cheyne-Stokes-Atmung*: Diese beginnt mit kleineren flachen Atemzügen, die in allmählich tiefere, oft keuchende Atemzüge übergehen. Langsam schwellen die Atemzüge wieder ab und verflachen, bis eine Atempause eintritt. Diese Form tritt gelegentlich im Schlaf, bei Erkrankungen des Gehirns und bei Schlaganfall auf, aber auch beim nahenden Tod.
  - *Biot-Atmung*: Bei dieser Atmung beobachtet man tiefe, gleichmäßige Atemzüge mit Atempausen, z. B. bei Hirnverletzungen oder einer Steigerung des Drucks im knöchernen Schädel, z. B. nach Schlaganfall oder einer Blutung im Gehirn.
  - *Kußmaul-Atmung*: Für diese Atmung sind gleichmäßige, tiefe Atemzüge ohne Atempause charakteristisch. Sie tritt bei Vergiftungszuständen auf, z. B. bei einer massiven Erhöhung des Blutzuckers, dem sogenannten diabetischen Koma.
  - *Schnappatmung*: Sie ist nur kurz vor dem Tod zu beobachten. Der Sterbende atmet nur noch selten und durch den Mund, er macht zwischen den Atemzügen sehr lange Pausen.

Ermittlung der Atmung

Um die Atemfrequenz zu ermitteln, können Sie die Bewegungen der Brust beobachten. Wenn die Atmung sehr flach und damit nicht gut sichtbar ist, legen Sie die flache Hand auf den Brustkorb. Am besten im oberen Bereich von einem der beiden Lungenflügel.

WISSEN

Fremdkörper

Speichel, Erbrochenes, Blut und Schleim oder Fremdkörper (wie Speisen, Getränke oder Gegenstände) können die Atemwege beträchtlich einengen und sogar zum Ersticken führen. In solchen Fällen ist sofort der Notarzt – Telefon: 112 – zu informieren. Versuchen Sie dann, den Fremdkörper zu entfernen. Überstrecken Sie den Kopf (Kopf weit nach hinten beugen), um so die verlegten Atemwege wieder frei zu bekommen.

Körpertemperatur messen

Fieber ist ein Symptom und tritt meist auf bei Infektionen mit Bakterien oder Viren. Im Körper wird durch Verbrennen von Nährstoffen Energie für Muskelarbeit und Wärme für die Körpertemperatur erzeugt. Durch die Atmung, den Urin und die Haut verliert der Körper einen Teil dieser Wärme. Dennoch wird die Temperatur im Körper konstant gehalten. Für den Ausgleich zwischen Wärmeproduktion und Wärmeverlust sorgt das Wärmezentrum im Gehirn. Es hält die Körperwärme zwischen 36 und 37 °C. Dieses Zentrum sorgt also dafür, dass der Körper eine verhältnismäßig gleichbleibende Körpertemperatur beibehält, indem er Wärme erzeugt (z.B. vor Kälte zittern) oder Wärme abgibt (z.B. schwitzen). Wenn Krankheitserreger in den Körper eindringen, versucht dieser sie zu bekämpfen, indem er die Körpertemperatur nach oben reguliert. Dadurch kommt es zu einer vermehrten Wärmebildung, die häufig nicht mehr durch Schwitzen ausgeglichen werden kann. Die Folgen sind erhöhte Temperatur oder Fieber als eine natürliche Abwehreaktion des Körpers.

Die für den Körper normale Temperatur liegt zwischen 36 und 37 °C. Geringfügige Temperaturschwankungen (bis zu einem Grad) gelten als normal, wobei die tiefste Temperatur in der Regel während des Schlafes in der Mitte der Nacht, die höchste am Spätnachmittag erreicht wird:

- Temperatur unter 36 °C gilt als Untertemperatur.
- Temperatur zwischen 37 und 38 °C wird als erhöhte Temperatur bewertet.
- Temperatur über 38 °C bedeutet Fieber.
- Temperatur über 39 °C wird als hohes Fieber bezeichnet.

Die heute üblichen Thermometer sind Digital-, Stirn- oder Ohrthermometer. Bei besonders unruhigen Menschen (z.B. bei Demenz oder Vorliegen von dauerhafter Bewegung des Körpers, Spastik) besteht dabei Verletzungsgefahr. Deshalb eignen sich in solchen Fällen auch sogenannte I-Buttons (ein Sensor in einem festen Gehäuse) oder Folienthermometer (die etwa scheckkartengroßen Plastikthermometer sind mit einer thermoempfindlichen Folie versehen) und werden an die Stirn gehalten.

Bei der Messung in der Achselhöhle muss das Thermometer exakt in der Achselhöhle liegen. Achten Sie darauf, dass diese trocken und frei von Kleidungsstücken ist.

PRAXIS

Unterstützung bei Fieber

Schüttelfrost: Der Körper versucht über Muskelarbeit, die Körpertemperatur zu erhöhen. Unterstützen Sie ihn dabei! Legen Sie eine weitere Bettdecke auf oder ziehen Sie dem Kranken weitere warme Kleidung an. So lange, bis das Zittern aufhört.

Schwitzen: Das Fieber hat seinen Höhepunkt erreicht, der Menschen beginnt zu schwitzen, um die Temperatur wieder zu senken. Legen Sie dem Kranken nur eine leichte Decke auf oder befreien Sie ihn von warmer Kleidung. Auch Wadenwickel (siehe Seite 285) helfen.

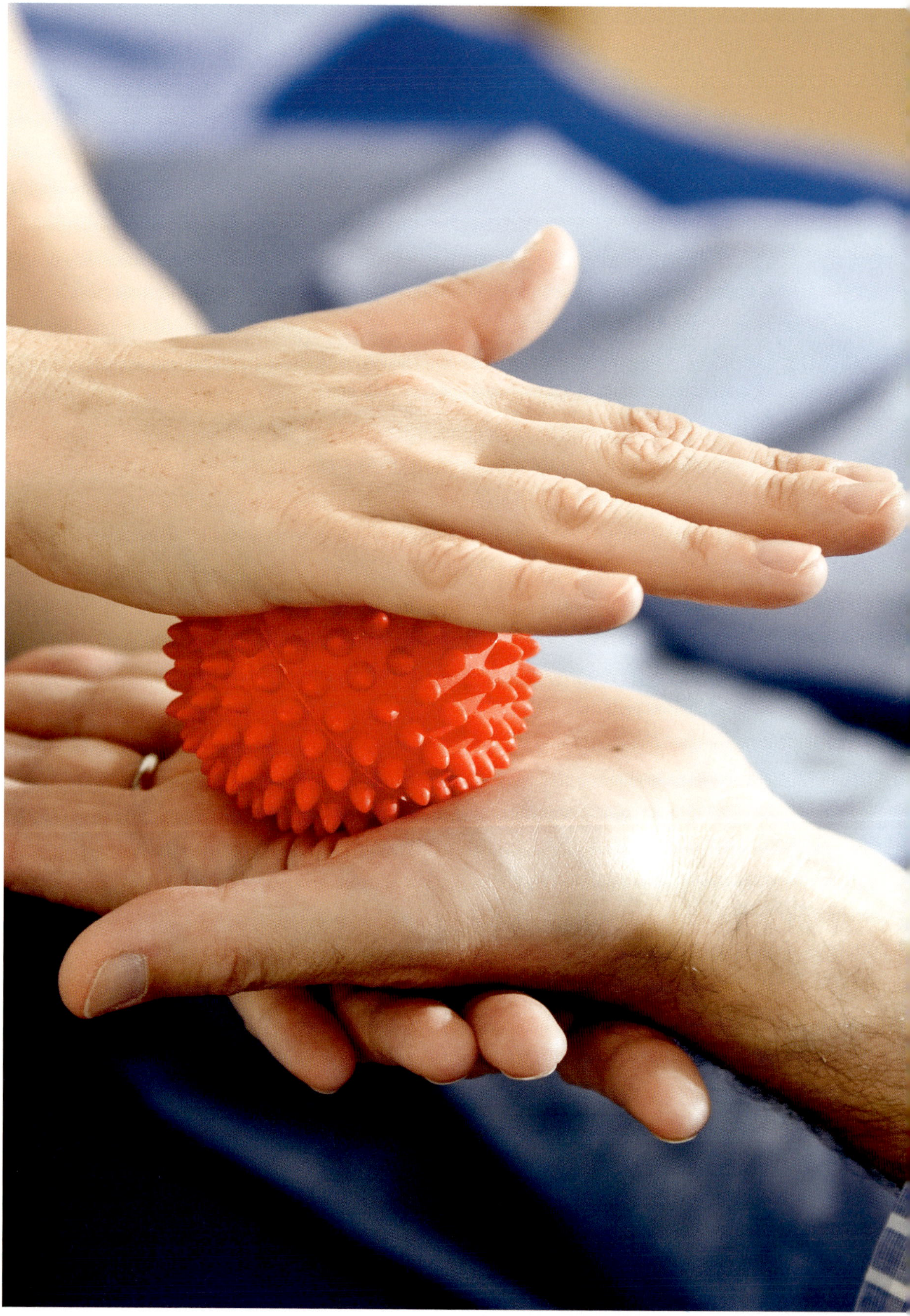

Folgeerkrankungen vermeiden

Wenn Krankheiten oder Behinderungen die Bewegungsfähigkeit eines Menschen einschränken, kann dies zu gesundheitlichen Komplikationen führen. Denn der menschliche Körper ist zur Bewegung geschaffen. Wer aktivierend pflegt und Veränderungen frühzeitig wahrnimmt, kann Folgeerkrankungen verhindern.

Wundliegen (Dekubitus)

Allein während des Schlafes bewegt sich ein Mensch teils mehr als 50 Mal in der Nacht. Menschen, die sich nicht mehr alleine bewegen können, benötigen dabei Hilfe. Denn wenn über einen längeren Zeitraum Druck auf eine Hautstelle ausgeübt wird, können Verletzungen entstehen. Das Ziel der Pflege ist es, Druckgeschwüre ganz zu vermeiden. Das beginnt damit, dass gefährdete Hautstellen aufmerksam beobachtet und Veränderungen frühzeitig erkannt werden.

Entstehung

Beim liegenden und sitzenden Menschen lastet das Körpergewicht auf bestimmten Körperstellen. Der Druck des Körpergewichts und der Gegendruck der Matratze drücken Haut und Gewebe zusammen und verursachen eine verringerte Durchblutung. Dadurch werden Haut und Muskulatur zu wenig mit Sauerstoff und Nährstoffen versorgt.

Eine infolge längerer Bettlägerigkeit reduzierte Kreislaufzirkulation wird durch mangelnde Bewegung noch verstärkt. Durch Einwirken von Nässe (Schweiß, Urin, Stuhl) und Reibung durch sogenannte »Scherkräften« kann die Haut zusätzlich von außen geschädigt werden. Ein Druckgeschwür (lateinisch: Dekubitus) ist die Folge.

Ein Dekubitus kann sich an jeder Körperstelle entwickeln, die dauerhaftem Druck ausgesetzt ist. Druckgeschwüre können sowohl an der Hautoberfläche wie auch in der Unterhaut oder Gewebetiefe entstehen. Im Sitzen ist die Druckbelastung höher als im Liegen, insbesondere im Bereich der Sitzbeinknochen kann es zu Druckstellen kommen.

WISSEN

Scherkräfte

Scherkräfte entstehen z. B., wenn Sie den Kranken im Bett »höherziehen« oder bei eigenen Bewegungen des Liegenden, z. B. beim Herunterrutschen im Bett. Dabei verschieben sich die oberen und unteren Hautschichten gegeneinander: Beim Herunterrutschen des Kranken im Bett liegt die Oberhaut auf dem »beharrenden« Laken auf, die Leder- und die Unterhaut verschieben sich in Richtung der Bewegung. Die Oberhaut macht die Bewegung nur verzögert mit. Bei einer nicht mehr elastischen Haut entstehen dann Verletzungen in der Haut, die an der Oberfläche zunächst nicht sichtbar sind: Es kommt zur Torsion (Verdrehung) der Blutgefäße in der Haut, die Blutzufuhr ist unterbrochen, der Stoffwechsel in den Zellen gestört und die Entstehung eines Dekubitus begünstigt. Eine zu enge Leibwäsche (Schlafanzug, Unterwäsche) kann zu ähnlichen Folgen führen.

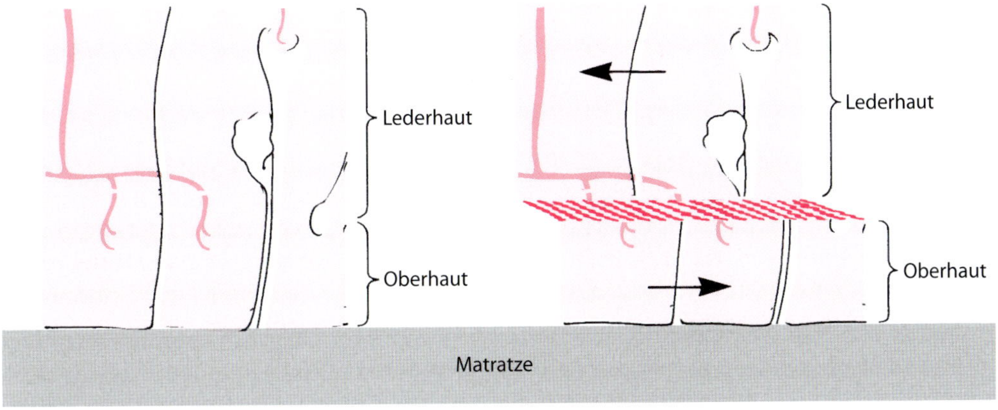

▲ Scherkräfte zerstören den Aufbau der Haut.

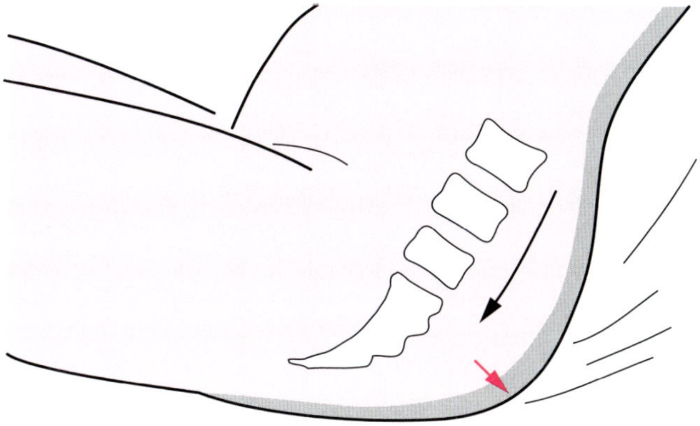

▲ Scherkräfte entstehen beim Rutschen.

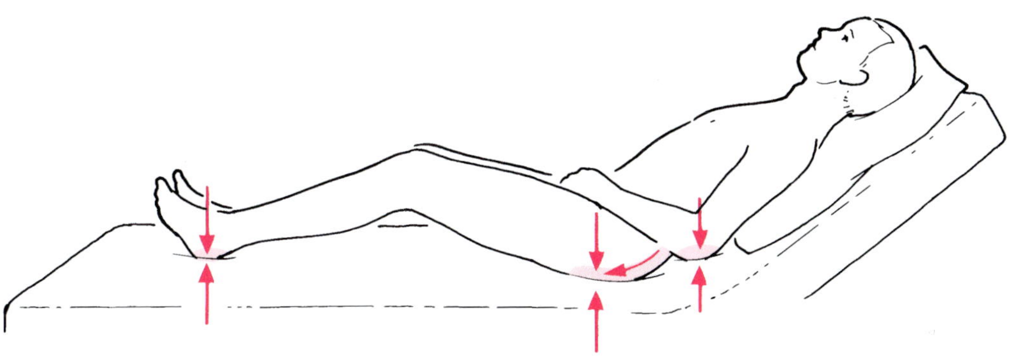

▲ An den roten Stellen treten Scherkräfte auf.

Die Entstehung von Druckgeschwüren wird durch weitere Umstände begünstigt:

- eingeschränkte Bewegungsmöglichkeiten (z. B. bei Lähmungen, Schmerzen, Gipsverbänden, Bandagen)
- mangelnde Bewegung, Inaktivität
- falsche Ernährung, Stoffwechsel
- Nässeeinwirkung auf die Haut (Schweiß, Urin)
- besondere Erkrankungen (Herz- und Kreislauferkrankungen, Diabetes)
- starke Abmagerung und Flüssigkeitsmangel
- Übergewicht

wichtig

Besonders gefährdet sind pflegebedürftige Menschen, die nach einem Schlaganfall oder Unfall gelähmt oder in ihrer Beweglichkeit stark eingeschränkt sind, übergewichtige und unterernährte Menschen sowie Kranke, die durch Medikamente »ruhig gestellt« sind.

Erkennungsmerkmale und Stadien

In Rückenlage sind folgende Körperstellen einem Druck besonders ausgesetzt:

- Hinterkopf
- Schulterblätter
- Rücken im Bereich der Brustwirbelsäule
- Ellenbogen
- Steißbein/Kreuzbein
- Fersen

In Seitenlage sind Körperstellen wie Ohr, Schulter, Ellenbogen, Hüfte, Knie und Knöchel gefährdet. Grundsätzlich kann an allen Körperstellen, die durch Auflagedruck belastet werden und nicht ausreichend durch Muskeln geschützt sind, ein Druckgeschwür entstehen.

▼ Die roten Stellen zeigen die Körperstellen, die in Rückenlage besonders gefährdet sind.

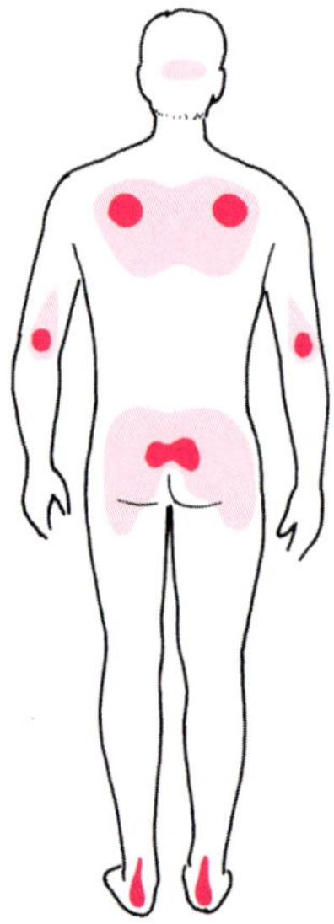

▼ Die roten Stellen zeigen die Körperstellen, die in Seitenlage besonders gefährdet sind.

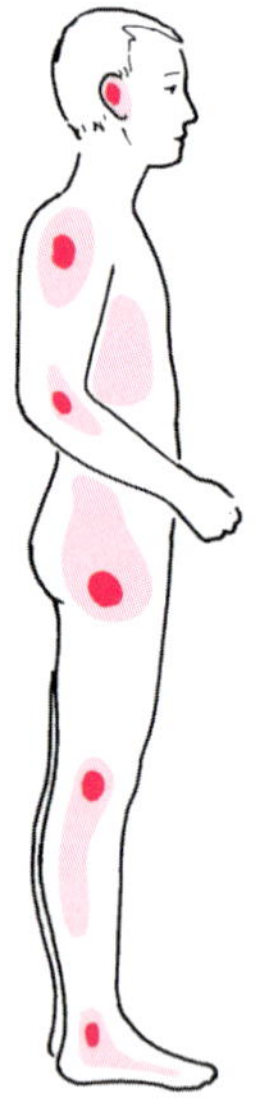

Bei der Beschreibung eines Druckgeschwürs werden verschiedene Stadien unterschieden, die an bestimmten Merkmalen zu erkennen sind.

- **Stadium I:** Im Anfangsstadium kann man eine Rötung erkennen, die auch nach Entlastung nicht mehr verschwindet, und gegebenenfalls eine Erwärmung der Haut beobachten. Die Haut ist aber noch intakt.
- **Stadium II:** In diesem Stadium sind die oberflächlichen Schichten der Haut bereits geschädigt. Es kommt zur Einlagerung von Flüssigkeit. Man sieht eine Blase, eine Hautabschürfung oder eine oberflächliche Wunde.
- **Stadium III:** Jetzt sind bereits alle Hautschichten und große Teile des unter der Haut liegenden Bindegewebes zerstört. Abgestorbene Hautzellen bilden eine schwarze Hautschicht. Man sieht eine tiefe Wunde. Muskel- und Knochengewebe sind aber noch intakt.
- **Stadium IV:** Die Wunde ist in diesem Stadium schon so tief, dass Muskelgewebe oder sogar Knochen freiliegen. Oft zeigen sich Entzündungen am Knochengewebe.

PRAXIS

Erste Anzeichen erkennen

Das Frühzeichen ist immer die bleibende Rötung! Obwohl sie oft keine oder nur wenig Beschwerden macht, kann sich daraus eine tiefe Wunde entwickeln. Um einen Dekubitus I. Grades festzustellen, eignet sich der Fingertest: Der Finger wird kurz auf die gerötete Stelle gedrückt. Bleibt die Haut an der Stelle rot, anstatt weiß zu werden, liegt ein beginnender Dekubitus vor.

▼ Ein Dekubitus entwickelt sich in Stadien. Heute sind Wunden, wie sie in Stadium IV zu sehen sind, glücklicherweise selten. Moderne Betten, Pflegemittel und -techniken verhindern das.

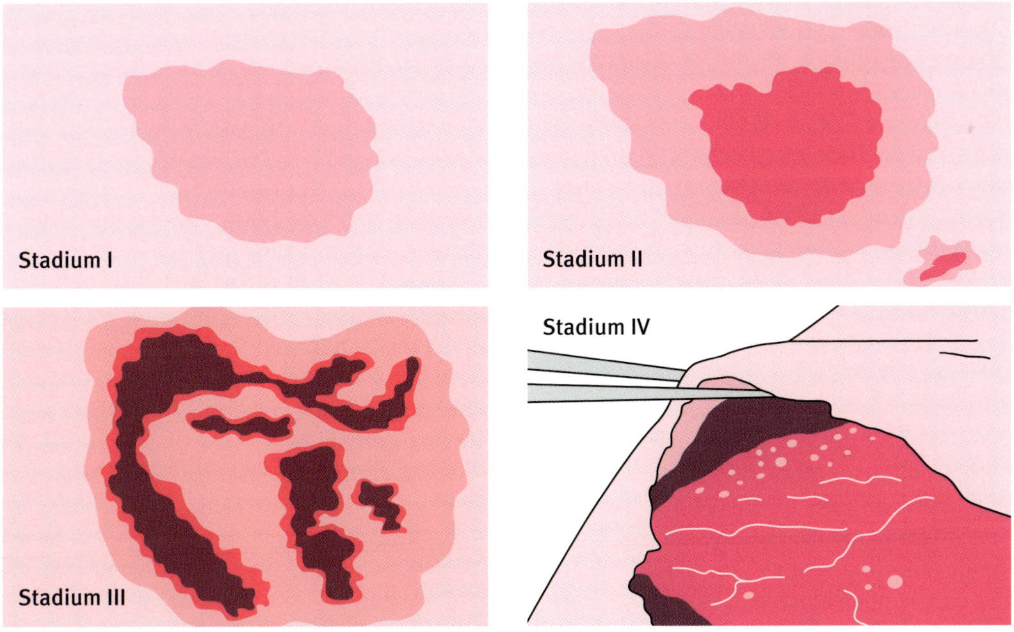

Vorbeugung

Ein Drückgeschwür kann durch vorbeugende Maßnahmen gut verhindert werden. Wichtig ist, dass pflegerische Maßnahmen frühzeitig und regelmäßig einsetzen.

Hautpflege

Intakte Haut ist gut durchblutet und möglichst elastisch, dies setzt eine ausreichende Flüssigkeitszufuhr und ausgewogene Ernährung voraus (siehe ab Seite 190). Zudem hilft eine gute Hautpflege, die Haut gesund zu halten. Zur täglichen Hautpflege gehören:

- Beobachten und Überprüfen der gefährdeten Körperstellen,
- behutsames Waschen dieser Stellen,
- sorgfältiges Abtrocknen der Haut und
- Auftragen von Pflegemitteln; je nach Beschaffenheit der Haut Lotion oder Creme verwenden.

Verwenden Sie zum Waschen pH-neutrale Zusätze und zur Pflege bei trockener Haut eine Wasser-in-Öl-Creme. Setzen Sie möglichst keine Pasten, Salben oder Cremes (z. B. Vaseline, Zinkpaste oder Melkfett) ein, denn sie können die Poren der Haut verschließen. Wenn Ihr Angehöriger Franzbranntwein mag, cremen Sie ihn anschließend ein, denn der trocknet die Haut aus. Auf dem Markt finden Sie auch Präparate, die bereits rückfettende Substanzen enthalten.

Zu viel Feuchtigkeit tut der Haut aber ebenfalls nicht gut: Bei Inkontinenz und Schwitzen sollten Sie die Hautpflege intensivieren. Wasserundurchlässige Gummieinlagen im Bett sind nicht zu empfehlen, sie sammeln die Feuchtigkeit, und die Haut weicht auf. Schädigende Auswirkungen der Ausscheidungen auf die Haut können durch den Einsatz und den regelmäßigen Wechsel aufsaugender Materialien wie Schutzeinlagen oft vermieden werden. Bei stark inkontinenten Menschen holen Sie sich ruhig Hilfe von einem Pflegeexperten. Denn die Hautpflege in dem Fall gilt als besonders schwierig.

Förderung der Hautdurchblutung

Durch die Verminderung der Blutzirkulation wird das Gewebe weniger mit Sauerstoff versorgt. Deshalb soll beim Kranken die Blutzirkulation angeregt bzw. gefördert werden durch

- häufiges Aufrichten und tiefes Atmen,
- wiederholtes Aufstehen und Gehen,
- isometrische und isotonische Körperübungen (siehe Seite 17, 257, 258),
- ggf. ärztlich verordnete Medikamente zur besseren Durchblutung und zur Stabilisierung des Kreislaufs.

Ernährung

Eine ausgewogene Ernährung (siehe Seite 190) führt dem Körper notwendige Aufbaustoffe zu. Der Betroffene kann sein Gewicht halten und die Widerstandskraft des Körpers wird gestärkt. Empfohlen werden

- eine eiweiß- und vitaminreiche Kost (Quark, Käse, Fleisch, Gemüse), die unter anderem den Hautschutzstoff Vitamin A, das Zellatmungs-Vitamin B_2 und das für den Stoffwechsel und die Zellatmung wichtige Vitamin C enthält,
- eine ausreichende Flüssigkeitszufuhr (Frucht- und Gemüsesäfte),
- eine Reduktionskost bei Übergewicht, die weitgehend auf Fette und Kohlenhydrate verzichtet.

Druckentlastung

Das beste Mittel, um einen Dekubitus zu vermeiden, ist Bewegung und Mobilisation! Ermuntern Sie Ihren Angehörigen immer, sich selbst zu bewegen – und sei es »nur« ein Bein, der Arm oder der Kopf. Sofern möglich, sollte er so oft wie möglich das Bett verlassen.

Wenn sich der Kranke nicht mehr alleine bewegen kann, übernimmt das der pflegende Angehörige, indem er den Körper regelmäßig in andere Positionen bringt (siehe Seite 158). Je nachdem, wie anfällig die Haut ist, ist ein Umlagern nach einem festgelegten Plan erforderlich. Eine mögliche Vorgehensweise wird im »Lagerungsplan« beschrieben. Die Empfehlung bezieht sich auf einen Kranken, der nicht extrem dekubitusgefährdet ist.

Der Lagerungswechsel wird bei diesem Vorschlag in Einklang mit den Mahlzeiten gebracht und ist offen für die Einplanung weiterer Lebensaktivitäten. Auch die Liegegewohnheiten eines Kranken können berücksichtigt werden, z. B. wenn er vorzugsweise in Bauchlage schläft.

Je nach Grad der Gefährdung muss ein Umlagern in kürzeren Intervallen, maximal zweistündlichen Abständen, erfolgen und zwar so, dass die Erholungsphase für die nicht belasteten Körperstellen relativ gleich lang ist. Zur Seitenlagerung eignet sich am besten die 30°-Schräglage (siehe Seite 160).

wichtig

Schon beim normalen Liegen des Kranken können Druckstellen entstehen. Knöpfe, Falten, Nähte oder Krümel erhöhen die Gefährdung. Vergewissern Sie sich, dass nach Abschluss der Lagerung keine Fremdkörper mehr im Bett liegen und das Laken glatt ist.

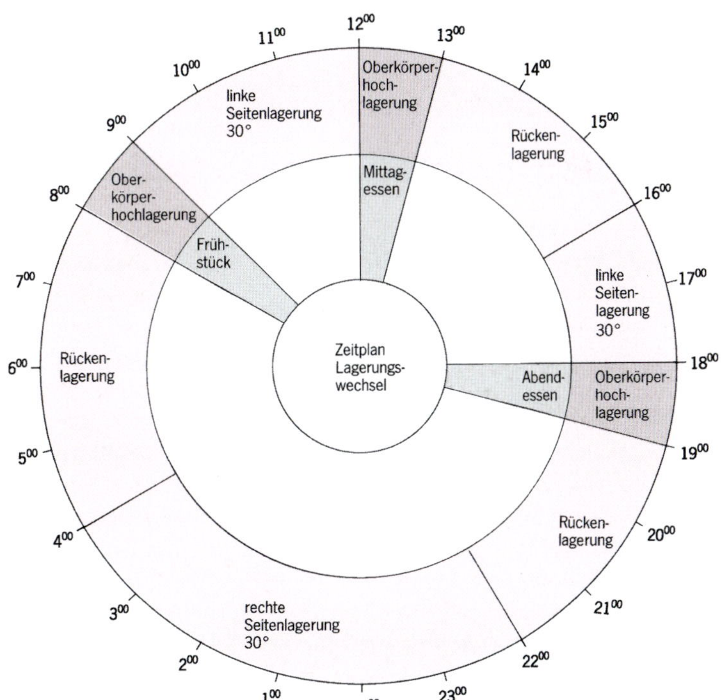

▶ Ein Lagerungsplan gibt Positionswechsel vor.

Hilfsmittel und Techniken

Durch einen regelmäßigen Lagerungswechsel kann eine erfolgreiche Druckentlastung erfolgen. Ihre Wirksamkeit verstärkt sich durch den Einsatz von Hilfsmitteln. Ansprüche und Voraussetzungen innerhalb der Kranken- und Pflegeversicherung siehe Seite 45 und 50.

Pflegebett

Die prophylaktische Pflege beginnt schon bei der Ausstattung des Pflegebettes (siehe Seite 85). Sprechen Sie mit dem behandelnden Arzt oder einem ambulanten Pflegedienst über das für Ihren Angehörigen richtige Modell. Den Versicherten einer gesetzlichen Krankenkasse kann der Arzt solche Hilfsmittel zur Lagerung und Druckentlastung verordnen. Allerdings übernimmt die Krankenkasse die Kosten für Hilfsmittel nur, wenn sie erforderlich sind, um die Folgen einer Erkrankung zu mindern oder auszugleichen, oder aber, wenn sie zur Behandlung eines Druckgeschwürs notwendig sind.

WISSEN

Spezialmatratzen

Spezialmatratzen ersetzen nicht eine regelmäßige Umlagerung des Erkrankten. Denn das Umlagern dient nicht nur der Vorbeugung von Druckstellen, sondern beugt auch Lungenentzündungen (siehe Seite 244) und Gelenkversteifung (siehe Seite 255) vor. Zudem werden diese Matratzen von einigen Menschen als unangenehm empfunden, weil sie die eigenen Bewegungen hemmen und einschränken. Wechseldrucksysteme verstärken dieses Gefühl häufig noch. Wenn Ihr Angehöriger mit einem System nicht gut zurecht kommt, sprechen Sie mit dem Arzt oder dem Pflegedienst.

Matratzen

Die modernen Matratzen in der Pflege sind den herkömmlichen mittlerweile recht ähnlich geworden. Sie bestehen häufig aus verschiedenen Schaumstoffen, die exakt nach Körpergewicht und Bedürfnis der Erkrankten berechnet werden. Sie dienen der sogenannten Weichlagerung. Im Innern sind die Stoffe entweder als durchgängige Flächen oder in Form von Würfeln oder Abteilen angeordnet.

Eine Besonderheit in der Pflege sind Matratzen mit Luftsystemen, sogenannte Wechseldruckmatratzen. Sie sind aufgebaut wie eine herkömmliche Luftmatratze. Ein Gebläse sorgt allerdings dafür, dass ununterbrochen ein Luftstrom durch die Matratze geht. Einige Modelle sind auch mit Quarzen oder Kügelchen gefüllt, die durch den »Wind« aufgetrieben werden. Auch diese Matratzen haben meist Kammern und sie werden (automatisch gesteuert) unterschiedlich hart gefüllt. Dadurch werden regelmäßig Entlastungen aller Körperpartien erreicht. Diese Matratzen finden Anwendung bei hochgradig dekubitusgefährdeten Menschen oder solchen, die bereits eine Druckstelle erworben haben.

Es gibt auf dem Markt sehr viele verschiedene Varianten, deshalb sind Sie am besten beraten, wenn Sie sich hier von Experten beraten lassen. Beide Modelle (Wechseldruck und Weichlagerung) gibt es auch als Auflagen für herkömmliche Matratzen.

Lagerungshilfsmittel

Um die Lagerung zu unterstützen, gibt es verschiedene Möglichkeiten:

- Vorgefertigte (Schaumstoff-)Kissen: Sie sind z. B. als Keil für die Positionierung im Rücken oder als flaches Quader für die Freilagerung der Fersen geeignet. Die Schaustoffe können individuell an den Körper angepasst werden.
- Mit Gel gefüllte Kissen passen sich den Körperformen optimal an und sind recht angenehm, weil sie die Temperatur des Körpers annehmen.
- Alle üblichen Kissen, Badetücher und Decken im Haushalt können als Lagerungshilfsmittel eingesetzt werden. Dazu gehören Kopfkissen und auch Decken. Sie können – je nach Bedarf – der Länge nach gerollt und zur Unterstützung und Stabilisierung hinter Rücken und unter Becken gelegt werden. Sie können aber auch gefaltet unter Knie und Unterschenkel liegen und die Fersen entlasten bzw. freilagern.

WISSEN

Hilfsmittel

Bei dem Einsatz von Hilfsmitteln zur Lagerung, sind Ihrer Fantasie keine Grenzen gesetzt. Körnerkissen, Schwämme, einfach alles, was der Haushalt bietet, kann eingesetzt werden. Wenn Sie etwas »Neues« ausprobieren, kontrollieren Sie anfangs nur häufig die Haut. Damit Sie sich sicher sein können, dass die Hilfsmittel auch ihren Dienst tun.

In der Pflege nicht mehr verwendet werden »alte Bekannte« wie der Lagerungsring, Wasserkissen oder mit Wasser gefüllte Schläuche, Felle oder auch Watte. Untersuchungen haben gezeigt, dass sie keinen Nutzen haben und im schlimmsten Fall sogar Schaden bringen.

- Sehr gut geeignet, gerade auch für die Mikrolagerung (siehe Seite 160), sind Handtücher und Badetücher.

Lungenentzündung

Jeder Mensch hüstelt oder niest während eines Tages. Er ist ständig unterwegs: Mal sitzt, mal liegt er, er redet, rennt der U-Bahn hinterher oder ruft laut nach einem Bekannten quer über die Straße. All diese alltäglichen Aktivitäten sorgen für eine gute Belüftung der Lunge – auch deshalb entstehen bei einem normal aktiven Menschen nicht so schnell Lungenentzündungen. Ist ein Mensch aber in seiner Beweglichkeit und Kraft eingeschränkt, treten sie leichter auf. Dem kann man dennoch gut vorbeugen.

Entstehung

Bei längerem Liegen im Bett kann es zu einer oberflächlichen Atmung und damit zu einer ungenügenden Durchlüftung der tieferen Lungenbezirke kommen. Auch Schmerzen im Bauch- oder Brustbereich führen zu einer sogenannten Schonatmung und bewirken, dass der Hustenreflex unterdrückt wird. Als Folge einer flachen Atmung sammelt sich Schleim (Sekret) in den Atemwegen an. Dieser beeinträchtigt die Atmung und kann eine Entzündung des Lungengewebes verursachen. Kranke mit Schluckbeschwerden (bei Schlaganfall oder Bewusstseinsstörungen) sind ebenfalls gefährdet, da beim Essen und Trinken Nahrung in die Bronchien gelangen kann (»Verschlucken«). Die Entstehung einer Lungenentzündung wird dadurch begünstigt (siehe Seite 203).

Erkennung

In der Hauskrankenpflege ist es wichtig, über mögliche Erkennungszeichen einer beginnenden Lungenentzündung Bescheid zu wissen. Sie kann sich ankündigen und zeigen durch:

- Appetitlosigkeit
- Mattigkeit, Benommenheit
- flache, beschleunigte Atmung
- Atemnot, stechende Schmerzen in der Brust
- trockenen Husten
- Verschleimung und Auswurf
- langsam ansteigendes Fieber, Pulsanstieg
- Schüttelfrost und Schwitzen

Vorbeugung

Durch einige Maßnahmen kann einer Lungenentzündung wirksam vorgebeugt werden:

- Den Kranken während des Tages zu mehrmaligem Aufstehen und – wenn möglich – zum Hin- und Hergehen ermuntern.
- Kranke, die nicht aufstehen können, sind immer wieder zu motivieren, bewusst und tief durchzuatmen.
- Aufrechtes Sitzen im Bett verbessert die Atmung. Sie kann durch Heben (beim Einatmen) und Senken (beim Ausatmen) der Arme intensiviert werden.
- Sorgen Sie für feuchte und frische Luft im Raum, da sie die Austrocknung der Schleimhäute und damit die Infektionsanfälligkeit vermindert. Lüften Sie mehrmals täglich, vermeiden Sie dabei aber Zugluft. Wassergefüllte Schalen im Zimmer tragen zur Verbesserung der Luftfeuchtigkeit bei.
- Bei vermehrter Schleimbildung achten Sie darauf, dass der Erkrankte abhustet. Eine Oberkörper-Hochlagerung erleichtert das Abhusten. Zudem lockert eine leichte Vibrationsmassage das Sekret: Dazu wird der Rücken unterhalb der Schulterblätter aufwärts bis zu den Schultern mit der hohlen Hand vorsichtig abgeklopft. Die Wirbelsäule darf dabei nicht einbezogen werden. Bevor Sie diese Prophylaxe anwenden, befragen Sie Ihren Arzt.

PRAXIS

Lungenbelüftung verbessern

Atemübungen sind im Sitzen und Liegen durchführbar. Sie sollten mehrmals täglich wiederholt werden.

Atemübung 1: Der Kranke sitzt entspannt mit angelehntem Rücken. Er hebt den rechten Arm – so weit wie möglich – und atmet dabei tief ein. Beim Absenken des Armes atmet er tief aus. Diese Abfolge wird mit dem anderen Arm in gleicher Weise durchgeführt. Abschließend wird durch Heben und Senken beider Arme das Ein- und Ausatmen begleitet.

Atemübung 2: Der Kranke sitzt entspannt mit angelehntem Rücken. Er legt beide Hände an den Brustkorb (Fingerspitzen am Rippenbogen) und atmet aus. Er drückt die Hände gegen den Brustkorb, atmet tief ein und verspürt den Widerstand. Anschließend atmet der Kranke aus und entspannt sich.

Ihr Angehöriger singt gerne? Schön! Lassen Sie ihn singen so oft er möchte, denn auch dadurch wird die Lunge wunderbar belüftet.

Verstopfung

Verstopfung (Obstipation) ist grundsätzlich keine Krankheit, sondern ein Symptom, dessen Ursache gefunden werden sollte. Verstopfung ist zum einen sehr unangenehm und kann, sofern sie lange anhält, auch zu Bauchschmerzen führen. In vielen Fällen ist mit einigen Maßnahmen der Stuhlgang wieder reguliert. Einfache Maßnahmen helfen anschließend, weiterer Verstopfung vorzubeugen.

Entstehung

Wenn über 3–4 Tage und länger kein Stuhlgang erfolgt, spricht man von einer Verstopfung. In den meisten Fällen ist sie verursacht dadurch, dass der Stuhl im Dickdarm zu sehr eingedickt ist und nicht mehr so gut weitertransportiert werden kann. Gründe dafür können sein:

- ballaststoffarme Ernährung
- zu geringe Flüssigkeitsaufnahme
- zu geringe Bewegung
- Schmerzen bei der Darmentleerung durch Hämorrhoiden oder Wunden (z.B. Schleimhauteinrisse) im Analbereich
- Erkrankungen wie Schilddrüsenunterfunktion, Depressionen/Psychosen oder auch neurologische Erkrankungen wie Querschnittlähmung
- die Einnahme bestimmter Medikamente (z.B. Mittel gegen Krampfen oder auch Morphin)

Wenn eine Verstopfung plötzlich auftritt oder besonders lange anhält, womöglich Blut in den Stuhl gemischt ist oder heftige, kolikartige Schmerzen auftreten, sollten Sie umgehend den Arzt benachrichtigen.

Erkennung

An einem Menschen, der lange nicht abgeführt hat, können sich folgende Symptome zeigen:

- Druckgefühl, aufgeblähter Bauch
- Blähungen
- Appetitlosigkeit
- belegte Zunge
- Mundgeruch
- allgemeine Unlust, Gereiztheit
- Verwirrtheitszustände
- Bauchschmerzen, Kopfschmerzen

Wärme gegen Blähungen

Wer akut unter Blähungen leidet, dem hilft feuchte Wärme. Legen Sie ein feuchtwarmes Tuch auf den Leib oder nehmen Sie eine Wärmeflasche. Die können Sie zusätzlich auf ein feuchtes Tuch legen.

Vorbeugung

Betrachten Sie die Lebensweise hinsichtlich Ernährung, Trinkverhalten (siehe ab Seite 190) und Bewegung. Denn das sind die Hauptübeltäter bei der Entstehung einer Verstopfung.

- Die Speisen sollten ballaststoffreich sein: Haferflocken, Roggen oder Leinsamen und Weizenkleie quellen im Darm auf und regen so die Darmbewegung an. Milchsäurehaltige Produkte wie Kefir oder Buttermilch regulieren die Darmflora günstig.
- Körperliche Bewegung regt die Darmtätigkeit an.
- Sorgen Sie dafür, dass Ihr Angehöriger mindestens zwei Liter Wasser, Tee und Obst- oder Gemüsesäfte trinkt.
- Die Nahrung sollte gut gekaut werden! Das ist die beste Voraussetzung für eine gute Verdauung, denn sie beginnt tatsächlich im Mund.
- Der Stuhldrang sollte nach Möglichkeit nicht unterdrückt werden, denn sonst wird der Stuhl noch weiter eingedickt.
- Versuchen Sie dafür zu sorgen, dass der Stuhlgang immer zur gleichen Tageszeit möglich ist. In dem Fall spricht man von Darmtraining.
- Manchen hilft es auch, direkt nach dem Aufstehen ein Glas lauwarmes Wasser oder einen abführenden Saft (Sauerkraut/Pflaume) zu trinken.
- Der Erkrankte soll mehrmals am Tag tief in den Bauch einatmen. Auch das fördert die Eigenbewegung des Verdauungstraktes.
- Massagen des Dickdarms regen ebenfalls die Verdauung an: Beginnen Sie im rechten Unterbauch und massieren Sie den Bauch im Uhrzeigersinn. Unterstützend können Sie Ihre Hände mit Kümmelöl benetzen.

PRAXIS

Abführen

Wer den Stuhlgang mit Leinsamen oder z. B. Trockenfrüchten anregen möchte, muss viel trinken. Denn sonst führen die Maßnahmen zum Gegenteil von dem, was erreicht werden möchte: Sie quellen auf, verschließen und verstopfen den Darm zusätzlich.
Abführmittel sollten nicht ohne Absprache mit dem Arzt eingenommen werden. Durch eine unkontrollierte Einnahme von Abführmitteln kann der Kalium- und Flüssigkeitshaushalt des Körpers gestört werden. Zudem kann eine Gewöhnung an das Medikament eintreten, was immer höhere Dosierungen nach sich ziehen würde.

Soor

Bei gesunden Menschen wird ständig Speichel produziert, im Mund selbst leben Bakterien, die ungewünschte Krankheitserreger nicht weiter in den Magen-Darm-Trakt lassen. Gesunde Menschen essen regelmäßig, putzen sich mehrfach am Tag die Zähne und die Zunge. Sie trinken regelmäßig. Stark bewegungseingeschränkte oder demente Menschen können das nicht in dem Ausmaß, deshalb sind sie anfälliger für Infektionen im Mund.

Entstehung

Der Soor ist ein Pilz (Candida albicans, wörtlich übersetzt heißt das »weiße Hefe«). Er kann sich im gesamten Magen-Darm-Trakt ausbreiten und auf der Haut und im Genitalbereich wachsen. Folgende Faktoren begünstigen die Entstehung einer Soorinfektion:

- vorliegende Hautdefekte (z.B. trockene Schleimhäute)
- Antibiotikatherapie, Chemo- oder Strahlentherapie
- Erkrankungen, die die Immunabwehr schwächen (Leukämie/AIDS)
- Feuchtigkeit (Urin, Nässe, Schweiß)
- bereits bestehende Infektionen, denn sie fordern das Immunsystem zusätzlich
- (nicht gut eingestellte) Zuckerkrankheit

Erkennung

Vor allem auf der Zunge, im Gaumen und an der Wangenschleimhaut sind weißliche Punkte (Stippen) zu erkennen, die fleckförmig verteilt sind. Anders als andere Beläge im Mund (etwa Milchreste) lässt sich der Soor nicht einfach abwischen – das ist sein charakteristisches Zeichen. Wird er dennoch abgewischt, blutet die Mundschleimhaut an dieser Stelle.

Ist die Haut betroffen (vor allem der Bereich um den After, die Achselhöhlen und Leisten), zeigen sich auf roter Haut entzündlich gerötete, scharf begrenzte Flecken. Sie sind am Rand schuppig.

wichtig

Ein Mundsoor ist schmerzhaft. Ein erstes Anzeichen ist oft, dass die Erkrankten nicht mehr essen oder keine säurehaltigen oder heißen Getränke zu sich nehmen möchten.

Vorbeugung

Das Ziel der Pflege ist es, die Haut und Mundschleimhaut feucht und intakt zu halten:

- Pflegen Sie die Haut regelmäßig (siehe Seite 169, 177, 240)
- Entfernen Sie nach dem Essen alle Speisereste aus dem Mund.
- Ausreichend viel Flüssigkeitsaufnahme lässt auch die Mundschleimhaut feucht bleiben.
- Regen Sie den Speichelfluss an. Dazu eignen sich zuckerfreie Kaugummis, Gummibärchen, Bonbons. Gerade im Sommer eignet sich auch (Wasser-)Eis.
- Feuchten Sie regelmäßig den Mund und die Lippen an.
- Cremen Sie regelmäßig die Lippen ein.
- Als Lösung für die Mundpflege eignen sich Wasser und ungezuckerter Tee.

wichtig

Wenn sich doch ein Soor ausgebreitet haben sollte, wird der Arzt Ihnen ein Mittel gegen Pilzbefall verschreiben (Antimykotikum). Wenden Sie es genau nach den Anweisungen an.

Thrombose

Ein gesunder Mensch bewegt sich den ganzen Tag. Er steigt Treppen, macht vielleicht Sport. Selbst wenn er am Schreibtisch sitzt, wird er immer wieder die Beine und seinen ganzen Körper in andere Positionen bringen. Stark bewegungseingeschränkte Menschen können das oft nicht mehr aus eigener Kraft. Und das kann die Entstehung einer Thrombose fördern. Aber auch ihr kann durch Pflege und Übungen gut vorgebeugt werden.

Entstehung

Beim gesunden Menschen wechseln im Laufe eines Tages mehrmals Zeiten der Ruhe und der Bewegung. Sie bewirken auch eine Verlangsamung oder Beschleunigung des Blutstroms. Arbeit und Bewegung beschleunigen die Strömung des Blutes, Ruhe verlangsamt sie.

Die Zeichnung auf Seite 251 oben links zeigt den Blutstrom in einer gesunden Vene. Durch sie strömt mit Schlacken beladenes Blut von den Körperzellen über die Ausscheidungsorgane zum Herzen. Die Vene selbst hat kaum Muskulatur. Sie ist in Muskeln eingebettet. Diese Muskulatur stützt die Vene. Dadurch schließen die Venenklappen vollständig und verhindern so ein Zurückfließen des Blutes. Die Muskelarbeit unterstützt außerdem den Rückstrom des Blutes zum Herzen (»Muskel-Venen-Pumpe«).

Die drei wesentlichen Ursachen für die Entstehung einer Thrombose sind:
- Schädigung der Gefäßinnenwand
- erhöhte Gerinnungsfähigkeit des Blutes
- Verlangsamung der Blutströmung

Bei kranken Menschen, die längere Zeit im Bett liegen müssen, ist der Blutstrom verlangsamt und Blut sammelt sich in den Venen an. Die Blutplättchen setzen durch Reizungen Gerinnungsstoffe frei, es kommt zu Verklebungen der festen Blutbestandteile, und es bildet sich ein Blutgerinnsel, auch Thrombus genannt.

Ausgeweitete Vene

Bei Kranken, die sich wenig bewegen, verliert die Vene ihre bisher von außen gegebene Stütze durch die Muskeln und verändert ihre Form, d. h. sie weitet sich aus. Das Blut fließt noch langsamer und die Venenklappen verhindern nicht mehr das Zurückströmen des Blutes. Bei einem verminderten Rückstrom können Blutplättchen verkleben und sich Schlacken ablagern, welche die Venenwand reizen und entzünden (Venenentzündung). An einer entzündeten Venenwand kann ein Blutgerinnsel entstehen.

Ausgebuchtete Vene

Hat die ausgeweitete Vene zusätzlich Ausbuchtungen (Krampfadern), wird der Blutstrom nicht nur verlangsamt, sondern in den Abschnitten sogar in die entgegengesetzte Rich-

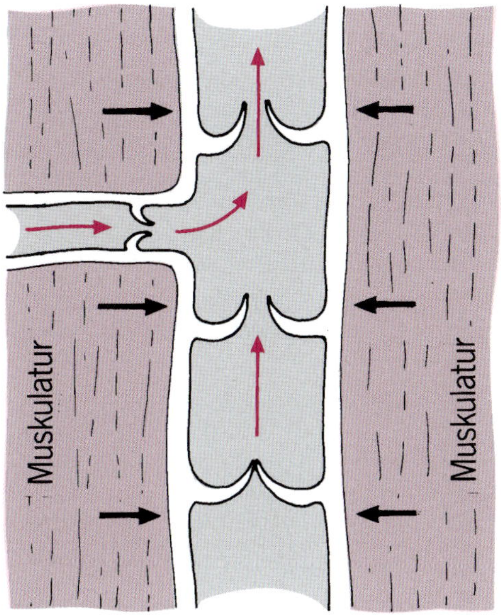

▲ Die Muskulatur stützt die gesunde Vene, die Klappen schließen dicht, das Blut fließt ruhig.

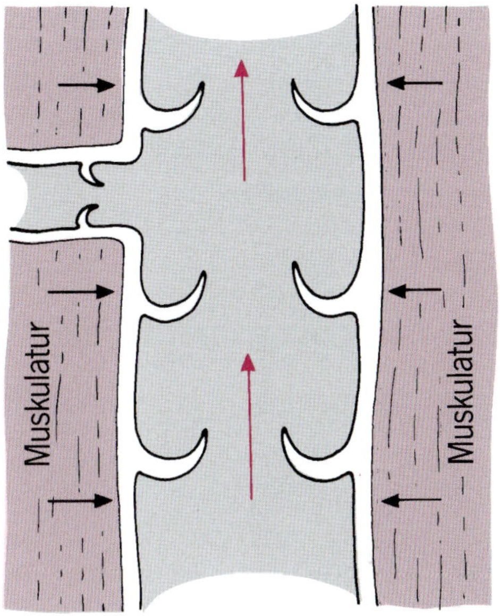

▲ Die Vene ist geweitet, die Klappen schließen nicht dicht. Der Blutfluss ist verlangsamt.

▼ In der ausgebuchteten Vene strömt das Blut in Wirbeln und nicht ruhig zurück zum Herzen.

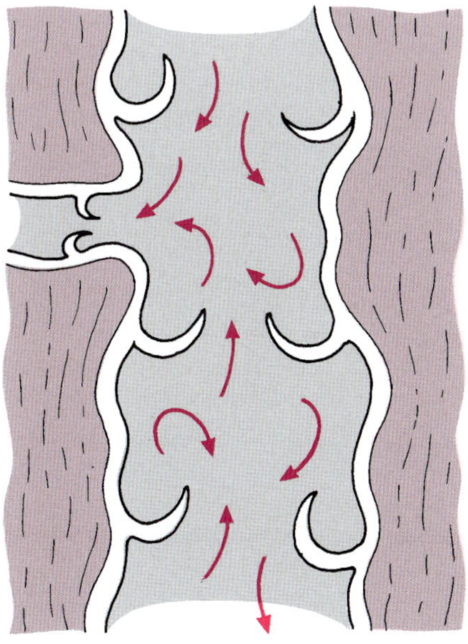

▼ Hinter den Venenklappen können sich Blutgerinnsel bilden, erste Zeichen der Thrombose.

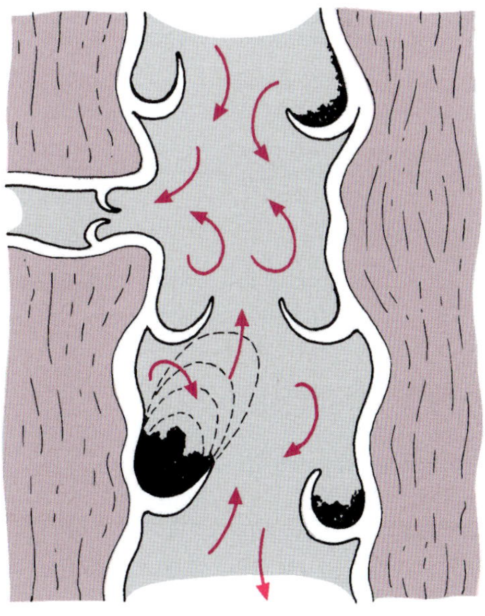

tung geleitet (Wirbelbildung). Dadurch wird eine verstärkte Ablagerung von Blutbestandteilen möglich und die Entzündungsgefahr der Venenwand steigt. Die Bildung von Blutgerinnseln wird somit noch mehr begünstigt.

Wird ein Thrombus mit dem strömenden Blut abgeschwemmt, nennt man ihn Embolus. Gelangt der Embolus in die enger werdenden Gefäßsysteme, z. B. der Lunge, kann er ein Blutgefäß verschließen. Man spricht dann von einer Embolie. Eine Lungenembolie kann tödlich sein.

Erkennungsmerkmale

Die Entstehung einer Thrombose ist bei aufmerksamem Beobachten bereits im Anfangsstadium erkennbar durch:

- Leistenschmerz
- Kniekehlenschmerz
- Wadenschmerz
- Rötung der Haut bei Entzündung einer oberflächlichen Vene, verbunden mit einer Überwärmung an der geröteten Körperstelle und hohem Schmerzempfinden
- ziehender Schmerz bei Druck auf die Fußsohle
- Bildung eines einseitigen Ödems (Flüssigkeitsansammlung im unteren Hautzellgewebe an Fuß, Knöchel und Unterschenkel) am betroffenen Bein
- gespannte und glänzende Haut
- leicht bläuliche Hautfärbung des betroffenen Beines oder Armes bei einem Venenverschluss

wichtig

Treten solche Zeichen auf, dürfen keine prophylaktischen Maßnahmen durchgeführt werden. Der Betroffene sollte von nun an liegen. Verständigen Sie bitte sofort den Hausarzt! Etwa 90 % aller Thrombosen entstehen im Unterschenkel.

Vorbeugung

Durch möglichst viel aktive und passive Bewegung kann einer Thrombose wirksam vorgebeugt werden. Auch hier gilt: Motivieren Sie Ihren Angehörigen, so viel wie möglich selbst zu tun!

Bewegungsübungen

Bewegung verbessert durch das Zusammenspiel von Muskeln und Venenklappen die Blutströmung. Aufstehen und Gehen sind die beste Vorbeugung. Bei der prophylaktischen Fuß- und Beingymnastik soll der Kranke gleichmäßig atmen und sich nicht überanstrengen. Die empfohlenen Übungen (siehe Seite 19) können allein oder mit Unterstützung der Pflegeperson durchgeführt werden. Krankengymnastik als therapeutische Maßnahme wird vom Arzt angeordnet.

Muskeltraining

Die empfohlenen isometrischen Übungen können allein oder mit Unterstützung der Pflegeperson ausgeführt werden. Näheres dazu erfahren Sie ab Seite 257.

Hochlagerung

Durch das Hochlagern der Beine wird der Rückstrom des Blutes erheblich verbessert (siehe Seite 159). Dabei sind die Beine im Kniegelenk leicht gebeugt, um ca. 25 cm erhöht zu lagern. Die Abflussmöglichkeit des Blutes in den Gefäßen der Kniekehlen und Leisten darf nicht behindert werden. Wenn Sie die Beine eincremen, beginnen Sie damit am Fußgelenk und streichen über den Unterschenkel dann langsam in Richtung Knie.

Ernährung

Eine gesunde und ausgewogene Ernährung vermeidet Übergewicht und ist damit ebenfalls eine wichtige Thromboseprophylaxe. Ausreichende Flüssigkeitsaufnahme verhindert eine »Eindickung« des Blutes und begünstigt die Strömungsgeschwindigkeit in den Gefäßen.

Wechselgüsse und Wechselbäder

Bei Stauungsempfinden, besonders in Sommermonaten, werden die Beine mit kaltem Wasser angefeuchtet, aber nicht abgetrocknet (siehe Seite 286). Die dabei entstehende Verdunstungskälte wird als angenehm empfunden. Wärmeanwendungen sind grundsätzlich zu vermeiden.

Kompressionsstrümpfe

Weil die Ursache für eine Thrombose in den meisten Fällen die Erschlaffung der Muskulatur ist, soll Druck auf die Beine von außen den Blutfluss unterstützen.

Medizinische Thromboseprophylaxe-Strümpfe (MTS): MTS gibt es in unterschiedlichen Größen, bei der Anpassung hilft das Sanitätshaus. Komplett immobile Menschen sollten MTS Tag und Nacht tragen.

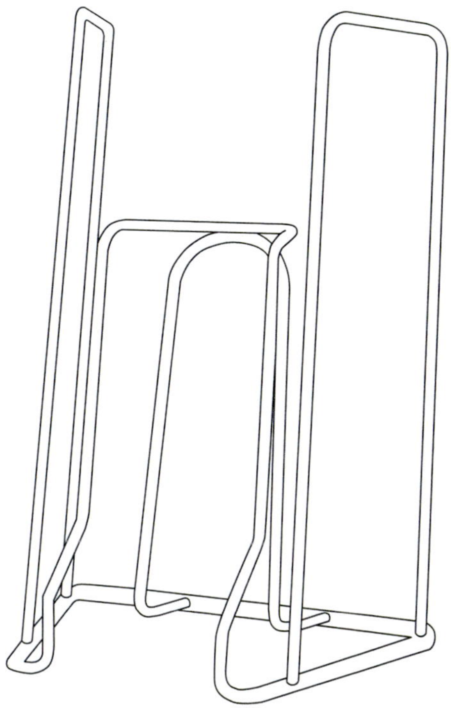

▲ Eine Anziehhilfe erleichtert das Anlegen der meist sehr straffen Strümpfe.

Die Strümpfe werden im Liegen angezogen. Achten Sie auf faltenfreien Sitz und beobachten Sie die Haut darunter täglich auf farbliche Veränderungen, Temperaturveränderungen und Schmerzpunkte.

Medizinische Kompressionsstrümpfe/Kompressionsstrumpfhose: Sie sind geeignet für mobile Kranke, wenn Gefäßerkrankungen vorliegen oder Ödeme (Flüssigkeitsansammlung im Gewebe) verhindert werden sollen.

Durch Kompressionsstrümpfe wird ein wesentlich höherer Außendruck auf die Venen und die Muskulatur erreicht als bei der

PRAXIS

Strümpfe anziehen

Angezogen werden die Strümpfe am besten noch im Bett oder sofort nach dem Aufstehen, damit die Schwellungen bereits in den Anfängen unterbunden werden. Mit Gummihandschuhen wird das Anziehen der Strümpfe erleichtert, da sie die Finger griffiger machen und der feste Strumpf besser gehalten werden kann:

- Der Strumpf wird von innen nach außen bis zum Fußteil gewendet.
- Den so gewendeten Strumpf streift man über die Zehen, anschließend über den Spann, dann über die Ferse.
- Erst danach wird das Beinteil des Strumpfes gleichmäßig (ohne Falten) über die Wade gezogen.
- Ohne ihn zu dehnen, wird der restliche Strumpf faltenfrei nach oben gezogen.

Zudem gibt es Anziehhilfen, die im medizinischen Fachhandel erhältlich sind. Ein Beispiel zeigt die Abb. auf S. 253.

Anwendung von MTS. Sie werden tagsüber getragen und in der Nacht ausgezogen (um Druckstellen zu vermeiden). Als Hilfsmittel zur Krankenbehandlung sind sie verordnungsfähig und ihnen liegen genaue Empfehlungen zu ihrer Anwendung sowie eine Wasch- und Pflegeanleitung bei.

Medikamente

In einigen Fällen, z.B. wenn ein Gips anliegt oder bei bestimmten Herzerkrankungen, wird der Arzt blutgerinnungshemmende, also blutverdünnende, Medikamente verschreiben.

Heparin: Das Medikament wird in das Unterhautfettgewebe gespritzt (ähnlich wie Insulin). Herausgegeben wird es meist in fertig aufgezogenen Spritzen oder Spritzvorrichtungen wie PENs. Heparin kann selbst, von den Angehörigen oder vom Pflegedienst verabreicht werden. Lassen Sie sich vom Arzt oder Pflegedienst beraten. Neu auf dem Markt sind auch Präparate, die wie Tabletten eingenommen werden können.

Marcumar: Das Medikament wird als Tabletten verabreicht. Der Arzt wird die Blutwerte (»Quick« oder INR-Wert) regelmäßig kontrollieren und die Dosis anhängig vom Ergebnis ändern. Achten Sie darauf, dass immer die exakte Dosis möglichst zur gleichen Tageszeit eingenommen wird.

wichtig

Lange Zeit war es üblich, unter einer Marcumartherapie eine Kaliumdiät zu verordnen. Denn Kalium ist der Gegenspieler des Medikaments und sollte dessen Wirkung beeinträchtigen. Untersuchungen zeigen aber nun, dass das nicht mehr zwingend notwenig ist. Halten Sie Rücksprache mit Ihrem Arzt.

Gelenkversteifungen

Bewegung »schmiert« die Gelenke. Daran haben Sie sich im Laufe eines aktiven Lebens sicher gewöhnt. Sobald jedoch die Bewegung durch akute oder chronische Erkrankungen eingeschränkt ist, kann das zu einer Versteifung der Gelenke führen. Regelmäßiges Bewegen und bewegt werden ist daher sehr wichtig und kann Gelenkversteifungen gut vorbeugen. Bereits kleine Hilfsmittel genügen, um eine gute Wirkung zu erhalten.

Entstehung

Wer verstehen möchte, wie Versteifungen entstehen, der muss wissen, wie Gliedmaßen bewegt werden: Bewegungen werden durch Nerven gesteuert, die das Zusammenspiel von Muskeln, Bändern und Gelenken ermöglichen. Aufgabe der Muskeln ist es hierbei, die Gelenke zu bewegen. Diese arbeiten nach dem Zug- und Gegenzugsystem: Zieht sich z. B. eine Muskelgruppe zusammen, dann wird im Gegenzug die andere Muskelgruppe gedehnt. Nach dem Zug- und Gegenzugsystem werden alle Gelenke des Körpers bewegt, z. B. Ellenbogengelenke, Hüftgelenke, Kniegelenke, Fußgelenke.

Wird dieses Zusammenspiel von Muskeln nicht ständig geübt, werden die Gelenke funktionsuntüchtig. Bei Bewegungsarmut oder Bewegungslosigkeit, wie bei bewegungseingeschränkten oder gelähmten Personen, bilden sich die Muskeln zurück. Dadurch verkürzen sich die Bänder und schränken die Beweglichkeit der Gelenke ein.

Die Gefahr einer dauerhaften Verkürzung der Muskeln (Kontraktur) besteht, wenn
- die Gliedmaßen des Kranken sich ständig und unverändert in einer Streck- oder Beugehaltung befinden,
- normale Bewegungsabläufe über eine längere Zeit hinweg eingeschränkt sind,
- Bewegungen als schmerzhaft empfunden und deshalb vermieden werden (Schonhaltung) oder
- wegen z. B. Gipsverbänden, Gelenkentzündungen, Osteoporose, Multiple Sklerose eine dauerhafte Bewegungseinschränkung besteht.

Spitzfuß: Ein leider typisches Beispiel ist der Spitzfuß. Er kann durch ständig aufliegen-

▼ **Der Spitzfuß kann durch einfache, vorbeugende Maßnahmen verhindert werden.**

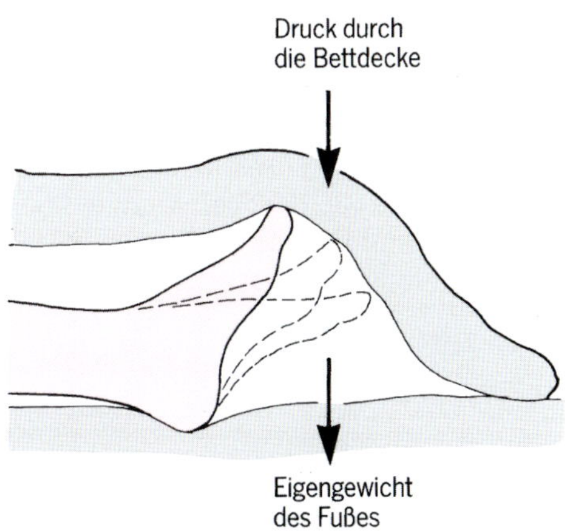

des Gewicht der Bettdecke, Eigengewicht des Fußes und/oder Inaktivität des Fußgelenks entstehen. Vermeiden Sie deshalb, dass die Bettdecke auf der Fußspitze aufliegt und bewegen Sie die Füße – möglichst regelmäßig und mehrfach am Tag.

Erkennung

Gelenkversteifungen sind zu erkennen an:
- eingeschränkter Beweglichkeit
- veränderten Gelenkstellungen, wie z. B. ständige Beugestellung oder Streckstellung
- Schmerzen bei Bewegungen

Prüfen Sie bei der täglichen Pflege besonders gefährdete Gelenke wie Schultergelenke, Hüftgelenke und Fußgelenke auf ihre Bewegungsfähigkeit.

Vorbeugung

Vorbeugende Maßnahmen können Sie am besten bei der täglichen Pflege vornehmen, z. B. durch Bewegungen bei der Körperpflege, beim An- und Auskleiden, beim Essen und Trinken, beim Aufstehen und Gehen.

Bewegen der Gelenke

Zur Mobilisation der Gelenke sind Beugen, Strecken und Drehen der Gliedmaßen wichtig. Zu den Bewegungsübungen zählen: den Fuß abrollen, mit der Hand greifen, den Arm kreisen. Gehen Sie bei den Übungen aber nie über die Schmerzgrenze hinaus!

Die Pflegeperson sollte die Bewegungsübungen, wie sie auf Seite 17 und ab Seite 257 empfohlen werden, nach Möglichkeit mit dem Kranken durchführen und ihn ermutigen, diese auch selbstständig zu üben.

Einsatz von Hilfsmitteln

Auch durch den Einsatz von Hilfsmitteln kann der Gefahr einer Versteifung von Gelenken entgegengewirkt werden:
- Bettbügel und Strickleiter gegen eine Versteifung von Schulter-, Ellenbogen- und Handgelenken
- spezielle Hilfsmittel zum Grifftraining, z. B. Bälle, Handexpander, mit Sand gefüllte Luftballons
- Fußstütze gegen den »Spitzfuß«
- elastisches Gummiband als Fußschlinge gegen Versteifung von Hüft-, Knie- und Fußgelenken

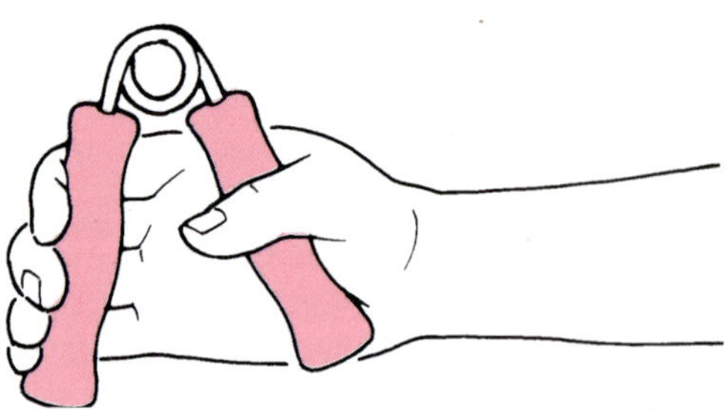

▶ Training schafft Meister: Kraft und Beweglichkeit bleiben durch einfache Übungen erhalten.

PRAXIS

Umlagerung

Bewegungseingeschränkte Gelenke sollten möglichst nicht lange in einer gleichbleibenden Stellung belassen werden. Lagern Sie die Gelenke regelmäßig um. Schon kleine Veränderungen der Position beugen Kontrakturen vor (siehe Mikrolagerung 160).

Beispiel: Eine Knierolle, die das Knie leicht beugt, kann einer Kontraktur der Streckmuskeln entgegenwirken. Wird sie aber ständig eingesetzt, fördert das eine Kontraktur der Beugemuskeln. Wechseln Sie deshalb regelmäßig zwischen beiden Liegepositionen.

Die besten Übungen im Sitzen und Liegen

Wer rastet, der rostet! Vor allem im Alter werden viele Menschen bequemer und damit auch unbeweglicher. Dabei sorgen bereits die kleinsten Übungen und Bewegungen dafür, dass Gelenke, Muskeln und Bänder geschmeidig bleiben. Die folgenden Übungen zeigen, wie mit geringem Aufwand die Beweglichkeit erhalten bleiben kann. Probieren Sie sie aus, und anschließend trainieren Sie zusammen mit Ihrem Angehörigen!

▼ Füße werden gestreckt und gebeugt.

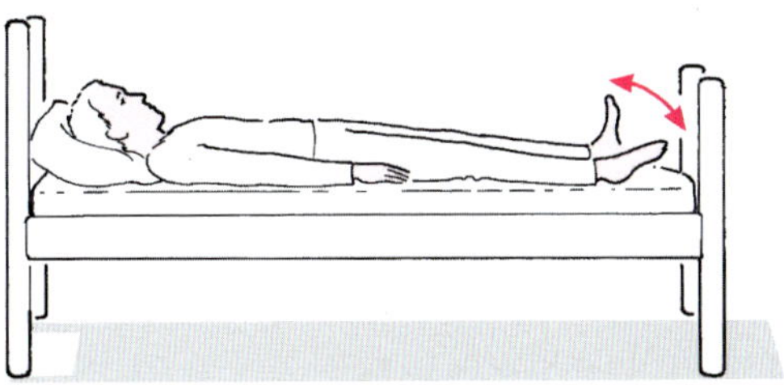

▼ Füße werden im Gelenk gekreist.

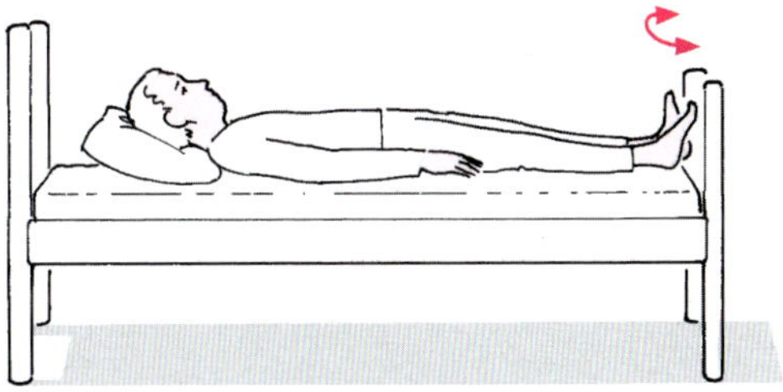

▼ Das Bein ist erhoben, Fuß kreist.

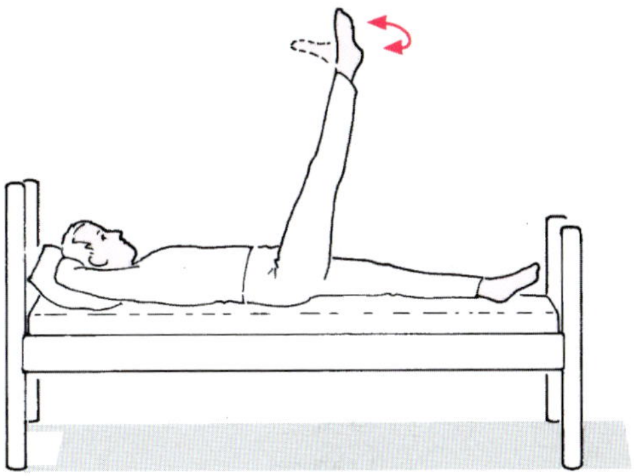

▼ Das Bein ist erhoben, der Fuß beugt.

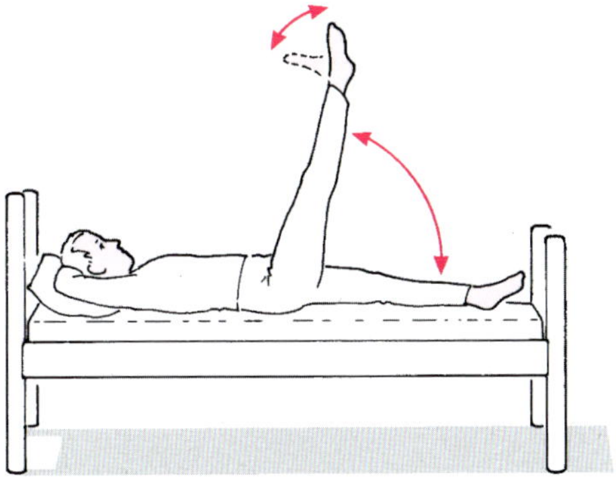

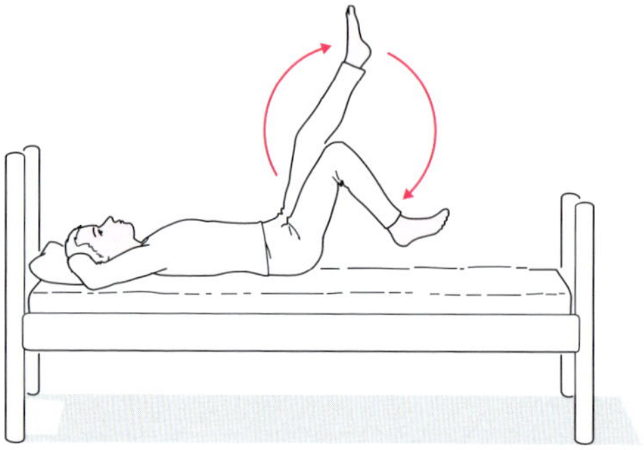

▲ Fahrrad fahren trainiert Bauch und Beine.

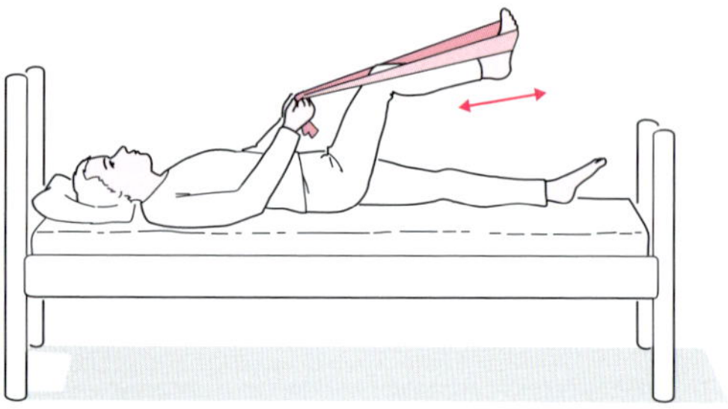

▲ Gegen Widerstand treten regt die Muskelpumpe an.

Bei den nachfolgenden Übungen werden einzelne Muskelgruppen angespannt. Achten Sie während der Übung darauf, dass beim Gegeneinanderdrücken der Widerstand gleichmäßig gesteigert und regelmäßig weitergeatmet wird. Dieses Zusammenspiel von Widerstand und Atmung wird erst nach mehrmaligem Üben möglich sein. Halten Sie die Anspannung zwei bis drei Sekunden, bevor Sie wieder entspannen.

Übung 1

Betrachten Sie die Abbildung und nehmen Sie die Ausgangsstellung ein.

- Legen Sie die Fingerkuppen dachförmig gegeneinander und spreizen Sie dabei die gestreckten Finger.
- Ihre Oberarme dürfen den Körper nicht berühren.
- Ihre Finger sollten etwa 30 cm von der Brust entfernt sein.

Training

- Drücken Sie die gespreizten Fingerkuppen gegeneinander.
- Erspüren Sie, welche Muskelpartien bei Ihnen beansprucht werden.
- Führen Sie die Übung noch einige Male durch und achten Sie dabei auf regelmäßige Atmung.

Die Übung kann auch variiert werden, um andere Muskelpartien zu aktivieren. Sie lässt sich auch in Augenhöhe und über dem Kopf durchführen.

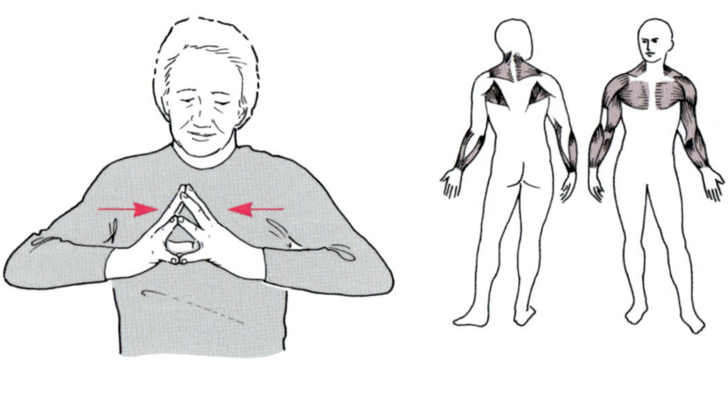

◀ Übung 1

Übung 2

Betrachten Sie die Abbildung und nehmen Sie die Ausgangsstellung ein.

- Verhaken Sie Ihre Finger (Hakengriff).
- Die Oberarme dürfen den Körper nicht berühren.
- Die Hände befinden sich in Brusthöhe.

Training

- Lassen Sie Ihre Finger fest verhakt und versuchen Sie mit aller Kraft, die Finger auseinanderzuziehen ohne die Verklammerung zu lösen.
- Erspüren Sie, welche Muskelpartien bei Ihnen beansprucht werden.
- Führen Sie die Übung mehrere Male durch und achten Sie auf regelmäßige Atmung.

Übung 3

Betrachten Sie die Abbildung und nehmen Sie die Ausgangsstellung ein.

- Strecken Sie Ihre Knie.
- Legen Sie die linke Fußsohle auf den rechten Fußrücken.

Training

- Drücken Sie gleichzeitig Fußrücken und Fußsohle gegeneinander.
- Erspüren Sie, welche Muskelpartien bei Ihnen beansprucht werden.
- Führen Sie die Übung noch einige Male durch.

Sie können die Ausgangsstellung wechseln, indem Sie die rechte Fußsohle auf den linken Fußrücken legen.

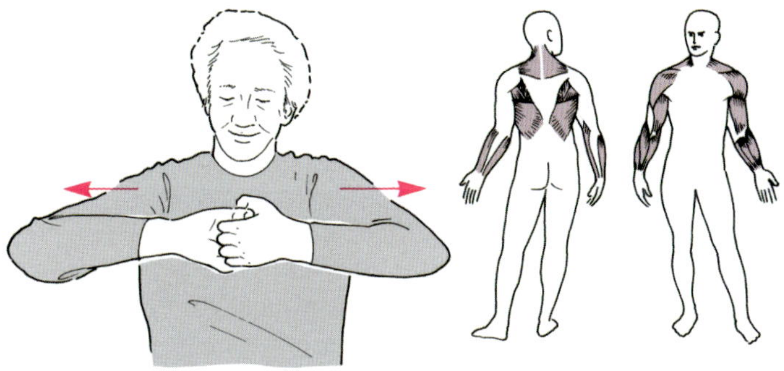

▶ Übung 2

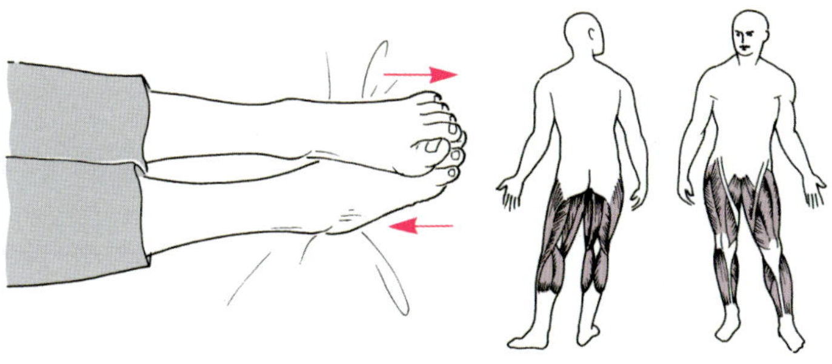

▶ Übung 3

Übung 4

Betrachten Sie die Abbildung und nehmen Sie die Ausgangsstellung ein.

- Der Pflegebedürftige nimmt die Rückenlage ein und streckt die Beine aus.
- Sie stellen sich an die eine Seite des Bettes und legen beide Hände auf den Bauch des Pflegebedürftigen.

Training

- Auf den Hinweis: »Versuche, meine Hände nach oben wegzudrücken!« drückt der Pflegebedürftige gegen die Hände der Pflegeperson und atmet normal weiter.
- Die Pflegeperson erfühlt den Druck des Kranken gegen ihre Hände und übt leichten Gegendruck aus.

Simulieren Sie die Partnerübung. Besprechen Sie mit dem Partner, welche Muskelpartien bei ihm beansprucht wurden. Führen Sie die Übung noch einmal durch und achten Sie auf eine regelmäßige Atmung des »Kranken«. Wechseln Sie Ihre »Rollen« und wiederholen Sie die Übung.

Übung 5

Betrachten Sie die Abbildung und nehmen Sie die Ausgangsstellung ein.

- Der Pflegebedürftige nimmt die Rückenlage ein und streckt die Beine aus.
- Sie stellen sich an das Fußende des Bettes und legen ihre Handflächen gegen die Fußsohlen des Kranken.

Training

- Auf den Hinweis: »Versuche, mit Deinen Fußsohlen meine Hände wegzudrücken!« drückt der Pflegebedürftige kräftig gegen die Hände der Pflegeperson.

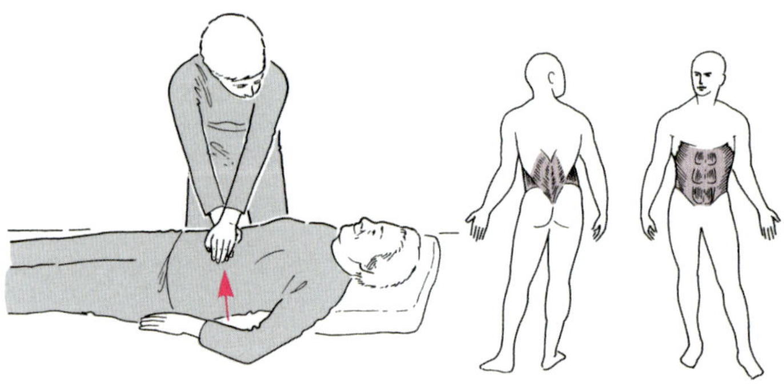

▶ Übung 4

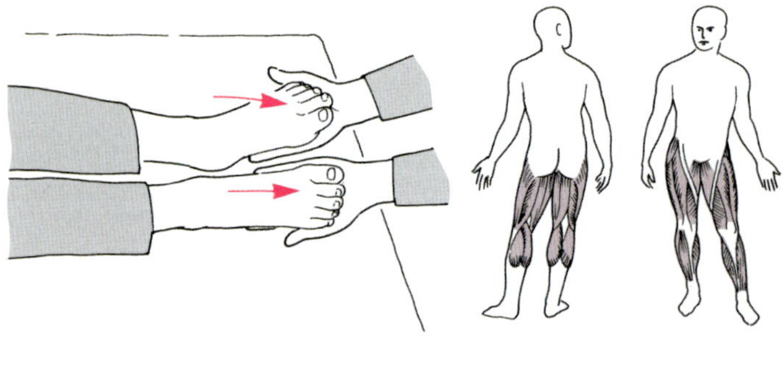

▶ Übung 5

- Die Pflegeperson erfühlt den Druck des Kranken gegen ihre Hände und übt leichten Gegendruck aus.

Simulieren Sie die Partnerübung. Besprechen Sie mit dem Partner, welche Muskelpartien bei ihm beansprucht wurden. Führen Sie die Übung noch einmal durch und achten Sie auf eine regelmäßige Atmung des »Kranken«. Wechseln Sie Ihre »Rollen« und wiederholen Sie die Übung.

Übung 6

Betrachten Sie die Abbildung und nehmen Sie die Ausgangsstellung ein.

- Der Pflegebedürftige nimmt die Rückenlage ein und streckt die Beine dabei leicht gegrätscht aus.
- Sie stehen am Fußende des Bettes und legen beide Handflächen gegen die Außenseite der Knöchel des Kranken.

Training

- Auf den Hinweis: »Versuche, mit aller Kraft meine Hände nach außen wegzudrücken!« drückt der Pflegebedürftige kräftig gegen die Hände der Pflegeperson.
- Die Pflegeperson erfühlt den Druck des Kranken gegen ihre Hände und übt leichten Gegendruck aus.

Simulieren Sie die Partnerübung. Besprechen Sie mit dem Partner, welche Muskelpartien bei ihm beansprucht wurden. Führen Sie die Übung noch einmal durch und achten Sie auf eine regelmäßige Atmung des »Kranken«. Wechseln Sie Ihre »Rollen« und wiederholen Sie die Übung.

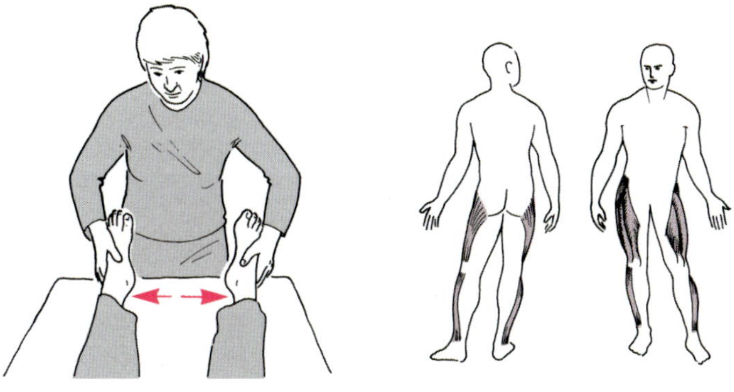

▶ Übung 6

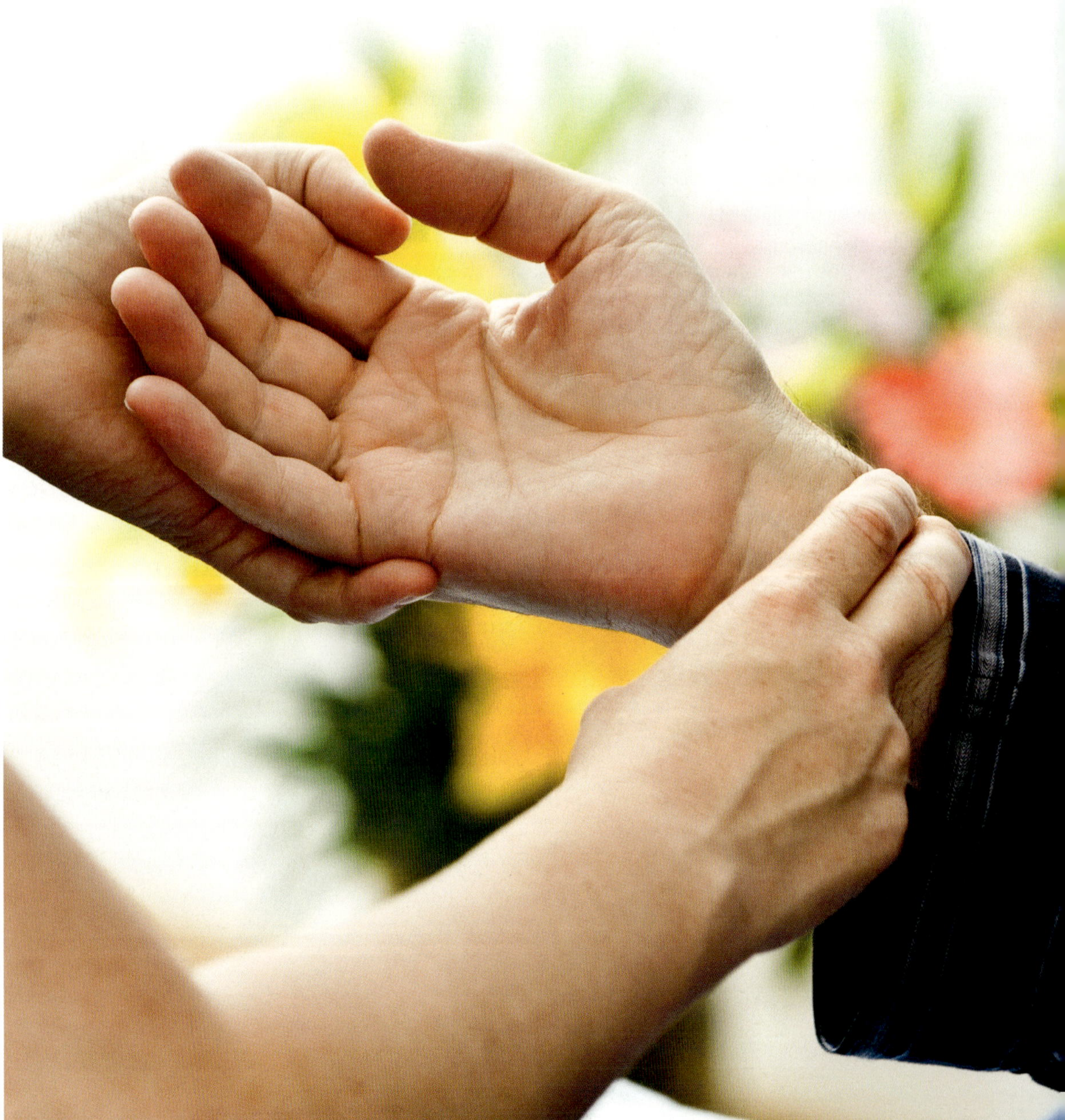

Altern und Krankheit

Altern ist keine Krankheit. Allerdings steigt im Alter das Risiko, chronisch krank zu werden. Der Verlauf chronischer Krankheiten lässt sich jedoch entscheidend durch eine gesunde Lebensweise beeinflussen. Gebrechlichkeit und Schmerzen gehören also nicht zwangsläufig zum Älterwerden dazu.

Krankheiten im Alter

Zu den Erkrankungen des Alters gehören vor allem Demenzen, Bluthochdruck, Schlaganfall, Diabetes und Inkontinenz. Einige dieser Erkrankungen kündigen sich durch (leichte) Symptome an, andere wiederum sind schwerer zu erkennen. Wissen hilft dabei, den richtigen (und frühzeitigen) Zeitpunkt für einen Arztbesuch zu wählen oder dem Erkrankten während der akuten Erkrankung und auch danach beizustehen.

Erkennen und handeln

Im Alter sind es meist Erkrankungen, die sich schleichend entwickeln: Krankheiten des Nervensystems und Gehirns, Sehbehinderungen und Schwerhörigkeit, Gelenkerkrankungen, Herzerkrankungen, Krankheiten der Blutgefäße sowie Stoffwechselerkrankungen. Häufig leiden ältere Menschen an mehreren Krankheiten gleichzeitig. Daher sind die gesundheitlichen Probleme älterer Menschen vielfältig und erschweren manchmal die Bewältigung des Alltags. Risikofaktoren sind Übergewicht, Rauchen, Bewegungsmangel, erhöhte Cholesterinwerte und Bluthochdruck.

Beim Auftreten von Krankheitssymptomen ist unbedingt ärztlicher Rat einzuholen. Dazu ist es notwendig, den Angehörigen gut zu beobachten (siehe Kapitel »Wahrnehmen und Beobachten« ab Seite 212), um seine Beschwerden sowie körperlichen Symptome möglichst vollständig beschreiben zu können. Wichtig ist auch, darauf zu achten, wann sie auftreten. Auch ohne Krankheitsbeschwerden empfiehlt sich eine regelmäßige ärztliche Gesundheitsuntersuchung.

PRAXIS

Leitfragen für ein Gespräch mit dem behandelnden Arzt

- Welche Erkrankung ist es? Was hat zur Erkrankung geführt?
- Welche Behandlung schlägt der Arzt vor?
- Welche Wirkungen hat die vorgeschlagene Behandlung?
- Welche Alternativen gibt es dazu?
- Was kann ich tun, um eine Verbesserung der Gesundheitssituation zu erreichen?
- Was kann ich tun, um eine Verschlechterung oder Folgeerkrankungen zu vermeiden?
- Welche Gesundheitskontrollen sind einzuhalten?

Demenz

Demenzen sind bei vielen älteren Menschen gefürchtet. Sie gehen einher mit dem Verlust von Erinnerungsvermögen und Selbstständigkeit. Für Menschen, die ihr Leben lang autonom waren, ist das eine schlimme Vorstellung. Dennoch können der Erkrankte und seine Angehörigen vieles tun, um den Verlauf der Krankheit zu verlangsamen. Wichtig ist, die Krankheit frühzeitig zu erkennen und eine geeignete Behandlung zu finden.

Informationen zur Erkrankung

Die Demenz stellt eine typische Alterskrankheit dar, an der etwa zwei Prozent der Menschen im Alter zwischen 65 und 70 Jahren erkranken. Bei den über 90-Jährigen ist bereits jeder Dritte betroffen. Demenz ist der medizinische Ausdruck für unterschiedliche Phänomene wie Gedächtnisstörung, Verlust von Sprach- und Kommunikationsfähigkeit, Orientierungsstörungen oder Persönlichkeitsveränderungen. Damit betrifft eine Demenz das ganze Sein des Menschen: die Wahrnehmung, das Erleben und das Verhalten. Menschen mit einer Demenzerkrankung leiden unter allmählich schwindenden geistigen Fähigkeiten. Sie werden vergesslich. Sie verlieren die Fähigkeit, ihre Alltagsprobleme zu lösen. Die Empfindlichkeit der Sinne lässt nach, ebenso die Kraft und Koordination. Das ist für Menschen

WISSEN

Formen der Demenz

- Primäre Formen. Das Gehirn erkrankt direkt. Dabei kommt es zur Rückbildung von Nervenzellen durch eiweißhaltige Ablagerungen zwischen den Gehirnzellen oder durch eine mangelhafte Versorgung der Gehirnzellen mit Sauerstoff und Nährstoffen. Im Verlauf dieser fortschreitenden Erkrankungen werden die Nervenzellen irreversibel zerstört. Dennoch gelingt es manchmal, den fortschreitenden Krankheitsverlauf durch Behandlung zu verlangsamen. Die Demenz vom Alzheimer-Typ gehört zu diesen primären Demenzformen.
- Sekundäre Formen. Das Gehirn selbst erkrankt nicht, wird jedoch durch andere Erkrankungen in seiner Funktion gestört. Ursachen können sein: Vergiftungen, zum Beispiel durch übermäßigen Alkoholkonsum oder Medikamente, Stoffwechselerkrankungen, Hormonstörungen oder Mangelzustände, zum Beispiel eine zu geringe Flüssigkeitsaufnahme. Bei rechtzeitiger Behandlung bilden sich in diesen Fällen häufig die Demenzsymptome zurück. Darum ist eine frühzeitige Diagnose der Grunderkrankungen wichtig.

mit Demenz sehr frustrierend, verunsichert sie und erschwert Beziehungen zu anderen Menschen.

Der Krankheitsprozess beginnt meist schleichend und wird vom Betroffenen und von den Angehörigen anfangs kaum bemerkt. Zwischen »ein bisschen Vergesslichkeit« und einer beginnenden Demenz zu unterscheiden, ist nicht leicht! Dennoch sollten Angehörige aufmerksam bleiben.

Die Therapie einer Demenz kann teilweise durch Medikamente, sogenannte Antidementiva, erfolgen. Viel Raum bekommt die nicht medikamentöse Unterstützung. Bestimmte Einrichtungen, z. B. Tageskliniken, bieten Hirnleistungstrainings an. Physio- und Ergotherapeuten sowie Sozialarbeiter und Psychologen erstellen zusammen mit dem Erkrankten eine feste Tagesstruktur, damit er sich besser orientieren kann. Sie fördern gleichzeitig handwerkliche und künstlerische Fähigkeiten. Das Ziel ist, die geistige Leistungsfähigkeit so lange wie möglich zu erhalten.

Hinweise auf Demenz

Eine Demenzerkrankung beginnt oft mit Störungen des Kurzzeitgedächtnisses, aber Vergesslichkeit alleine ist noch kein eindeutiger Hinweis auf Demenz. Erst wenn Gedächtnislücken zusammen mit weiteren Krankheitshinweisen auftreten, sollte ein Arzt die Symptome bewerten. Die erste Verdachtsdiagnose wird meist der Hausarzt stellen und den Patienten bei Verdacht auf eine Demenz an einen Neurologen oder Psychiater überweisen. Die medizinische Diagnose setzt eine gründliche Untersuchung der körperlichen Gesundheit, der geistigen Leistungsfähigkeit und des psychischen Befindens voraus. Dies geschieht, indem das Gedächtnis, die Konzentration und die Koordination beurteilt werden. Die Tests werden meist ambulant durchgeführt, damit der Betroffene sein gewohntes Umfeld nicht verlassen muss. Die Ärzte werden vor allem auch die Angehörigen fragen, in welchem Umfang Gedächtnisstörungen und Verhaltensänderungen auftreten. Das können sie im Vorfeld gut vorbereiten und sich eventuell Notizen aufschreiben.

Erfahrungen zeigen, dass es oft nicht einfach ist, einen Menschen mit vermeintlichen Demenzhinweisen zum Arztbesuch zu motivieren. Dann kann helfen, nicht die Gedächtnisprobleme in den Vordergrund zu stellen, sondern einen anderen Anlass zu finden, den Arzt aufzusuchen (allgemeiner Gesundheitscheck oder akute Beschwerden). Wenn auch das nicht hilft, ist der Arzt vielleicht zu einem Hausbesuch bereit. Im Anfangsstadium einer Demenzerkrankung versuchen betroffene Menschen, auftretende Probleme zu überdecken. Sie merken einfach, dass mit ihnen etwas nicht stimmt. Es hilft aber nicht, den Verdacht auf eine Demenz zu verdrängen. Nur eine frühzeitige Diagnose trägt dazu bei, die Lebensqualität der Erkrankten zu verbessern.

Veränderungen bei Demenzkranken

Demenzerkrankte können folgende Veränderungen entwickeln:

- Das Kurzzeitgedächtnis ist gestört, die Denkabläufe sind verlangsamt.
- Betroffene leiden unter Auffassungs- und Konzentrationsstörungen und haben dadurch Schwierigkeiten, neue gedankliche Inhalte aufzunehmen und wiederzugeben.

- Sie sind antriebsschwach und empfinden keine Freude mehr an sonst gerne durchgeführten Aktivitäten, das Interesse an Hobbys und Kontakten lässt nach.
- Handlungszusammenhänge werden nicht mehr erinnert. Das führt dazu, dass zunächst komplexere, später auch einfache Handlungen und gewohnte Tätigkeiten nicht mehr erbracht werden.
- Kritik- und Urteilsvermögen sind reduziert.
- Es fällt Erkrankten schwer, Entscheidungen zu treffen und sich auf neue Situationen einzulassen.
- Sie haben Schwierigkeiten, sich in der Zeit und selbst in bekannten Räumen zu orientieren. Auch persönliche Angaben (Name, Geburtstag) werden nicht erinnert.
- Stimmungen wie Euphorie, Aggressionen, Gleichgültigkeit bis zur Apathie oder sprunghafte Stimmungswechsel ohne erkennbaren Anlass treten auf.
- Betroffene können Distanzlosigkeit und Abstumpfung zeigen.
- Sie wiederholen ständig gleiche Gedankeninhalte und haben Wortfindungsstörungen.

Demenz vom Alzheimer-Typ

Rund eine Million Menschen in der Bundesrepublik Deutschland leiden derzeit an einer Demenz, und davon 70 Prozent an der Demenz vom Alzheimer-Typ, auch Morbus Alzheimer genannt. Die Ursachen für die Entstehung von »Alzheimer«, so die umgangssprachliche Bezeichnung, sind bisher noch weitgehend ungeklärt. Es hat sich allerdings gezeigt, dass es bei Menschen, die intellektuell tätig sind, weniger häufig zur Alzheimer-Krankheit kommt, als bei Menschen, die kaum geistig aktiv sind.

Die Alzheimer-Krankheit ist nicht nur für die Erkrankten, sondern auch für ihre Angehörigen eine große emotionale und physische Belastung. Immerhin werden 50 Prozent der an Alzheimer erkrankten Menschen zu Hause betreut, meist von Angehörigen. Pflege und Betreuung eines Alzheimer-Kranken erfordert oft eine Pflegebereitschaft rund um die Uhr. Angehörige sollten sich nicht scheuen, zur eigenen Unterstützung professionelle Hilfe hinzuzuziehen, zum Beispiel durch Pflegedienste. Auch Informationen über die Krankheit helfen dabei, sich auf die Veränderungen einstellen zu können, die die Erkrankung mit sich bringt.

Phasen der Alzheimer-Krankheit

- Der Verlauf einer Alzheimer-Krankheit unterscheidet sich bei allen Erkrankten: Sie beginnt meist schleichend mit zunehmender Vergesslichkeit, auf die deutlich erkennbare Lernstörungen und Gedächtnisausfälle folgen. Dass die geistigen Leistungen gemindert sind, bemerken die Betroffenen häufig selbst. Sie spüren, dass sie nicht mehr vollständig in der Lage sind, den Alltag zu meistern. Gerade in der Anfangsphase einer Alzheimer-Krankheit treten daher auch depressive oder aggressive Verhaltensänderungen auf. In späteren Phasen der Erkrankung werden Alltagsverrichtungen wie Körperpflege, Ankleiden, Kommunizieren, Essen und Trinken und die Kontrolle von Stuhl und Urin nicht mehr bewältigt. Erkrankte verändern sich in ihrer Persönlichkeit: Die Umwelt wird für sie unkontrollierbar, unüberschaubar und bedrohlich. Ängste und wahnhafte Vorstellungen können auftreten. Bei fortgeschrittener Krankheit sind die Betroffenen vollständig auf fremde Pflege angewiesen. Eine verbale Verständigung wird unmöglich.

Angehörigengruppen bieten eine gute Möglichkeit, sich zu entlasten und zu regenerieren. Angehörige können Erfahrungen austauschen und sich Tipps von anderen pflegenden Angehörigen holen.

Veränderungen, die im Verlauf der Erkrankung zunehmen

Gedächtnisausfälle: Betroffene haben zunehmende Schwierigkeiten, sich zu erinnern. Es kommt zu ständigen Wiederholungen im Gespräch, persönliche Gegenstände werden an ungewöhnliche Orte verlegt, z. B. die Geldbörse in den Kühlschrank, Lebensmittel in den Kleiderschrank, Schlüssel in den Mülleimer. Kurz zurückliegende Ereignisse sind in der Erinnerung wie ausgelöscht. Namen werden nicht mehr erinnert.

Antriebslosigkeit: Betroffene haben Schwierigkeiten, sich Ziele zu setzen, sich etwas Neuem zuzuwenden und wirken oft kraftlos. Hobbys werden kaum noch aus eigenem Antrieb heraus erbracht. Erkrankte können aber auch von einer ziellosen Unruhe erfasst werden, zum Beispiel den ganzen Tag hin- und herlaufen.

Rückzug: Bei an Alzheimer erkrankten Menschen ist ein Rückzug aus dem sozialen und familiären Lebensumfeld zu beobachten. Das Interesse an sozialen Kontakten geht verloren.

Störungen des Denk- und Urteilsvermögens: Betroffene können Situationen nicht mehr richtig beurteilen, auch die Fähigkeit, folgerichtige Entscheidungen zu treffen, ist beeinträchtigt. Sie begreifen Erklärungen nicht mehr. Die Planung von privaten Aufgaben sowie das Lösen alltäglicher Probleme gelingen nicht mehr. So werden z. B. die Gefahren im Straßenverkehr und im Haushalt nicht erkannt.

Schwierigkeiten bei Routineaufgaben: Einfache Aktivitäten des täglichen Lebens wie Einkaufen und Mahlzeiten zubereiten können Betroffene nicht mehr leisten. Die Jacke wird falsch zugeknöpft oder das Binden der Schnürsenkel gelingt nicht. Kleidungsstücke werden in falscher Reihenfolge angezogen. Beim Essen und Trinken gelingt es nicht mehr, Essbesteck oder Trinkgefäße richtig zu nutzen.

Sprachstörungen: Alltägliche Dinge können nicht mehr benannt werden, stattdessen werden falsche Worte, Wortneubildungen oder Umschreibungen benutzt. Während eines Gespräches geht der Gesprächsfaden verloren.

Orientierungsprobleme: Betroffene können sich nicht erinnern, welcher Tag oder welches Jahr gerade ist. Sie verlaufen sich selbst in vertrauter Umgebung und wissen nicht, wie sie dort hingekommen sind. Auch in der eigenen Wohnung finden sie sich nicht mehr zurecht. Vertraute Personen werden nicht mehr erkannt.

Stimmungsschwankungen: Es können scheinbar grundlose Stimmungsschwankungen auftreten, gute Laune kehrt sich plötzlich um in Niedergeschlagenheit oder Aggression.

Persönlichkeitsveränderungen: Die Persönlichkeit des Menschen verkehrt sich möglicherweise ins Gegenteil: Ein bisher liebenswerter Angehöriger wird zänkisch. Auch eine Zuspitzung von Charaktereigenschaften ist möglich, z. B. ein ehemals ordentlicher Mensch wird ausgesprochen pedantisch.

Welche Unterstützung ist hilfreich?

Alzheimer-Kranke benötigen eine besonders sensible Begleitung und Pflege. Ziel der Pflege und Behandlung ist es, die verbliebenen Fähigkeiten zu stärken und die Selbstständigkeit so lange wie möglich zu erhalten. Da Demenzkranke nicht mehr in der Lage sind zu lernen, können die Angehörigen und die Personen im Umfeld durch ihr Verhalten viel zur Lebensqualität beitragen. Entscheidend ist, die Krankheit und das veränderte Verhalten der Erkrankten akzeptieren zu lernen. Vorwürfe, Richtigstellungen, Streit und Diskussion helfen weder den Erkrankten noch den Angehörigen.

Einige Handgriffe erleichtern den Alltag

Bereits kleine Handgriffe und Maßnahmen können den Alltag erheblich erleichtern:

- Sicherheit und Verlässlichkeit: Alle wichtigen Gebräuche haben im Haushalt einen festen Zeitpunkt – immer abends um 20 Uhr werden die Hausschuhe angezogen, jeden Montag die Blumen gegossen.
- Vermeiden Sie möglichst Veränderungen im Tagesablauf oder bei gemeinsamen Tätigkeiten. Das hilft Ihrem Angehörigen bei der Orientierung.
- Gestalten Sie die Wohnung übersichtlich: Verzichten Sie auf überflüssige Möbel. Damit sich der Erkrankte in der Wohnung zurechtfindet, können die Türen gekennzeichnet werden – das Bad erhält z. B. einen roten Punkt und die Küche ein grünes Quadrat.
- Wichtig ist auch, Medikamente, Haushaltsreiniger und Tabakwaren in einem abschließbaren Schrank aufzuwahren.
- Falls der Erkrankte nachts wach wird und zur Toilette möchte, helfen ihm gedämpfte Lichtquellen, um seinen Weg zu finden.
- Hängen Sie an einen zentralen Platz, z. B. in der Küche, einen großen Tagesabreißkalender auf und wählen Sie Uhren mit Ziffernblatt. Das hilft Ihrem Angehörigen, sich in der Zeit zu orientieren.
- Sollten Sie Unterstützung von einem Pflegedienst erhalten, bitten Sie darum, dass möglichst immer die gleichen Mitarbeiter kommen. Denn das gibt dem Erkrankten mehr Sicherheit.
- Mit dementen Menschen zu kommunizieren, vor allem im fortgeschrittenen Stadium, ist nicht einfach. Manchmal sind kleine Zeichen – zum Beispiel Scharren mit den Füßen – ein Hinweis darauf, dass ein Toilettengang gewünscht wird. Wenn Sie demgegenüber wachsam bleiben, haben Sie möglicherweise bald ein persönliches »Vokabular«. Anderen Bezugspersonen, z. B. in der Tagesstätte, könnte das beim Verstehen der Bedürfnisse Ihres Angehörigen helfen. Schreiben Sie die Zeichen ruhig auf und geben Sie sie weiter.
- Wenn der Erkrankte unruhig wird, helfen Nähe und Körperkontakt als erste Maßnahme am besten. Das gibt Sicherheit! Versuchen Sie auch, vorhandene Fähigkeiten zu loben und zu fördern, und stellen Sie nicht nur die Defizite in den Vordergrund.
- Wenn möglich, lassen Sie den Erkrankten möglichst viel selbstständig erledigen: Er kann beim Kartoffelschälen und auch bei der Gartenarbeit helfen.
- Wenn er sich noch selbst duschen oder waschen kann, lassen Sie ihn sich selbst versorgen. Geben Sie nur bei Problemen Hinweise oder Hilfestellung.
- Lassen Sie den Erkrankten die Kleidung selbst auswählen – auch wenn Sie der Meinung sind, dass die Stücke nicht zueinander passen. Das erhält die Selbstständigkeit und gibt Selbstvertrauen.

Bluthochdruck

Zu viel Druck in den Blutgefäßen – das ist in einigen Lebenslagen durchaus normal, z. B. bei Anstrengung oder Aufregung. Ist der Blutdruck aber dauerhaft erhöht, schädigt das die zarten Innenhäute der Blutgefäße. Bevor Tabletten zur Behandlung eingesetzt werden, kann der Erkrankte selbst viel tun. Das Gewicht zu reduzieren oder die Ernährung umzustellen sind beispielsweise gute Möglichkeiten, den Blutdruck zu senken.

Symptome

Bluthochdruck – auch Hypertonie genannt – ist eine Volkskrankheit. Jeder 2.–3. Mensch über 60 Jahre in Deutschland leidet daran. Oft wissen die Betroffenen selbst nichts davon, hohe Blutdruckwerte können jahrelang unbemerkt bleiben. Man spricht in diesem Zusammenhang von einer stummen Gefahr. Denn nicht behandelter Bluthochdruck belastet das Herz und die Blutgefäße und ist ein Risiko für Arteriosklerose, Schlaganfall, Herzinfarkt und Nierenerkrankungen.

Blutdruck ist der Druck in den Arterien. Je höher der Druck in den Blutgefäßen ist, desto mehr muss das Herz arbeiten, um Organe, Haut und Muskeln mit Sauerstoff und Nährstoffen zu versorgen. Der ideale Blutdruck von Erwachsenen liegt bei 120 mmHg/80 mmHg. Von Bluthochdruck spricht man, wenn bei mehreren Kontrollen Werte von 140 mmHg/90 mmHg oder höher gemessen werden. Dies gilt auch für ältere Menschen. Es gibt keine Alterstoleranz beim Blutdruckwert. Ist der Blutdruck ständig über dem Grenzwert von 140 mmHg/90 mmHg, führt dies zur Schädigung der Blutgefäße. Außerdem verdickt sich die Wand der linken Herzkammer und erschwert die Blutzufuhr zum Herzmuskel. Bei dauerhaftem Bluthochdruck reicht die Blutzufuhr kaum noch aus, um den

WISSEN

»Metabolisches Syndrom«

Der Begriff bezeichnet das gleichzeitige Auftreten verschiedener Risikofaktoren, die eine Gefäßverkalkung (Arteriosklerose) bedingen. Zu den vier wichtigsten Faktoren gehören
- bauchbetontes Übergewicht,
- veränderte Blutfettwerte,
- erhöhter Blutdruck,
- erhöhter Nüchternzucker.

Die Diagnose wird gestellt, wenn mindestens drei Aspekte auf einen Menschen zutreffen. Das Problem beim Metabolischen Syndrom ist, dass alle Risikofaktoren die Blutgefäße schädigen und so zu Erkrankungen wie Schlaganfall und Herzinfarkt führen können. Das Syndrom lässt sich durch eine gesunde Lebensweise – vor allem in den Anfängen – gut abmildern!

Herzmuskel mit den notwendigen Nährstoffen und ausreichend mit Sauerstoff zu versorgen. Äußere Einflüsse wie Übergewicht, Stress und Rauchen begünstigen Bluthochdruck. Körperliche Arbeit, Sport, Aufregung sowie Kaffee, starker Schwarztee oder Alkohol können die Werte kurzfristig erhöhen.

Die meisten Menschen mit Bluthochdruck haben keine Beschwerden. Treten Kopfschmerz, Atemnot, Schwindelgefühle oder Nervosität auf, können das Hinweise auf die Erkrankung sein. Auf sehr starke Blutdruckerhöhungen können Kopfschmerzen, Übelkeit und Erbrechen, Ohrensausen, Nasenbluten und Herzklopfen hinweisen.

Was ist zu tun bei Bluthochdruck?

Durch regelmäßige Kontrollen des Blutdrucks lassen sich die Werte beobachten. Eine tägliche Kontrolle ist sinnvoll. Hoher Blutdruck geht in den meisten Fällen zurück, wenn er mit Medikamenten behandelt wird. Begünstigt wird die Erkrankung zum Beispiel durch Übergewicht, zu salzreiche Ernährung, Nikotin, Alkohol, Stress und mangelnde Bewegung. Darum lässt sich Bluthochdruck oft durch eine gesunde Lebensweise reduzieren: richtige Ernährung (siehe Seite 199), ausreichend Schlaf (siehe Seite 118), viel Bewegung in frischer Luft, Rauchen aufgeben und Alkoholkonsum einschränken. Wie der Blutdruck korrekt gemessen wird, lesen Sie auf Seite 230.

PRAXIS

Maßnahmen, die den Blutdruck senken

- **Gewichtsabnahme.** Bei übergewichtigen Menschen muss das Herz ständig mehr leisten, um das Blut durch den Körper zu pumpen. Weniger Gewicht entlastet das Herz und reduziert den Druck in den Blutgefäßen.
- **Sport:** Ausdauersport an drei bis fünf Tagen in der Woche kann auf Dauer den Blutdruck um 10–15 mmHg senken. Dabei sollte jeder die Sportart wählen, die Freude macht und ohne Stress möglich ist. Eine vorherige Rücksprache mit dem behandelnden Arzt ist wichtig. Plötzliche körperliche Anstrengungen sollten Menschen mit Bluthochdruck hingegen vermeiden, ebenso Leistungssport und alle sportlichen Aktivitäten, die mit Pressatmung einhergehen.
- **Ernährung:** Mit der täglichen Nahrung nicht mehr als 5 Gramm Salz aufnehmen, darum Fertiggerichte und Würzmischungen vermeiden. Fette in der Nahrung reduzieren und wo möglich durch pflanzliche Öle ersetzen.
- **Medikation:** Falls eine Behandlung mit blutdrucksenkenden Medikamenten notwendig ist, sollten Hochdruckpatienten die ärztlich verordneten Medikamente regelmäßig einnehmen. Nur so lässt sich der Blutdruck auf Dauer normalisieren. Die Behandlung ist auch dann weiterzuführen, wenn keine Beschwerden mehr vorliegen oder der Blutdruck normalisiert ist. Denn das ist das Ergebnis der Therapie und macht das Einnehmen der Medikamente deshalb nicht überflüssig.

Schlaganfall

Die Warnzeichen möglichst früh zu erkennen – das ist das Wichtigste bei der Verhütung des Schlaganfalls und seiner Folgen. Denn meistens kündigt er sich mit Symptomen an und kommt eben nicht wie ein Blitz aus heiterem Himmel. Sollte es trotz aller Wachsamkeit dennoch zu einem Schlaganfall kommen, kann eine frühe Rehabilitation helfen, verloren gegangene Fähigkeiten neu zu lernen.

Warnsignale zum Schlaganfall

Der Schlaganfall wird auch Apoplex oder Hirnschlag genannt. In Deutschland ist der Schlaganfall der häufigste Grund für eine lebenslange Behinderung. Bluthochdruck, Diabetes mellitus, Rauchen und Herzerkrankungen sind die Hauptrisikofaktoren.

Kennzeichnend für den Schlaganfall ist der plötzliche Ausfall von Hirnfunktionen. Ein Schlaganfall ist die Folge einer Durchblutungsstörung im Gehirn mit akutem Sauerstoffmangel in den Nervenzellen. Nahezu 80 Prozent aller Schlaganfälle sind darauf zurückzuführen, dass Teile des Gehirns durch eine Thrombose in einer Hirnarterie oder durch eine Embolie von der Blutversorgung abgeschnitten werden und dadurch mit Sauerstoff und Nährstoffen unterversorgt sind. Gelingt es nicht rechtzeitig, die Durchblutung des betroffenen Hirnbereichs wiederherzustellen, kommt es zu meist dauerhaften neurologischen Ausfällen. Blutungen im Gehirn sind für etwa 20 Prozent aller Schlaganfälle verantwortlich. Durch das Platzen von Blutgefäßen kommt es zu Einblutungen in das Gehirn, die Druck auf einen Hirnbereich ausüben.

In vielen Fällen kündigt sich ein Schlaganfall an! Mediziner sprechen in diesen Fällen von einer Transitorisch Ischämischen Attacke – einer nicht bleibenden Durchblutungsstörung. Je nachdem, welche Hirnleistungszentren betroffen sind, unterscheiden sich die Symptome. Als Warnsignal treten sie vorübergehend auf und bilden sich ohne dauerhafte Beschwerden zu hinterlassen zurück. Dennoch sollte bei Auftritt der Symptome – und auch nur von einem – sofort der Notarzt verständigt werden!

Die Alarmsignale sind ähnlich den Symptomen eines Schlaganfalls und können sein:

- Bewusstseinstrübung
- Sensibilitätsstörungen wie Taubheit oder Kribbeln an einer Körperseite
- Sehstörungen
- Gleichgewichtsstörungen
- Schluckstörungen
- Sprechstörungen
- Lähmungen einer Gesichtshälfte, an der Hand, am Arm oder Bein, Halbseitenlähmung
- Urininkontinenz
- Bewusstlosigkeit
- plötzliche Übelkeit und Erbrechen
- plötzliche, heftigste Kopfschmerzen

Ganz entscheidend ist es, auch kleinste Warnsignale ernst zu nehmen.

PRAXIS

Erste Hilfe bei (drohendem) Schlaganfall

Treten einzelne oder mehrere der genannten Symptome auf, ist unverzüglich der Notarzt zu verständigen: bundesweit geltende Telefonnummer ist die 112. Bitte in diesem Fall nicht den Umweg über den Hausarzt machen! Bei einem Schlaganfall kommt es auf jede Minute an. Je schneller mit einer Behandlung begonnen wird, desto größer sind die Chancen, dauerhaften Schädigungen der Nervenzellen entgegenzuwirken.
Bis zum Eintreffen des Notarztes Erste-Hilfe-Maßnahmen einleiten:

- Die Atmung einengende Kleidungsstücke öffnen.
- Falls der betroffene Mensch eine Zahnprothese trägt, diese aus dem Mund nehmen.
- Wenn das Bewusstsein getrübt sein sollte, auf keinen Fall etwas zu essen oder trinken geben. Bei einem Schlaganfall können mögliche Schluckstörungen zu Verschlucken führen.
- Personen, die ansprechbar sind, in Rückenlage bringen. Dabei den Oberkörper in halbsitzender Position lagern. Bewusstlose Personen in stabile Seitenlage bringen.
- Panik im Umfeld des betroffenen Menschen vermeiden und ihn beruhigen.
- Falls Atmung oder Herzschlag aussetzen, sofort mit Wiederbelebungsmaßnahmen beginnen.
- Falls der Zustand des Angehörigen es zulässt, ärztlich verordnete Medikamente und Dokumente zum bisherigen Gesundheitsverlauf für den Notarzt vorbereiten, wie Blutzuckerprofil, Ausweis bei Einnahme von Medikamenten zur Hemmung der Blutgerinnung (Antikoagulanzien), Messwerte von Blutdruckkontrollen, Berichte von Facharzt- oder Krankenhausbehandlungen und Diabetikerausweis.
- Personalausweis, Krankenversicherungskarte und persönliche Dinge für einen Krankenhausaufenthalt vorbereiten.

Komplikationen nach Schlaganfall

Ein Schlaganfall kann zu vielen Problemen führen. Halbseitenlähmung und Sprachstörungen sind die auffälligsten Folgen. Zu den unsichtbaren, aber oft schmerzhaften Komplikationen gehört eine durch Lähmung traumatisierte Schulter. Sie kann aber durch aktivierende Pflege und richtige Lagerung (siehe Seite 103, 182) verhindert werden.

Schluckstörungen (siehe Seite 203) können die Nahrungsaufnahme erheblich beeinflussen. Dadurch besteht die Gefahr, dass sich die Erkrankten verschlucken und eine Lungenentzündung (siehe Seite 244) ausbilden. Bei Patienten mit erheblichen Schluckstörungen wird der Arzt empfehlen, eine künstliche Ernährungssonde zu legen, um solche Komplikationen zu vermeiden (siehe Seite 206). Urininkontinenz und Stuhlinkontinenz kommen ebenfalls häufig vor, sie lassen sich durch Toilettentraining mindern (siehe Seite 281).

Bei Erkrankten, die an das Bett gebunden sind, sollten alle an der Pflege Beteiligten darauf achten, dass keine Druckgeschwüre der Haut entstehen (siehe Seite 236) und die Gelenke beweglich bleiben(siehe Seite 255).

Aktiv pflegen und Körperwahrnehmung fördern

Durch frühzeitige Rehabilitation – zu der Krankengymnastik, Sprachtherapie, Ergotherapie und der Gebrauch von Hilfsmitteln gehören – lassen sich häufig gute Behandlungserfolge erzielen. Risikofaktoren wie Bluthochdruck, Diabetes, Übergewicht, Bewegungsmangel und Herzrhythmusstörungen sind zu behandeln, um das Auftreten weiterer Schlaganfälle zu vermeiden. Raucher sollten unbedingt mit dem Rauchen aufhören. Rehabilitation und Pflege orientieren sich an dem Grundsatz, dass die Schädigung lokaler Hirnbereiche zu globalen Störungen führen. Vom Schlaganfall ist immer der ganze Mensch betroffen. Aber viele Einschränkungen, die ein akuter Schlaganfall ausgelöst hat, können durch das Prinzip der aktivierenden Pflege und die Förderung der Körperwahrnehmung wiedererlernt werden (siehe Seite 103).

Schlaganfall, Gehirn und Körperwahrnehmung

Das Gehirn hat eine Doppelstruktur aus zwei Hirnhälften. Jede Hirnhälfte ist Träger bestimmter Leistungen. Auch aus der Verbundenheit und Interaktion beider Gehirnhälften ergeben sich weitere Fähigkeiten. Darum gibt es nach einem Schlaganfall keine »gesunde«, sondern eine mehr und eine weniger betroffene Körperseite. Zu körperlichen Auswirkungen wie Lähmungen und Sprachstörungen kommen als Folge eines Schlaganfalls häufig psychische Veränderungen dazu. Sie zeigen sich in Überängstlichkeit, Vergesslichkeit, Verlangsamung bei Aktivitäten, negativer Bewertung von positiven Lebensereignissen bis hin zur Depression. Für eine erfolgreiche Rehabilitation sind diese Erkenntnisse bedeutend.

Halbseitengelähmte verlieren zur mehr betroffenen Körperseite die »Beziehung«: Hand, Arm, Fuß, Bein und der Kopf bewegen sich nicht mehr nach dem Willen der Erkrankten, sie spüren an dieser Körperseite weder Wärme, Kälte noch Berührung. Kranke versuchen, solche Einschränkungen durch die nicht gelähmte Körperseite auszugleichen und verlieren dadurch noch mehr den Kontakt zu der mehr betroffenen Körperseite. Dem kann entgegengewirkt werden durch die Raumgestaltung (siehe Seite 84, 104), konsequentes Pflegehandeln (siehe Seite 104, 182), gezieltes Einüben von Bewegungsabläufen mit der gelähmten Körperseite und Training der Sprache.

Mit einigen kleinen Handgriffen kann die Körperwahrnehmung – z. B. das Gefühl, aber auch das Gleichgewicht – aktiviert und stimuliert werden.

- Im Liegen und Sitzen sollte der Körper durch das Aufliegen auf einer festen Unterlage Widerstand erfahren.
- Bei der Körperpflege stimulierende Waschbewegungen vornehmen: Mit Waschhandlungen und Abfrottieren jeweils auf der weniger betroffenen Körperseite zum Körper hin beginnen und auf der mehr betroffenen Körperseite vom Körper weg fortsetzen.
- Viele und unterschiedliche »Fühlerfahrungen« an der mehr betroffenen Körperseite ermöglichen, z. B. Haut mit Handtuch oder Massagebürste stimulieren.
- Mit dem gelähmten Arm oder Bein natürliche Bewegungen ausführen wie Beugen, Strecken oder Drehen.
- Das Training der Kopfbeweglichkeit erleichtert die Balancefähigkeit des Körpers: Den Kopf zunächst auf die weniger betroffene Körperseite drehen oder neigen und erst danach auf die mehr betroffene Körperseite.

Aktivierend pflegen

Aktivierend zu pflegen bedeutet, dem Erkrankten nicht alles aus der Hand zu nehmen. Er sollte immer so viel er kann selbst übernehmen! Das erhält die Selbstständigkeit und macht Mut. Häufig werden die noch vorhandenen Ressourcen, so ist der medizinische Ausdruck für vorhandene Fähigkeiten, unterschätzt.

- Auch wenn es sich anfühlt als würde alles viel länger dauern: Passen Sie den eigenen Handlungsrhythmus dem »Tempo« des vom Schlaganfall betroffenen Menschen an.
- Lassen Sie den Erkrankten so viel wie möglich selbst machen. Fordern Sie ihn immer auf, aktiv zu werden – beim Bewegen im Bett, beim Waschen.
- Reichen Sie Nahrung und Getränke nur im aufrechten Sitzen. Alle anderen Menschen speisen auch nicht im Liegen. Nach dem Essen sollte der Erkrankte weitere 20–30 Minuten sitzen, um einem Verschlucken der Nahrung vorzubeugen.
- Körperwahrnehmungen über Haut, Muskulatur und Gelenke ermöglichen.
- Wenn sich der Erkrankte im Bett bewegt oder bewegt wird, achten Sie darauf, dass er mit der weniger betroffenen Seite die stärker betroffene mitführt. Also z. B. die eine Hand mit der anderen festhält. Damit soll versucht werden, die stärker betroffene Seite zu aktivieren.
- Der Transfer vom Bett auf den Stuhl oder auf die Toilette sollte möglichst über die mehr betroffene Körperseite erfolgen. Beim Stehen und Gehen stützen Sie die gelähmte Seite, damit das Körpergewicht dorthin verlagert wird und diese Körperseite wieder lernt, sich selbst zu tragen.
- Bieten Sie Ihrem Angehörigen an, dass er seine Lieblingsmusik oder Radio hören kann. Wenn er die Sportschau früher geliebt hat, stellen Sie den Fernseher zu der Zeit ins Zimmer. Denn visuelle, akustische und taktile Reize stimulieren das Gehirn.
- Wenn Sie zusammen mit Ihrem Angehörigen etwas erarbeiten, geben Sie ihm Teilaufgaben und lassen Sie ihn alles schrittweise lösen. So vermeiden Sie Überforderung und damit verbundenen Frust.
- Sprechen Sie langsam und in kurzen Sätzen.
- Bei allen Tätigkeiten sollten Sie darauf achten, dass Sie sie von der mehr betroffenen Körperseite her ausführen. Das stimuliert das Gehirn und die Empfindungen auf der unsensiblen Körperseite.
- Benutzen Sie keinen Bettbügel als Aufrichthilfe – auch wenn das einfach erscheint. Aber mit einem Bettbügel sind keine Bewegungen möglich, die Menschen natürlicherweise ausführen. So »lernt« der Erkrankte »falsche« Bewegungsmuster. Pflegedienste oder das Personal in der Klinik können Ihnen bestimmt zu Alternativen raten. Eine davon ist die sogenannte Kinästhetik (siehe Seite 105), darüber werden an Volkshochschulen oder in Pflegezentren Kurse angeboten. Und: Diese Technik tut nicht nur Ihrem Angehörigen gut, sondern schützt auch Ihren Rücken vor Überbelastung (siehe Seite 110)!

Diabetes mellitus

Gerade auf den Verlauf einer Zuckerkrankheit haben die Erkrankten hohen Einfluss. Oftmals lassen sich leicht erhöhte Zuckerwerte auch ohne die Einnahme von Medikamenten wieder einrichten. Vor allem eine Gewichtsreduzierung oder eine Ernährungsumstellung können sich positiv auf die Krankheit auswirken. Wer Insulin spritzen muss, sollte dies zuverlässig tun. So können die Folgen eines Diabetes erheblich vermindert werden.

Erkrankung und Symptome

Diabetes mellitus, umgangssprachlich Zuckerkrankheit genannt, ist eine Stoffwechselerkrankung, bei der die Bauchspeicheldrüse zu wenig oder überhaupt kein Insulin produziert. Insulin ist ein Hormon und wichtig für die Aufspaltung der Kohlenhydrate, die Fettverdauung und die Aufbereitung von Eiweiß. Infolge von Insulinmangel kommt es zu erhöhten Blutzuckerwerten. Ein Blutzuckergehalt von 70–100 Milligramm pro Deziliter (mg/dl), nüchtern gemessen, gilt bei Erwachsenen als Normalwert. Nach der internationalen Bezeichnung Millimol pro Liter beträgt der nüchterne Normalwert 3,9–5,5 mmol/l.

Diabetestypen

Beim Diabetes mellitus werden Typ I und Typ II als Hauptformen unterschieden.

Diabetes mellitus Typ I entwickelt sich in Tagen bis wenigen Wochen durch Zerstörung der Zellen, die in der Bauchspeicheldrüse für die Bildung von Insulin notwendig sind. Dadurch kommt es zu einem totalen Insulinmangel. Alle Typ-I-Diabetiker sind lebenslang auf eine Behandlung mit Insulin angewiesen. Ungefähr 5 Prozent der Diabetiker leiden an einem Diabetes mellitus Typ I.

Bei Typ-II-Diabetikern produziert die Bauchspeicheldrüse durchaus noch eigenes Insulin, allerdings reagieren die Körperzellen nur vermindert darauf. Diese Stoffwechselstörung entwickelt sich, von den Betroffenen oft unbemerkt, über einen langen Zeitraum – Monate bis Jahre. Fast 95 Prozent aller Diabetiker in Deutschland leiden an einem Diabetes mellitus Typ II. Die anfänglich scheinbar harmlose Krankheit kann ohne die aktive Mitarbeit von Patient und Angehörigen einen komplikationsreichen Verlauf nehmen.

Je nach Ursache und Ausmaß des vorhandenen Insulinmangels können mehr oder weniger deutliche Symptome wahrgenommen werden, wie z. B.: Leistungsschwäche, Müdigkeit und Abgeschlagenheit, Wadenkrämpfe, Sehstörungen und Juckreiz am ganzen Körper. Im späteren Krankheitsverlauf treten auf:

- vermehrtes Urinlassen mit übermäßigem Durst
- Schwindelgefühl
- Appetitlosigkeit und Gewichtsabnahme
- Haut- und Schleimhautinfektionen

Komplikationen bei Diabetes

Diabetes mellitus Typ II tritt nicht isoliert auf, sondern steht in direktem Zusammenhang mit anderen Symptomen wie Übergewicht, Bluthochdruck und erhöhten Blutfetten. Diabetes lässt sich durch gezielte Ernährung, Bewegung, Medikamente und Insulininjektionen meist gut behandeln. Darauf sollten alle an der Pflege Beteiligten achten. Denn wenn die Blutzuckerwerte nicht gut eingestellt sind, kommt es häufig durch die Schädigung der Blutgefäße und der Nerven zu Folgeerkrankungen.

Diabetische Folgeerkrankungen sind:

- Arteriosklerose und als Folge Bluthochdruck, Schlaganfall und Herzinfarkt
- Augenkrankheiten mit Sehstörungen bis hin zum Erblinden
- Nierenkrankheiten bis hin zur Dialyse (Nierenwäsche)
- Nervenschädigung mit Störungen in der Funktion von Körperorganen und in der Wahrnehmung von Reizen
- Wundheilungsstörungen bis zum diabetischen Gangrän (Gewebezerfall)
- Infekte der Atemwege, Harnwegsinfekte, Pilzinfektionen an der Mundschleimhaut und im Genitalbereich
- Zuckerkoma, entweder durch extrem hohen oder extrem niedrigen Blutzucker. Diese Stoffwechselentgleisungen sind lebensbedrohlich und führen zu Bewusstseinsstörung und Bewusstlosigkeit

> **WISSEN**
>
> **Unterzuckerung**
>
> Zu viel Bewegung, zu geringe Nahrungsaufnahme oder zu viel Insulin können eine Unterzuckerung verursachen. Schwitzen, Zittern, weiche Knie, Herzjagen sind Warnsymptome. In solchen Situationen ist eine Blutzuckerkontrolle unverzichtbar. Zur Beseitigung des Unterzuckers reicht häufig schon ein Stück Traubenzucker, eine Scheibe Brot oder ein Glas Obstsaft. Fetthaltige Nahrungsmittel eignen sich nicht.

Was Diabetiker und ihre Angehörigen tun können

Sich über die Krankheit informieren, um die Anzeichen eines zu hohen und zu niedrigen Blutzuckers zu erkennen. Information und Beratung bieten Ärzte, Krankenkassen, Diabeteszentren und Selbsthilfegruppen. Diabetiker können selbst viel für sich tun, wenn sie Lebensgewohnheiten zielgerichtet ändern. Ihre Angehörigen können sie darin bestärken und unterstützen. Durch körperliche Aktivität wird vermehrt Glukose verbrannt und der Blutzuckergehalt verringert sich. Allein durch Normalgewicht, körperliche Bewegung und eine konsequent eingehaltene, ausgewogene, ballaststoffreiche Ernährung gelingt es häufig, auf eine zusätzliche Behandlung mit Medikamenten zu verzichten.

Kontrolle

Zusätzlich zu den ärztlichen Kontrollen des Blutzuckerspiegels, der Blutfette und des Blutdrucks ist eine konsequente Beobachtung der Blutzuckerwerte im Alltag unverzichtbar.

Dazu lernen Diabetiker und ihre Angehörigen, den Blutzucker selbstständig zu messen und wenn notwendig, die Insulindosis anzupassen. Zur Kontrolle gehören auch: Gewichtskontrolle, sorgfältige Beobachtung der Haut und der Füße, regelmäßiges Messen des Blutdrucks sowie Urintests auf Zucker und Azetone. Alle wichtigen Details erfahren Diabetiker und ihre Angehörigen in Schulungen, die z. B. Kliniken anbieten, und auf die Patienten bei erstem Auftreten einer Zuckerkrankheit hingewiesen werden.

Insulininjektion

Insulin müssen alle Typ-I-Diabetiker spritzen. Typ-II-Diabetiker müssen Insulin spritzen, wenn die Behandlung mit Tabletten nicht mehr zur gewünschten Blutzuckersenkung führt. Viele Menschen kostet es eine ungeheure Überwindung, sich selbst oder anderen das Insulin zu spritzen. Neben emotionalen Hürden spielt dabei auch die Angst eine Rolle, etwas falsch zu machen. Um aber weiterhin unabhängig leben zu können, sollten insulinpflichtige Diabetiker und ihre Angehörigen das selbstständige Verabreichen von Insulin lernen. Moderne Injektionshilfen wie Insulinpens erleichtern den Umgang. Insulin wird immer subkutan, in das Unterhautfettgewebe, gespritzt. Oberschenkel, Bauch und die Außenseite des Oberarms sind gut erreichbare Injektionsflächen. Um Veränderungen in der Haut zu vermeiden, können die Injektionsstellen systematisch gewechselt werden. In den Bauch gespritztes Insulin wird schneller resorbiert.

Lebensgewohnheiten ändern

Alle Faktoren, die den Blutzucker ansteigen lassen, können Diabetiker selbst mit beeinflus-

PRAXIS

Fußpflege

Die Füße sind die »Achillesferse« bei Diabetikern. Die tägliche sorgfältige Pflege der Füße kann helfen, das Risiko von Geschwüren und schlimmstenfalls Amputationen zu verringern. Bei der Pflege von Diabetikern sollte deshalb besonders auf Folgendes geachtet werden:

- Die Füße täglich ansehen und auf feuchte Zehenzwischenräume, weißlich aufgequollene oder gerötete Haut zwischen den Zehen, auf Hauteinrisse, Hornhautschwielen, eingewachsene Nägel, Druckstellen und Schwellungen hin kontrollieren. Ein Spiegel kann das Anschauen der Fußsohle erleichtern.
- Bei Fußpilz, Verletzungen, offenen Hautstellen und Geschwüren immer den Arzt hinzuziehen.
- Den Füßen täglich ein kurzes Fußbad gönnen – maximal 3 Minuten, Temperatur 35–37 °C und ohne Badezusätze.
- Die Nägel feilen und die Hornhaut mit einem Bimsstein behandeln, um Verletzungen zu vermeiden.
- Die Füße nach dem Fußbad mit fetthaltiger Lotion eincremen.
- Bei Schwierigkeiten mit der Fuß- und Nagelpflege die medizinische Fußpflege nutzen.
- Nie ohne Schuhe gehen, da barfuß laufen zu Verletzungen führen kann.
- Die Schuhe vor dem Anziehen auf Steinchen, durchdrückende Nägel und Falten in der Innensohle untersuchen. Schuhe und Strümpfe dürfen nicht zu klein oder zu eng sein.

sen. Sie können Übergewicht reduzieren, sich regelmäßig bewegen und vernünftig ernähren. Das sind die notwendigen Veränderungen in der Lebensgestaltung. Oft gelingt es Diabetikern durch die Korrektur ungesunder Lebensgewohnheiten, die Dosierung von Medikamenten und Insulin nachhaltig zu begrenzen. Rauchende Diabetiker sollten unbedingt das Rauchen aufgeben.

Haut und Füße pflegen

Hautinfektionen und der diabetische Fuß zählen zu den Folgeerkrankungen bei Diabetes mellitus. Aus entzündlicher Rötung, Juckreiz, Brennen und nässender Hautstelle können chronische Wunden entstehen. Besonders gefährdete Hautstellen sind Leisten, Genitalbereich, Achseln, Unterseite der Brüste und die Haut unter den Brüsten sowie die Haut zwischen den Zehen. Eine tägliche Kontrolle der gefährdeten Hautstellen und sorgfältige Körperpflege haben darum bei der Pflege von Diabetikern eine besondere Bedeutung. Zur Hautpflege werden natürliche und rückfettende Pflegeprodukte empfohlen. Schaumreste sollten gründlich abgewaschen und die Haut gut abgetrocknet werden. Bei der Kleidung ist darauf zu achten, dass sie atmungsaktiv und nicht zu eng ist, um feuchte Stellen und Reibung zu verhindern.

wichtig

Wärmflasche oder Heizkissen können zu Verbrennungen führen, da die Wahrnehmung durch geschädigte Nerven beeinträchtigt sein kann.

Inkontinenz

Inkontinenz ist häufig ein Tabu. Vielen Betroffenen ist es zu unangenehm und intim, darüber zu reden. Doch durch ihr Schweigen nehmen sie sich die Chance auf Hilfe. Denn auch hier gilt der Grundsatz: Früh erkannt bringt schnellere und effektivere Hilfe. Durch körperliches Training und technische Hilfsmittel kann den Symptomen der Inkontinenz durchaus wirksam begegnet werden. Reden Sie darüber!

Psychosoziale Aspekte

Mit Inkontinenz bezeichnet man die fehlende Fähigkeit des Körpers, Urin und/oder Stuhl kontrolliert zu entleeren. Schon als Kind haben die meisten Menschen erfolgreich gelernt, Blase und Darm so zu trainieren, dass sie selbst bestimmen, wann und wo sie Urin und Stuhl entleeren. Das ist vielleicht ein Grund, warum viele Betroffene ihre Probleme bei den Ausscheidungen verschweigen, auch gegenüber ihren Angehörigen und dem Arzt. Damit werden aber die Chancen einer frühzeitigen Behandlung häufig versäumt. Betroffene empfinden ihr »Leiden« als beschämend, meiden die Öffentlichkeit, weil sie fürchten, jemand könnte den Geruch der Ausscheidungen wahrnehmen. Harninkontinente Menschen trinken oft viel zu wenig, weil sie Angst vor dem Urinverlust haben. Das erhöht die Gefahr von Harninfektionen, die wiederum die Inkontinenz verstärken können.

Blasen- oder Darmschwäche – so wird Inkontinenz häufig bezeichnet – beeinträchtigt das Alltagsleben sehr. Aber Inkontinenz ist keine »unheilbare Krankheit«. In vielen Fällen ist sie heilbar oder so zu beeinflussen, dass die Betroffenen damit in relativem Wohlbefinden leben können. Es gibt verschiedene Formen und Ursachen der Harn- und Stuhlinkontinenz. Um sie erfolgreich behandeln zu können, müssen die Gründe ärztlich abgeklärt werden. Dazu muss der Arzt wissen, in welcher Weise und wann es zu Problemen mit der Kontinenz von Urin und Stuhl kommt – deshalb sind Eigen- und Fremdbeobachtung wichtig.

Harn- und Stuhlinkontinenz

Schätzungsweise über fünf Millionen Menschen in Deutschland leiden unter Harninkontinenz, Frauen etwa doppelt so häufig wie Männer. Entbindungen, Bindegewebeschwächen, Gebärmuttersenkungen und Hormonmangel in und nach den Wechseljahren schwächen den Schließmechanismus der Harnwege, insbesondere die Haltefunktion des Beckenbodens. Hinzu kommen andere Gründe wie zum Beispiel Blasenentzündungen, Blasensteine, Prostataoperationen, angeborene Fehlbildungen, Tumoren oder Krankheiten des Nervensystems wie Parkinson, Multiple Sklerose, Schlaganfall, Querschnittslähmung und epileptische Krampfanfälle.

Zum unwillkürlichen Urinverlust kann es beim Heben, Tragen, Laufen, Stehen, Husten, Niesen oder Lachen ohne vorherigen Harndrang kommen. Urin kann aber auch ohne wahrnehmbare Belastungen tropfenweise abgehen. Inkontinenz kann sich auch in plötzlichem Harndrang zeigen, der so stark ist, dass der Urin bis zur nächsten Toilette nicht mehr zurückgehalten werden kann. Bei Erkrankungen des Nervensystems kommt es im Unterschied dazu zur ungewollten Entleerung ohne Harndrang.

Bei der Stuhlinkontinenz leidet der Betroffene unter der Unfähigkeit, Stuhl oder Blähungen zurückzuhalten. Darum wird sie auch als anale Inkontinenz bezeichnet. Davon sind in Deutschland schätzungsweise 1,5 Millionen Menschen betroffen. Die Ursachen sind vielfältig und häufig treffen mehrere Faktoren zusammen. Eine Stuhlinkontinenz kann ausgelöst werden durch chronisch entzündliche Darmerkrankungen, Schwäche des Schließmuskels, Erkrankungen des Nervensystems, Verletzung der Beckenbodenmuskulatur, Rückenmarksverletzungen, Schlaganfall, Demenz oder Karzinome des Mastdarms. Auch durch Verstopfung – weniger als drei Stuhlgänge pro Woche – kann es zu unkontrollierten Stuhl- oder Schleimabsonderungen kommen. Symptome können sich ebenfalls zeigen im Unvermögen, Winde zu halten, im Verlust kleinster Stuhlmengen – auch als Stuhlschmieren bezeichnet – bis hin zum völligen Verlust der Kontrolle über die Stuhlausscheidung.

Was ist zu tun?

Je nach Ursache der Inkontinenz und dem Grad der Funktionsstörung stehen unterschiedliche Behandlungsmöglichkeiten zur Verfügung. Um die richtige Methode zu finden, ist eine Basisuntersuchung durch den Hausarzt oder Fachärzte wie Urologen, Gynäkologen und Proktologen notwendig. Von großer Bedeutung ist Beckenbodentraining, um die Beckenbodenmuskulatur zu stärken. Für gering ausgeprägte Inkontinenz gibt es inzwischen auch Medikamente. Organsenkungen oder Schließmuskeldefekte lassen sich häufig auch durch Operationen korrigieren.

Wenn Sie Hilfe suchen, aber nicht wissen, wer der richtige Ansprechpartner ist, bietet die Deutsche Kontinenz-Gesellschaft e.V. ihren Rat an. Hotline: 01805-233440 oder Internet: www.kontinenz-gesellschaft.de.

Hilfen für Betroffene und Angehörige

Außenstehende können kaum erahnen, wie schwierig die Situation der Betroffenen sein kann. Pflegemaßnahmen bei Inkontinenz werden von den Betroffenen oft als Eindringen in die Intimsphäre empfunden (zum Thema Scham und Ekel siehe Seite 222). Deshalb ist oft selbst bei der Pflege durch Angehörige hohes Einfühlungsvermögen nötig. Wichtige Gesichtspunkte sind die

- Achtung der persönlichen Würde und die Wahrung der Intimsphäre,
- Stabilisierung des Selbstwertgefühls durch vertrauensbildende und offene Gespräche,
- Aufklärung und Information,
- Kontakte mit Gleichbetroffenen (Selbsthilfegruppen),
- sorgfältige Auswahl der richtigen Hilfsmittel.

Inkontinenz kann zu verschiedenen Zeiten (auch nachts) in unterschiedlicher Stärke auftreten. Darauf sind Pflege, Ausgestaltung der Wohnung und hygienische Erfordernisse abzustimmen.

PRAXIS

So wird der Alltag leichter

Wohnung und Raumhygiene

- Entfernung zur Toilette beachten, bei Demenzkranken den Weg und die Toilette deutlich markieren, z. B. mit Markierungen an Wand und Tür oder Licht in der Nacht.
- Hindernisse auf dem Weg zur Toilette entfernen (Stufen, Möbel, Teppiche).
- Flurlicht oder Licht im Bad mit Bewegungsmelder ausstatten.
- Eventuell Steckbecken, Urinflasche und Toilettenstuhl nutzen.
- Räume regelmäßig lüften.
- Wohnung reinigen und ggf. luftverbessernde Düfte verwenden.
- Urindurchnässte und kotverschmutzte Wäsche möglichst umgehend waschen.

Zweckmäßige Kleidung

- Klettverschlüsse statt Knöpfe annähen und
- statt Gürtel Gummizug im Hosenbund einnähen; die Veränderungen ermöglichen ein einfaches und schnelles An- und Ausziehen,
- pflegeleichte Kleidung wählen, sie ist leicht zu reinigen.

Hautpflege

- Intimbereich mehrmals täglich mit Wasser und pH-hautneutraler Waschlotion reinigen,
- Reinigungsschaum unterstützt eine schonende Reinigung bei empfindlicher Haut,
- Haut mit rückfettender Lotion pflegen,
- auf saubere und trockene Kleidung und Bettwäsche achten.

Toilettentraining

Damit können Angehörige erreichen, dass der Betroffene die Toilette erreicht, bevor er ausscheidet:

- Die Ausscheidungsgewohnheiten, zum Beispiel die Zeiten, genau beobachten,
- die Toilettengänge an dieses Ausscheidungsverhalten anpassen,
- durch das Einhalten von festen Toilettenzeiten soll das Ausscheidungsverhalten gelernt werden.

Materialien und Hilfsmittel bei Inkontinenz

Inkontinenzhilfsmittel können eine medizinische Therapie nicht ersetzen, aber den Alltag enorm erleichtern. Richtig ausgewählte Hilfsmittel schaffen Sicherheit, weil sie Urin und Stuhl zuverlässig aufnehmen, das Risiko von Hautinfektionen verringern und den Geruch binden.

Aufsaugende Systeme

Für verschiedene Grade der Inkontinenz werden aufsaugende Materialien in unterschiedlicher Größe und Form angeboten. Um den Urin bzw. den Stuhl zuverlässig aufzufangen, verfügen sie über seitliche Auslaufbarrieren, Saugkern und eine hautfreundliche Vliesstoffhülle. Das Angebot reicht von Auflagen für das Bett, über gebrauchsfertige Tag- und Nachteinlagen, die zum Teil körpergerecht geformt sind, bis hin zu Inkontinenz-Slips. Für Männer, die Urin tropfenweise verlieren, eignen sich »Tropfenfänger« aus hochsaugfähigem Material, die über den Penis gestülpt werden und durch einen Klebestreifen an der Unterwäsche fixiert werden können. Die Fixierung der kör-

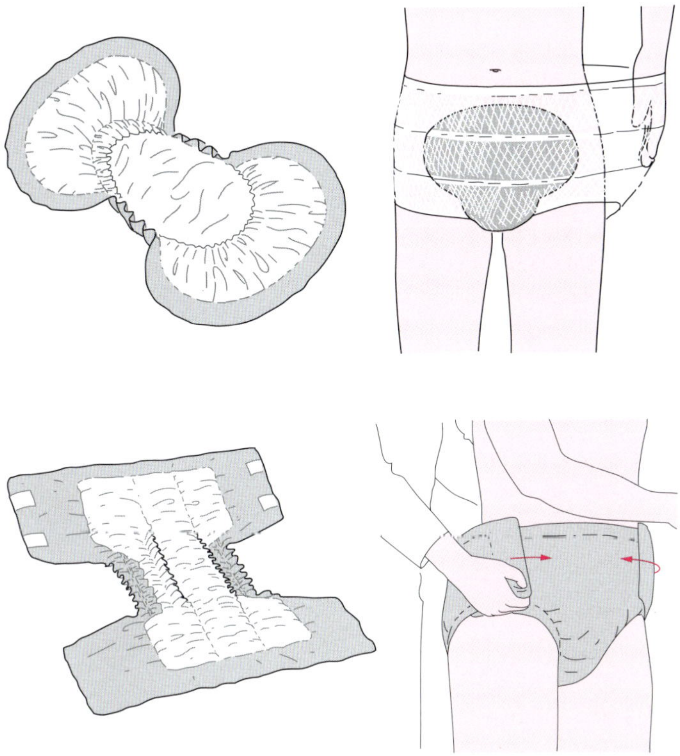

▲ Inkontinenzeinlagen saugen z. B. Urin auf.

pergerechten Einlagen ist mit einem Schlüpfer oder einer speziellen Netzhose möglich. Bei Stuhlinkontinenz stehen auch Tampons für den Analkanal zur Verfügung.

Ableitende Systeme

Bei Männern, die mobil sind, lassen sich Kondomurinale mit Beinbeuteln verbinden, die am Ober- oder Unterschenkel befestigt werden. Eine sichere Ableitung des Urins ist dadurch möglich. Während der Nacht kann an den Beinbeutel problemlos ein Nachtbeutel angeschlossen werden. Beim Bettlägerigen wird nur ein Bettbeutel verwendet. Ein Kondomurinal kann 24 Stunden getragen werden, danach ist es zu wechseln. Für Allergiker gibt es latexfreie Kondomurinale.

Der Urin kann auch über einen Blasenkatheter abgeleitet werden. Dies erfolgt nur nach medizinisch begründeter Indikation. Denn ein Dauerblasenkatheter bedeutet ein hohes Risiko für Harnwegsinfekte. In der Pflegepraxis wird unterschieden zwischen Blasenkatheter, die durch die Harnröhre eingeführt werden, und Blasenkatheter, die mit einer Punktion der Blase durch die Bauchdecke oberhalb der Schamgegend eingesetzt werden.

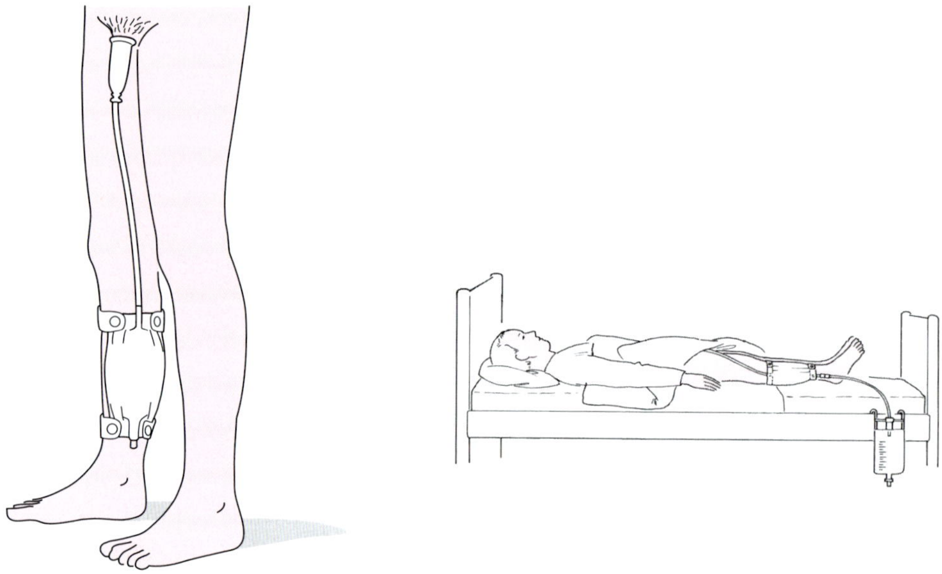

▲ Über ein Kondomurinal wird der Urin in einen Beutel geleitet. Männer sind damit in der Lage, ihren Alltagsverrichtungen nachzugehen. Das System eignet sich auch z. B. für den Fall, dass nur in der Nacht Urin zuverlässig abgeleitet werden muss.

Naturheilmittel richtig anwenden

Von der Medizin manchmal unterschätzt werden physikalische Maßnahmen oder die Wirksamkeit von Naturheilmitteln. Dabei bringen sie vielfach Erleichterung: Sie steigern das allgemeine Wohlbefinden, regen Geist und Seele an und wirken sanfter, aber manchmal ebenso effektiv wie Medikamente. Bereits kleine Maßnahmen, die man ohne großen Aufwand ergreifen kann, zeigen oft tolle Wirkung. Probieren Sie es einmal aus.

Wärme und Kälte

Heilbehandlungen durch Wärme- und Kälteanwendungen am Körper sind verbreitete Behandlungsformen, die entscheidend zum Wohlbefinden beitragen können. Wärme- und Kälteanwendungen gibt es in Form von Umschlägen, Wickeln, Packungen, Inhalationen, Bädern und Güssen.

Wärme erweitert die Gefäße, erhöht also die Blutzufuhr im Gewebe. Dadurch wird eine bessere Versorgung mit Nährstoffen und Sauerstoff erreicht. Da gleichzeitig auch Schlackenstoffe schneller abtransportiert werden, wird das Gewebe »entgiftet«; es entspannt sich und vorhandene Schmerzen lassen nach. Bei entzündlichen Prozessen mit Rötung, Schwellung oder Überwärmung kann eine Wärmeanwendung jedoch das Gegenteil erreichen und die Beschwerden verstärken.

Beachten Sie bitte Folgendes: Bei Sensibilitätsstörungen durch Lähmungen oder Diabetes können die Betroffenen nicht mehr spüren, ob die Anwendung zu heiß ist. Es kann zu Verbrennungen kommen.

Kälte entzieht dem Körper Wärme, verengt die Gefäße und verringert die Durchblutung des Gewebes. Bei Prellungen, Zerrungen oder Gelenkverletzungen wirken Kälteanwendungen schmerzlindernd und entzündungshemmend. Wenn Sie Gelkompressen oder Eisbeutel als Kühlelemente nutzen, diese nicht ohne Schutzbezug auf die Haut legen. Der Kältereiz kann sonst zu stark sein und zu einer Kälteverbrennung führen.

Achtung: Hautrötungen bei Verdacht auf Dekubitus sind keinesfalls mit Kälte zu behandeln. Die ohnehin schon schlechte Blutversorgung der Haut würde noch mehr vermindert und eine zusätzliche Schädigung herbeigeführt.

Wadenwickel sind ein altbewährtes Hausmittel zur Fiebersenkung, bei Venenentzündungen und bei müden Beinen. Auch als Einschlafhilfe sind Wadenwickel geeignet. Unter die Beine wird zunächst ein Badetuch als Bettschutzeinlage gelegt. Die Unterschenkel werden mit einem angefeuchteten Baumwolltuch umhüllt. Dazu wird ein Baumwolltuch ins kalte Wasser getaucht, leicht ausgedrückt und faltenfrei um den Unterschenkel gewickelt. Die Wickel werden an beiden Unterschenkeln angelegt. Wenn die Wickel sich erwärmen, ca. nach 10 Minuten, werden sie abgenommen. Zur Fiebersenkung wird die Anwendung drei- bis viermal wiederholt.

Bäder und Güsse

Wasseranwendungen wirken wohltuend und eignen sich auch für die äußere Anwendung von Heilmitteln, z. B. mit Badezusätzen aus Heilkräutern, Ölen, Meersalz, Schwefel oder Zitronenscheiben.

Armbad und Fußbad

Arm- und Fußbäder sind einfach durchzuführende Anwendungen. Sie eignen sich bei Durchblutungsstörungen, Versteifungen, rheumatischen Beschwerden und nervösen Herzbeschwerden. Für ein Armbad reicht schon ein Waschbecken. Beim Fußbad empfiehlt sich ein Eimer oder eine spezielle Fußbadwanne. Denn es sollten nicht nur die Füße, sondern auch die Waden ins Wasser eintauchen.

Arm- und Fußbad können in warmem Wasser (36–38 °C für ca. 10 Minuten) oder in kaltem Wasser (15–20 °C für 20–30 Sekunden), und als Wechselbad in warmem und kaltem Wasser erfolgen. Beim Armbad wird zuerst der rechte, dann der linke Arm bis zur Mitte des Oberarms in das Wasser eingetaucht. Beim Fußbad auch erst den rechten, danach den linken Fuß bis zur Wade ins Wasser stellen.
Beim Wechselbad wird zuerst 5 Minuten lang warm gebadet, danach werden die Arme oder Füße kurz (10 Sekunden) ins kalte Wasser eingetaucht. Das Bad kann wiederholt werden und muss mit dem Kaltbad enden.

Die Arme werden nicht abgetrocknet, das Wasser wird lediglich abgestreift, und die Arme bewegt bis die Haut trocken ist. Die Füße sollten jedoch mit einem Handtuch gut abgetrocknet werden.

Güsse

Güsse regen den Kreislauf an und stärken die Immunität des Körpers. Man unterscheidet Arm-, Bein- und Körpergüsse. Die Anwendung der Güsse ist nicht zu verwechseln mit dem Abbrausen oder Duschen. Es kommt vielmehr darauf an, mit dem dosierten Strahl (Wassertemperatur 20 °C) eine flächige Umspülung des Körperteils zu erreichen. Hierfür eignet sich ein Schlauch mit einem Innendurchmesser von 2 cm. Der Wasserdruck soll eine Wassersäule von ca. 10 cm (Handbreite) erzeugen.

Güsse. Generell ist bei allen Güssen herzfern zu beginnen, d. h. der Wasserstrahl wird zuerst an der rechten Körperseite, am rechten Fuß oder an der rechten Hand von außen nach innen geführt.
Wie bei den Wechselbädern wird bei den Wechselgüssen eine warme Wassertemperatur von 36–38 °C gewählt. Der Wasserstrahl bleibt so lange auf eine Körperregion gerichtet, bis diese gut umspült ist. Daran schließt sich der kalte Guss mit einer Wassertemperatur von etwa 20 °C mit einer Dauer von 5–10 Sekunden an. Dieser Gesamtvorgang ist noch einmal zu wiederholen.

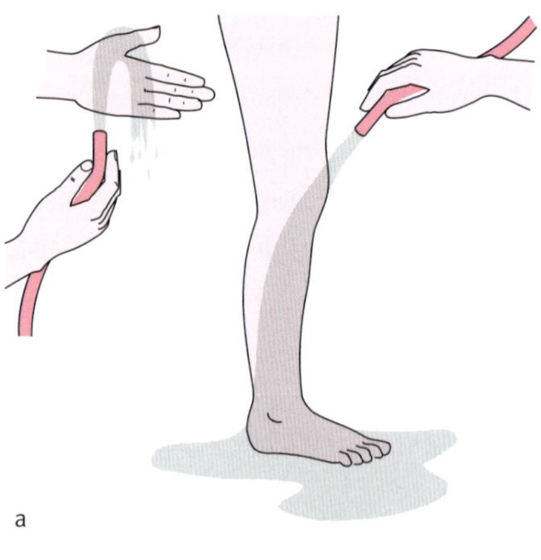

a

▶ **Güsse sind nicht nur etwas für Saunagänger: Die Abbildung zeigt einen Hand- und Fußguss.**

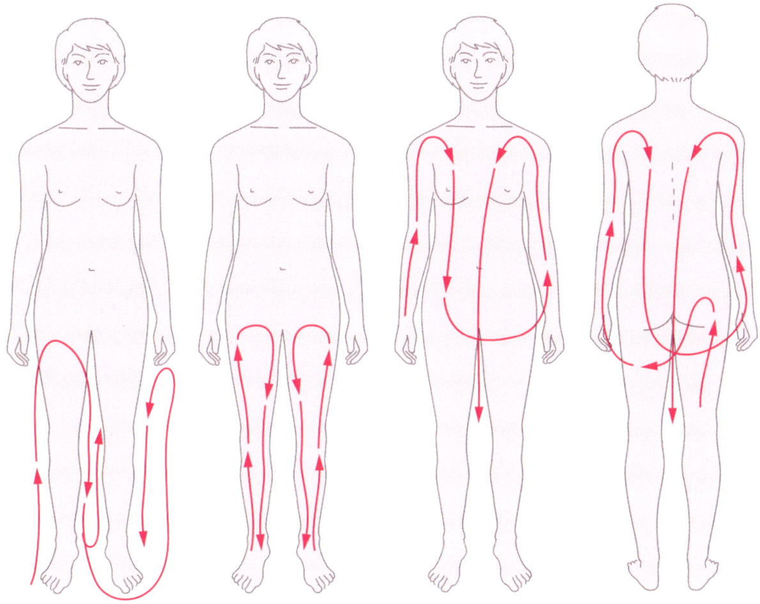

▲ Diese Abbildung zeigt die Führung des Wasserstrahls bei einem Körperguss.

Pflanzliche Heilmittel

Die Heilkräfte der Natur wurden bereits im Altertum erkannt und für die Behandlung kranker Menschen verwendet. Im frühen Mittelalter sammelte die Äbtissin Hildegard von Bingen (1098–1179) überlieferte Rezepturen, denen heilsame Wirkung nachgesagt wurden. Heute wird den Heilmitteln, die aus Heilpflanzen zubereitet werden, ein hoher Wert beigemessen. Besonders die Heilkräuter finden wieder verstärkte Anwendung in Form von medizinischen Teezubereitungen. Die Arzneien aus Heilpflanzen gehören im Allgemeinen zu den Heilmitteln, die weniger stark wirken. Das heißt jedoch nicht, dass man mit pflanzlichen Heilmitteln unbedenklich umgehen kann. Verträglichkeit und Nebenwirkungen müssen sorgfältig beachtet werden. Das Wissen um die Wirkung bestimmter Heilmittel der Natur gewinnt in Pharmazie und Medizin wieder zunehmend an Bedeutung und sollte auch in der Hauskrankenpflege beachtet werden. Nachfolgende Übersicht enthält ausgewählte Heilpflanzen, die schon immer als Tee zubereitet wurden. Ihre heilenden Kräfte können sie jedoch nur bei richtiger Zubereitung und gezielter Anwendung entfalten.

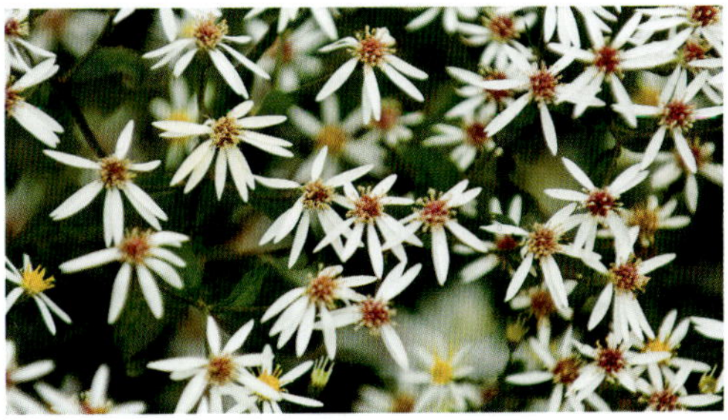

▲ Sanfte und oftmals gute Wirkung haben Heilmittel aus der Natur.

Teezubereitungen

Pflanze	Wirkung	Dosierung	Anwendung
Pfefferminze	gallebildend, entspannt auch die Muskulatur des Magens, krampflösend, appetitanregend	1–2 Teelöffel, heiß überbrühen, 10 Minuten ziehen lassen	bei Übelkeit und Brechreiz, Magenverstimmungen; mit Melisse ein guter Mischtee; besonders wirksam ist Tee von frischen Blättern
Kamille	krampflösend, entzündungshemmend, wundheilungsfördernd, entspannend, beruhigend	2 Teelöffel getrocknete Blüten auf 1 Tasse siedendes Wasser	bei Magen- und Darmbeschwerden, Blähungen, Durchfall, Entzündungen im Mund-, Nasen- und Rachenraum; auch zum Gurgeln bei Halsentzündungen; Verwendung bei Dampfbädern, Inhalationen, Packungen
Fenchel	krampflösend, schleimlösend, harntreibend, beruhigend	1 Teelöffel auf ¼ l siedendes Wasser	bei Verdauungsstörungen, Blähungen, Husten und Bronchitis; 1–3 Tassen täglich
Kümmel	verdauungsfördernd, krampflösend bei Blähungen	1 Teelöffel auf ¼ l siedendes Wasser	bei Blähungen besonders wirksam, Kümmel vor dem Überbrühen zerstoßen
Baldrianwurzel	beruhigend	Kaltauszug: 2 Teelöffel zerkleinerte Wurzeln in ¼ l Wasser 12 Std. ziehen lassen oder 10 g Wurzeln auf ¼ l siedendes Wasser	bei Nervosität, Erschöpfungszuständen, Schlafstörungen
Holunderblüten	schweißtreibend	1 Esslöffel auf ¼ l Wasser, abkochen	bei Fieber, Grippe, Erkältungskrankheiten; 1–2 Tassen trinken zum Schwitzen
Lindenblüten	schweißtreibend	1 Teelöffel auf ¼ l siedendes Wasser, 10 Minuten ziehen lassen	bei Fieber; nicht mehr als 3 Tassen täglich

Pflanze	Wirkung	Dosierung	Anwendung
Melisse	krampflösend, nervenberuhigend	2 Teelöffel auf ¼ l siedendes Wasser	bei nervösen Magen-, Darm- oder Herzbeschwerden, Einschlafstörungen, Stress; besonders wirksam bei Verwendung frischer oder eingefrorener Blätter
Wermut	gallefördernd, appetitanregend	2 Teelöffel auf ¼ l siedendes Wasser	bei Magendruck; auch als erste Hilfe bei Gallenbeschwerden
Salbei	entzündungshemmend, abschwellend	1 Teelöffel auf ¼ l siedendes Wasser, ½ Std. ziehen lassen	bei Halsschmerzen; zum Gurgeln bei Halsentzündungen und bei Beschwerden in der Mundhöhle

Umgang mit Medikamenten

Die erfolgreiche Behandlung vieler Erkrankungen ist ohne Medikamente nicht denkbar. Damit haben Arzneimittel zweifellos einen hohen gesundheitlichen Nutzen. Eine erfolgreiche und sichere Behandlung hängt aber auch von der Mitarbeit des kranken Menschen ab. Es gibt viele Möglichkeiten, Medikamente falsch anzuwenden. Werden Hinweise zur Einnahme missachtet, beeinflusst dies möglicherweise die Wirkung des Medikaments. Darum finden Sie in allen Medikamentenpackungen eine Gebrauchsinformation mit wichtigen Hinweisen zu Anwendung und Wirkung.

Gebrauchsinformation beachten

Auch wenn die Anweisungen des Arztes klar und eindeutig sind, empfiehlt es sich, die Gebrauchsinformationen auf dem Beipackzettel genau zu lesen, bevor man das Medikament anwendet. Vorrang vor den Dosierangaben der Gebrauchsinformation hat jedoch die vom Arzt festgelegte Dosierung.

In der Gebrauchsinformation finden Sie Erklärungen über Zusammensetzung, Wirkung, Anwendungsbereich, Dosierung, Zeit und Dauer der Anwendung, und wichtige Hinweise auf Gegenanzeigen. Sie finden auch Hinweise darüber, ob das Medikament vor, während oder nach dem Essen, oder ob es zusammen mit viel oder mit wenig Flüssigkeit eingenommen werden soll. Solche Hinweise nicht zu beachten kann zur Folge haben, dass die Wirksamkeit des Medikaments verändert wird oder sich ungewünschte Begleiterscheinungen zeigen.

Wirkung und Nebenwirkung

Medikamente werden vom Arzt verordnet, Krankheiten zu heilen, zu lindern oder zu verhüten. Neben der angestrebten Wirkung kann jedes Medikament im Körper auch nicht beabsichtigte Wirkungen entfalten oder es kann zu Wechselwirkungen mit anderen Medikamenten kommen. Auch Abhängigkeiten können sich bei Arzneimitteln entwickeln. Je nach Art des Medikaments und nach Konstitution des kranken Menschen sind die Risiken unterschiedlich groß. Wirkung und Nebenwirkung treten bei jedem Menschen in anderer Form auf. Was dem Einen hilft, kann einem Anderen schaden. Darum sollten Arzneimittel nie ohne ärztliche Verordnung weitergereicht werden. Eine Weitergabe an andere Personen oder eine Einnahme bei ähnlichen Situationen ist gefährlich.

Aufbewahren der Arzneimittel

In vielen Haushalten werden die unterschiedlichsten Arzneimittel in einem für alle zugänglichen Schrank oder einer Schublade gesammelt. Wie gefährlich diese Art von Vorratshaltung ist, ahnen viele Menschen nicht.

PRAXIS

Allgemeine Lagerungshinweise

Meist sind Medikamente kühl, trocken und lichtgeschützt zu lagern. Für viele Arzneimittel gibt es Hinweise zur besonderen Lagerung. So sind bestimmte Tropfen, Säfte, Insulinpräparate und Salben bei einer Temperatur von 2–10 °C aufzubewahren. Das hat häufig zur Folge, dass sie im Kühlschrank gelagert werden. Besondere Kennzeichnungen und Sicherungsmaßnahmen sind notwendig, damit es nicht zu Verwechslung mit Lebensmitteln kommt. Sie können etwa in eigene, am besten abschließbare Dosen gelegt werden.

Medikamente sind immer für Kinder und Demenzkranke unzugänglich aufzubewahren. Auch sind sie stets zusammen mit ihren Gebrauchsinformationen in der Originalverpackung zu belassen.

Medikamente sind nicht unbegrenzt haltbar. Auf der Verpackung finden Sie ein Verfallsdatum. Nur bis zu diesem Datum darf das Arzneimittel verwendet werden. Überalterte Arzneimittel sind wirkungslos oder sogar gesundheitsschädlich.

Neben dem Verfalldatum ist auch auf Veränderungen im Aussehen zu achten. Bei falscher Lagerung können Dragees und Tabletten Risse oder Flecken zeigen oder Kapseln lösen sich auf. Solche Medikamente dürfen auch bei nicht abgelaufener Haltbarkeit nicht mehr verwendet werden. Ebenso nicht Tropfen, die eingetrübt sind, oder flüssige Zubereitungen, die ausgeflockt sind. Wenn Salben eingetrocknet sind oder sich in ihre Bestandteile zersetzt haben, sollten sie nicht mehr benutzt und erneuert werden. Sterilisierte Verbandstoffe sind bis zum Verfallsdatum nur in ungeöffneter Verpackung steril.

Am sichersten ist es, wenn Sie ein- bis zweimal im Jahr Ihre Arzneimittel überprüfen. Wenn Sie Zweifel an der Qualität Ihrer Arzneimittel haben, lassen Sie sich in der Apotheke beraten.

wichtig

Arzneimittel gehören nicht in den Hausmüll. In vielen Städten und Gemeinden wurden Sammelstellen oder Sammelaktionen für zu vernichtende Medikamente eingerichtet. Auch Apotheken nehmen Medikamente zurück.

Arzneimittel richtig verabreichen

Behandlungen älterer Menschen durch Arzneimittel sind mit einer ganzen Reihe von Risiken behaftet. Häufig leiden ältere Menschen an mehreren chronischen Krankheiten, was die Einnahme mehrerer Arzneimittel zur Folge hat. Dadurch kann es zu Einnahmefehlern, aber auch zu Wechselwirkungen der Medikamente und Nebenwirkungen kommen. Außerdem beeinflussen Alterungsprozesse zum Teil die Wirkung von Arzneimitteln ganz erheblich, da sie Vorgänge wie Aufnahme, Verteilung im Körper, Wirkung auf Organe oder den gesamten Organismus, und Ausscheidungsverhalten verändern. Durch Wachsamkeit und Sorgfalt lassen sich Risiken begrenzen und eine sichere und erfolgreiche Arzneimitteltherapie erreichen.

wichtig

Sollte Ihr Angehöriger über Unwohlsein nach der Einnahme (neuer) Medikamente klagen oder Sie Hinweise im Beipackzettel finden, wenden Sie sich bitte sofort an den behandelnden Arzt.

Richtiger Zeitpunkt und Einnahmedauer

Die Wirksamkeit einer Arznei kann sehr davon abhängen, ob es vor, während oder nach einer Mahlzeit eingenommen werden muss, oder in welchen Zeitabständen die Anwendung erfolgt. Werden Medikamente erbrochen, ist der Arzt zu informieren. Er kann auf eine andere Darreichungsform ausweichen. Für den Behandlungserfolg ist die Dauer der Anwendung von Bedeutung. Von der ärztlich festgelegten Einnahmedauer sollten Sie nicht abweichen, auch wenn erste Zeichen einer Besserung wahrgenommen werden.

Richtige Einnahme

Medikamente werden in unterschiedlichen Arzneiformen wie Tabletten, Dragees, Kapseln, Tropfen, Zäpfchen, Salben oder Sprays hergestellt. Damit geben die Hersteller auch die Verabreichungsart vor. Feste Arzneiformen wie Tabletten, Dragees oder Kapseln dürfen im Allgemeinen vor der Einnahme nicht in Flüssigkeit aufgelöst werden. Bestehen Probleme beim Schlucken, muss der Arzt auf eine andere Arzneiform zurückgreifen. Solche festen Arzneiformen sollen nicht im Liegen geschluckt werden, da sie in der Speiseröhre stecken bleiben können. Darum feste Medikamente mit genügend Wasser und aufrechtem Oberkörper schlucken. Nur so gelangen sie in den Magen-Darm-Trakt und können vom Körper aufgenommen werden. Milch, Fruchtsäfte oder Kaffee können zu unerwünschten Wechselwirkungen führen. Grundsätzlich sollten Sie keine Medikamente zusammen mit Alkohol einnehmen. Bereits kleine Mengen Alkohol können die Wirkung mancher Arzneimittel vervielfachen, andere hingegen einschränken.

▼ Dosierhilfen für Medikamente sichern die korrekte Aufbewahrung und Einnahme.

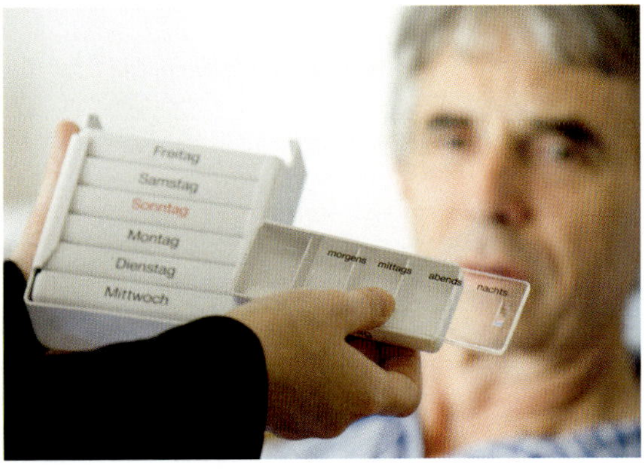

Auch Medikamente werden über die Leber oder die Nieren ausgeschieden. Dazu ist eine ausreichende Flüssigkeitszufuhr erforderlich.

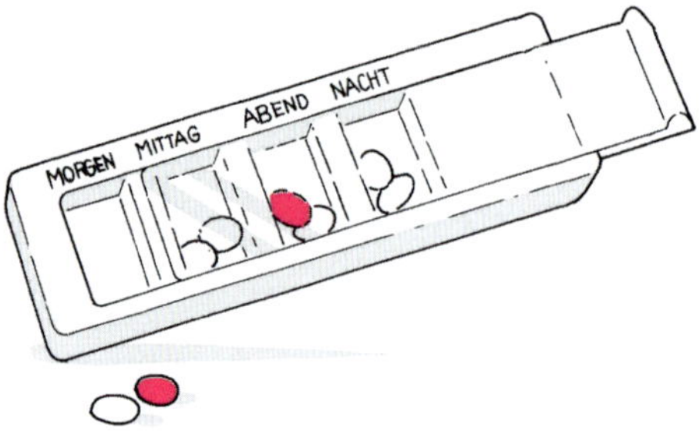

▲ Dosiersystem für 24 Stunden

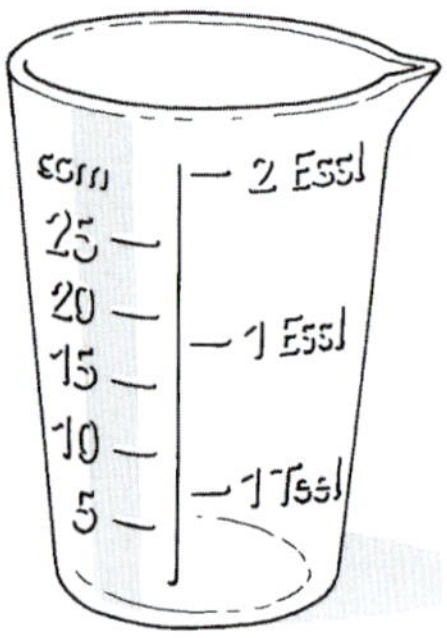

▲ Messglas

Die »richtige« Einnahme von Medikamenten kann durch Dosiersysteme für einen Tag oder eine Woche unterstützt werden. Sie erleichtern die Einhaltung des Zeitpunkts und die Kontrolle, ob die Medikamente auch tatsächlich eingenommen wurden.

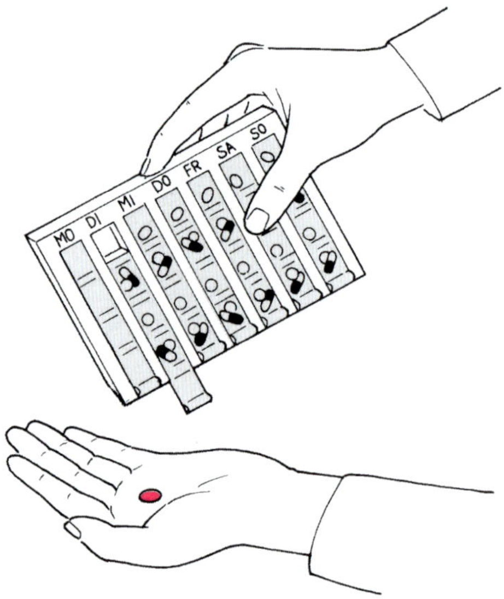

▲ Dosiersystem für eine Woche

Die Hausapotheke

Trotz des dichten Netzwerks aus Arztpraxen und Apotheken ist eine Hausapotheke auch heute aus keinem Haushalt wegzudenken, weil nicht nur viele Beschwerden des Alltags, sondern auch häusliche Unfälle es notwenig machen, schnell zu helfen. Eine gut ausgestattete Hausapotheke sollte deshalb folgende Grundausstattung enthalten:

Verbandmittel für Erste Hilfe

- Mullbinden 6 cm breit
- Mullbinden 8 cm breit
- Verbandpäckchen: klein, mittelgroß, groß
- Rolle Heftpflaster
- Wundschnellverband in unterschiedlichen Breiten
- Dreiecktücher
- elastische Binden 8 cm und 10 cm
- Sicherheitsnadeln
- Verbandklammern
- Verbandschere
- Wund- und Brandgel
- Mittel zur Wunddesinfektion
- Mittel bei Insektenstichen
- Splitterpinzette
- Zeckenpinzette

Arzneimittel

- Medikamente gegen Erkältungen
- Medikamente gegen Halsschmerzen
- Schmerztabletten
- Medikamente, die ärztlich verordnet sind

Mittel zur Hauskrankenpflege

- Fieberthermometer
- Mundspatel
- Tupfer
- Schere
- Klemme
- Einmalhandschuhe
- Watte
- Verbandmull

Im Inventarverzeichnis sind die einzelnen Gegenstände einzutragen, damit eine Überprüfung der Vollständigkeit möglich ist. Es empfiehlt sich, bei Medikamenten das Kaufdatum zu notieren, sofern auf der Verpackung kein Verfallsdatum vermerkt ist.

Vermerken Sie auf der Innentür der Hausapotheke die Telefonnummern, die für Notfälle wichtig werden könnten. Vorschläge für ein solches Verzeichnis:

- Hausarzt
- Notarzt
- Zahnarzt
- Krankentransport
- Feuerwehr
- Sozialstation oder Pflegedienst
- Vergiftungszentrale

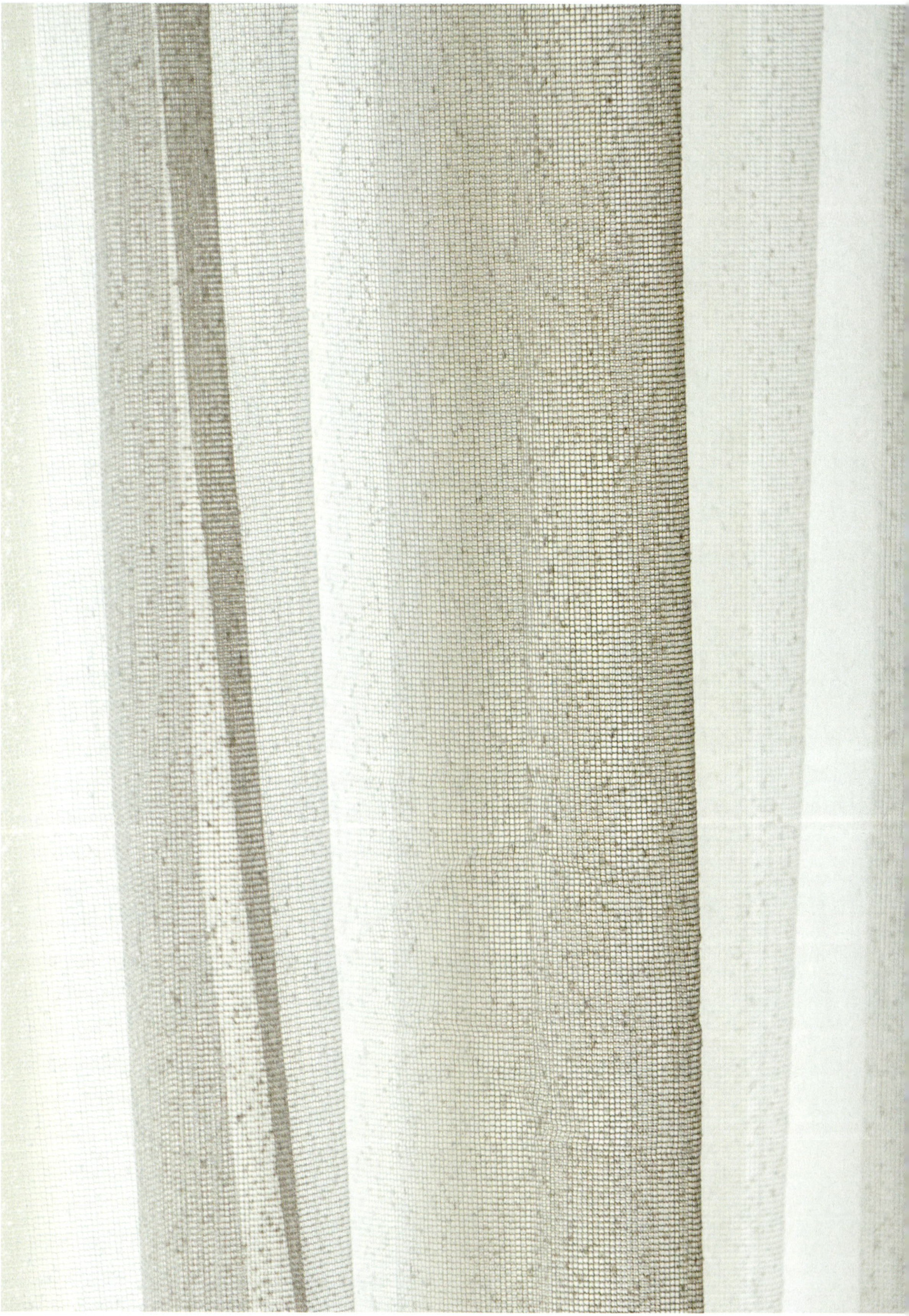

Sterbende begleiten

Der Tod kommt, unausweichlich für jeden. Weitgehend aus dem öffentlichen Bewusstsein verdrängt, löst er bei vielen Sterbenden und ihren Angehörigen vor allem Angst aus. Denn niemand weiß, wie der Weg zum Tod aussehen wird. Niemand weiß, »was kommt danach?« Leicht ist der Weg bis zum Tod für niemanden, aber wenn sich alle beistehen, können Sie ineinander Trost finden.

Sterben ist ein Teil des Lebens

Zu Hause sterben können – dieser fast vergessene Wunsch wird heute aus vielerlei Gründen wieder wach. Einerseits steigt die Lebenserwartung der Menschen in unserer Gesellschaft stetig, andererseits ist die Krankheitsanfälligkeit in fortgeschrittenem Alter höher. Einige Zeit waren die Themen Tod und Sterben ganz aus dem öffentlichen Bewusstsein verdrängt. Sie bekommen aber in vergangener Zeit wieder den Stellenwert, der ihnen zusteht, auch wenn sich die Versorgungsstrukturen verändert haben.

Tod und Sterben in der Gesellschaft

In unserer mobilen Gesellschaft »wird überall gestorben«: auf der Straße, am Arbeitsplatz, in der Klinik, in einem Hospiz, zu Hause ... Jeder dieser Sterbeorte hat seine eigene Atmosphäre. Sie reicht vom anonymen, unpersönlichen Sterben bis hin zum Sterben in Würde und in menschlicher Begleitung. Das Sterben ist immer eingebettet in Kulturräume sowie religiöse und weltanschauliche Gemeinschaften. Nicht zuletzt wird der Prozess auch durch die jeweilige Situation beeinflusst: plötzliches Sterben, Sterben in einem überschaubaren Zeitraum von mehreren Tagen oder Sterben nach langjähriger Krankheit.

War es früher üblich, dass jede Familie für sich bestimmte Trauerrituale hatte, die über die Generationen tradiert wurden, so sind Tod und Sterben dann – auch durch die Auflösung der traditionellen Familienstrukturen – eine Weile aus dem gesellschaftlichen Bewusstsein verbannt gewesen. Schwäche, Krankheit, Gebrechlichkeit kollidierten mit dem »neuen« Selbstverständnis als selbstbestimmter und agiler Mensch. Krankheit und Tod gehörten hinter die verschlossenen Türen von Klinik, Pflegeheim oder auch Hospiz. Hier ist in den vergangenen Jahren ein Prozess des Umdenkens zu beobachten. Zum einen ändert sich das Bild der »Alten« (siehe Seite 10). Zum anderen haben die Themen Tod und Sterben auch durch die aktuelle Diskussion um die Patientenverfügungen (siehe Seite 315) wieder Zugang zur gesellschaftlichen Diskussion gefunden. Zudem kämpfen die Kirchen und die Hospizbewegung seit Jahren – und mit wachsendem Erfolg – darum, den Tod als einen natürlichen Teil des Lebens zu betrachten.

Was die letzte Phase des Lebens auszeichnen sollte, ist der würdevolle Umgang mit der Situation. Das bedeutet für die meisten Menschen, dass

- der Tod friedvoll ist,
- die Selbstbestimmtheit des Sterbenden geachtet wird und bis zum Schluss gewahrt bleibt,
- der Tod ohne Schmerzen, aber in vertrauter Umgebung in Gemeinschaft mit den Verwandten erlebt werden kann,
- für den Sterbenden gesorgt wird, wenn er es selbst nicht mehr kann.

Sterben und einander beistehen

Sterben ist ein sehr persönliches Ereignis: Jeder Mensch muss seinen eigenen Weg zu seinem Tode gehen. Für die meisten Sterbenden ist es eine bedeutsame Hilfe, wenn sie auf diesem Weg von einem Menschen begleitet werden, der bereit ist, ihnen beizustehen und mit ihnen zu trauern. Das heißt, dem anderen in einer Weise nahe zu sein, die ihn befähigt, die ihm verbliebenen Lebensmöglichkeiten so weit wie möglich persönlich zu gestalten und sein eigenes Sterben zu leben. Der Sterbende hat mit den Angehörigen die Chance, diesen letzten Abschnitt seines Lebens gemeinsam zu gehen.

Liebe ohne Trauer gibt es nicht. In ihrer Trauer werden Sterbender und Angehörige verschiedene Gefühle miteinander erleben. Trauern ist Ausdruck dafür, dass beide etwas zu verlieren haben: der Sterbende die ihm nahestehenden Menschen und seine vertraute »Welt«; die Angehörigen den geliebten Menschen und dessen »Welt«. Der Sterbende erlebt den Verlust seines Lebens, die ihn begleitenden Menschen erfahren die Begrenztheit ihres eigenen Lebens.

Weil Menschen sich aufeinander einlassen und einander am Leben und Sterben teilnehmen lassen, kann dieses Abschiednehmen ein großer Verlust, gleichzeitig aber auch ein Gewinn sein. Dies wird dann möglich, wenn der begleitende Angehörige die Bedürfnisse und Beschwerden, die Gefühle und Gedanken, die Gesten und Signale des Sterbenden wahrnimmt und auf sie angemessen »antwortet«.

Sterbebegleitung und »Sterbehilfe«

Auf die Frage »Wie wünschen Sie sich Ihr Sterben?« antworteten viele Befragte: schnell und ohne Schmerz, ohne Angst, Kampf und Qual, umgeben von Menschen, die mir nahe stehen. Zunehmend hinterfragen die Menschen, ob die Ausschöpfung aller Möglichkeiten der Medizin in jeder Situation der Lebensqualität dient oder ob dadurch der Sterbeprozess »künstlich« verlängert wird. In dem Zusammenhang fällt immer wieder der Begriff der »Sterbehilfe«. Viele Angehörige und auch Sterbende selbst fragen sich, ob sie den Tod beschleunigen, wenn sie eine Therapie (wie die künstliche Ernährung) ablehnen oder gar abbrechen (siehe Seite 208). Vielfach falsch eingeschätzt wird auch die Gabe von Morphinen am Lebensende (siehe Seite 215). Sie stehen immer noch im Verdacht, das Leben zu verkürzen. Dabei haben Untersuchungen von Palliativmedizinern gezeigt, dass selbst hochdosierte Gaben das Leben sogar verlängern können – denn Schmerzfreiheit trägt viel zu einer besseren Lebensqualität und innerlichen Ruhe bei.

In der Diskussion wurde meist zwischen der »aktiven« und »passiven« Sterbehilfe unterschieden. Diese Begrifflichkeiten führten immer wieder zu Unklarheit. Deshalb hat der Nationale Ethikrat vor einigen Jahren andere Definitionen verfasst. Sie beschreiben die unterschiedlichen Situationen, die auftreten können, eindeutiger. So können sie dazu beitragen, Unsicherheiten in Entscheidungen am Lebensende zu beseitigen.

Nationaler Ethikrat

In seiner Stellungnahme zur »Selbstbestimmung und Fürsorge am Lebensende« vom 13. Juli 2006, unterteilt der Nationale Ethikrat die verschiedenen Situationen am Lebensende wie folgt:

1) Sterbebegleitung: Sie umfasst Maßnahmen zur Pflege und Betreuung von Todkranken und Sterbenden wie Löschen von Hunger und Durst, Bekämpfung von Übelkeit, Angst, Atemnot. Dazu gehört auch die psychosoziale Betreuung wie menschliche Zuwendung, seelsorgerischer oder psychologischer Beistand.

2) Therapien am Lebensende: Dazu gehören alle Maßnahmen in der letzten Phase des Lebens. Das Ziel ist, das Leben auf Wunsch des Sterbenden zu verlängern und auf jeden Fall Leiden zu lindern, zum Beispiel Schmerzen.

Diese beiden Stufen sind im Allgemeinen gesellschaftlich akzeptiert.

3) Sterbenlassen: Der Begriff umschreibt das, was meist unter »passiver« Sterbehilfe verstanden wurde. Dazu gehören z. B. der Abbruch oder das Einfrieren medizinischer Therapien und auch der Verzicht auf lebensverlängernde Maßnahmen, ebenso wie die palliative Sedierung, also die hochdosierte Gabe von Schmerz- und Schlafmitteln.

Wenn eine solche existenzielle Entscheidung am Lebensende ansteht, dann muss die Selbstbestimmung des Patienten geachtet werden. Fragen Sie sich als Angehöriger also nicht: »Was würde ich tun?«, sondern fragen Sie sich: »Was würde der Sterbende wünschen?« Siehe hierzu auch Seite 208.

4) Beihilfe zur Selbsttötung: Diese Handlung beschreibt das Zurverfügungstellen eines todbringenden Mittels für den Sterbenden durch eine andere Person. Die Person, die das Mittel in Griffweite des Sterbenden stellt, verabreicht es aber nicht. Sondern die todbringende Einnahme vollzieht der Sterbende selbst. Die Beihilfe zur Selbsttötung wird in Deutschland nicht juristisch geahndet, sie gilt aber im Allgemeinen als moralisch höchst verwerflich.

5) Tötung auf Verlangen: Das Töten auf Verlangen ist das, was bisher unter »aktive« Sterbehilfe gefasst wurde: Eine Person verabreicht ein todbringendes Medikament auf Verlangen des Sterbenden, die tödliche Handlung wird also nicht vom Sterbenden, sondern durch eine andere Person ausgeführt. Töten auf Verlangen wird in Deutschland – so wie in den meisten Ländern – strafrechtlich geahndet.

Sterben und Trauern sind Prozesse

Sterben und Trauern sind meistens unmittelbar miteinander verbunden. Beide Prozesse laufen in verschiedenen Stadien ab, die sich beschreiben lassen. Das hilft zwar nicht unmittelbar bei der Bewältigung der schwierigen Lebenssituation, aber kann dabei unterstützen, sich auf diese existenziellen Erfahrungen vorzubereiten. Selbst wenn der Mensch von heute sich meist als autonom und selbstreguliert einstuft – der Tod eines lieben Menschen ist eine der Situationen, die dieses »moderne« Selbstbild erschüttert.

Was passiert mit dem Sterbenden?

Die bekannte Schweizer Wissenschaftlerin Elisabeth Kübler-Ross hat bereits in den 60er Jahren ein Phasenmodell entwickelt, das den Verlauf des Sterbeprozesses darstellt. Wichtig dabei ist zu wissen, dass der Verlauf nicht immer exakt so abläuft, wie ihn das Modell beschreibt. Einige Sterbende lassen Phasen aus, andere erleben die Emotionen in veränderten Reihenfolgen. Zudem gibt es Menschen, die den Prozess fast gar nicht so erleben, weil sie »zum Sterben bereit« sind und alles bedingungslos, fast fröhlich, akzeptieren. Dazu gehören oft gläubige Menschen oder solche, die ab einem bestimmten Punkt im Leben sagen: »Mein Leben war wundervoll, ich bin glücklich und dankbar, jetzt kann ich gehen.« Sie sagen das teilweise, ohne unmittelbar vom Sterben betroffen zu sein.

1. Phase – Nicht-wahrhaben-Wollen

Die Betroffenen haben eine tödliche Diagnose erhalten und fragen sich: »Warum ich? Warum jetzt schon? Warum so?« Sie hadern mit ihrem Schicksal: »Wie kann das sein – mir geht es doch blendend!« Sie als Angehörige können darauf reagieren, indem Sie das Verhalten akzeptieren und den Schreck mit aushalten. Auch Sie werden keine Antwort auf diese drängenden Fragen finden. Schnell werden Antworten gesucht, die die Krankheit als »Schuld« oder »Rache« für eine bestimmte Lebenssituation (»Das kommt von damals, als ich so traurig war …«) oder Fehlverhalten (»Das kommt, weil ich XY in jener Situation nicht geholfen habe …«) in der Vergangenheit sehen. Für diese »kausalen« Zusammenhänge gibt es bis heute keinen wissenschaftlichen Beweis.

2. Phase – Auflehnung, Wut, Aggression

Der Betroffene hat das Verdrängen aufgegeben und ist wütend – auf sich, die Umstände, Gott und die Welt. Leider richtet er seine Aggression oft gegen die Mitmenschen in seiner Umwelt und wird dabei häufig ungerecht. Er kritisiert, mäkelt herum und ist ständig unzufrieden. Das ist nicht immer leicht auszuhalten. Sie können nur zuhören, nichts bewerten und vor allem: Möglichst nichts davon persönlich nehmen.

3. Phase – Verhandeln mit dem Tod und dem Schicksal

Wer eine tödliche Diagnose bekommt, weiß nicht sicher, wie lange er noch leben wird. Deshalb setzt eine Phase des Verhandelns ein: »Wenn ich doch noch einmal den Frühling erleben darf! Wenn ich noch die Einschulung meines Enkels erlebe.« Die Betroffenen suchen womöglich nach alternativen Behandlungsmöglichkeiten, um noch etwas Zeit zu bekommen. Bei fast allem geht es darum, Zeit zu gewinnen, um sich noch einen Wunsch zu erfüllen oder die eigenen Angelegenheiten zu regeln. Versuchen Sie zu verstehen, lassen Sie dem Betroffenen die Hoffnung. Machen Sie ihm aber gleichzeitig keine falschen Hoffnungen, auch wenn es so tröstlich wäre, in den optimistischen Gesang einstimmen zu können. Bleiben Sie realistisch, was die Prognose und die Möglichkeiten angeht, die Ihnen und Ihrem Angehörigen noch zur Verfügung stehen.

4. Phase – Verzweiflung und Depression

Der Sterbende erkennt, dass er den Tod nicht mehr leugnen kann und sich ihm stellen muss. Er wird vielleicht weinen über Dinge, die er im Leben versäumt hat. Er wird nach dem Sinn des Lebens fragen und sehen, dass vieles für ihn nicht mehr möglich sein wird. Auch in dieser Zeit ist es für die Angehörigen nicht einfach, die Situation auszuhalten. Auch hier gilt: Nicht vertrösten (»Das wird schon wieder ...«), sondern sich behutsam mit dem anderen durch diese Zeit zu lavieren. Möglichst ehrlich bleiben und versuchen, die guten Momente in dieser Phase zu finden. Es ist die Zeit der kleinen Schritte.

5. Phase – Annehmen des Todes

Angst, Zorn und Verzweiflung sind überwunden. Er ergibt sich erschöpft in sein Schicksal oder geht sehr bewusst den letzten Schritt. Der Sterbende hat akzeptiert. Oft haben Sterbende einen ausgeprägten Wunsch nach Ruhe, sie möchten in Frieden gehen können. Für die pflegenden Angehörigen ist es nun an der Zeit, die richtige Balance zu finden zwischen Ruhe geben, aber nicht im Stich lassen. Vertrauen Sie darauf, dass Sie sich gut kennen und auch den Rest des Weges gemeinsam gehen werden. Dem Sterbenden hilft oft schon das »Stumme Zuhören« – einfach da sein.

Was passiert mit den Trauernden?

Analog zu den Sterbephasen nach Kübler-Ross hat die Schweizer Psychologin Verena Kast ein Modell für die Trauerphasen beschrieben – sie sind denen der Sterbephasen recht ähnlich. Auch hier werden nicht immer alle Stufen Schritt für Schritt vollzogen, ebenfalls ist die Dauer der Phasen sehr unterschiedlich. Trauern ist wie das Sterben ein sehr individueller Prozess. Am Ende kann durchaus eine komplette Neuorientierung für das Leben des Hinterbliebenen stehen.

1. Phase – Nicht-wahrhaben-Wollen

Die Angehörigen stehen ebenso unter dem Schock der Diagnose wie der Betroffene selbst. Oder sie lähmt der Tod des Angehörigen. Beides sind vergleichbare Situationen. Plötzlich soll das ganze Leben sich verändern oder hat sich nun endgültig verändert? Oftmals ist die ganze Familie verzweifelt, hilf- und ratlos. Das, was der Arzt eben mitteilte, will und kann man gar nicht glauben. Die Reaktionen darauf können sehr unterschiedlich sein: Einige erstarren, sind zutiefst verstört und apathisch. Andere Menschen brechen zusammen. Vielen Menschen hilft es in dem Fall, das alltägliche Leben aufrecht zu erhalten oder sie beginnen – fast schon hektisch – damit, die noch verbleibende Zeit zu organisieren. Oder sie stürzen sich nach dem Tod eines Angehörigen in die Vorbereitungen für die Trauerfeier oder putzen das Haus. Alles ist erlaubt. Selbst wenn Sie die Wand im Haus oder einen Baum im Wald anbrüllen möchten. Machen Sie das. Wand und Baum können das aushalten, Sie in dem Augenblick sonst nicht.

2. Phase – aufbrechende Emotionen

Die Gefühle treten zutage, (Selbstmit-)Leid, Schmerz, Wut, Zorn, Freude, Traurigkeit und Angst. Hinterbliebene fragen sich: »Warum ist mir das passiert?« oder »Was jetzt?« Selbst gegen die Toten erheben sie Anklage: »Wie konntest Du mich nur im Stich lassen?«. Und manchmal quält die Frage: »Hätte ich das nicht irgendwie verhindern können?« Hier gilt Gleiches wie bei den Sterbephasen: Eine Antwort gibt es nicht, einen Schuldigen auch nicht. Aber die Fragen und das Hadern helfen bei der Bewältigung der Trauer – lassen Sie die Gefühlsausbrüche zu. Sie sind kein (!) Zeichen von Schwäche!

3. Phase – Suchen und Sich-Trennen

Auf einen Verlust reagiert der Mensch mit Suchen nach neuem Sinn – wie der Sterbende nach einem Sinn im Leben und einem Leben danach sucht. Die guten Erinnerungen drängen nach vorne, der Verstorbene wird womöglich verklärt. Sie sehen plötzlich in dem Gesicht Ihres Bankberaters die Mimik Ihres geliebten Menschen. Gemeinsame Erlebnisse werden wie Ikonen kultiviert und nähren Sie. Im Geiste führen Sie Zwiegespräche mit dem Verstorbenen. All das erleichtert die Trauer – und das Ablösen. In dieser Phase keimen oft die ersten konkreten Vorstellungen darüber, wie das Leben von nun an laufen könnte. Nutzen Sie die – und werfen Sie sich nicht vor, dass solche Gedanken »doch viel zu früh sind«.

4. Phase – neuer Selbst- und Weltbezug

Langsam kehren Ruhe und Frieden in Herz und Seele zurück. Das Leben um Sie herum läuft sowieso weiter. Trauernde beginnen damit, wieder Verantwortung für das Leben zu übernehmen, sie schmieden Pläne, planen Reisen. Natürlich haben der Verlust und das Trauern sie verändert, aber sie sind nun bereit, die neue Situation zu akzeptieren.

PRAXIS

Achten Sie auf sich!

Wenn Sie das Gefühl haben, dass Sie mit der Situation nicht mehr alleine zurechtkommen, dann besorgen Sie sich Hilfe. Auch das ist kein Zeichen von Schwäche! Gerade in der 3. Phase des Trauerprozesses können die »dunklen« Gedanken und Stimmungen überhandnehmen und Sie selbst in eine Depression bringen. In Trauerseminaren oder Trauercafés finden Sie Menschen, die ein gleiches Schicksal haben wie Sie. Der Austausch kann schon helfen, wieder in das Leben zurückzufinden. Professionelle Hilfe bieten Psychiater oder Sozialarbeiter. Auch ein Anruf bei der Telefonseelsorge oder ein Gespräch mit dem Seelsorger kann Ihnen den richtigen Weg weisen.

Begleitende Pflege

Sterbende benötigen vor allem menschliche und aufrichtige Zuwendung und einen liebevollen Umgang miteinander. Die »richtige« Pflege eines sterbenden Menschen lässt sich nicht beschreiben, denn das Sterben ist eine der persönlichsten Erfahrungen im Leben. Natürlich ist weiterhin eine pflegerische Versorgung notwendig, aber sie orientiert sich allein an den Bedürfnissen des Sterbenden – und nicht an pflegerischen Standards und Routineabläufen.

Was kann der Pflegende tun?

Die Pflege in den letzten Lebensstunden oder -tagen unterscheidet sich fundamental von der sonstigen pflegerischen Versorgung. »Alles kann – nichts muss« ist vielleicht ein Satz, der hilft, in diesen Situationen zu entscheiden. Denn am Lebensende orientiert sich die Pflege um ein Vielfaches stärker an der Situation und den Bedürfnissen des Sterbenden: Vielleicht hat der Sterbende nicht mehr die Kraft, sich »nach Lehrbuch« waschen zu lassen. Oder jede Bewegung bereitet ihm Unbehagen oder Schmerzen – dann ist das regelmäßige Umlagern zur Dekubitusprophylaxe auch nicht mehr so genau zu nehmen. Sie als Angehöriger haben hier wieder den Vorteil, dass Sie Ihren Angehörigen gut kennen und am besten aus ihm lesen können. Versuchen Sie, Ihre Pflegehandlungen nur an dem Willen und den Kräften des Sterbenden zu orientieren. Im Zweifel halten Sie Rücksprache mit dem Arzt oder dem Pflegedienst. Kontaktieren Sie diese Stellen auch ruhig dann, wenn Sie Ihre Entscheidung einfach nur »professionell« bestätigt haben möchten.

Allgemeine Tipps für den Umgang

Die meisten Sterbenden wünschen sich Begleitung in ihrer letzten Lebensphase. Sie

PRAXIS

Im Zweifel improvisieren Sie

Wenn der Sterbende Bedürfnisse ausdrückt, versuchen Sie ihnen nachzukommen. Notfalls improvisieren Sie. Ist ihm kalt, nehmen Sie eine Wärmflasche oder Sie befeuchten ein Tuch und legen es kurz in die Mikrowelle oder den Backofen. Prüfen Sie nur vorher mit dem Handrücken, dass das Tuch nicht zu heiß ist. Sucht Ihr Angehöriger Kälte, z. B. weil er fiebert, müssen Sie nicht in die Apotheke laufen und Coolpacks kaufen. Auch in den Fall können Sie ein Tuch mit kaltem Wasser befeuchten. Bringt das dem Sterbenden noch keine ausreichende Erfrischung, legen Sie es einen Augenblick in den Kühlschrank. Der Vorteil an einem Tuch ist, dass Sie Oberkörper oder Gliedmaßen darin richtig einwickeln oder es um den Hals legen können.

als Angehörige können dabei sein bis zum Schluss, unterstützen und gemeinsam aushalten. Allgemeingültige Verhaltensregeln für diese emotional schwierige Zeitspanne gibt es nicht, aber folgende Handlungen haben sich bei der Sterbebegleitung als hilfreich erwiesen:

- Signalisieren Sie Nähe: Halten Sie die Hand oder streicheln Sie sie sanft, legen Sie die Hand auf die Stirn.
- Sprechen Sie: Sie können erzählen, vorlesen, vorsingen, beten.
- Sorgen Sie für eine vertraute Umgebung: Legen Sie leise die Lieblingsmusik auf. Wenn immer ein Strauß Blumen im Zimmer stand, dann sollte er weiterhin erneuert werden, verbreiten Sie den Lieblingsduft im Zimmer.
- Pflegen Sie – aber nur so viel wie gewünscht: Bei trockenem Mund helfen feuchte Tupfer, sofern trinken nicht mehr möglich ist, Getränke können Sie bei vorhandener Schluckfähigkeit mit einem Teelöffel anreichen,
- und natürlich ist es erlaubt, einfach nur dazusitzen.

Körperliche Symptome kontrollieren

Gegen Ende des Lebens entwickeln Sterbende häufig »typische« Beschwerden, die meist mit den schwindenden Kräften oder auch mit der Grunderkrankung zu tun haben. Sie können zwar in den meisten Fällen nicht mehr »geheilt«, aber die Symptome kontrolliert werden.

Schmerz

Ihr Angehöriger wird, sofern er Schmerzen hat, vom Arzt ein Behandlungsschema erhalten haben. Wenn Sie den Eindruck haben, dass die Dosierung nicht mehr ausreicht, verständigen Sie unverzüglich den Arzt, Not- oder Pflegedienst. Dann wird die Dosis angepasst. Geben Sie bitte nicht eigenmächtig höhere Dosierungen oder andere Medikamentenkombinationen. Denn dadurch könnten andere Symptome, wie etwa Übelkeit, verstärkt werden.

Übelkeit und Erbrechen

Etwa 40 Prozent der Sterbenden leiden unter Übelkeit und Erbrechen – und jeder weiß, wie unangenehm das ist. Die Gründe für die Beschwerden können vielfältig sein, z. B. Nebenwirkungen der Medikamente, die Grunderkrankung (z. B. Tumoren im Bauch), aber auch Angst oder Abneigung gegen Essen oder Gerüche. Verständigen Sie deshalb auf jeden Fall den Arzt. Darüber hinaus können Sie den Sterbenden unterstützen:

- Vermitteln Sie ihm Ruhe und Sicherheit und unterstützen Sie ihn bei Erbrechen (siehe Seite 225). Versuchen Sie dabei, die Intimsphäre so weit wie möglich zu wahren.
- Ist das Symptom durch Angst bedingt, setzen Sie sich ans Bett und nehmen Sie sich Zeit, um die Angst mit auszuhalten oder sie vielleicht ein bisschen zu nehmen.
- Zwingen Sie Ihren Angehörigen nie, etwas zu essen oder zu trinken, wenn er nicht möchte oder kann.
- Versuchen Sie, die Übelkeit erregenden Gerüche aus dem Zimmer zu verbannen (lüften, Duftlampen aufstellen).

Appetitmangel

Viele Sterbende verspüren wenig oder keinen Appetit oder Hunger mehr. Vielfach haben sie sogar eine manifeste Abneigung gegen Speisen und Getränke. Das kollidiert mit dem westlichen Verständnis von »gut zu essen« als Ausdruck von Lebensqualität. Aber auch da muss in der Pflege Sterbender umgedacht werden – auch wenn der sterbende Mensch oft sehr dünn und mangelernährt ist. Für die meisten Sterbenden ist das wenige Essen überhaupt kein Problem, das Problem haben damit einzig die Angehörigen. Was Sie tun können ist, dass Sie den Sterbenden versuchen zu verführen: Locken Sie ihn beispielsweise mit seinen Lieblingsspeisen. Klappt das nicht, versuchen Sie, auf seine Bedürfnisse unmittelbar zu reagieren. Eis, pure Sahne, fetter Speck, Cola, Cognac – alles ist erlaubt. Manchmal entwickeln Sterbende ungewöhnliche Wünsche.

Durst

Im Sterbeprozess kann das Durstgefühl deutlich abnehmen. Dieser Vorgang wird in der Sterbebegleitung als natürlich angesehen und als terminale Austrocknung bezeichnet. Wenn der Sterbende nicht mehr viel trinken möchte, sollte man das akzeptieren. Zu erkennen ist das meist daran, dass der Sterbende den Kopf wegdreht, sobald Sie mit Getränken kommen oder den Mund fest verschließt. Sie sollten ihn aber bedingungslos bedienen, wenn er einen Wunsch hat.

In anderen Fällen kann das Durstgefühl den Sterbenden belasten und quälen. Dann halten Sie Rücksprache mit dem Arzt. In seltenen Fällen wird er eine erhöhte Flüssigkeitszufuhr anordnen. Sie können das Durstgefühl nehmen, indem Sie den Mund feucht halten:

- Getränk reichen, sofern gewünscht.
- Eiswürfel oder -splitter lutschen lassen (das muss nicht nur Wasser sein, Eiswürfel können aus fast sämtlichen Getränken hergestellt werden – Saft, Tee, Wein oder Bier!).
- Ist die Schluckfähigkeit nicht mehr gut ausgebildet, nehmen Sie einen feuchten Tupfer oder eine Sprühflasche, mit der sie Mund und Lippen benetzen.

Üble Gerüche

Durch Wunden oder nach außen gebrochene Tumoren können sehr üble Gerüche entstehen. Üble Gerüche führen automatisch dazu, dass sich die Menschen zurückziehen: Der Betroffene, weil er sich selbst nicht mehr leiden kann und sich schämt; Besucher und Angehörige, weil sie sich vor der Situation fürchten. Hier hilft nur eines: Offenheit und den Umgang mit Scham und Ekel lernen (siehe Seite 222). Praktisch behelfen können Sie sich durch Duftlampen, Duftkissen oder schönes Deo und Parfüm. Manchmal helfen auch Geruchsvertilger, fragen Sie dafür den Arzt oder Pflegedienst nach ihren Erfahrungen – nehmen Sie nicht einfach etwas aus dem Supermarkt.

Atemnot

Atemnot ist sehr schlimm, denn sie geht mit Todesangst einher – nicht nur bei Sterbenden. Auch Angehörige geraten in der Situation oft in Panik. Atemnot tritt aber leider in manchen Sterbeprozessen auf. Oft geraten Betroffene in einen Teufelskreis: Sie empfinden Atemnot, das macht ihnen Angst und diese Angst verstärkt ihrerseits die Atemnot. Wenn der Sterbende über Atemnot klagt, halten Sie sofort Rücksprache mit Ihrem Arzt. Er kann eventuell Sauerstoff oder Medikamente (angstlösend und beruhigend) verschreiben und die Not lindern. Häufig eingesetzt bei Sterbenden wird Morphin (siehe Seite 215). Die Substanz beruhigt, nimmt Schmerzen und hilft über krisenhafte Situationen hinweg. Wenn der Sterbende unruhig wird, weil er Atemnot verspürt, dann können Sie ihm auch helfen, indem Sie

- bei ihm bleiben und ihn beruhigen,
- den Oberkörper hochlagern (siehe Seite 159),
- das Fenster öffnen und für Frischluft sorgen,
- die Brust mit ätherischen Ölen (Pfefferminz, Eukalyptus) einreiben oder die Öle mit einem Gerät vernebeln.

Kommunikation

Wenn feststeht, dass ein Mensch sterben wird, spricht er gerne über sein Leben. Sterbende lassen ihr Leben noch einmal an sich vorbeiziehen, lachen und freuen sich über ihre besten Erinnerungen, weinen über die traurigen.

Worüber gesprochen wird, entscheidet der Sterbende. Wenn Sie aber den Eindruck haben, dass er über bestimmte Themen gerne redet – weil er es vielleicht in seinen vitalen Zeiten auch gerne getan hat – können Sie jederzeit Gesprächsbereitschaft signalisieren, indem Sie z. B. fragen: »Erzähl mir doch noch einmal ...« oder »Wie war eigentlich noch mal mit ...«. Holen Sie auf Wunsch ruhig alte Fotoalben hervor.

Sterbende Menschen können, besonders kurz vor dem Lebensende, nur noch wenig oder gar nicht mehr sprechen. Ihnen fehlt einfach die Kraft. Ist Ihr Angehöriger bereits sehr erschöpft, dann stellen Sie Fragen, die mit Ja und Nein beantwortet werden können. Fehlt die Kraft zum Sprechen ganz, können Sie Handzeichen vereinbaren, z. B. einmal die Hand drücken bedeutet Ja, zweimal Nein.

Ist gar keine Kommunikation mehr möglich, dann versuchen Sie durch Beobachtung herauszufinden, was Ihr Angehöriger wünscht. Verzieht er das Gesicht bei der Grundpflege – vielleicht weil ihm kalt ist, vielleicht weil er bei Bewegungen Schmerzen hat – dann beschränken Sie die Grundpflege auf ein Minimum. Ebenso kann es sein, dass der Sterbende den Mund zusammenkneift, wenn Sie den Mund reinigen möchten. Akzeptieren Sie das, an dem Punkt ist das nicht mehr so wichtig. Was allein zählt, ist der Wunsch Ihres Angehörigen.

PRAXIS

Über den Tod sprechen ...

Soll oder muss man über den Tod sprechen? Eine Antwort darauf gibt es nicht. Meist ist es aber so, dass der sterbende Mensch – und auch die ihn umgebenden Menschen – spüren, dass das Leben zu Ende geht. Überlassen Sie Ihrem sterbenden Angehörigen die Wahl, ob er das Thema besprechen möchte oder nicht. Versuchen Sie aufmerksam gegenüber seinen Äußerungen zu bleiben oder bieten Sie durch Fragen ein Gespräch an: »Sollen wir einmal über das Leben und den Tod reden?« Vielleicht nimmt Ihr Angehöriger dankbar an. Es kann auch sein, dass er die Frage einfach überhört und nicht darauf eingeht. Denn Sterbende neigen dazu, Dinge, die ihnen nicht gut tun oder die sie nicht wünschen, einfach auszublenden. Akzeptieren Sie das – Sie haben ihr Angebot gemacht. Und vielleicht kommt er zu einem anderen Zeitpunkt darauf zurück. Sollten Sie selbst Gesprächsbedarf zu dem Thema haben, suchen Sie in Ihrer Familie, bei Freunden oder auch in der Gemeinde einen Partner. Die meisten Menschen, die selbst bereits einen solchen Verlust erlitten haben, wissen wie schwierig die Situation sein kann und sind gesprächsbereit.

Für ausreichenden Schlaf sorgen

Schlaf ist eine wichtige Kraftquelle, auch im Sterbeprozess. Sorgen Sie deshalb für eine gute Schlafumgebung und akzeptieren Sie, dass die Schlafphasen deutlich länger sind als normal. Wenn Ihr Angehöriger unruhig ist, versuchen Sie herauszufinden, was der Grund ist. Vielleicht sind es Schmerzen, vielleicht Angst? Versuchen Sie dann, Abhilfe zu schaffen, indem Sie die Schmerzen beseitigen oder für Ruhe und Sicherheit sorgen. Seien Sie einfach da, streicheln Sie die Hand – Sie werden zu dem Zeitpunkt wahrscheinlich schon Ihre »Rituale« gefunden haben.

Kurz vor dem Tod sind Sterbende oft sehr schläfrig. Die Wachphasen sind nur noch sehr kurz, manchmal sind das Anzeichen dafür, dass sie in eine Bewusstlosigkeit oder in ein Koma abgleiten. Auch die Atmung wird flacher und die Atempausen werden immer länger. So schwer das sein mag, das sind die Zeichen des baldigen Abschieds.

Wo Sie Unterstützung finden

Wenn eine Krankheit nicht mehr heilbar ist (kurative Medizin), dann setzt die sogenannte Palliativversorgung ein. Die Weltgesundheitsorganisation (WHO) hat Palliativmedizin sinngemäß wie folgt definiert: »Palliativmedizin dient der Verbesserung der Lebensqualität von Patienten und ihren Angehörigen, die mit einer lebensbedrohlichen Erkrankung konfrontiert sind. Dies geschieht durch Vorbeugung und Linderung von Leiden mittels frühzeitiger Erkennung, hochqualifizierter Beurteilung und Behandlung von Schmerzen und anderen Problemen psychischer, psychosozialer und spiritueller Natur«. Die Palliativmedizin bejaht das Leben und betrachtet Sterben als einen natürlichen Prozess; sie lehnt aktive Sterbehilfe/Töten auf Verlangen ab. Ziel der Palliativmedizin ist es nicht, das Leben um jeden Preis zu verlängern. Es geht vielmehr darum, dieses Leben für eine – oft nur noch kurze Dauer – lebenswert und ertragbar zu gestalten.

Wenn Sie Palliativmediziner und -pflegende oder auch Hospizmitarbeiter erleben, dann werden Sie vielleicht staunen – anfangs sogar ein bisschen erschreckt sein – wie offen diese Menschen mit Fragen des Sterbens und des Todes umgehen. Aber vielleicht ist das auch für Sie und Ihre Angehörigen eine gute Möglichkeit, sich auf eine andere Weise mit dem Thema zu beschäftigen.

Unterstützung in der Pflege und Begleitung von Sterbenden erhalten Sie durch Sozialstationen und Pflegedienste. Um die palliative medizinische und auch pflegerische Versorgung zu verbessern, hat der Gesetzgeber in 2007 mehr Unterstützung versprochen. Neu eingeführt wurde eine spezialisierte ambulante Palliativversorgung durch speziell geschulte Ärzte und Pflegekräfte (siehe Seite 52, 326). Ehrenamtliche Sterbebegleitung und professionelle palliativmedizinische Versorgung sollen so besser ineinandergreifen.

Palliative Care Teams

»Palliative Care Teams« (PCT), auch Palliativnetze genannt, sind Dienste, die zusammen mit Hausärzten und anderen beteiligten Instanzen Patienten und ihre Angehörigen zu Hause betreuen und unterstützen. Schwerpunkte der Arbeit sind die Überwachung der Schmerztherapie und Symptomkontrolle (z. B. Übelkeit, Erbrechen, Schlafstörungen). Sie können auch pflegerische Aufgaben übernehmen. Sie beraten und leiten Angehörige an. Darüber hinaus bieten sie psychosoziale Begleitung und Hilfe, um die schwierige Situation zu bewältigen. Zudem sind sie Experten bei sozialrechtlichen Fragen. Ein PCT ist rund um die Uhr zu erreichen. Wenn sich bei Ihnen zu Hause die Situation akut verändert, können Sie dort jederzeit anrufen – z. B. dann, wenn die Dosis der Schmerzmittelgabe nicht mehr auszureichen scheint. In einem PCT vertreten sind folgende Berufsgruppen: Palliativmediziner und -pflegende, Sozialarbeiter, Seelsorger oder Psychologen.

Ambulante Hospizdienste

Ambulante Hospizdienste unterstützen schwerstkranke und sterbende Menschen und ihre Familien zu Hause. Sie kommen auch in Pflegeeinrichtungen oder Hospize. Geleitet sind sie meist von einer hauptamtlichen koordinierenden Person, die die angeschlossenen Ehrenamtlichen organisiert. Sie bieten meist psychosoziale Begleitung aber auch sozialpflegerische Dienste an, z. B. Einkäufe oder Gespräche. Sie bieten aber auch Sitzwachen an oder begleiten bei Arztbesuchen. Die Helfer sind speziell geschult im Umgang mit Sterbenden. Hospizdienste leben von Spenden, einige werden von den Krankenkassen unterstützt.

Hospize

Hospize sind Pflegestationen in einem Haus mit eigener Infrastruktur. Sie betreuen sterbende Menschen mit begrenzter Lebenserwartung, wenn eine stationäre Behandlung im Krankenhaus nicht mehr erforderlich und eine Betreuung zu Hause nicht möglich ist. In Hospizen werden Schmerzen behandelt und begleitende Symptome kontrolliert. Auch bieten sie eine palliativpflegerische, psychosoziale und spirituelle Betreuung. In Hospizen arbeitet palliativmedizinisch geschultes Personal, das durch Ehrenamtliche unterstützt wird. Die ärztliche Betreuung übernimmt weiterhin der Hausarzt.

Palliativstationen

Palliativstationen arbeiten wie Hospize, nur sind sie an eine Klinik angeschlossen. Voraussetzungen für eine stationäre Aufnahme sind im Allgemeinen Symptome wie Schmerzen, Übelkeit, Erbrechen, Verstopfung, Atemnot sowie psychosoziale Probleme, die zu Hause nicht mehr zu behandeln sind. Palliativstationen sind nicht zwingend die »letzte Station« in einem Leben. Vielmehr versucht das Team dort, auch sterbenskranke Menschen so zu therapieren, dass sie möglichst wieder nach Hause können.

Sterben im Glauben

Sterben ist die letzte Krise, oder vielleicht besser Herausforderung, im Leben eines Menschen – zumindest was sein irdisches Dasein betrifft. Wenn der Sterbeprozess einsetzt, kann das Bedürfnis nach spiritueller Auseinandersetzung oder seelsorgerischer Begleitung entstehen. Auch bei Menschen, die in ihrem Leben nicht ausgesprochen religiös waren. Hinzukommen kann der Wunsch nach Beichte und Eingeständnissen gegenüber den Angehörigen oder einem geistlichen Beistand.

Trost im Glauben finden

Die spirituelle Beschäftigung am Lebensende kann helfen, den letzten Schritt aus dem Leben vertrauensvoller und beruhigter zu vollziehen. Selbst nicht ausgesprochen religiöse Menschen verspüren in ihrem Sterben religiöse und spirituelle Bedürfnisse. Angehörige sollten diesen Themen nicht ausweichen, sondern sie als Chance zur Bewältigung der Lebenskrise nutzen.

Sterben – (k)eine Frage der Zukunft

Gewohnt sind wir es, alles für die Zukunft zu planen: Der nächste Urlaub, das nächste Treffen mit Freunden. Diese Art der Zukunft gibt es für einen Sterbenden in der letzten Lebensphase nicht mehr. Wer spürt, dass er stirbt, stellt sich in den meisten Fällen die Frage: »Was kommt danach?« Es gibt Menschen, die zum einen mit dieser Endgültigkeit und zum anderen dem Wissen darum, dass sie eben nicht wissen, was passieren wird, gut zurechtkommen. Andere suchen – oder haben – Trost und eine Zukunftsvision in Religionen gefunden. Vielleicht waren sie zeitlebens religiös und gegen Ende des Lebens spendet der Glaube Zuversicht. Viele Sterbende wünschen sich, dass sie die Sakramente erhalten, die ihnen der Glaube bietet oder wählen andere Riten oder Gesten.

So wie jedes Sterben seine eigene Würde hat, so haben spirituelle Bedürfnisse ihren Raum. Glaube und Spiritualität können eine große Hilfe sein, aus der Kraft, Zuversicht, Hoffnung und Halt geschöpft werden kann – vom Sterbenden, aber auch von den begleitenden Angehörigen.

Aber selbst bei zeitlebens nicht bekennend Gläubigen kann der Wunsch nach Spiritualität und Religion am Lebensende verstärkt entstehen. Der Tod sucht nach Sinngebung – »Warum ich?« –, er hält an, Bilanz zu ziehen – »Was war mein Leben wert, was hinterlasse ich?« –, und sucht nach Zukunft: »Was passiert nun?« – auf diese Frage geben alle Religionen ihre eigenen Antworten.

Wer christlichen, geistlichen Beistand sucht, findet ihn in dem Seelsorger der zuständigen Gemeinde. Wer einen Angehörigen betreut, der einer anderen Glaubensrichtung als der evangelischen oder katholischen angehört, sollte sich möglichst frühzeitig darüber informieren, wie und wo dort geistlicher Bestand zu erhalten ist. Kommen Sie bitte mög-

PRAXIS

Lassen Sie den Sterbenden entscheiden

Niemand sollte einen anderen Menschen ausgerechnet in der Sterbesituation bevormunden wollen – auch wenn er selbst ein tief religiöser Mensch ist. Es wäre nicht angemessen, wenn dem Sterbenden ein Modell eines bestimmten Sterbens aufgezwungen würde. Sollte ein Sterbender keinem Glauben angehören, sich zeitlebens gegen eine Religion ausgesprochen haben, aber dennoch am Lebensende den Wunsch nach einem Gespräch verspüren, kann Ihnen sicherlich der Pflegedienst einen Psychologen oder Sozialarbeiter empfehlen.

lichst immer den Wünschen Ihres sterbenden Angehörigen nach.

Sterben kann auch eine Situation schwerster Zweifel und Krisen sein, die vom Zweifel an Gottes Güte bis zum Abfall vom Glauben geprägt sein kann. Sie als Angehöriger werden wahrscheinlich die Ersten sein, die sich damit auseinandersetzen müssen. Auch in dem Fall gibt es keine vorgefertigten Antworten oder Verhaltensregeln. Stellen Sie sich dem Gespräch. Sollten Sie jedoch das Gefühl haben, Sie kommen in den Gesprächen mit Ihrem Angehörigen nicht mehr weiter und die Situation belastet Sie sehr, können Sie – nach Rücksprache mit dem Sterbenden – auch den Seelsorger bitten, für ein Gespräch zur Verfügung zu stehen.

Sterben und Tod

Anzeichen signalisieren, wenn der Tod naht. Zu erkennen ist er gut. Nehmen Sie sich nach Eintritt des Todes so viel Zeit, wie Sie für sich benötigen. Beachten Sie aber, dass der Tod einige körperliche Veränderungen mit sich bringt, die eine Versorgung nach zu langer Zeit schwierig machen. Zudem müssen Hinterbliebene trotz der schwierigen Situation in den folgenden Tagen einige bürokratische Angelegenheiten in kurzer Zeit erledigen.

Was tun nach Eintritt des Todes?

Wenn das Sterben dem Ende zugeht, zeigen körperliche, teils auch geistige Veränderungen, dass der Tod kurz bevorsteht. Viele Menschen erschrecken vor dem Bild, vielfach auch, weil sie nicht wissen, was auf sie zukommt und wie sie damit umgehen sollen. Aber die körperlichen Zeichen, die Sie in unterschiedlicher Ausprägung beobachten können, gehören am Ende eines Lebens eben dazu.

Wenn der Tod eingetreten ist und Sie noch Abschiedshandlungen mit dem Toten zusam-

WISSEN

Wie sieht der Tod aus?

Eine pauschale Beschreibung der letzten Lebensstunden gibt es nicht. In vielen Fällen sind aber folgende Veränderungen zu beobachten:

- der Puls wird schwächer und ist kaum noch zu tasten,
- der Blutdruck sinkt,
- die Atmung wird flacher, kurz vor dem Ende entstehen sehr lange Atempausen (Biot'sche Atmung, siehe Seite 232),
- die Augen sind getrübt, der Mund steht vielleicht offen,
- Arme und Beine beginnen abzukühlen, evtl. zeigen sich bläuliche Hautverfärbungen,
- manchmal werden Sterbende kurz vor dem Tod sehr ruhig und sie ziehen sich zurück. Bedenken Sie, dass Tastempfinden und Hörsinn weiter gut ausgeprägt sind. In anderen Fällen zeigen Sterbende eine auffallende Unruhe. Versuchen Sie, Ruhe zu vermitteln und die Situation mit auszuhalten.

Dass der Tod eingetreten ist, erkennen Sie daran, dass Atmung und Puls aussetzen. Der Mensch wird sehr blass, Hände, Füße und Stirn sind meist schnell kalt, die Hautfarbe wächsern. Die Augen sind getrübt, der Blick ist »gebrochen«. Etwa eine Stunde nach dem Eintritt des Todes setzt die Leichenstarre ein, sie ist zuerst an z. B. den Fingern zu bemerken. Zudem bilden sich Leichenflecken aus – sie sehen rötlich-violett aus, so als würde ein Mensch sehr frieren.

men vornehmen möchten, dann ist wegen der Ausbildung der Leichenstarre tatsächlich etwas Eile geboten. Voll ausgebildet ist die Leichenstarre spätestens nach etwa sechs bis zwölf Stunden. Einige Familien werden z.B. mit dem Sterbenden vereinbart haben, dass er evtl. noch gewaschen oder von ihm ausgesuchte Kleidung angezogen oder bestimmter Schmuck angelegt wird. Das ist aber nach der Ausbildung der Leichenstarre schwierig und sollte deshalb zügig vollzogen werden. Wenn Sie den Verstorbenen selbst versorgen möchten, sollten Sie wissen, dass beim Drehen des Toten Luft aus den Lungen entweichen kann. Dieser Vorgang klingt wie ein Seufzen, ist aber kein Zeichen dafür, dass der Verstorbene noch lebt. Wenn Sie nach dem Eintritt des Todes zunächst gar nicht so »funktionieren« können, dann sprechen Sie anschließend mit dem Bestatter, dass er Ihnen die Zeit einräumt, sobald die Leichenstarre wieder nachgelassen hat. Oder Sie geben ihm die Utensilien mit.

Was Sie unmittelbar nach Eintritt des Todes auf jeden Fall tun sollten ist:

- Notieren Sie den Zeitpunkt des Todes.
- Schließen Sie die Augen des Toten. Wenn das schwierig ist, dann beschweren Sie die Lider mit einem feuchten Tupfer oder Wattebausch.
- Setzen Sie die Zahnprothese ein, so wirkt das Gesicht nicht so eingefallen.
- Oft klappt der Kiefer nach unten. In dem Fall können Sie ein zusammengerolltes Tuch unterlegen oder den Kiefer hochbinden.
- Legen Sie den Verstorbenen flach hin. Denn wenn der Bestatter ihn evtl. erst nach einigen Stunden abholt, hat die Leichenstarre bereits eingesetzt und der Transport würde schwierig.
- Bei manchen Verstorbenen tritt Harn oder Stuhl aus. Versorgen Sie den Leichnam deshalb mit Inkontinenzmaterial.

Wer ist über den Tod zu benachrichtigen?

Benachrichtigen Sie nach Eintritt des Todes zuallererst den Hausarzt. Denn er muss den Tod bescheinigen und den Totenschein (auch Totenbescheinigung oder Leichenschauschein genannt) ausstellen. Zudem muss er bestätigen, dass der Tod auf natürliche Weise eingetreten ist – was er normalerweise tun wird, vor allem dann, wenn er Sie bereits eine Weile kennt und um die Krankengeschichte des Verstorbenen weiß. Sollte ein von extern gerufener Arzt, vielleicht auch in Unkenntnis der Sachlage, keine natürliche Todesursache bescheinigen oder Zweifel an ihr haben, dann benachrichtigt er die Polizei. Diese wäre dann verpflichtet, die Staatsanwaltschaft zu informieren. Eine Bestattung ist dann erst nach Freigabe durch die Staatsanwaltschaft möglich. Das Beste ist, Sie halten sich an Ihren Hausarzt. Manche Ärzte geben den Angehörigen auch ihre Handynummer, damit sie im Todesfall auch an Wochenenden oder außerhalb der Praxiszeiten erreichbar sind. In dem Fall, dass Ihr Angehöriger in einer Klinik oder einem Altenheim stirbt, regelt die dortige Verwaltung alle Formalitäten.

Nachdem der Arzt die Sterbeurkunde ausgestellt hat, benachrichtigen Sie den Bestattungsunternehmer. Er wird Ihnen auf Wunsch alles Weitere abnehmen. Prinzipiell ist es auch möglich, den Leichnam zu Hause aufzubahren. Das Gesetz schreibt zwar vor, dass der Leichnam innerhalb von 36 Stunden in eine Leichenhalle oder zu einem Bestatter überführt werden muss. Aber das Gesetz ist nicht mehr ganz zeitgemäß. Wenn Sie sicher sein möchten, holen Sie sich eine Erlaubnis vom Ordnungsamt. Aber bis dato ist nicht bekannt, dass jemand für die Aufbahrung eines verstorbenen Angehörigen für mehr als 36 Stunden zu Hause bestraft worden wäre. Eine Aufbahrung zu Hause ist nur dann nicht möglich, wenn der Verstorbene eine infektiöse Erkrankung hatte.

Weitere bürokratische Schritte

Ein weiterer, wichtiger Schritt ist die Benachrichtigung des Standesamtes – sie muss im Laufe des kommenden Werktages erfolgen. Auch das kann Ihnen der Bestatter abnehmen. Sollten Sie den Weg selbst machen möchten, benötigen Sie die Sterbeurkunde.

- Wenn alle Termine feststehen, können Sie entscheiden, ob Sie z. B. eine Anzeige in einer Zeitung platzieren möchten und Trauerkarten verschicken. Auch diese Arbeit kann Ihnen der Bestatter abnehmen, wenn Sie ihn damit beauftragen. Verständigen Sie das zuständige Pfarramt und bereiten mit dem Pfarrer Begräbnis und Trauerfeier vor.

Benachrichtigen Sie darüber hinaus

- Krankenkasse,
- evtl. Arbeitgeber; war der Verstorbene Rentner, so muss die zuständige Rentenversicherungsanstalt informiert werden,
- den Pfarrer der zuständigen Gemeinde, um Begräbnis und Trauerfeier vorzubereiten,
- Bank,
- Versicherungen,
- Finanzamt,
- Nachlassgericht,
- Versorgungsamt.

Halten Sie Rücksprache mit dem Bestatter, welche Instanzen er informieren kann.

wichtig

Allen Benachrichtigungen muss eine Sterbeurkunde beigefügt sein. Am besten lassen Sie sich die Sterbeurkunde in mindestens zehnfacher Ausführung ausstellen, um sie griffbereit zu haben. Sinnvoll ist es auch, bereits vorher eine Dokumentenmappe anzulegen. Sie kann enthalten: Geburts- und Heiratsurkunde, Personalausweis, Familienstammbuch, Arbeitsverträge, Wertpapiere, Kaufverträge, Bankunterlagen, Testament, Nachweise über Renten und Pensionen, Miet- und Pachtverträge.

Service

Für die meisten Vorgänge in der häuslichen Krankenpflege gibt es gesetzliche Grundlagen. Wo Sie Informationen – fachlicher oder gesetzlicher Natur – herbekommen, zeigt Ihnen der Serviceteil des Buchs. Und auch, wie Sie für das Alter vorsorgen und sich die Leistungskataloge der Kranken- und Pflegeversicherung zusammensetzen.

Rechte und Vorsorge

Immer mehr Menschen stellen eine Patientenverfügung aus. Denn sie möchten sicher sein, dass sie über sich selbst auch am Lebensende bestimmen können. Dazu haben sie das Recht. Zu der Patientenverfügung wird zudem meist eine Betreuungsverfügung verfasst. Darin bestimmt der Mensch, wer ihn in dem Fall, dass er nicht mehr geschäftsfähig sein sollte, gegenüber allen Instanzen vertreten kann. So ist für ihn sicher, dass alle Angelegenheiten in seinem Sinne geregelt werden.

Patientenrechte

Artikel 1 des Grundgesetzes sieht die freie menschliche Persönlichkeit und ihre Würde als höchsten Rechtswert an. Jedem Menschen wird in den Grundrechten die gleiche Würde zugesprochen, unabhängig von Geschlecht, Nationalität, Religion, sozialem Status und körperlicher, physischer und geistiger Verfassung – die staatliche Gewalt ist verpflichtet, sie zu achten und zu schützen. Staat und Gesellschaft haben die Verpflichtung, die Belange älterer Menschen hinreichend zu berücksichtigen und Rahmenbedingungen für eine menschenwürdige Hilfe in Notsituationen und Krankheit zu schaffen sowie Hilfsangebote bereitzustellen, wo eigene Möglichkeiten und familiäre Unterstützung zur Bewältigung unzureichend sind.

Alte, kranke und behinderte Menschen haben ein Recht auf Selbstbestimmung. Darum beschränkt sich ein umfassendes Hilfekonzept nicht darauf, körperliche Defizite auszugleichen oder zu beheben, sondern nimmt auch die sozialen Bezüge und die Lebensgeschichte des betroffenen Menschen in den Blick und bezieht psychische, soziale und geistige Bedürfnisse ein.

Gesichert durch Rechtspositionen können pflegebedürftige Menschen in hohem Maß selbst- und mitbestimmen, wie sie den Alltag gestalten, auch in Krankheit und Behinderung. Es ist nie zu früh, sich mit den eigenen Rechten bei Krankheit und Pflegebedürftigkeit zu beschäftigen. Nur wenn Sie über Ihre Rechte informiert sind, können Sie für Situationen vorsorgen, in denen Sie selbst nicht mehr in der Lage sind, persönliche Anliegen zu regeln.

Jede Behandlung einer Krankheit ist rechtlich nur erlaubt, wenn der Betroffene in die erforderliche Behandlungsmaßnahme eingewilligt hat. Eine volljährige Person kann alleine darüber entscheiden, ob die jeweils erforderliche Behandlung durchgeführt wird oder nicht, solange sie in der Lage ist, die eigene Situation richtig zu erkennen und einzuschätzen, über

WISSEN

Artikel 1 Grundgesetz – Schutz der Menschenwürde

»Die Würde des Menschen ist unantastbar. Sie zu achten und zu schützen, ist die Verpflichtung aller staatlichen Gewalt.«

sich selbst zu bestimmen und auch die Folgen des eigenen Handelns richtig einzuschätzen. Das Selbstbestimmungsrecht des Patienten hat Vorrang vor dem Behandlungsauftrag.

Die Bundesärztekammer bestätigt in einer Charta der Patientenrechte u. a. folgende Rechte:

- Recht auf medizinische Versorgung
- Recht auf Selbstbestimmung
- Recht auf Aufklärung und Beratung
- Recht auf freie Arztwahl
- Recht auf Dokumentation der Diagnose und des Behandlungsablaufs
- Recht auf Einsichtnahme in die Krankenakte
- Recht auf Vertraulichkeit
- Recht auf Vorausverfügungen

WISSEN

Selbstbestimmung achten

Eine Missachtung des Patientenwillens bei der Behandlung kann als Körperverletzung gedeutet und strafrechtlich verfolgt werden.

Patientenverfügung

Mit Krankheit oder gar dem eigenen Tod beschäftigt sich niemand gerne. Dennoch ist es gut – für den Fall, selbst nichts mehr regeln und entscheiden zu können – eine Patientenverfügung zu verfassen. In einer solchen Verfügung ist konkret festzuhalten, welche medizinischen Maßnahmen Ärzte unterlassen und welche sie im Ernstfall durchführen sollen. Inzwischen verpflichten gesetzliche Regelungen die behandelnden Ärzte in ihrem Handeln auf eine Patientenverfügung, sofern sie korrekt verfasst ist.

In einer Patientenverfügung kann eine volljährige Person im Voraus für den Fall der eigenen Entscheidungsunfähigkeit ihren Willen im Hinblick auf die näher beschriebene Krankheitssituation und hinsichtlich einer in Betracht kommenden medizinischen Maßnahme festlegen. Auf diese Weise kann der Patient trotz aktueller Entscheidungsunfähigkeit Einfluss auf die medizinische Behandlung nehmen und damit sein Selbstbestimmungsrecht wahren.

Eine Patientenverfügung muss schriftlich erfolgen und kann jederzeit geändert oder widerrufen werden. Sie sollten eine Patientenverfügung mit einer Vorsorgevollmacht oder einer Betreuungsverfügung verbinden. Darin legen Sie fest, welche Person Ihres Vertrauens dafür sorgen soll, dass der in der Patientenverfügung festgehaltene Wille berücksichtigt wird. Das Gesetz schreibt nicht vor, dass die Patientenverfügung regelmäßig zu erneuern ist. Im eigenen Interesse sollten Verfasser der Verfügung diese von Zeit zu Zeit auf ihren

WISSEN

Patientenverfügung richtig formulieren

Gewünschte oder nicht gewünschte Behandlungen oder ärztliche Eingriffe und die Lebens- und Behandlungssituation müssen konkret beschrieben sein. Lassen Sie sich darum von Ihrem Hausarzt oder Sozialverbänden zum Inhalt der Patientenverfügung beraten.

Inhalt prüfen. Denn eigene Vorstellungen können sich ändern.

Die Selbstbestimmung des kranken Menschen wird durch zahlreiche Empfehlungen zur Patientenaufklärung und durch die Beschreibung von Patientenrechten unterstützt. Das Bundesministerium für Justiz stellt Textbausteine zur Verfügung, die das Verfassen einer individuellen Verfügung erleichtern (siehe Seite 330).

In diesem Anliegen haben die Deutsche Bischofskonferenz und der Rat der Evangelischen Kirche in Deutschland Empfehlungen zu einer »Christlichen Patientenverfügung« herausgegeben, die das Leben und die einzigartige Würde des Menschen als Gottes unantastbare Gabe auch im Sterben wertschätzen. Sie erhalten die Handreichung in den Pfarrgemeinden oder über das Internet.

Die Charta der Rechte hilfe- und pflegebedürftiger Menschen will die Rolle und Rechte dieser Menschen und ihrer Angehörigen stärken. Sie besteht aus acht Artikeln, die Sie auf Seite 36 nachlesen können.

Vorsorge und Verfügungen

Selbstverantwortung und Mitgestaltung sind wesentliche Voraussetzungen, das Leben im Alter selbstbestimmt und human zu gestalten. Sie und Ihre Angehörigen haben Einfluss auf Entscheidungen über die individuelle Vorsorge, über Vermächtnisse zum Lebensende und über den Umgang mit schweren Erkrankungen. Nur zu gerne verdrängen wir, dass wir jederzeit durch Krankheit, Behinderung oder Unfall völlig hilfebedürftig werden und wichtige Angelegenheiten nicht mehr selbst regeln können. Wer aber ein selbstbestimmtes Leben im Alter wünscht und seine Wertvorstellungen auch in der letzten Phase des Lebens zur Geltung bringen möchte, sollte mit Menschen seines Vertrauens darüber reden und rechtzeitig entsprechende Vorsorge treffen. In den vergangenen Jahren wurden hierzu zahlreiche Informationen von Ministerien und Wohlfahrtsverbänden veröffentlicht. Sie bieten Rat und Hilfe in verständlicher Sprache (siehe Seite 329, 330). Die Broschüren behandeln die Bedeutung von Vollmachtserklärungen, Vorsorgevollmachten, Betreuungsverfügungen, Patientenverfügungen und Testamenten und geben Hinweise zur Erstellung dieser Dokumente.

Vollmachtserklärung

In allen Lebensbereichen gilt, dass man andere Personen mit Besorgungen beauftragen kann. Geht es dabei um Erledigungen bei Behörden, Banken, Versicherungen oder sonstige Geschäftsvorgänge, muss die beauftragte Person eine schriftliche Vollmacht vorlegen. Auch wenn es der Ehepartner oder die eigenen Kinder sind.

Eine Vollmacht bezieht sich üblicherweise auf einen ganz konkreten Auftrag, der kurz zu beschreiben ist. Für Besorgungen, die sich ständig wiederholen, kann auch eine Dauer-

PRAXIS

Wortlaut einer Vollmacht

Eine solche Vollmacht könnte zum Beispiel lauten: »Frau Ida Casa ist berechtigt, den von mir beantragten Personalausweis abzuholen.« Datum und Ihre Unterschrift sind auf einer Vollmacht unbedingt erforderlich.

vollmacht erteilt werden, die jederzeit widerrufbar ist.

Eine Vollmacht ist die bei einem Rechtsgeschäft erteilte Vertretungsmacht. Sie wird im Regelfall durch eine schriftliche Erklärung gegenüber dem Bevollmächtigten erteilt. In einer Patientenverfügung legen Sie im Voraus für den Fall einer eigenen Entscheidungsunfähigkeit Ihren Willen bezüglich der Art und Weise einer medizinischen Behandlung nieder.

Mit einer Vorsorgevollmacht räumen Sie dem Bevollmächtigten umfassende Befugnisse ein. Bei der Abfassung einer Vorsorgevollmacht oder Verfügung empfiehlt sich der Rat eines Rechtsanwalts oder Notars. Auch die lokalen Betreuungsvereine unterstützen Sie dabei.

Vorsorgevollmacht

Mit einer Vorsorgevollmacht bevollmächtigen Sie vorsorglich eine Person für den Fall der eigenen Geschäftsunfähigkeit. Sie legen darin im Einzelnen fest, auf welche Bereiche sich die Vollmacht erstrecken soll. Ein »Vorsorgefall« tritt ein, wenn ein Mensch durch Krankheit, Unfall oder Nachlassen der geistigen Kräfte die eigenen Pflichten nicht mehr oder nur noch teilweise regeln kann. Die Vollmacht gebende Person entscheidet selbst, welche Aufgaben sie delegiert und wie lange der Bevollmächtigte diese Aufgaben für sie erledigt. Die Vollmachtserteilung erfolgt unter der Bedingung, dass der Vollmachtgeber die Angelegenheit nicht mehr selbst regeln kann. Dadurch unterscheidet sie sich von sonstigen Vollmachtserklärungen. Eine Vorsorgevollmacht wird also erst zu einem späteren Zeitpunkt wirksam.

Jede Vollmacht kann vom Vollmachtgeber jederzeit widerrufen oder verändert werden. Mit einer Vorsorgevollmacht kann eine Betreuungsverfügung verbunden werden.

PRAXIS

Einzel- und Generalvollmacht

Mit einer Vorsorgevollmacht als Generalvollmacht kann die Vollmacht für nahezu alle Rechtsgeschäfte erteilt werden. Eine Einzelvollmacht kann sich jeweils auf die Verwaltung von Bankkonten, Vermögens- oder Wohnungsangelegenheiten, auf eine Heimaufnahme oder sonstige persönliche Regelungsbereiche beziehen.

In Ratgebern finden Sie Musterformulierungen für eine Vorsorgevollmacht. Alle Muster bieten lediglich Anregungen und Formulierungshilfen zur Abfassung der eigenen Vorsorgevollmacht. Denn welche Aussagen diese enthalten soll, entscheidet jeder Mensch in eigener Verantwortung.

Mit einer Vorsorgevollmacht entscheiden Sie allein, welche Person Ihres Vertrauens für Sie handelt. Für den Vorsorgefall umgehen Sie damit eine gerichtliche Bestellung eines Betreuers (siehe Seite 318). Bedenken Sie, dass Sie dem Bevollmächtigten mit einer Vorsorgevollmacht umfangreiche Befugnisse einräumen. In manchen Lebenssituationen empfiehlt sich, mehrere Personen zur gemeinschaftlichen Vertretung zu bevollmächtigen. Wenn Sie beispielsweise Aufgaben verteilen möchten, damit sie nicht zur Belastung für eine Person werden. Aber auch wenn Sie mehrere Personen für unterschiedliche Aufgaben benennen, um damit eine gegenseitige Kontrolle zu sichern.

Alle Verfügungen sollten mit Ort, Datum und vollständiger eigenhändiger Unterschrift versehen werden. Den Aufbewahrungsort sollten Angehörige oder Vertrauenspersonen kennen, denn ohne das Dokument ist eine Vertretung nicht möglich.

Betreuung

Das Betreuungsgesetz stärkt das Selbstbestimmungsrecht und die Rechtsstellung geistig und seelisch behinderter sowie psychisch kranker Menschen. Die Begriffe Entmündigung, Vormundschaft und Gebrechlichkeitspflegschaft wurden abgeschafft und durch das Rechtsinstitut »Betreuung« ersetzt.

Viele der Betroffenen sind alte Menschen. Eine Betreuung darf nur dann eingerichtet werden, wenn dies notwendig ist, weil eine Person ihre Angelegenheiten ganz oder teilweise nicht mehr selbst regeln kann. Daher ist im Vorfeld zu prüfen, ob nicht andere Hilfen durch Familienangehörige, Bekannte oder soziale Dienste ausreichend sind, um bestimmte Angelegenheiten zu regeln. Ein Betreuer ist ebenfalls nicht zu bestellen, wenn jemand aufgrund einer körperlichen Hilfsbedürftigkeit Angelegenheiten, z. B. die Haushaltsführung oder Einkäufe, nicht mehr selbst erledigen kann. Hier genügen meist praktische Hilfen durch mobile soziale Hilfsdienste und Sozialstationen.

Die Achtung des einzelnen Menschen sowie die Erhaltung und Förderung der Selbstbestimmung sind wichtige Ziele in der Betreuung. Fähigkeiten und Kompetenzen der Pflegebedürftigen oder Menschen mit Behinderungen sollen bei der Wahrnehmung der Betreuung berücksichtigt werden. Ein Betreuer ist nur für die Angelegenheiten zu bestellen, in denen der Betroffene Hilfe braucht. Wünsche und Vorstellungen des Betroffenen sind bei der Führung der Betreuung zu berücksichtigen. Der persönliche Kontakt und das persönliche Gespräch sind daher von entscheidender Bedeutung, um die Interessen des Betroffenen zu vertreten.

> **WISSEN**
>
> **Betreuung**
>
> Kann ein Volljähriger aufgrund einer psychischen Krankheit oder einer körperlichen, geistigen oder seelischen Behinderung seine Angelegenheiten ganz oder teilweise nicht besorgen, so bestellt das Vormundschaftsgericht auf seinen Antrag oder von Amts wegen für ihn einen Betreuer.

Auswirkungen der Betreuung

Die Bestellung eines Betreuers ist deshalb keine Entrechtung, die zur Folge hat, dass der betreute Mensch geschäftsunfähig wird. Sie soll den Betreuten rechtlich unterstützen. Für Rechtsgeschäfte, die schwerwiegende Auswirkungen auf den Betroffenen haben, benötigt der Betreuer die Genehmigung des Vormundschaftsgerichts. Dazu gehören z. B.

- Kündigung der Wohnung,
- risikoreiche ärztliche Eingriffe,
- freiheitseinschränkende Maßnahmen, die den Betroffenen daran hindern, seinen Aufenthaltsort zu verlassen (Sitzgurt, Bettgitter, Schutzdecken).

Kann der Betreute selbst nicht mehr in ärztliche Maßnahmen einwilligen, weil er Ausmaß, Bedeutung und Tragweite nicht mehr erkennen und beurteilen kann, ist dafür der Betreuer verantwortlich. Weder Ärzte noch Pflegekräfte können gegen den Willen des Betroffenen und ohne Einverständnis des Betreuers Medikamente verabreichen oder andere therapeutische Maßnahmen durchführen. Die Genehmigungsvorbehalte durch das Vormundschaftsgericht entfallen, wenn der Betroffene wirksam einwilligt. Das ist der Fall, wenn der Betreute in die Behandlungsmaßnahme einwilligt und die Auswirkung beurteilen kann.

Voraussetzungen

Das Betreuungsverfahren wird meist auf Antrag eines Angehörigen beim Vormundschaftsgericht (Amtsgericht) am Wohnort des betroffenen Menschen eingeleitet. Der Betreuer wird vom Vormundschaftsgericht auf Antrag des Betroffenen oder auf Anregung Dritter (etwa Familienangehöriger, Nachbarn oder auch Behörden) bestellt. In der Regel hat das Vormundschaftsgericht den Betroffenen persönlich anzuhören, um sich einen unmittelbaren Eindruck zu verschaffen. Ein Betreuer darf – von wenigen Ausnahmefällen abgesehen – nur dann bestellt werden, wenn das Gutachten eines Sachverständigen des Vormundschaftsgerichts zur Erforderlichkeit und zum Umfang der Betreuung Stellung nimmt.

Betreuungsverfügung

Können Menschen aufgrund eines Unfalls oder einer Erkrankung oder aufgrund nachlassender geistiger Kräfte im Alter ihre Angelegenheiten nicht mehr regeln und haben sie keine Vorsorgevollmacht erteilt, wird beim Vorliegen bestimmter Voraussetzungen die Bestellung eines gesetzlichen Vertreters (Betreuers) durch das Vormundschaftsgericht erforderlich.

Wer selbst über die eigene Betreuung entscheiden möchte, entscheidet das mit einer Betreuungsverfügung. Darin wird bestimmt, wer im Fall der Betreuungsbedürftigkeit die Betreuung in welchen Angelegenheiten übernehmen soll.

wichtig

Durch eine Betreuungsverfügung können auch Personen ausgeschlossen werden, die keinesfalls mit der Betreuung beauftragt werden sollen.

Das Vormundschaftsgericht muss die Betreuungsverfügung beachten. Der Betreuer handelt bei den durch eine Betreuungsverfügung übertragenen Aufgaben als gesetzlicher Vertreter des Betroffenen. Der Inhalt der Betreuungsverfügung hängt von der individuellen Lebenssituation und den persönlichen Bedürfnissen des Betroffenen ab. Anders als bei der Vorsorgevollmacht, bei der die Betroffenen selbst und alleine bestimmen, wer was für sie erledigen soll, wird der Betreuer im Rahmen staatlicher Fürsorge tätig und vom Vormundschaftsgericht überwacht.

Richtlinien zu den Leistungen der gesetzlichen Krankenversicherung

Der Gemeinsame Bundesausschuss (G-BA) ist das oberste Beschlussgremium der gemeinsamen Selbstverwaltung der Ärzte, Zahnärzte, Psychotherapeuten, Krankenhäuser und Krankenkassen. In Form von Richtlinien legt er den Leistungskatalog der Gesetzlichen Krankenversicherung (GKV) fest. Damit bestimmt der G-BA für mehr als 70 Millionen Versicherte, welche Leistungen der medizinischen Versorgung zu Hause von der GKV erstattet werden.

Richtlinien zur Verordnung von häuslicher Krankenpflege

In dem Regelwerk des Gemeinsamen Bundesausschusses (G-BA) sind die Leistungen der häuslichen Krankenpflege sehr detailliert beschrieben. Im Wesentlichen geht es dabei um vorübergehende, akute Erkrankungen, die der pflegerischen und medizinischen Unterstützung bedürfen. Überwiegend sind Leistungen definiert, die in die sogenannte Behandlungspflege fallen, wie etwa Spritzen geben oder Verbände wechseln.

Leistungen der Grundpflege und hauswirtschaftlichen Versorgung

Alle Leistungen der Grundpflege und hauswirtschaftlichen Versorgung sind als häusliche Krankenpflege nur verordnungsfähig, wenn sie zur Vermeidung oder Verkürzung einer an sich notwendigen Krankenhausbehandlung erforderlich sind. Das heißt: Wenn jemand nach einer ambulanten Operation nicht nur auf Versorgung der Wunde, sondern auch auf Unterstützung bei der Pflege angewiesen ist, oder sich nach einem Schlaganfall noch nicht alleine versorgen kann. Dann kann häusliche Krankenpflege auch als Grundpflege und hauswirtschaftliche Versorgung verordnet werden.

Nur wenn die Satzung der Krankenkasse dies vorsieht, können Grundpflege und hauswirtschaftliche Versorgung auch zur Sicherung des Ziels der ärztlichen Behandlung erbracht werden.

Anleitung bei der Grundpflege zu Hause

Der Patient, Angehörige oder eine andere Person werden in der Durchführung von Grundverrichtungen des täglichen Lebens (z. B. Körperpflege und Lagern) beraten, angeleitet und unterstützt, um die Maßnahme selbst durchführen oder dauerhaft Hilfestellung bei der eigenständigen Durchführung geben zu können.

Die Anleitung bei der Grundpflege ist bis zu fünfmal verordnungsfähig.

Ausscheidungen

Dazu gehören:

- Hilfe bei Ausscheidungen von Urin, Stuhl, Schweiß, Sputum und auch Mageninhalt
- die Verwendung von Inkontinenzprodukten wie Vorlagen, Inkontinenzeinlagen und -slips
- Reinigung des Harnröhrenkatheters, Wechsel des Katheterbeutels

- Reinigung und Versorgung des Anus praeter (künstlicher Darmausgang) und des Urinstomas (künstlicher Blasenausgang)
- Kontinenztraining, Toilettentraining der Harnblase und des Enddarms, ggf. einschließlich pflegerischer Prophylaxe

Ernährung

Dazu gehören:

- Nahrungs- und Flüssigkeitszufuhr oder Hilfe bei der Nahrungsaufnahme
- Verabreichen von Sondennahrung
- ggf. pflegerische Prophylaxe

Körperpflege

Dazu gehören:

- Duschen, Baden, Waschen, Mund-, Zahn-, Lippen- und Hautpflege, Rasur
- Haar- und Nagelpflege
- Pflege einer Augenprothese
- Mundpflege als Prophylaxe
- An- und/oder Auskleiden

Hauswirtschaftliche Versorgung

Dazu gehören:

- Besorgungen (auch von Arzneimitteln), Bettwäsche wechseln, Einkaufen
- Heizen, Geschirrspülen, Müllentsorgung, Mahlzeitenzubereitung
- Wäschepflege, Reinigung der Wohnung

Leistungen der Behandlungspflege

Alle Leistungen der Behandlungspflege sind verordnungsfähig, wenn sie zur Sicherung des Ziels der ärztlichen Behandlung oder zur Vermeidung/Verkürzung einer Krankenhausbehandlung erforderlich sind.

Absaugen

Dazu gehören:

- Absaugen der oberen Luftwege
- Bronchialtoilette bei intubierten/tracheotomierten (künstlich beatmeten) Patienten

Anleitung bei der Behandlungspflege in der Häuslichkeit

Der Patient, Angehörige oder eine andere Person wird in der Durchführung von Behandlungspflegemaßnahmen beraten, angeleitet und unterstützt, um die Maßnahme selbst durchführen oder dauerhaft Hilfestellung bei der eigenständigen Durchführung geben zu können.

Diese Leistung ist bis zu zehnmal verordnungsfähig.

Bedienung und Überwachung des Beatmungsgerätes

- Anpassung und Überprüfung der Einstellungen des Beatmungsgerätes
- Überprüfung der Funktionen sowie Austausch von Beatmungsschlauch, Kaskade oder Sauerstoffzellen

Blasenspülung

Eine Blasenspülung ist das Einbringen einer Lösung unter sterilen Bedingungen mittels Blasenspritze oder Spülsystem in die Harnblase. Blasenspülungen sind nur verordnungsfähig bei durchflussbehinderten Dauerkathetern, also z. B. verstopften Ablaufsystemen. Bei Blasenspülungen sind Blaseninstallationen (das Einbringen von Medikamenten) nicht gesondert verordnungsfähig.

Blutdruckmessung

Kann bei Erst- und Neueinstellung eines Bluthochdrucks verordnet werden.

Blutzuckermessung

Ermittlung und Bewertung des Blutzuckergehalts mittels Testgerät bei Erst- und Neueinstellung eines Diabetes oder bei Fortsetzung der sog. intensivierten Insulintherapie.

Nur verordnungsfähig bei Patienten, denen es unmöglich ist, das kapilläre Blut zu entnehmen und auf den Teststreifen zu bringen. Oder wenn die Mitwirkung des Patienten bei der Diagnose nicht sichergestellt ist. Das Vorliegen einer dieser Verordnungsvoraussetzungen muss aus der Verordnung hervorgehen. Sie betrifft Personen mit

- einer hochgradigen Einschränkung der Sehfähigkeit oder
- einer erheblichen Einschränkung der Grob- und Feinmotorik der oberen Extremitäten oder
- einer starken Einschränkung der körperlichen Leistungsfähigkeit oder
- einer starken Einschränkung der geistigen Leistungsfähigkeit und bei Realitätsverlust.

Dekubitusbehandlung

Dazu gehören:

- Behandlung von Druckstellen mit mindestens oberflächlichem Hautdefekt
- Versorgung durch Wundreinigung/Wundverbände
- wirksame Druckentlastung

Ziel der Dekubitusbehandlung ist die Wundheilung.

Bei der Verordnung ist der Dekubitus (Ort, Grad, Größe) sowie die bereits vorhandene technische Ausstattung zur Druckentlastung zu beschreiben. Die Erstverordnung ist für einen Zeitraum von bis zu drei Wochen möglich.

Drainagen

Drainagen fördern Sekrete aus den Stellen des Körpers, an denen sie eingelegt sind. Zu den Leistungen gehören Überprüfen von Lage und Sekretfluss von Drainagen sowie von Laschen, Wechseln des Sekretbehälters.

Einlauf/Klistier, Klysma/digitale Enddarmausräumung

Die Verordnung gilt bei Obstipation (Verstopfung), die nicht anders zu behandeln ist. Zu den Leistungen gehören:

- Einlauf/Klistier/Klysma, bis zu zweimal wöchentlich verordnungsfähig
- digitale Enddarmausräumung (Reinigen des Enddarms mit einem Finger), einmalig verordnungsfähig

Flüssigkeitsbilanzierung

Dazu gehören:

- Messung der Ein- und Ausfuhr von Flüssigkeiten mit kalibrierten Gefäßen
- ggf. inkl. Gewichtskontrolle und Messung von Bein- und Bauchumfang zur Kontrolle des Flüssigkeitshaushaltes bei dessen beginnender Dekompensation (ausgeprägter Herzschwäche)

Infusionen

Dazu gehören:

- Wechseln und erneutes Anhängen der ärztlich verordneten Infusionen bei ärztlich gelegtem peripherem oder zentralem i. v. Zugang (Zugang in der Vene) oder des ärztlich punktierten Port-a-cath (spezieller Zugang zu einer Vene) zur Flüssigkeitssubstitution oder parenteralen Ernährung (Ernährung unter Umgehung des Magen-Darm-Traktes)
- Kontrolle der Laufgeschwindigkeit und der Füllmenge
- Durchspülen des Zugangs nach erfolgter Infusionsgabe
- Verschluss des Zuganges

Inhalation

Anwendung von ärztlich verordneten Medikamenten, die mittels verordneter Inhalationshilfen in feinste Tröpfchen zerstäubt (vernebelt) und über die Atemwege inhaliert werden.

Injektionen

Injektionen können intravenös/in die Vene (i. v.) oder intramuskulär/in den Muskel (i. m.) verabreicht werden. Zu den Leistungen gehören das Aufziehen, Dosieren und Einbringen von verordneten Medikamenten.

Die s.-c. Injektion, eine Spritze in das Unterhautfettgewebe (z. B. Insulin), ist nur verordnungsfähig bei Patienten mit

- einer so hochgradigen Einschränkung der Sehfähigkeit, dass es ihnen unmöglich ist, die Injektion aufzuziehen, zu dosieren und fachgerecht zu injizieren oder
- einer so erheblichen Einschränkung der Grob- und Feinmotorik der oberen Extremitäten, dass sie die Injektionen nicht aufziehen, dosieren und fachgerecht injizieren können oder
- einer so starken Einschränkung der geistigen Leistungsfähigkeit und Realitätsverlust, dass die Mitwirkung des Patienten bei der medikamentösen Therapie nicht sichergestellt ist.

Das Vorliegen einer dieser Voraussetzungen muss aus der Verordnung hervorgehen.

Injektionen richten

Manche Erkrankte können sich zwar die Medikamente selbst spritzen, aber sie nicht selbst aufziehen. Dann greift die Leistung des Richtens von Injektionen zur Selbstapplikation.

Das Richten der Injektion ist nur verordnungsfähig bei Patienten mit einer so hochgradigen Einschränkung der Sehfähigkeit, dass es ihnen unmöglich ist, die Medikamente zu unterscheiden oder die Dosis festzulegen. Dies muss aus der Verordnung hervorgehen.

Instillation

Als Instillation wird das tropfenweise Einbringen von ärztlich verordneten flüssigen Medikamenten in den Organismus (Hohlorgane, Körperhöhlen, Körperöffnungen) bezeichnet, z. B. Blaseninstillation.

Kälteträger auflegen

Die Position bezeichnet das Auflegen eines Kälteträgers bei akuten posttraumatischen Zuständen, akuten entzündlichen Gelenkerkrankungen und nach Operationen.

Der Verordnungszeitraum beläuft sich auf ein bis drei Tage.

Das Auflegen eines Kälteträgers ist nur verordnungsfähig bei Patienten mit

- einer so hochgradigen Einschränkung der Sehfähigkeit, dass es ihnen unmöglich ist, den Kälteträger vorzubereiten oder
- einer so erheblichen Einschränkung der Grob- und Feinmotorik der oberen Extremitäten, dass sie den Kälteträger nicht vorbereiten und nicht an den Ort seiner Bestimmung führen können oder
- einer so starken Einschränkung der körperlichen Leistungsfähigkeit, dass sie zu schwach sind, den Kälteträger vorzubereiten und an den Ort seiner Bestimmung bringen zu können (z. B. moribunde Patienten, die an vielen verschiedenen Erkrankungen gleichzeitig leiden) oder
- einer so starken Einschränkung der geistigen Leistungsfähigkeit und Realitätsverlust, dass die Mitwirkung bei der Therapie nicht sichergestellt ist.

Das Vorliegen einer dieser Verordnungsvoraussetzungen muss aus der Verordnung hervorgehen.

Katheter, Versorgung eines suprapubischen Katheters

Zu den Leistungen gehören:

- Verbandswechsel der Katheteraustrittsstelle einschließlich Pflasterverband
- die Reinigung des Katheters
- Desinfektion der Wunde und ggf. Wundversorgung

Katheterisierung der Harnblase

Zu den Leistungen gehören:
- Einlegen, Entfernen oder Wechseln eines Dauerkatheters durch die Harnröhre zur Ableitung des Urins
- Einführen eines Einmalkatheters in die Harnblase zur Schulung von Patienten in der sachgerechten Anwendung eines Einmalkatheters
- Dauerkatheterwechsel alle drei bis vier Wochen

Die Schulungskatheterisierung ist verordnungsfähig bei Patienten, die fähig sind, die Selbstkatheterisierung zu erlernen (für max. fünf Tage).

Krankenbeobachtung, spezielle

Dazu gehören die kontinuierliche Dokumentation der Vitalzeichen wie Puls, Blutdruck, Temperatur, Haut, Schleimhaut über mind. 24 Stunden – in begründeten Fällen auch weniger – mit dem Ziel, festzustellen, ob die ärztliche Behandlung zu Hause sichergestellt werden kann oder ob Krankenhausbehandlung erforderlich ist, einschließlich aller in diesem Zeitraum anfallenden pflegerischen Maßnahmen.

Einmal pro Verordnung.

Die Leistungen setzen die permanente Anwesenheit der Pflegekraft über den gesamten Verordnungszeitraum voraus. Sie ist nur begründet, wenn aufgrund schwerwiegender akuter Verschlechterung des Krankheitsverlaufs die Kontrolle der Vitalfunktionen erforderlich ist.

Magensonde, Legen und Wechseln

Zu den Leistungen gehören Legen und Wechseln einer Verweilsonde durch Nase/Mund zur Ableitung des Magensaftes oder zur Sicherstellung der enteralen Ernährung, wenn die Nahrungsaufnahme anders nicht möglich ist.

Medikamentengabe

Zu den Leistungen gehören:
- Richten von ärztlich verordneten Medikamenten: Diese Leistung umfasst auch die Kontrolle, ob die Medikamente regelmäßig eingenommen werden.
- Verabreichen von ärztlich verordneten Medikamenten: Dazu gehören die Gaben von z.B. Tabletten, Augen-, Ohren-, Nasentropfen, Salben, Tinkturen, Lösungen, Aerosolen, Suppositorien
  - über den Magen-Darm-Trakt,
  - über die Atemwege,
  - über die Haut und Schleimhaut,
  - als Einreibungen bei akuten Prellungen und Zerrungen, entzündlichen Gelenkerkrankungen, wirbelsäulenbedingten Symptomen, Hauterkrankungen,
  - als Bad zur Behandlung von Hautkrankheiten mit ärztlich verordneten medizinischen Zusätzen zur Linderung oder Heilung,
  - zur Behandlung des Mundes, der Mundhöhle und der Lippen,
  - zur Behandlung des Auges.

Die Medikamentengabe ist nur verordnungsfähig bei Patienten mit
- einer so hochgradigen Einschränkung der Sehfähigkeit, dass es ihnen unmöglich ist, die Medikamente zu unterscheiden oder die Dosierung festzulegen oder
- einer so erheblichen Einschränkung der Grob- und Feinmotorik der oberen Extremitäten, dass sie die Medikamente nicht an den Ort ihrer Bestimmung führen können oder
- einer so starken Einschränkung der körperlichen Leistungsfähigkeit, dass sie zu schwach sind, die Medikamente an den Ort ihrer Bestimmung bringen zu können (z.B. moribunde Patienten, die an verschiedenen Erkrankungen leiden) oder
- einer so starken Einschränkung der geistigen Leistungsfähigkeit und Realitätsverlust,

dass die Mitwirkung des Patienten bei der medikamentösen Therapie nicht sichergestellt ist.

Das Vorliegen einer dieser Verordnungsvoraussetzungen muss aus der Verordnung hervorgehen.

Perkutane endoskopische Gastrostomie

Zu den Leistungen gehören:
- Versorgung bei Wechsel der Schutzauflage bei künstlicher Magenfistel (PEG) zur Ernährung
- Kontrolle der Fixierung, einschließlich Reinigung der Sonde
- Desinfektion der Wunde und ggf. Wundversorgung

Stomabehandlung

Zu den Leistungen gehören:
- Desinfektion der Wunde
- Wundversorgung
- Behandlung mit ärztlich verordneten Medikamenten
- Verbandswechsel und Pflege von künstlich geschaffenen Ausgängen (Urostoma/künstlicher Blasenausgang, Anus praeter/künstlicher Darmausgang) bei akuten entzündlichen Veränderungen der Haut

Trachealkanüle, Wechsel und Pflege

Eine Trachealkanüle liegt meist bei Patienten, die zu Hause eine dauerhafte oder intermittierende künstliche Beatmung benötigen. Zu den Leistungen gehören:
- Reinigung und Pflege, ggf. Behandlung des Stomas
- Einsetzen und Fixieren der neuen Trachealkanüle
- Reinigung der Trachealkanüle

Venenkatheter

Ein Venenkatheter ist ein Zugang, der über die Haut in eine der Venen kurz vor dem Herzen gelegt wird. Zu den Leistungen gehören:
- Pflege des zentralen Venenkatheters
- Verbandswechsel der Punktionsstelle

Verbände

Zu den Leistungen gehören:
- Anlegen und Wechseln von Wundverbänden
- Wundheilungskontrolle
- Desinfektion und Reinigung
- Spülen von Wundfisteln
- Versorgung von Wunden unter aseptischen Bedingungen

Anlegen eines Kompressionsverbandes: Der Kompressionsverband ist verordnungsfähig, wenn aus anatomischen Gründen angepasste Kompressionsstrümpfe nicht möglich sind. Die Leistungen umfassen das An- und Ausziehen von Kompressionsstrümpfen/-strumpfhose der Kompressionsklasse II–IV.

Das An- und Ausziehen von Kompressionsstrümpfen ist nur verordnungsfähig bei Patienten mit
- einer so erheblichen Einschränkung der Grob- und Feinmotorik der oberen Extremitäten, dass sie die Kompressionsstrümpfe nicht fachgerecht anziehen können oder
- einer so starken Einschränkung der körperlichen Leistungsfähigkeit, dass sie zu schwach sind, die Kompressionsstrümpfe fachgerecht anziehen zu können (z.B. moribunde Patienten, die an verschiedenen Krankheiten leiden) oder
- einer so starken Einschränkung der geistigen Leistungsfähigkeit und Realitätsverlust, dass die Mitwirkung bei der Therapie nicht sichergestellt ist.

Stabilisierende Verbände

Anlegen von stützenden und stabilisierenden Verbänden zur unterstützenden Funktionssicherung der Gelenke

Richtlinien zur Verordnung von spezialisierter ambulanter Palliativversorgung

Sie können sich auf den folgenden Seiten über die Voraussetzungen informieren, bei denen die gesetzliche Krankenversicherung sich an den Kosten der ambulanten palliativen Versorgung beteiligt. Der Text ist ein Auszug aus den Richtlinien zur Verordnung der spezialisierten ambulanten Palliativversorgung (SAPV). Weitere Informationen finden Sie auch auf Seite 52.

Das Gesetz betont darüber hinaus, dass
- den besonderen Belangen von Kindern Rechnung zu tragen ist,
- die individuellen Bedürfnisse und Wünsche des Patienten sowie die Belange seiner vertrauten Personen im Mittelpunkt der Versorgung stehen,
- der Patientenwille, der auch durch Patientenverfügungen zum Ausdruck kommen kann,

zu beachten ist.

WISSEN

Ziele der spezialisierten ambulanten Palliativversorgung

Die spezialisierte ambulante Palliativversorgung gemäß § 37b SGB V (SAPV) dient dem Ziel, die Lebensqualität und die Selbstbestimmung schwerstkranker Menschen zu erhalten, zu fördern und zu verbessern und ihnen ein menschenwürdiges Leben bis zum Tod in ihrer vertrauten häuslichen Umgebung oder in stationären Pflegeeinrichtungen zu ermöglichen. Im Vordergrund steht anstelle eines kurativen (heilenden) Ansatzes die medizinisch-pflegerische Zielsetzung, Symptome und Leiden einzelfallgerecht zu lindern.

Die SAPV ergänzt das bestehende Versorgungsangebot, insbesondere das der Vertragsärzte, Krankenhäuser und Pflegedienste. Sie kann als alleinige Beratungsleistung, unterstützende Teilversorgung oder vollständige Patientenbetreuung erbracht werden. Andere Sozialleistungsansprüche bleiben unberührt.

Anspruchsvoraussetzungen

Versicherte haben Anspruch auf SAPV, wenn
- sie an einer nicht heilbaren, fortschreitenden und so weit fortgeschrittenen Erkrankung leiden, dass dadurch ihre Lebenserwartung begrenzt ist (§ 3) und
- sie unter Berücksichtigung der in § 1 genannten Ziele eine besonders aufwendige Versorgung (§ 4) benötigen, die nach den medizinischen und pflegerischen Erfordernissen auch ambulant oder in stationären Pflegeeinrichtungen (§ 72 SGB XI) erbracht werden kann.

Bedarf nach einer besonders aufwendigen Versorgung besteht, soweit die anderweitigen ambulanten Versorgungsformen sowie ggf. die Leistungen des ambulanten Hospizdienstes nicht oder nur unter besonderer Koordination ausreichen würden, um die Ziele zu erreichen. Anhaltspunkt dafür ist das Vorliegen eines komplexen Symptomengeschehens, dessen Behandlung spezifische palliativmedizinische und/oder palliativpflegerische Kenntnisse und Erfahrungen sowie ein interdisziplinäres, insbesondere zwischen Ärzten und Pflegekräften in besonderem Maße abgestimmtes Konzept voraussetzt. Ein Symptomengeschehen ist in der Regel komplex, wenn mindestens eines der nachstehenden Kriterien erfüllt ist:

WISSEN

Definitionen von nicht heilbarer, fortschreitender und weit fortgeschrittener Krankheit

Eine Erkrankung ist nicht heilbar, wenn nach dem allgemein anerkannten Stand der medizinischen Erkenntnisse Behandlungsmaßnahmen nicht zur Beseitigung dieser Erkrankung führen können.
Sie ist fortschreitend, wenn ihr Verlauf trotz medizinischer Maßnahmen nach dem allgemein anerkannten Stand der medizinischen Erkenntnisse nicht nachhaltig aufgehalten werden kann.

Eine Erkrankung ist weit fortgeschritten, wenn die Verbesserung von Symptomatik und Lebensqualität sowie die psychosoziale Betreuung im Vordergrund der Versorgung stehen und nach begründeter Einschätzung des verordnenden Arztes die Lebenserwartung auf Tage, Wochen oder Monate gesunken ist. Insbesondere bei Kindern sind die Voraussetzungen für die SAPV als Krisenintervention auch bei einer länger prognostizierten Lebenserwartung erfüllt.

- ausgeprägte Schmerzsymptomatik
- ausgeprägte neurologische/psychiatrische/psychische Symptomatik
- ausgeprägte respiratorische/kardiale Symptomatik
- ausgeprägte gastrointestinale Symptomatik
- ausgeprägte ulzerierende/exulzerierende Wunden oder Tumoren
- ausgeprägte urogenitale Symptomatik

Inhalt und Umfang der spezialisierten ambulanten Palliativversorgung

Die SAPV umfasst je nach Bedarf alle Leistungen der ambulanten Krankenbehandlung soweit diese erforderlich sind, um die genannten Ziele zu erreichen. Sie umfasst zusätzlich die im Einzelfall erforderliche Koordination der diagnostischen, therapeutischen und pflegerischen Teilleistungen sowie die Beratung, Anleitung und Begleitung des verordnenden oder behandelnden Arztes sowie der sonstigen an der allgemeinen Versorgung beteiligten Leistungserbringer, der Patienten und ihrer Angehörigen durch Leistungserbringer nach § 132d SGB V.

Sie wird nach Bedarf intermittierend oder durchgängig erbracht, soweit das bestehende ambulante Versorgungsangebot, insbesondere die allgemeine Palliativversorgung, nicht ausreicht. Sie kann dem jeweiligen aktuellen Versorgungsbedarf entsprechend erbracht werden als:

- Beratungsleistung
- Koordination der Versorgung
- ergänzende unterstützende Teilversorgung
- vollständige Versorgung

Die Inhalte der SAPV sind insbesondere:

- Koordination der spezialisierten palliativmedizinischen und palliativpflegerischen Versorgung unter Einbeziehung weiterer Berufsgruppen und von Hospizdiensten im Rahmen einer multiprofessionellen Zusammenarbeit
- Symptomlinderung durch Anwendung von Medikamenten oder anderen Maßnahmen
- apparative palliativmedizinische Behandlungsmaßnahmen (z. B. Medikamentenpumpe)
- palliativmedizinische Maßnahmen, die eine Kompetenz erfordern, die der eines Arztes mit Zusatzweiterbildung Palliativmedizin entspricht

- spezialisierte palliativpflegerische Leistungen, die nach ihrer Art, Schwere oder Komplexität eine Kompetenz erfordern, die der einer Pflegefachkraft mit einer curricularen Weiterbildung zu Palliative Care entspricht
- Führung eines individuellen Behandlungsplans, vorbeugendes Krisenmanagement, Bedarfsinterventionen
- Ruf-, Notfall- und Kriseninterventionsbereitschaft rund um die Uhr für die im Rahmen der SAPV betreuten Patienten zur Sicherstellung der im Rahmen der SAPV erforderlichen Maßnahmen
- Beratung, Anleitung und Begleitung der Patienten und ihrer Angehörigen zur palliativen Versorgung einschließlich Unterstützung beim Umgang mit Sterben und Tod
- spezialisierte Beratung der betreuenden Leistungserbringer der Primärversorgung
- psychosoziale Unterstützung im Umgang mit schweren Erkrankungen in enger Zusammenarbeit z. B. mit Seelsorge, Sozialarbeit und ambulanten Hospizdiensten
- Organisation regelmäßiger Fallbesprechungen
- Dokumentieren und Evaluieren der wesentlichen Maßnahmen im Rahmen der SAPV

Im Rahmen der SAPV ist zu gewährleisten, dass die an der Versorgung beteiligten Leistungserbringer die erforderlichen Maßnahmen aufeinander abgestimmt und bedarfsgerecht erbringen; die diesbezügliche Koordination ist sicherzustellen. Hierüber sind verbindliche Kooperationsvereinbarungen schriftlich oder mündlich zu treffen. Kooperationspartner ist auch der ambulante Hospizdienst, der auf Wunsch des Patienten an der Versorgung beteiligt wird.

Es ist zu gewährleisten, dass zwischen den an der Patientenversorgung beteiligten Leistungserbringern zeitnah alle notwendigen Informationen über die vorhergehende Behandlung unter Berücksichtigung datenschutzrechtlicher Regelungen ausgetauscht werden.

Verordnung von SAPV

SAPV wird von dem behandelnden Vertragsarzt nach Maßgabe dieser Richtlinie verordnet. Hält ein Krankenhausarzt die Entlassung eines Patienten für möglich und ist aus seiner Sicht SAPV erforderlich, kann der Krankenhausarzt die Verordnung ausstellen, längstens jedoch für sieben Tage.

Die ärztliche Verordnung erfolgt auf einem zu vereinbarenden Vordruck.

Adressen

Eine Auswahl an Adressen und Kontakthinweisen soll Ihnen das Finden ergänzender Informationen erleichtern.

Bundesverbände der Freien Wohlfahrtspflege

Arbeiterwohlfahrt Bundesverband
Heinrich-Albertz-Haus
Blücherstraße 62/63
10961 Berlin
Tel.: 030/2 63 09-0
www.awo.de

Deutscher Caritasverband
Karlstraße 40
79104 Freiburg
Tel.: 07 61/2 00-0
www.caritas.de

Der Paritätische Gesamtverband
Oranienburger Straße 13–14
10718 Berlin
Tel.: 030/2 46 36-0
www.paritaet.org
www.der-paritaetische.de

Deutsches Rotes Kreuz
Carstennstraße 58
12205 Berlin
Tel.: 0 30/8 54 04-0
www.drk.de

Diakonisches Werk der Evangelischen Kirche in Deutschland
Stafflenbergstraße 76
70184 Stuttgart
Tel.: 07 11/21 59-0
www.diakonie.de

Zentralwohlfahrtsstelle der Juden in Deutschland
Hebelstraße 6
60318 Frankfurt/Main
Tel.: 0 69/4 43 71-0
www.zwst.org

Überregionale Selbsthilfe

Deutsche Alzheimer-Gesellschaft
Friedrichstraße 236
10969 Berlin
Tel.: 0 30/2 59 37 95-0
www.deutsche-alzheimer.de

Deutsche Arbeitsgemeinschaft Selbsthilfegruppen
Friedrichstraße 33
35392 Gießen
www.dag-selbsthilfegruppen.de

NAKOS
Nationale Kontakt- und Informationsstelle zur Anregung und Unterstützung von Selbsthilfegruppen
Wilmersdorfer Straße 39
10627 Berlin
Tel.: 0 30/31 01 89 60

Stiftung Deutsche Schlaganfallhilfe
Carl-Miele-Straße 210
33311 Gütersloh
Tel.: 0 18 05/09 30 93

Deutscher Diabetiker-Bund e. V.
Bundesgeschäftsstelle
Goethestraße 27
34119 Kassel
www.diabetikerbund.de

Sozialverband Deutschland e. V.
Stralauer Straße 63
10179 Berlin
Tel.: 0 30/72 62 22-0
www.sovd.de

Deutscher Hospiz- und Palliativ-Verband e. V.
Aachener Straße 5
10713 Berlin
Tel.: 0 30/8 20 07 58-0
www.hospiz.net

Internetadressen

Ausgewählte Internetadressen zum Themenbereich häusliche Pflege finden Sie auf der nächsten Seite.

Adressen aus dem Internet für weiterführende Informationen

Adresse	Themen
www.bundesregierung.de **Bundesregierung**	Gesundheits- und Sozialpolitik, Familie, Gesundheit, Rente, Senioren
www.bmg.bund.de **Bundesministerium für Gesundheit**	Krankenversicherung, Pflegeversicherung, Gesundheit, Gesundheitsvorsorge, Pflege, Drogen und Sucht, Organspende
www.bmfsfj.de **Bundesministerium für Familie, Senioren, Frauen und Jugend**	Altenpolitik, Heimgesetz, Wohnen im Alter
www.bmj.bund.de **Bundesministerium für Justiz**	Medizin und Recht, Patientenrechte, Betreuungsrecht, Erben und Vererben, Gesetze
www.bundesaerztekammer.de **Bundesärztekammer**	Patienteninformationen, Patientenrechte, Ethik in der Medizin
www.kbv.de **Kassenärztliche Bundesvereinigung**	Informationen für Ärzte, Richtlinien zur Verordnung von häuslicher Krankenpflege
www.g-ba.de **Gemeinsamer Bundesausschuss der Ärzte und Krankenkassen**	Richtlinie zur Verordnung von spezialisierter ambulanter Palliativversorgung
www.dbk.de **Deutsche Bischofskonferenz**	Patientenverfügungen, Informationen zu Schutz des Lebens, Tod und Sterben
www.netdoktor.de **Gesundheitsportal im Internet**	Patienteninformationen zu Erkrankungen
www.bzga.de **Bundeszentrale für gesundheitliche Aufklärung**	Gesundheitsvorsorge, Gesundheitsinformationen, Beratungsstellen
www.bagfw.de **Bundesarbeitsgemeinschaft der freien Wohlfahrtspflege**	freie Wohlfahrtspflege, soziale Einrichtungen und Dienste
www.hilfe-und-pflege-im-alter.de **Kuratorium Deutsche Altershilfe**	Hilfe und Pflege im Alter, Wohnraumanpassung, Erkrankungen
www.patienten-information.de **Patienten-Informationsdienst**	Selbsthilfeorganisationen, Patienteninformationen, Gesundheitsinformationen
www.deutsche-alzheimer.de **Deutsche Alzheimer-Gesellschaft**	Informationen zur Alzheimer-Krankheit
www.diabeticus.de **Diabetes-Links**	Diabetes mellitus, Selbstkontrolle, Insulin

Adresse	Themen
www.schlaganfall-hilfe.de **Stiftung Deutsche Schlaganfall-Hilfe**	Schlaganfall Fragebogen zum Schlaganfallrisiko, Informationen zur Vorbeugung, Informationen zur Rehabilitation
www.dkfz-heidelberg.de **Deutsches Krebsinformationszentrum**	Krebsforschung Forschungsschwerpunkte, Krebsinformationsdienst, Schmerztherapie
www.dge.de **Deutsche Gesellschaft für Ernährung**	gesunde Ernährung
www.nakos.de **Nationale Kontakt- und Informationsstelle für Selbsthilfegruppen**	Selbsthilfe, Selbsthilfegruppen
www.hospiz.net **Deutscher Hospiz- und Palliativ-Verband e.V.**	Hospizarbeit, palliative Pflege

Register

Bibliografische Information der Deutschen Nationalbibliothek
Die Deutsche Nationalbibliothek verzeichnet diese Publikation in der Deutschen Nationalbibliografie; detaillierte bibliografische Daten sind im Internet über http://www.dnb.d-nb.de abrufbar.

Programmplanung: Sibylle Duelli

Redaktion: Sabine Josten, Kerstin Mendler
Bildredaktion: Christoph Frick

Umschlaggestaltung und Layout:
CYCLUS Visuelle Kommunikation, 70186 Stuttgart

Bildnachweis:
Umschlagfoto vorn: Frank Kleinbach
Fotos im Innenteil: S. 35: Bundesarbeitsgemeinschaft der Freien Wohlfahrtspflege e. V. (BAGFW); S. 94: Bernhard J. Widmann; S. 191: Chris Meier; alle übrigen Fotos: Frank Kleinbach
Die abgebildeten Personen haben in keiner Weise etwas mit der Krankheit zu tun.

Zeichnungen: S. 78, 79, 89, 115, 125, 126, 146, 147, 171, 179, 185, 239, 253: Frauke Lehn, Stuttgart; alle übrigen Zeichnungen: Friedrich Hartmann, Nagold.

11. vollständig überarbeitete Auflage 2010

Printed in Germany

Satz: Fotosatz Buck, Kumhausen
gesetzt in: Indesign CS4
Druck: Grafisches Centrum Cuno GmbH & Co. KG, Calbe (Saale)

Gedruckt auf chlorfrei gebleichtem Papier

ISBN 978-3-8304-3447-4 1 2 3 4 5 6

SERVICE

Liebe Leserin, lieber Leser,

hat Ihnen dieses Buch weitergeholfen? Für Anregungen, Kritik, aber auch für Lob sind wir offen. So können wir in Zukunft noch besser auf Ihre Wünsche eingehen. Schreiben Sie uns, denn Ihre Meinung zählt!

Ihr TRIAS Verlag
E-Mail-Leserservice: heike.schmid@medizinverlage.de
Lektorat TRIAS Verlag, Postfach 30 05 04, 70445 Stuttgart, Fax: 0711-8931-748